GUIDE PRATIQUE

DU MÉDECIN ET DU MALADE

AUX EAUX MINÉRALES

ET

AUX BAINS DE MER.

Paris. — Imprimerie de L. MARTINET, rue Mignon, 2.

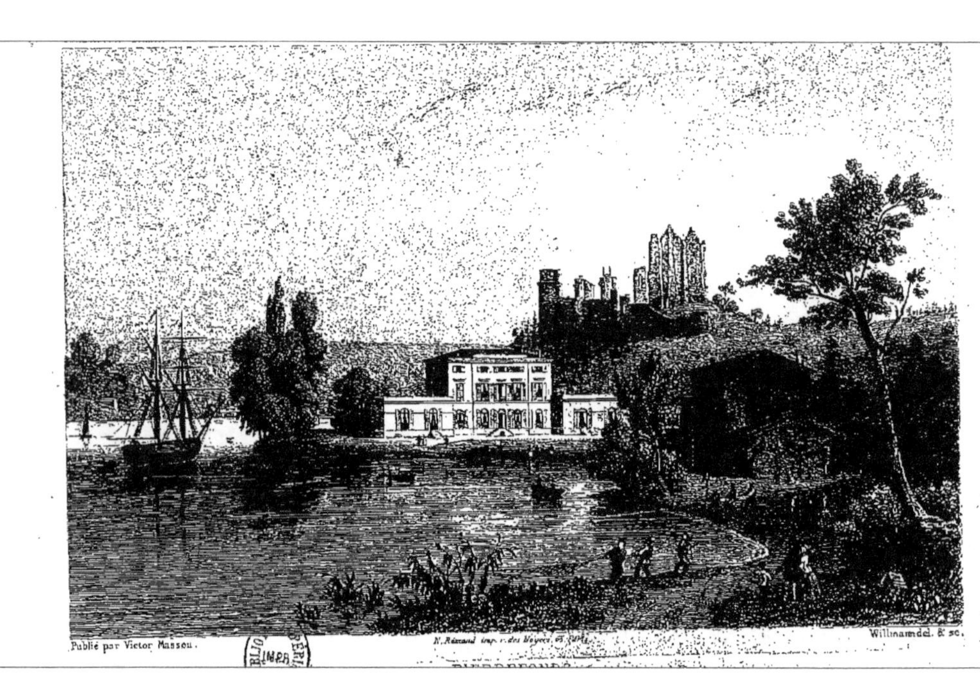

Publié par Victor Masson.
N. Rémond imp. r. des Noyers, 45. Paris.
Willmann del. & sc.

GUIDE PRATIQUE

DU MÉDECIN ET DU MALADE

AUX

EAUX MINÉRALES

DE FRANCE, DE BELGIQUE

D'ALLEMAGNE, DE SUISSE, DE SAVOIE, D'ITALIE

ET AUX BAINS DE MER

SUITE DE

CONSIDÉRATIONS GÉNÉRALES

SUR LE TRAITEMENT HYDROTHÉRAPIQUE

PAR LE DOCTEUR

CONSTANTIN JAMES.

—

Troisième édition

Avec une carte itinéraire des eaux et de nombreuses vignettes gravées sur acier.

PARIS

LIBRAIRIE DE VICTOR MASSON,

PLACE DE L'ÉCOLE-DE-MÉDECINE.

MDCCCLV

AVANT-PROPOS.

Les eaux minérales offrent à la médecine d'utiles ressources, parfois un puissant concours ; mais leur étude est d'autant plus délicate et difficile, qu'elles sont plus éloignées du centre de nos travaux. Rappelons-nous par combien d'épreuves il faut préluder dans nos écoles à l'application des médicaments. Bien qu'on' les ait sous les yeux et sous la main, on n'est réellement en état de les prescrire avec certitude qu'autant qu'on en a observé les effets près du lit des malades. C'est là ce qui constitue l'expérimentation clinique ; sans elle pas de bon praticien. Or une eau minérale est aussi un médicament. Son emploi exige par conséquent les mêmes études préparatoires, et ces études ne peuvent être consciencieusement faites qu'aux sources elles-mêmes, c'est-à-dire là où l'on surprend l'eau minérale dans la plénitude de ses attributs et l'intégrité de son énergie. Malheureusement peu de médecins ont assez de loisirs pour se livrer à de pareilles recherches, qui, d'ailleurs, nécessiteraient des absences toujours préjudiciables.

On en est réduit aux renseignements, lesquels, même en les supposant exacts, ne peuvent jamais remplacer complétement l'observation directe.

A ces considérations exclusivement scientifiques, que sera-ce si vous en ajoutez d'autres empruntées aux influences morales !

Nous n'avons pas à nous préoccuper de certaines théories qui, prenant l'homme à sa naissance, trouvent dans la communauté de notre origine la base de systèmes, au moins dangereux, où l'on veut tout niveler, même l'intelligence. Pour tout esprit observateur, il est impossible de méconnaître que les malades qui se rendent aux eaux sont dans des conditions particulières, d'où résultent des indications nouvelles et spéciales. En effet, ils appartiennent presque tous à cette classe de la société où la culture de l'esprit, l'habitude des convenances et les délicatesses du bien-être créent une seconde nature, souvent plus impressionnable que la première. L'organisation étant ainsi modifiée, les eaux minérales réagissent bien diversement, suivant que les passions ont été satisfaites, comprimées ou déçues, et leur action sur le système nerveux se combine de mille manières avec les nuances si variées de sa susceptibilité.

Tant il est vrai que la médecine est avant tout une science d'application ; elle puise dans l'étude des hommes ses considérations les plus belles, comme ses moyens de succès les plus constants. L'école du monde est donc aussi une école de clinique morale qu'il ne faut jamais négliger.

De là, pour le médecin, la nécessité de connaître non-seulement la vertu curative des eaux, mais les sites, les mœurs, la nature environnante, en un mot tout ce qui impressionne. Telle personne a besoin du silence et du recueillement des montagnes ; à telle autre il faut les distractions d'une vie animée et bruyante. Croyez-vous que l'hypochondriaque ne guérira pas mieux à Bade qu'à Néris, à Hombourg qu'à Balaruc ? Souvent, entre plusieurs sources d'une valeur égale, le médecin n'aura d'autres motifs de ses préférences que le caractère du malade et la direction de ses idées.

Est-ce à dire qu'on ne doive attribuer la guérison qu'aux bienfaits du voyage ? Ce serait transposer les rôles et signaler comme la principale, sinon la seule cause du succès, ce qui n'en est que l'élément secondaire. La plupart des eaux minérales ont une action très réelle, parfois même des plus énergiques, que l'art du médecin consiste à modérer ou à accroître, suivant les circonstances, et qui, convenablement dirigée, pourra produire les plus merveilleux résultats. Bordeu disait : « Je regarde comme incurable toute maladie chronique qui a résisté aux eaux minérales. » Les eaux sont en effet le plus puissant modificateur de l'organisme. C'est surtout pour les affections graves que leur valeur intrinsèque ne saurait être contestée : ainsi la vue d'un paysage nouveau n'a jamais guéri ni une dartre ni une nécrose, et je ne sache pas de paralysie que l'aspect d'une cascade, quelque belle qu'elle soit, ait suffi pour faire disparaître.

Qu'il me soit permis de fortifier cette vérité par une

preuve empruntée à l'art vétérinaire. Si les eaux n'agissaient que sur l'imagination, comment expliquer que celles de Cauterets, de Luchon, du Mont-Dore, guérissent si fréquemment les chevaux atteints de la pousse et d'autres affections chroniques de la poitrine?

Aussi ne saurais-je trop m'élever contre la légèreté avec laquelle un grand nombre de malades se décident pour le choix d'une eau minérale. Ils font souvent en sorte de se faire prescrire par leur médecin les eaux qui sont le plus à leur convenance; d'autres fois ils ne consultent que leurs propres inspirations, ou bien encore ils se laissent guider par des renseignements vagues et incomplets puisés dans des causeries de salon. Il en résulte que beaucoup d'entre eux se rendent à des sources qui ne peuvent leur être utiles, si même elles ne leur sont contraires, et que, par suite, au lieu de la santé, ils n'y trouvent qu'une aggravation de leurs souffrances.

Parlerai-je de ces esprits forts qui, non contents de refuser aux eaux minérales toute espèce d'efficacité, veulent prêter aux médecins leur scepticisme? A les en croire, nous n'envoyons nos malades aux eaux que pour nous en *débarrasser*. Ce sont là de ces banalités comme il s'en débite si souvent dans le monde à l'adresse des médecins, et qui ne valent pas la peine qu'on y réponde sérieusement.

Sans doute on n'enverra pas un moribond épuiser dans les fatigues d'un voyage long et inutile les restes d'une vie près de s'éteindre. Mais si son état le permet encore, si aucun organe essentiel n'est trop gravement compromis, et surtout si l'on a essayé de tout inutilement, pourquoi renoncer à une dernière tentative? La gravité des symptômes n'implique pas nécessairement l'incurabilité du mal. C'est dans ces cas extrêmes que les eaux minérales opèrent quelquefois de véritables prodiges, et, grâce à leur intervention, nos arrêts ne sont pas toujours sans appel. Peut-être, en effet, le changement de lieux, d'habitude et de régime, la vue d'un nouveau ciel, le récit de cures inespérées, que sais-je? enfin, ces liaisons improvisées et ces mutuels épanchements entre personnes qui souffrent, parviendront-ils, non moins efficacement que l'eau minérale elle-même, à relever tout à la fois les forces et le courage, ou à faire plus encore. Non, le rôle du médecin ne saurait être terminé, par cela seul que son art paraît être devenu impuissant. Il est de ces illusions que la nature entretient dans le cœur des malades comme suprême consolation ou comme secret instinct, et qu'il ne faut détruire que quand les circonstances en font un pénible devoir. N'imitons jamais le triste courage de ces philanthropes qui ont gravé sur le frontispice des asiles ouverts à la maladie et à la vieillesse, ces désolantes paroles : Incurables. Plus rien, pas même l'espérance... Mais c'est l'inscription de l'enfer du Dante !

En résumé, on peut dire des eaux minérales qu'elles guérissent quelquefois, soulagent souvent et consolent toujours.

Les nombreux travaux dont elles ont été l'objet dans ces

derniers temps ont rendu leur emploi bien plus méthodique : cependant il s'en faut de beaucoup qu'on en retire aujourd'hui tout le parti qu'on a le droit d'en attendre. Un des principaux motifs, c'est, ainsi que l'a signalé M. Dumas, ancien ministre du commerce, dans sa lettre à M. Magendie, président du Comité consultatif d'hygiène, l'incertitude qui règne parmi les médecins sur les vertus réelles des eaux, ainsi que la difficulté de se procurer, à cet égard, des notions positives. Chaque eau minérale a son action propre, son mode spécial d'administration. Les analyses, les comptes rendus, les statistiques fournissent, il est vrai, des indications générales, mais elles n'apprennent qu'imparfaitement à distinguer les nuances qui séparent entre elles les sources de la même classe ; or ce sont surtout ces nuances qui motivent votre choix et légitiment vos décisions. Pourquoi, si vous avez à prescrire des eaux ferrugineuses, alcalines ou sulfureuses, enverrez-vous certains malades plutôt à Forges qu'à Spa, plutôt à Ems qu'à Vichy, plutôt à Baréges qu'à Cauterets ? Il faut une raison, et une raison scientifique. Malheureusement vous n'avez souvent d'autres documents à consulter que des prospectus intéressés ou de mensongères réclames.

C'est pour prévenir ces incertitudes et même ces dangers, car une erreur ici pourrait être dangereuse, que M. Dumas aurait voulu qu'un certain nombre d'élèves fussent envoyés, tous les ans, à nos principaux établissements thermaux, pour y compléter leur éducation médicale. Je crois que c'eût été là une excellente mesure. Oserai-je apporter, à l'appui, mon témoignage personnel ? J'ai visité les divers établissements de France, de Belgique, d'Allemagne, de Suisse, de Savoie et d'Italie, notant avec soin mes observations, celles des malades, les renseignements fournis par les médecins, et les particularités de l'expérimentation que je faisais sur moi-même ; or partout j'ai reconnu, après avoir comparé mes notes aux impressions de mes lectures, combien les notions puisées uniquement dans les livres sont parfois incomplètes et infidèles.

Frappé de ces inconvénients, j'ai cru faire une chose utile aux malades et à mes confrères, en publiant de nouvelles études sur les eaux minérales, études ayant pour point de départ et pour base des remarques et des appréciations pratiques. L'événement a prouvé que je ne m'étais pas trompé. Aussi, pour cette nouvelle édition, ai-je dû conserver le plan général de l'ouvrage. Toutefois, afin que mon livre se maintînt toujours au niveau de la science hydrologique, je me suis adressé directement aux médecins spéciaux, les priant de me communiquer tout ce qui serait de nature à intéresser leurs sources et que je n'aurais pas consigné dans mes précédentes publications. L'empressement avec lequel ils ont bien voulu répondre à mon appel, empressement dont je ne saurais assez les remercier, m'a fourni de nombreux et de nouveaux documents que j'ai été heureux d'utiliser.

J'ai insisté plus particulièrement encore que je ne l'avais

fait jusqu'à présent, sur la partie médicale et hygiénique, puisque c'est là le point capital de mon travail. Mais je n'ai pas négligé non plus ce qui se rattache à l'aspect même des localités et aux agréments du séjour. N'oublions pas que la vraie médecine, si souvent accusée d'être chagrine et austère, compte au contraire le plaisir parmi ses moyens de guérison, plaisir conforme au bon ordre et que la raison justifie. Sous ce rapport, les vœux du Tasse sont pleinement exaucés (1). J'entrerai à cet égard dans d'autant plus de détails que les sources me paraîtront être moins connues ou que les malades auxquels elles conviennent auront plus besoin qu'on s'occupe de leur moral. N'en est-il pas de certaines eaux comme de certains salons qu'on visite en partie à cause de la société qu'on y rencontre !

Les eaux minérales sont loin d'avoir toutes une égale importance. Je me suis surtout attaché à décrire les plus célèbres, les mieux dirigées, celles qui ne doivent leur réputation qu'à elles-mêmes et à des succès que le temps a sanctionnés. C'est chose grave, pour un malade, de quitter sa famille, ses affaires, et d'entreprendre un voyage toujours dispendieux : ce ne saurait être à lui d'encourager par des tentatives les établissements naissants ou délaissés, et vous devez, autant que possible, l'adresser aux eaux minérales de premier ordre.

(1) « *L'eccellenza dei medici consiste, in buona parte, in dar le medicine non solo salutifere, ma piacevoli.* »

(Lettera a Biagio Bernardi.)

Non pas que je conteste l'utilité des sources secondaires ; elles rendent de précieux services à la thérapeutique, et, d'ailleurs, elles ne sont reléguées souvent au second rang que parce que leurs propriétés, bien que très réelles, sont encore méconnues. Mais n'est-ce pas surtout aux médecins de la localité qu'il appartient de les faire connaître ? Qu'ils se livrent à de nouvelles recherches, qu'ils publient de bonnes monographies, de bonnes études comparatives ; qu'ils prouvent, en un mot, que leurs eaux guérissent aussi bien ou même mieux que celles qui ont la vogue, et bientôt ils les verront sortir d'un injuste oubli. Quant à nous, qui avons spécialement pour but de *guider* dans le choix d'une eau minérale, nous ne pouvons qu'être extrêmement circonspect et réservé. Accorder à chaque source une même mention, ce serait exposer les malades, souvent venus de loin, à ne trouver que des appareils incomplets ou des établissements insuffisants.

Un mot maintenant sur les améliorations ou additions importantes qui donnent un cachet tout nouveau, et, j'espère, une valeur toute nouvelle, à cette troisième édition de mon livre.

D'abord, j'ai décrit très en détail les diverses sources minérales du centre de l'Allemagne, dont je n'avais en quelque sorte jusqu'ici qu'effleuré l'histoire, ne les ayant pas encore visitées lors de mes premières éditions. Nous verrons que ces eaux ne le cèdent en rien, pour l'agrément des sites, à celles qui avoisinent le Rhin, et que de plus elles leur sont à certains égards infiniment supérieures au point de vue thérapeutique.

De même j'ai cru devoir faire précéder la description des principales sources de l'Etranger de quelques lignes d'itinéraire, afin d'éviter aux malades les désagréments et les ennuis de toute nature que j'ai éprouvés moi-même en les visitant, faute de renseignements convenables. J'ai long-temps hésité, je l'avoue, avant de me résoudre à entrer dans de semblables détails, dans la crainte qu'ils ne parussent peu dignes et de l'ouvrage et de l'auteur. Toutefois, comme il importe de ne rien négliger quand il s'agit des malades, j'ai cru devoir céder à de pressantes sollicitations, et j'ai fait taire mes scrupules devant ce qui m'a semblé être un intérêt plus général.

Comme complément de cette innovation, j'ai joint à mon livre une CARTE DES EAUX, dont j'ai surveillé avec le plus grand soin l'exécution et l'ordonnance. Chaque source est marquée sur cette carte d'un signe particulier indiquant la classe d'eaux minérales à laquelle elle appartient.

Quelques gravures intercalées dans le texte, en même temps qu'elles reposeront agréablement les yeux, donneront un aperçu des contrées où jaillissent les sources et de la manière dont ces sources sont aménagées.

Deux traités, complétement inédits dans les premières éditions de mon Guide, seront ajoutés à celle-ci : ils se rapportent, l'un à l'*Emploi des eaux minérales dans le traitement des accidents consécutifs de la syphilis*, l'autre à des

Études sur l'hydrothérapie. Le premier de ces traités n'est qu'une sorte d'exposé des doctrines émises dans le courant de l'ouvrage sur cette question spéciale de la syphilis. Le second trouvait d'autant plus naturellement sa place dans un livre d'hydrologie, que l'eau froide, ainsi administrée, remplace quelquefois avec avantage l'eau minérale elle-même.

Enfin j'ai placé en tête de l'histoire particulière des stations thermales le tableau synoptique des principales affections pour lesquelles on se rend aux eaux, avec la désignation en regard des sources les mieux appropriées à leur traitement. De cette manière le nom seul de la maladie servira d'étiquette à un groupe de sources, parmi lesquelles le médecin n'aura plus qu'à faire un choix, en s'éclairant, bien entendu, de toutes les circonstances relatives au malade et à l'eau minérale.

Il n'est pas jusqu'au titre de l'ouvrage que je n'aie un peu modifié. En effet, comme je m'adresse tout à la fois aux MÉDECINS et aux MALADES, il m'a paru convenable que le titre même indiquât cette double destination.

GUIDE PRATIQUE

DU MÉDECIN ET DU MALADE

AUX

EAUX MINÉRALES

DE L'EUROPE.

—◆—

CONSIDÉRATIONS GÉNÉRALES.

On donne le nom d'Eaux minérales à des sources d'une température plus ou moins élevée, et d'une saveur variable, qui sortent du sein de la terre, tenant en dissolution certains principes dont l'expérience a fait connaître les vertus médicinales. Il paraît prouvé qu'elles se chargent de ces principes en traversant des terrains remplis de minéraux, de sels et de substances organiques. Mais l'endroit précis où s'opèrent ces combinaisons est souvent impossible à indiquer.

Quant au calorique des eaux, on l'attribue généralement au feu central de la terre. On se fonde sur cette loi, confirmée d'ailleurs par les forages artésiens, que la chaleur augmente d'un degré centigrade environ pour 30 ou 40 mètres, à mesure qu'on creuse le sol. Il suffirait, par conséquent, que l'on pénétrât à une profondeur d'une demi-lieue, pour acquérir la température de l'eau bouillante. Cette explication est d'autant plus plausible, qu'il paraît prouvé qu'une eau chaude naturellement

2

ne diffère pas, sous le rapport physique, d'une eau artificiellement chauffée, et que, par conséquent, le calorique des eaux n'est pas un calorique à part (1).

Une particularité bien merveilleuse, c'est que, de tant de substances qu'elles rencontrent dans leur trajet souterrain, les eaux ne dissolvent guère que celles qui sont les plus salutaires au corps de l'homme. Elles ressemblent en cela à certains végétaux qui puisent dans le sol tels ou tels éléments qui nous conviennent, sans toucher à d'autres qui nous seraient contraires. Tant il est vrai que, là où nous n'allions voir qu'un simple fait géologique, il nous faut reconnaître une main tutélaire dont on ne saurait assez admirer la providence !

DU BAIN

CHEZ LES ANCIENS ET CHEZ LES MODERNES.

A toutes les époques et chez tous les peuples, les bains ont été considérés comme un puissant moyen d'hygiène, et les eaux minérales comme le remède d'un grand nombre de maux. Aussi la plupart des sources étaient-elles consacrées à Hercule, le dieu de la force. Qui ne connaît les vertus mythologiques des fontaines de Jouvence et d'Hippocrène ? Peut-être aussi ne faut-il voir dans l'histoire d'Éson, rajeuni par les bains médicinaux de Médée, qu'une description allégorique de la propriété qu'ont les eaux d'entretenir et de fortifier la santé.

Les édifices somptueux élevés par les Romains partout où ils

(1) Tel n'était pas l'avis de madame de Sévigné. « Je mis hier moi
» même, dit-elle, une rose dans la fontaine bouillante de Vichy ; elle fut
» longtemps saucée et ressaucée : je l'en tirai comme de dessus la tige. J'en
» mis une autre dans une poêlonnée d'eau chaude ; elle fut bouillie en un
» instant. » C'est que madame de Sévigné ne savait pas que la fontaine
bouillante de Vichy n'a que 40 degrés de chaleur, tandis que l'eau en ébullition en a 100 ; de sorte qu'une fleur ravivée par la première eau sera
cuite par la seconde.

rencontraient des sources minérales, et jusqu'aux extrémités de leur immense empire, indiquent que, chez eux, le goût des bains allait jusqu'à la passion ; mais ils attestent aussi leur sollicitude pour la santé des armées. C'est en se plongeant dans les piscines que le soldat réparait ses fatigues et se fortifiait pour de nouveaux combats.

On se ferait difficilement une idée de ce qu'était un bain chez les Romains. Vitruve nous en a laissé une description complète. Si j'en juge par le plaisir que m'a causé son récit, j'espère qu'on ne lira pas sans intérêt les détails suivants.

Le baigneur déposait ses vêtements dans une espèce de vestiaire appelé *apodytère* ; de là il se rendait à une autre pièce, l'*onctuaire*, où des esclaves l'enduisaient d'une huile parfumée. Il passait ensuite dans la salle du gymnase, où *sphéristère*, et, après s'y être livré à divers exercices, il allait. le corps en sueur, se plonger dans une des vastes baignoires du *caldaire*, dont l'eau était maintenue à une température élevée. Là on le brossait assez rudement avec une lame de métal ou d'ivoire nommée *strigile*. A côté du bain chaud se trouvait l'étuve humide ou *tépidaire*, qu'il ne faisait en quelque sorte que traverser pour se rendre au *frigidaire*, immense bassin d'eau froide où l'on pouvait se livrer à la natation. Ce bain était précédé et suivi de plusieurs frictions. A sa sortie de l'eau, des esclaves enveloppaient le baigneur dans une couverture moelleuse appelée *sindon*, l'essuyaient bien soigneusement avec du linge et des éponges, le parfumaient d'essences précieuses, puis enfin le reportaient à l'*apodytère*, où il reprenait ses vêtements.

Dans les thermes bien organisés, on trouvait aussi, outre les piscines communes, des baignoires d'airain et de marbre, où l'on pouvait prendre son bain séparément.

Les diverses pièces composant tout ce vaste ensemble étaient portées au degré de chaleur convenable par l'*hypocauste*, immense four chauffé de toute espèce de bois, excepté de celui de l'olivier, et dans lequel, pour attiser une flamme égale partout, on faisait rouler des globes de métal enduits d'une couche de térébenthine.

Quant à la multitude de vases et d'ustensiles répartis dans chaque salle pour la commodité des baigneurs, je n'en finirais pas si je voulais seulement énumérer ceux que j'ai vus, à Naples, dans le musée de Pompéi.

Tel était le bain public chez les Romains. Il est probable que, dans les établissements thermaux, on avait retranché plusieurs de ces évolutions. Cependant, à en juger par les monuments qui nous restent, il y régnait également une grande recherche et un grand luxe.

Si l'on veut retrouver aujourd'hui quelque chose qui rappelle ces sensualités de l'ancienne Rome, qu'elle n'avait fait du reste qu'emprunter à la Grèce, il faut aller dans les pays orientaux. Je comprends que Mahomet, qui était avant tout législateur, ait transformé en devoir religieux un conseil d'hygiène ; mais je n'ai pas vérifié si le Coran prescrit tous les raffinements sur lesquels les femmes des harems se font un passe-temps de renchérir. Ainsi, au sortir du bain, elles se noircissent les paupières pour donner à l'œil plus d'éclat, s'allongent les sourcils avec une préparation d'étain brûlé et de noix de galle, nommé *cohel*, et se teignent les ongles avec le henné, arbuste qui leur communique une couleur aurore.

Comparez ces usages avec les nôtres. Quels contrastes ! Sans doute des pratiques aussi efféminées ne seraient point compatibles avec nos habitudes sociales et la sévérité de nos mœurs ; mais, par un excès opposé, nous sommes tombés dans une parcimonie et une simplicité exagérées.

Ainsi une étroite cellule, une baignoire mesquine et disgracieuse, digne du roi Procuste, un mélange d'eau froide et d'eau chaude, combinées le plus souvent au hasard ; l'absence totale de frictions, d'essence et de massage ; point de lit de repos ; un passage brusque de la chaleur du bain au froid, quelquefois glacial, de l'atmosphère, sans autre préservatif qu'un peu de linge à peine tiède : voilà à peu près à quoi se réduit aujourd'hui tout notre arsenal balnéaire ! Aussi le bain n'a pas seulement cessé d'être pour nous un luxe, c'est à peine une jouissance.

Lorsque nous ferons l'histoire de chaque station thermale,

nous aurons soin de décrire tout ce qui se rattache à l'aménagement des sources et aux particularités de leur emploi. Quant aux diverses formes sous lesquelles on administre l'eau minérale, telles que douches, lotions, bains de vapeur, fumigations, piscines, je suppose tous ces détails connus, et je ne puis que renvoyer aux traités élémentaires. Cependant je dois dire quelques mots des piscines.

De l'avis des médecins spéciaux, les bains de piscines sont habituellement plus efficaces que les bains de baignoires. Cela se comprend. L'eau de piscine étant sans cesse renouvelée, le bain ne subit aucune variation dans sa température; par suite de ce renouvellement continuel, les principes minéraux se présentent plus abondants et sont absorbés en plus grande quantité; comme il y a plus d'espace, le malade peut exécuter des mouvements pendant le bain et même se livrer à une utile gymnastique; enfin la conversation ordinairement amusante et variée prévient l'ennui et les idées tristes que provoquent les bains isolés, surtout quand ils se prolongent.

Mais entendons-nous. Les piscines ne devront être préférées qu'à la condition qu'elles seront alimentées par une eau aussi bonne, aussi vierge que celle qui est destinée aux baignoires. Il faudra de plus que cette eau soit assez abondante pour fournir, au travers du bassin commun, un courant véritable, ainsi que cela avait constamment lieu dans les piscines romaines. C'est la seule manière pour que le bain soit à la fois médicinal et hygiénique. Or, est-ce ainsi que les choses se passent dans la plupart de nos établissements? Non, malheureusement. Voyons plutôt comment s'exprime M. Fontan : « Il existe une grande économie » d'eau et de temps dans l'adoption des piscines, *car on peut* » *employer l'eau qui sort des baignoires et des douches, comme on* » *le fait à Baréges*, sauf à entretenir la température au moyen » d'un filet d'eau venant directement de la source (1). » Ainsi, non-seulement M. Fontan trouve tout naturel qu'on emploie pour les piscines une eau qui a déjà servi, mais encore il l'érige

(1) *Recherches sur les eaux minérales des Pyrénées*, p. 306.

en précepte ! Il me semble pourtant que c'est déjà bien assez que de se baigner dans la même eau que ses voisins, sans encore hériter de celle de ses devanciers. Jamais, pour mon compte, je ne prescrirai un pareil bain, et, dans l'intérêt de la santé publique, je ne saurais appeler à cet égard une trop prompte réforme.

DE L'ACTION THÉRAPEUTIQUE

DES EAUX MINÉRALES.

L'action des eaux minérales est une action excessivement complexe. La plupart de ces eaux, et c'est de celles-là que nous parlerons d'abord, agissent en déterminant une excitation plus ou moins forte qui a pour effet immédiat de réveiller la vitalité des tissus, et de produire, comme disait Bordeu, un *remontement général.* Elles font passer les organes de l'inertie à l'activité, en communiquant à la constitution une force qu'elle n'aurait pas eue suffisamment en elle-même pour ces transformations. Quelques-unes exercent une stimulation plus vive et plus profonde. Au bout de peu de jours, les malades éprouvent de l'insomnie, de la tristesse, de l'abattement, de l'inappétence; les douleurs actuelles s'exaspèrent, les anciennes se réveillent : c'est une véritable fièvre thermale. Conduite avec tact et habileté, cette fièvre se dissipera graduellement, emportant avec elle la maladie première.

Mais prenez garde de dépasser certaines limites. Les médications brusques ne conviennent pas aux maladies chroniques: celles-ci progressent lentement; elles doivent rétrocéder de même.

On comprend que les eaux ne sauraient être administrées dans la période aiguë d'une maladie, puisque, l'excitation étant déjà trop vive, l'influence minérale ne ferait que l'exaspérer. Elles seront au contraire très utiles à la suite de ces états morbides qui ont épuisé la constitution et répandu une sorte de langueur dans l'organisme.

C'est ainsi qu'une affection ancienne guérira souvent mieux

qu'une plus récente, son ancienneté étant un préservatif contre l'effet trop énergique des eaux.

On a comparé, avec quelque raison, l'action de certaines eaux minérales à celle de l'azotate d'argent. Vous touchez, par exemple, avec la pierre la conjonctive engorgée : l'œil rougit, pleure, sa sensibilité augmente, puis il guérit. De même pour l'eau minérale : elle agit en déterminant une réaction substitutive. Mais que, au lieu d'un simple engorgement de la muqueuse, vous ayez une désorganisation de l'œil, la cautérisation ne fera que hâter les progrès du mal. Pour les mêmes motifs, on devra soigneusement s'abstenir des eaux, si la maladie est trop grave et la lésion très profonde. A un état chronique incurable on substituerait un état incurable aussi; seulement il marcherait rapidement vers une terminaison fatale, tandis que le premier aurait pu ne pas compromettre de sitôt l'existence.

On comprend de même que les eaux ne sauraient être conseillées aux personnes atteintes de maladies du cœur et des gros vaisseaux, à celles qui sont sujettes aux hémorrhagies ou menacées de congestions vers le cerveau. L'activité imprimée à la circulation pourrait avoir les conséquences les plus funestes.

Supposons maintenant que la nature de l'affection soit favorable à l'emploi des eaux, il faut encore que le malade ait en lui une somme de forces suffisantes pour traverser la crise artificielle qui va se produire. Est-il trop faible, la réaction ne se fera pas, ou, si elle se fait, elle fatiguera inutilement les organes, au lieu de ranimer et de régulariser leur jeu.

Lorsque les eaux sont fort actives et la constitution impressionnable, la fièvre thermale devient quelquefois trop intense. Il faut alors diminuer la durée du bain, abaisser sa température, affaiblir l'eau minérale par un mélange d'eau simple, recourir, en un mot, à des moyens sédatifs. Souvent les émissions sanguines sont nécessaires. Enfin, il n'est pas rare que le malade soit obligé de suspendre pendant quelque temps, ou même tout à fait, le traitement des eaux, celles-ci ne pouvant être supportées à quelque dose que ce soit.

Vous verrez, au contraire, des personnes sur lesquelles l'eau minérale n'a pour ainsi dire pas prise. Elles en font usage, sous toutes les formes, à l'intérieur et à l'extérieur, sans éprouver la moindre modification apparente.

Un des effets les plus constants des eaux minérales, c'est d'imprimer aux fonctions de la peau une nouvelle activité, en dirigeant les fluides du centre à la circonférence. Elles augmentent la transpiration, rétablissent d'anciens flux, d'anciennes éruptions, ou même provoquent un exanthème artificiel qui, par une dérivation salutaire, dégagera les organes plus profonds. Combien de maladies ne reconnaissent d'autre point de départ que la rétrocession d'un principe morbide, dont on ne soupçonnait pas l'existence, ou que masquaient d'autres symptômes ! Rappeler ce principe au dehors est, sinon guérir le mal, du moins rendre souvent la guérison possible.

Nous raisonnons toujours ici dans l'hypothèse où les eaux ont une action primitivement stimulante. Mais, ce qui est vrai pour l'immense majorité des sources, ne peut s'appliquer à toutes également, et je ne saurais, à cet égard, trop m'élever contre cette prétendue loi par laquelle on veut, aujourd'hui, ramener à un type unique et définir dans une même formule des effets thérapeutiques aussi éminemment complexes. Bien loin d'être toujours excitantes, un grand nombre de sources jouissent du privilége de calmer d'emblée, à tel point que la guérison ne sera possible que si, pendant toute la durée de la cure, il y a absence absolue de réaction. Je dis plus. Nous verrons certaines eaux amoindrir la force vitale, rendre le pouls plus lent, la peau moins chaude, les sécrétions moins actives, déprimer, en un mot, le jeu des grands rouages de l'organisme : ce seront des eaux hyposthénisantes.

Voilà ce qu'apprend l'observation, et je ne crains pas d'ajouter ce que confirme une saine physiologie. Nous l'avons dit dès en commençant : *une eau minérale est un médicament*. Par conséquent, autant d'eaux minérales différentes, autant de médicaments différents. Or, comment admettre que les substances si diverses qui entrent dans la composition de ces eaux, le fer, le soufre, l'iode, les sels alcalins et tant d'autres principes, n'agissent que d'une seule et unique manière, en élevant le degré de vitalité de l'économie? C'est vouloir qu'un agent thérapeutique, par cela seul qu'il se trouve dissous naturellement dans une eau minérale, soit complétement déshérité de ses propriétés intrinsèques, ou même qu'il en ait acquis de tout à fait opposées. Évidemment, c'est tout confondre, sous prétexte de tout simplifier.

Nous ne sommes pas si éloignés de l'époque où une école fameuse voulut également ramener toutes les maladies à un élément unique, l'inflammation. Pourquoi, au sujet des eaux minérales, tomber dans les mêmes errements, et prétendre aussi que la médication thermale n'a qu'une forme, une nature, une essence? C'est que malheureusement on étudie beaucoup plus l'hydrologie chez soi qu'aux sources elles-mêmes, ou bien que, se plaçant à je ne sais quel point de vue philosophique, on s'empresse d'appliquer à la généralité des eaux ce qu'on a observé à une seule. Allez visiter Saint-Sauveur, Ussat, Néris, Bains, Luxeuil, Pietrapola, Weilbach, Schlangenbad, Ems, Évian, Penticouse et tant d'autres stations thermales qu'il me serait facile de nommer, et vous y verrez autant d'exceptions à ce principe si décevant de l'excitation.

Les phénomènes généraux sur lesquels j'ai cru devoir insister ne constituent pas seuls l'effet curatif des eaux minérales. Parmi celles-ci, il en est plusieurs qui, semblables en cela à quelques médicaments, exercent sur certains organes une action propre, déterminée, directe. Vichy modifiera surtout les appareils glanduleux, Loëche la peau, Bonnes et la Raillère la poitrine, Contrexeville les sécrétions urinaires, Baréges les plaies d'armes à feu, Wildbad et Gastein la moelle épinière. Nous verrons même qu'à cet égard il est peu de sources qui ne jouissent plus ou moins d'une espèce de spécificité.

Il est extrêmement difficile d'expliquer le mécanisme précis de l'action des eaux ; car cette action, déjà très compliquée par elle-même, est soumise aux influences les plus variées. D'ailleurs, on s'adresse à des individualités pathologiques qui se comparent et se résument : mais, essaie-t-on de les additionner, on n'arrive plus qu'à une unité mensongère.

La composition chimique de la source est la première chose dont on doive s'enquérir. En effet, ses principes minéralisateurs, par quelque voie qu'ils soient absorbés, la peau, l'intestin ou la surface pulmonaire, se mêlent au sang, circulent avec ce fluide, activent ou tempèrent les organes sécréteurs, modifient les produits sécrétés, et par suite impressionnent l'économie tout entière. Rencontrent-ils des sels, le plus souvent ils se les approprient ou les décomposent. Le corps de l'homme, sous certains rapports, représente donc ici un vaste laboratoire où s'effectuent de nouvelles associations chimiques, qu'influencent sans doute les phénomènes vitaux, mais qui n'en exercent pas moins une action très réelle sur la marche et l'issue des maladies.

Je sais que nos connaissances relatives à cette intervention de la chimie sont encore bien incomplètes; c'est un motif de plus pour multiplier nos procédés d'investigation, les varier et surtout ne négliger aucun des éléments du problème.

En général, on porte une attention trop exclusive sur les agents minéralisateurs qui dominent dans une eau, et l'on ne se préoccupe pas assez de quelques autres principes qui les accompagnent. On oublie que ces principes agissent à la manière de ces correctifs et de ces adjuvants que vous introduisez tous les jours dans vos préparations officinales, et que leur rôle ne saurait être insignifiant. Nous verrons, du reste, en parlant de l'Analyse des eaux, que les différents sels qui entrent dans leur composition n'agissent pas chacun isolément. Ils sont entre eux dans des combinaisons déterminées, et, de leur action réciproque, doivent résulter des effets qu'on n'aurait pu pressentir en additionnant leurs forces respectives.

Tous les médecins ont signalé la disproportion très réelle qui existe entre les vertus thérapeutiques des eaux et ce qu'on sait de leurs principes minéralisateurs. Presque toujours la dose de ceux-ci paraît insuffisante pour expliquer les résultats produits. Toutefois il est probable que si l'on tenait plus compte des éléments accessoires dont nous venons de parler, ce désaccord, dans quelques cas, serait moins frappant.

Dans quelle mesure les sels en dissolution dans l'eau minérale sont-ils absorbés par nos vaisseaux, et quelles nouvelles combinaisons forment-ils au sein de nos tissus? Ce sont là des questions difficiles à résoudre, surtout à cause de la promptitude avec laquelle le sang se débarrasse, par les divers émonctoires, des substances salines et autres que l'absorption y a fait pénétrer; en très peu de temps il revient au type primitif de son organisation. C'est ainsi que l'air atmosphérique, malgré toutes les causes qui tendent à modifier sa composition, offre presque toujours les mêmes éléments dans leur proportion normale. Nul doute cependant que l'absorption ne se fasse quelquefois avec une extrême intensité, et que la composition de nos humeurs n'en soit immédiatement influencée. C'est ainsi qu'un seul bain d'eau de Vichy pourra suffire pour rendre les urines alcalines.

Il est des eaux minérales qui laissent dégager dans l'atmosphère des gaz ou des vapeurs que l'on utilise dans certains établissements thermaux en les faisant respirer aux malades : c'est ce qui constitue la CURE D'INHALATION. Sous cette forme le gaz sulfhydrique est un très puissant modificateur de l'appareil pulmonaire. Du reste, cette méthode de traitement a pris dans ces derniers temps une très grande extension, d'autant plus qu'il paraît démontré qu'en portant jusqu'à l'ébullition la température de l'eau minérale, la vapeur aqueuse qui en provient entraîne avec elle non-seulement les gaz, mais la plupart des principes salins dissous dans cette eau. Il y aurait donc deux espèces de cures d'inhalation : l'une dans laquelle on respire les vapeurs et les gaz qui se dégagent spontanément des sources, l'autre dans laquelle les produits volatilisés sont obtenus par une caléfaction artificielle, et sont par suite plus abondantes et plus variées.

La température de l'eau minérale joue aussi un rôle des plus importants. Tantôt elle agit à titre de simple adjuvant; d'autres fois elle constitue la médication principale. Ce dernier cas s'observe lorsque la maladie est d'une nature telle que sa guérison n'exige pas l'action spécifique de l'élément minéralisateur.

La division classique des bains en chauds, tièdes et froids, est une division parfaitement fondée, car nous verrons les mêmes sources produire des effets différents, ou même opposés, suivant la température du bain.

Le calorique étant le type de tous les excitants, le bain chaud détermine un surcroît d'activité dans tous les rouages de l'économie ; c'est aussi un moyen perturbateur. Le bain tiède ou tempéré est celui auquel on a recours lorsqu'on veut que l'eau agisse surtout par ses qualités intrinsèques. Quant au bain froid, c'est un sédatif très énergique dont les médecins d'eaux thermales font rarement usage : son domaine est plutôt celui de l'hydrothérapie.

Enfin la manière dont on combinera l'administration des eaux, tant à l'intérieur qu'à l'extérieur, réclame la plus scrupuleuse attention. Les malades, dans leur impatience de guérir, ont presque toujours de la tendance à outre-passer les ordonnances du médecin. Les uns boivent avec excès, persuadés que leur soulagement futur doit se mesurer à la quantité d'eau minérale qu'ils absorbent ; d'autres feront abus de la douche, prendront des bains trop prolongés, ou les répéteront trop souvent. Que de fois de semblables imprudences ont amené les plus fâcheux résultats ! Il faut de la part du médecin une surveillance de chaque jour, le mode d'administration des eaux devant être dirigé suivant la susceptibilité du malade, la nature de l'affection et l'intensité plus ou moins grande de la fièvre thermale.

L'action des eaux minérales ne réside donc pas tout entière dans l'eau minérale elle-même ; elle réside également dans l'artifice et les combinaisons si variées de son emploi.

La coutume était autrefois de préparer les malades à la cure des eaux par un traitement des plus énergiques (1). On y a

____

(1) Boileau écrivait de Bourbon-l'Archambault à Racine : « J'ai été
» purgé, saigné ; il ne me manque plus aucune des formalités prétendues
» nécessaires pour prendre les eaux. La médecine que j'ai prise aujourd'hui
» m'a fait, à ce qu'on dit, tous les biens du monde, car elle m'a fait tomber
» quatre ou cinq fois en faiblesse, et m'a mis en un état tel que je puis à
» peine me soutenir. C'est demain que je dois commencer le grand œuvre,
» je veux dire que demain je dois commencer à prendre les eaux. »

renoncé aujourd'hui, et, je crois, avec raison, car il n'est nullement besoin, pour que les eaux agissent, qu'on ait mis d'abord les humeurs en mouvement.

Quelques médecins sont dans l'usage d'employer, concurremment avec les eaux, un certain nombre de médicaments destinés à en favoriser les effets. C'est là une méthode dont je suis très peu partisan, excepté dans les cas où les spécifiques sont rigoureusement indiqués. La plupart des malades n'ont-ils pas déjà passé par toutes les épreuves de la matière médicale? Quelquefois même l'état d'épuisement et de profonde atonie où ils sont tombés appartient autant à l'abus des remèdes qu'aux ravages du mal. Laissez-les donc essayer enfin des prescriptions de la nature, puisqu'ils ont vainement épuisé jusqu'alors toutes les formules pharmaceutiques.

Il est d'observation que les eaux, au bout d'un certain temps que l'on en fait usage, ont produit tout ce qu'on devait attendre d'elles. Il faut alors s'arrêter, sans quoi on verrait se développer dans l'économie des phénomènes de saturation qui pourraient compromettre le succès. La période pendant laquelle on peut prendre les eaux avec le plus d'avantage a reçu le nom de *saison.*

Une saison se compose en général de vingt à trente jours; cependant il est impossible d'établir à cet égard rien de précis, une multitude de circonstances pouvant en modifier la durée.

Certains malades, après un repos de quelques semaines, devront recommencer une seconde saison, qui, complétant la première, achèvera la cure. Toutefois il est rare que cette seconde saison doive être aussi longue que la première.

Le plus souvent les malades, au moment où ils quittent les eaux, sont encore sous l'influence de l'action minérale, et il faut un certain temps pour que l'équilibre et l'harmonie se rétablissent dans le jeu des organes. Ainsi, de ce qu'on n'aura pas recouvré la santé par l'action immédiate des eaux, on ne devra pas toujours en conclure que celles-ci ont été impuissantes. Avant de savoir à quoi s'en tenir sur les résultats du traitement, il faut attendre que l'excitation thermale soit calmée; d'où il résulte que, pour bien juger de la vertu curative des eaux, c'est moins aux malades qui les prennent qu'il faut s'adresser qu'à ceux qui depuis quelque temps en ont cessé l'usage.

Cette action consécutive des eaux, qu'on invoque aussi quelquefois, j'en conviens, pour dissimuler des insuccès, exige de la part du médecin beaucoup de soins, de ménagements, et, pour un certain temps, elle exclut, comme intempestive, l'intervention de tous médicaments énergiques.

J'en ai dit assez pour faire comprendre comment agissent les eaux minérales. Quand nous serons arrivés à l'histoire particulière de chaque source, j'aurai soin de revenir sur ces questions; car, formulées ainsi en termes généraux, elles ont toujours quelque chose de vague ou de trop absolu.

DE L'ANALYSE

DES EAUX MINÉRALES.

Les médecins de l'antiquité ne nous ont transmis que très peu de documents sur les eaux minérales. Hippocrate, il est vrai, parle d'eaux chaudes imprégnées de cuivre, d'argent, d'or, de soufre, de bitume, de nitre, et les interdit comme boisson ordinaire. Aristote enseigne que certaines vapeurs se mêlent aux eaux pour leur communiquer des vertus médicinales. Galien fait l'éloge d'une source martiale et bitumineuse, utile contre la gravelle. Pline mentionne des eaux acidules, alumineuses, salées, nitreuses, sulfureuses, etc., et leur attribue certaines propriétés. Mais ce sont là de vagues aperçus beaucoup plus que des indications exactes et positives. Cherche-t-on un corps de doctrine, on ne trouve plus que nymphes, naïades, ex-voto et invocations poétiques au dieu d'Épidaure.

Il faut arriver jusqu'à notre époque pour obtenir des notions réellement scientifiques, et c'est à la chimie que nous en sommes redevables : seulement prenons garde d'accorder prématurément une confiance trop absolue aux révélations que cette science nous fournit. Sans doute elle nous apprend à caractériser certaines sources, elle en indique les éléments prédominants, fait pressentir quelques-unes de leurs propriétés, et souvent donne la clef de phénomènes qui, sans elle, resteraient inexpliqués, mais elle ne saurait dispenser de l'observation clinique. D'ailleurs, il s'en faut de beaucoup qu'elle ait dit encore son dernier mot. Voici à cet égard comment s'exprime M. Filhol dans son savant ouvrage sur les eaux minérales des Pyrénées (1) :

« Dans l'état actuel de la science, l'analyse d'une eau miné-
» rale constitue l'un des problèmes les plus délicats dont la so-
» lution puisse être demandée au chimiste. Ce n'est pas que la
» détermination qualitative ou quantitative de chacun des élé-
» ments de l'eau, considérée isolément, présente des difficultés
» sérieuses; l'analyse chimique a fait des progrès suffisants pour
» qu'on puisse compter assez sur l'exactitude des résultats. Mais
» quand le chimiste a retiré d'une eau minérale des acides sul-
» furique, carbonique, silicique, phosphorique, du chlore, de
» l'iode, de la potasse, de la soude, de la chaux, de la magné-
» sie, etc. ; quand il a rigoureusement déterminé la quantité de
» chacun de ces éléments, il a préparé plutôt qu'achevé son ana-
» lyse. En effet, il doit savoir, avec les éléments distincts qu'il a
» retirés de l'eau, reconstituer cette dernière, et reproduire la
» formule exacte de la solution médicamenteuse dont il veut
» arracher le secret à la nature. Il n'est indifférent ni pour le
» chimiste, ni pour le médecin, de savoir au juste si l'acide sul-
» furique, par exemple, existe dans l'eau combiné avec la chaux,
» plutôt qu'avec la magnésie ou la soude; si le chlore est uni au
» sodium ou au calcium ; si une eau sulfureuse contient de
» l'acide sulfurique libre, un monosulfure ou un polysulfure, etc.
» Ces divers composés n'agissent pas de la même manière sur
» l'économie, et il importe qu'on soit fixé d'une manière parfaite
» sur la véritable constitution des eaux minérales.

» Malheureusement les travaux qui ont été publiés sur ce sujet
» ne sont pas de nature à lever tous les doutes. Chaque chimiste

____

(1) *Eaux minérales des Pyrénées*, p. 40.

» interprète, en quelque sorte, à sa façon les résultats de l'ana-
» lyse; quelques-uns même trouvent plus convenable de ne pas
» les interpréter du tout, et se contentent de donner les résultats
» bruts de leurs déterminations. »

Je suis tout à fait de l'avis de M. Filhol. C'est bien là en effet le côté difficile du problème. Aussi combien de solutions ont été proposées, et combien le seront peut-être encore !

Il est une autre cause d'incertitude ou même d'erreur que je ne saurais passer sous silence. Ainsi on est dans l'usage de puiser l'eau à l'endroit même où elle s'échappe du sol. Sans doute c'est le meilleur moyen d'obtenir tous ses principes constituants; mais on n'a pas ainsi, dans tous les cas, la composition de l'eau telle qu'elle sert aux usages médicinaux. Nombre de sources ont au griffon une température trop élevée pour qu'elles puissent être utilisées immédiatement pour le bain. Il faut les laisser re-froidir : or ce refroidissement, lors même qu'on y apporte les précautions convenables, fait perdre à l'eau quelque chose de son activité, par la précipitation de certains sels et l'évaporation de certains gaz. Ainsi une source, réputée très forte, pourra devenir comparativement plus faible qu'une source moins minéralisée, parce que la température de celle-ci permettra son emploi im-médiat, tandis que la première aura été soumise à un refroidisse-ment préalable. Il faudrait donc, pour avoir des renseignements plus fidèles, analyser également l'eau puisée dans le bain lui-même. Et ce que je dis ici des eaux trop chaudes est pareillement applicable à certaines sources tempérées qu'on ne peut employer à leur point d'émergence, et qu'il faut faire circuler dans des conduits. Quelque parfaits que soient dans ce cas les procédés de transport (et il s'en faut qu'ils le soient toujours), il est rare que l'eau minérale arrive à sa destination sans avoir subi en chemin quelque altération dans ses principes constituants; d'où la nécessité d'une nouvelle analyse.

Ce qui ajoute encore aux difficultés du problème, c'est que la composition chimique des eaux minérales, au griffon, n'est pas absolument invariable. Ce fait, qui avait été soupçonné par plu-sieurs savants, des expériences récentes l'ont établi d'une manière incontestable. Berzelius, par exemple, ayant fait évaporer, à diverses époques, des poids égaux d'eau minérale de Carlsbad, obtint des quantités inégales de résidu sec.

Enfin, dirai-je ma pensée tout entière? Je ne crois pas qu'on doive se représenter les eaux minérales comme de simples dissolutions salines, semblables à celles qu'on obtiendrait dans un laboratoire. Non : c'est un breuvage qui a ses éléments, sa saveur, son arome, que la nature elle-même a fabriqué par une sorte de chimie souterraine, et dont elle s'est le plus souvent réservé la recette. La connût-on exactement, qu'il resterait encore la difficulté de l'appliquer.

Vous trouverez dans tous les ouvrages d'hydrologie, citées ces paroles de Chaptal : « Quand on analyse les eaux minérales, on » dissèque leurs cadavres. » C'est qu'avec nos instruments, quelque perfectionnés qu'ils soient, nous saisissons seulement ce qui se mesure, se compte ou se pèse. Or, de même que dans la salive de l'hydrophobe nous ne pouvons isoler le virus rabique, de même aussi peut-être l'élément actif de beaucoup de sources est-il tellement subtil, ou en quantité si minime, qu'il échappe à nos manipulations les plus délicates. Je citerai pour exemple l'arsenic.

EAUX MINÉRALES ARSÉNIFÈRES.

Il y a quelques années encore l'existence de l'arsenic dans les eaux minérales était un fait complétement méconnu. Ce fut en 1839 que, pour la première fois, M. Tripier, pharmacien-major, en signala des traces dans des dépôts recueillis aux sources d'Hammam-Meskoutine, en Algérie. Puis vinrent, en 1846, les travaux de M. Walchner sur les sources de Wiesbaden, travaux qu'il étendit à beaucoup d'autres sources et qui imprimèrent une très vive impulsion à ce genre de recherches. Bientôt, en effet, une foule de chimistes des plus distingués, parmi lesquels MM. Thenard, Liebig, Buchner, Will, Frésénius, Figuier, Mialhe, O. Henry, Chevallier, Gobley, Schaeufèle, etc., prouvèrent que la présence de l'arsenic dans les eaux minérales, bien loin d'être un fait isolé, est au contraire un fait commun à un très grand nombre de sources.

Tout récemment (23 janvier 1855) M. Chevalier a lu à l'Académie de médecine un mémoire dans lequel il établit qu'en France seulement l'arsenic a été trouvé dans quatre-vingts sources ou dépôts de sources minérales. Les plus importantes parmi ces sources sont :

Bourbon-l'Archambault, Cusset, Hauterive, Vichy, Ussat, Cransac, Chaudes-Aigues, Balaruc, Uriage, Bagnols, Bourbonne, Pougues, Mont-Dore, Saint-Allyre, Bagnères-de-Bigorre, Niederbronn, Soultzbach, Bourbon-Lancy, Auteuil, Forges, Bains, Bussang, Plombières, Royat, Provins, etc.

Le même métal a été trouvé dans la plupart des eaux minérales de l'Allemagne, spécialement dans celles de Spa, Wiesbaden, Schwalbach, Ems, Pyrmont, Liebenzell, Rippoldsau, Teinach, Driburg, Kissingen, etc.

Ainsi voilà un principe nouveau qui est venu prendre place parmi les éléments constitutifs des eaux minérales. La parfaite innocuité de celles-ci, constatée depuis des siècles, prouve que l'arsenic qu'elles tiennent en dissolution ne saurait leur communiquer aucune propriété vénéneuse. Mais cet arsenic entre-t-il pour quelque chose dans leur action thérapeutique? Là est la grande difficulté. Si l'on en juge par l'espèce d'enthousiasme avec lequel on exalte de toutes parts sa présence dans les eaux, il semble que l'arsenic, dont le nom jusqu'ici ne réveillait que très médiocrement des idées d'hygiène, soit devenu tout à coup une panacée universelle. Ainsi, quand on a dit qu'une source est arsénifère, tout autre éloge paraît superflu.

Ce sont là de ces entraînements irréfléchis auxquels il faut savoir résister. Sans doute l'arsenic doit entrer pour quelque chose dans l'action des eaux minérales, puisque certaines sources, celles du Mont-Dore et de Bussang, par exemple, en contiennent jusqu'à 1 et 2 milligrammes par litre. Or cette proportion n'est pas à dédaigner, surtout si l'on réfléchit que les sels les plus inactifs acquièrent une très grande puissance d'action, par cela

seul qu'ils se trouvent naturellement dissous dans l'eau minérale. Que sera-ce donc pour l'arsenic ! Mais là s'arrêtent nos
connaissances. Vouloir indiquer autrement qu'à titre de simple
hypothèse le rôle qui appartient dans ce cas à l'arsenic, c'est
devancer les faits, et par suite s'exposer à de pénibles mécomptes.
Il suffit en effet de jeter les yeux sur la liste des sources arsenicales pour voir qu'elles appartiennent aux catégories chimiques
les plus opposées, et que leur action médicinale est également des
plus distinctes. L'arsenic ne peut donc être envisagé comme leur
unique ni même comme leur principal agent thérapeutique, sans
quoi il faudrait admettre, ce qui est absurde, que ses propriétés
varient et se transforment suivant qu'il appartient à des sources
ferrugineuses, alcalines, gazeuses ou muriatiques.

Quant à savoir en quel état est l'arsenic dans les eaux minérales, on admet généralement qu'il s'y trouve à l'état d'acide, et
que le sel que cet acide sert à former est plutôt un arséniate
qu'un arsénite. Mais pourquoi les sources arsénifères ne lais-
sent-elles pas dans l'arrière-gorge ce sentiment d'âcreté si désagréable qu'une simple solution arsenicale, même beaucoup plus
faible, détermine à peu près constamment? C'est encore là une
particularité qu'on ne saurait expliquer.

Ainsi il s'en faut de beaucoup que la chimie ait dit dès maintenant son dernier mot au sujet de l'arsenic des eaux Qui pourrait d'ailleurs affirmer qu'elle ne trouvera pas un jour dans ces
mêmes sources une ou plusieurs substances plus importantes
encore, dont elle ne soupçonne même pas l'existence? Faisons
donc nos réserves, et, tout en mettant à profit les analyses actuelles, en ce qu'elles ont d'applicable à la médecine, ne compro-
mettons pas, par des explications prématurées, les découvertes
de l'avenir.

CLASSIFICATION

DES EAUX MINÉRALES.

Il y a longtemps qu'on a reconnu la nécessité d'une classification des eaux minérales, de manière à isoler celles dont les pro-

priétés diffèrent, et à rapprocher, au contraire, les sources qui offrent entre elles de l'analogie. Nul doute qu'une semblable méthode ne doive faciliter l'étude et reposer l'esprit. On embrasse ainsi d'un coup d'œil l'ensemble des eaux, et l'on reconnaît, en quelque sorte, la valeur de chacune à l'étiquette du groupe auquel elle appartient. Mais sur quelle base établir cette classification ?

L'étude du gisement des sources ou de leur action médicale ne fournit pas de caractères différentiels assez tranchés, et surtout elle prête trop aux spéculations théoriques. Aussi les essais de classification qu'on a tentés sur ces données n'ont-ils abouti à aucun résultat.

Lorsque la chimie eut pénétré en partie le secret de la composition des eaux minérales, qu'elle eut appris que les unes contiennent du soufre, les autres du fer, celles-ci des gaz, d'autres des sels alcalins ou des chlorures, on rangea les sources d'après les principes prédominants de chacune. C'est la classification que tous nos traités spéciaux ont adoptée. C'est aussi celle que nous allons exposer comme la meilleure, tout en nous réservant d'examiner ensuite jusqu'à quel point elle répond aux besoins de la science et à la facilité des descriptions.

On peut diviser en six grandes classes les sources minérales, savoir : les *eaux sulfureuses, ferrugineuses, alcalines, gazeuses, salines* et *bromo-iodurées.*

Première classe. — EAUX SULFUREUSES.

Les eaux minérales sulfureuses sont surtout reconnaissables à l'odeur de gaz hydrogène sulfuré qui s'en dégage. Prenant pour base les diverses combinaisons que forme le soufre en dissolution dans ces eaux, nous admettrons trois espèces d'eaux sulfureuses: les *sulfurées-sodiques,* les *sulfurées-calciques* et les *dégénérées.*

Eaux sulfurées-sodiques.—Les eaux à base de sulfure de sodium (*sulfureuses naturelles* de M. Fontan) jaillissent le plus ordinairement du granit ou des roches schisteuses qui l'accompagnent, quelquefois du calcaire métamorphisé. Elles présentent une réaction alcaline bien tranchée. Elles sont pauvres en sels solubles de chaux et de magnésie, sans en être toutefois complétement dépourvues. Le soufre s'y trouve en général à l'état de sulfure de sodium. Presque toutes sont thermales. Leur saveur est franchement sulfureuse. Enfin elles tiennent en dissolution des quantités notables d'une substance gélatineuse et azotée qu'on appelle *glairine* ou *barégine*.

Eaux sulfurées-calciques. — Ces eaux, que M. Fontan appelle *sulfureuses accidentelles*, naissent dans des terrains secondaires ou tertiaires, souvent au voisinage des dépôts de gypse qui fournissent un des éléments indispensables à leur formation. Leur alcalinité est très faible. Elles laissent dégager de l'acide carbonique, mêlé de gaz sulfhydrique ; à peine de l'azote. Les sels calcaires y abondent, et le soufre s'y rencontre habituellement combiné avec la chaux. La plupart sont froides. Leur saveur a quelque chose de saumâtre et de marécageux. Enfin elles renferment seulement des traces de barégine ou plutôt de la sulfuraire.

Comme type des eaux sulfurées-sodiques, nous citerons les sources sulfureuses des Pyrénées, et, comme type des eaux sulfurées-calciques, celles de Schinznach et d'Enghien.

Eaux sulfureuses dégénérées. — Anglada appelle *sulfureuses dégénérées*, des sources qui ne possèdent plus ni la saveur ni l'odeur des eaux sulfureuses, bien que l'expérience montre qu'elles agissent comme si elles contenaient encore une combinaison de soufre analogue à celle qui existe dans les précédentes. Elles proviennent de sources sulfureuses qui ont subi le contact de l'air, et dans lesquelles le sulfure a disparu en entier pour faire place à du carbonate, de l'hyposulfite, du sulfite ou du sulfate : on y trouve le même principe onctueux en dissolution. Elles joignent, aux propriétés des eaux sulfureuses, d'autres propriétés particulières qui leur sont communiquées par les produits résultant de l'action de l'air sur le sulfure alcalin.

La source Bruzaud, à Cauterets, offre un exemple remarquable de cette dégénérescence du principe sulfureux.

Principales eaux sulfureuses. — Acqui. — Aix en Savoie. — Aix-la-Chapelle. — Allevard. — Amélie-les-Bains. — Ax. — Bade (Autriche). — Bade Suisse).— Bagnères-de-Luchon. — Bagnoles.— Bagnols. — Baréges. — Bonnes. — Caldaniccia. — Castera-Verduzan. — Cauterets. — Eaux-Chaudes. — Enghien. — Escaldas. — Gazost. — Gréoulx. — Guagno. — Guitera. — Labassère. — Lavey. — Molitg. — Penticouse. — Pierrefonds. — Pietrapola.— Preste (la).— Puzzichello. — Saint-Amand.— Saint-Christau. — Saint-Gervais. — Saint-Honoré.— Saint-Sauveur.— Schinznach.— Uriage. — Vernet. — Vinça. — Weilbach.

Deuxième classe. — EAUX FERRUGINEUSES.

Les eaux ferrugineuses, appelées aussi *eaux martiales* ou *chalybées*, sont les plus répandues de toutes les eaux minérales. Limpides à leur point d'émergence, sans odeur appréciable, elles impriment au goût une sensation styptique qui rappelle assez celle de l'encre. Par le contact de l'air ou de la lumière, elles s'altèrent facilement ; aussi beaucoup de ces eaux, transportées au loin, arrivent-elles dépouillées de leur élément ferrugineux.

La plupart sont froides. Le fer s'y trouve en proportion si faible, qu'il disparaîtrait presque, quant à l'abondance, devant les autres principes minéralisateurs ; mais ceux-ci, qui sont habituellement des carbonates de chaux et de magnésie, n'ont pas l'importance thérapeutique des sels de fer, et par suite on en tient peu de compte.

Le fer est tenu en dissolution dans ces sources par trois agents principaux, l'acide carbonique, l'acide crénique et l'acide sulfurique. De là cette division, généralement admise, des eaux ferrugineuses en *carbonatées*, *crénatées* et *sulfatées*.

Eaux ferrugineuses carbonatées. — Ces eaux sont mousseuses et petillantes, par suite de l'excès d'acide carbonique qui sert à dissoudre le carbonate de fer. Exposées à l'air, elles forment très promptement un précipité de sesquioxyde ferrique : c'est à peine s'il reste un peu de carbonate en dissolution.

Ces caractères sont surtout bien tranchés dans les eaux de Bussang et de Spa.

Eaux ferrugineuses crénatées. — C'est à Berzelius qu'on doit la découverte de l'acide crénique et de ses composés, dont il constata pour la première fois l'existence dans les eaux de Porla (Suède). Depuis, on l'a rencontré dans un grand nombre de sources ferrugineuses, mais principalement à Forges. Cette substance organique ne paraît être autre chose qu'une dissolution de la partie soluble de l'humus, entraînée par les eaux.

Le dépôt que forme l'eau crénatée est soyeux, rougeâtre, extrêmement léger. On l'avait confondu jusqu'ici avec le carbonate de fer.

Eaux ferrugineuses sulfatées. — Ces eaux renferment en général beaucoup plus de principes ferrugineux que les précédentes, ce qui leur donne une saveur fortement styptique; l'action de l'air leur enlève leur transparence, et y détermine un précipité. Le dépôt est un sous-sulfate ferrique insoluble. Nous citerons, comme exemple des sources de 'cette classe, celles de Passy et d'Auteuil, près Paris.

Les eaux de Cransac, qui sont également ferrugineuses sulfatées, contiennent de plus des quantités notables de manganèse.

Principales eaux ferrugineuses. — Audinac. — Auteuil. — Bagnères-de-Bigorre. — Boklet. — Brückenau. — Bussang. — Campagne. — Cransac. — Driburg. — Forges. — Franzensbad. — Jonas. — Kronthal. — Orezza. — Passy. — Provins. — Pyrmont. — Rennes. — Schwalbach. — Spa. — Sylvanès.

Troisième classe. — EAUX ALCALINES.

La plupart des sources alcalines les plus célèbres, Vichy, Ems, doivent leur alcalinité aux sels de soude. D'autres sont principalement minéralisées par des carbonates de chaux et de magnésie : telles sont les sources de Contrexeville et de Pougues. La plupart contiennent habituellement aussi du sulfate de soude et quelquefois de chaux, des chlorures alcalins, de l'acide silicique ou un silicate alcalin.

Ces eaux sont en général saturées de gaz acide carbonique;

aussi les range-t-on habituellement parmi les sources *acidule*
gazeuses. C'est un tort, selon moi, et elles méritent d'occuper une
classe spéciale, car elles agissent moins par le gaz qu'elles contiennent que par le principe alcalin qui, chez quelques-unes
existe en quantité très notable.

L'évaporation, au contact de l'air, d'une portion du gaz, fait
passer les bicarbonates à l'état de carbonates neutres insolubles
qui se précipitent sous forme de cristaux imperceptibles. Telle
est en partie l'origine de ces incrustations brillantes qu'on admire à certaines sources, par exemple, à Saint-Nectaire et Saint-
Allyre, et que l'industrie est parvenue à façonner d'une manière
si gracieuse.

Principales eaux alcalines. — Aix en Provence. — Bains. — Bilin.-
Bourboule (la). — Carlsbad. — Châteauneuf. — Constantins-quelle. -
Contrexeville. — Cusset. — Ems. — Evian. — Hauterive. — Luxeuil.-
Marienbad. — Mont-Dore. — Plombières. — Pougues. — Royat. — Saint-
Allyre. — Saint-Nectaire. — Salzbrunn. — Schlangenbad. — Teinach. -
Tœplitz. — Vals. — Vichy.

Quatrième classe. — EAUX GAZEUSES.

Les eaux minérales gazeuses sont caractérisées par la prédominance du gaz acide carbonique. Ce gaz, qu'on rencontre en si
grande abondance dans certains terrains, sature, sous l'influence
de pressions naturelles, les eaux qui les traversent, et leur communique une saveur fraîche, aigrelette et piquante.

Il n'y a pas, à vrai dire, d'eaux simplement gazeuses, puisque
toutes renferment en même temps des principes salins tels que des
carbonates de soude, de chaux, de magnésie et de fer. Aussi ne
rangerons-nous dans cette classe que les sources contenant trop
peu de sels pour que ceux-ci exercent sur nos organes une action
supérieure ou seulement équivalente à celle du gaz.

Ces eaux sont ordinairement froides et d'une grande limpidité. Des bulles d'acide carbonique viennent éclater à leur surface, et l'agitation qui en résulte leur donne souvent l'apparence
d'une eau en ébullition.

Principales eaux gazeuses. — Chateldon. — Fachingen. — Geilnau. — Rieumajou. — Rippoldsau. — Saint-Alban. — Saint-Galmier. — Saint-Pardoux. — Seltz. — Soultzmatt. — Vic-sur-Cère.

Cinquième classe. — EAUX SALINES.

Les sources qu'on est convenu de ranger dans cette classe contiennent, comme caractère essentiel, certains sels, variables par leur nombre et leurs doses, auxquels elles doivent leurs propriétés. Quant à la nature de ces sels, elle est extrêmement différente. Les eaux salines ne forment donc pas une famille reconnaissable à des éléments chimiques particuliers et distincts : ce sont pour la plupart des sources complexes, qu'on ne sait à quelle classe rattacher, et pour lesquelles il a fallu créer, par voie d'exclusion, une catégorie à part. Plusieurs d'entre elles peuvent toutefois être distinguées en deux groupes assez homogènes, suivant que les sels dominants sont des sulfates ou des chlorures.

Les eaux salines sulfatées se distinguent par leur saveur salée et amère, ainsi que par leur action presque toujours purgative qu'elles doivent surtout aux sulfates de soude et de magnésie. Tels sont : Sedlitz, Pullna et Saidschutz.

Les eaux salines chlorurées, dont la composition offre une notable analogie avec celle de l'eau de mer, renferment pour la plupart des quantités considérables de sel marin. Leur action sur l'économie est en général des plus énergiques. Je citerai, comme type de ces sources, Bourbonne, Balaruc, Wiesbaden, Soden et Hombourg.

Principales eaux salines. — Avène. — Baden-Baden. — Bagnoli. — Balaruc. — Barbazan. — Bath. — Birmenstorf. — Bourbon-Lancy. — Bourbon-l'Archambault. — Bourbonne. — Buxton. — Capvern. — Chaudes-Aigues. — Chaufontaine. — Elmen. — Encausse. — Epsom. — Friedrichshall. — Gastein. — Hombourg. — Ischia. — Ischl. — Kissingen. — Kösen. — Lamotte. — Lippsprings. — Loëche. — Matlock. — Néris. — Niederbronn. — Pfeffers. — Pullna. — Saidschutz. — Sedlitz. — Siradan. — Soden. — Tarasp. — Ussat. — Vésuvienne-Nunziante. — Weissembourg. — Wiesbaden.

Sixième classe. — EAUX BROMO-IODURÉES.

L'iode et le brome n'ont été découverts dans les eaux minérales que fort tard. C'est seulement à la fin de 1824 que M. An-
gelini et Cantu reconnurent l'existence de l'iode dans certaines
eaux sulfureuses. Quant au brome, il fut signalé pour la première fois en 1826 par M. Vogel, dans une eau minérale de la
Bavière, l'eau de Heilbrunn.

Les analyses les plus récentes permettent d'établir que là où
existent des iodures se trouvent également des bromures, et que
par conséquent, ces composés si analogues émanent d'un foyer
commun.

Nous n'avons pas en France de sources contenant une assez
notable proportion de brome et d'iode pour être rangées dans
cette classe. C'est surtout en Suisse, en Italie et en Allemagne
qu'on les a rencontrées.

Ces eaux sont généralement froides. Leur saveur est amère et
désagréable. Dans plusieurs on distingue assez bien l'arrière-
goût de l'iode et du brome.

Tout le monde sait l'immense parti que la médecine tire aujourd'hui des préparations d'iode, surtout dans les affections
scrofuleuses et syphilitiques. Les savantes recherches de M. Chatin
viennent d'ajouter encore à l'importance de leur emploi. Aussi
serait-il à désirer que les eaux qui tiennent ce principe en dissolution fussent mieux connues et plus fréquemment employées.

Principales eaux bromo-iodurées. — Castrocaro. — Challes. -
Hall. — Heilbrunn. — Iwonicz. — Kreutznach. — Nauheim. — Wildegg.

APPRÉCIATION

DE LA CLASSIFICATION PRÉCÉDENTE.

Cette classification des eaux minérales a le mérite incontestable de grouper les sources en un certain nombre de familles

reconnaissables à des caractères chimiques assez distincts. Guidé par les analyses, on ne marche plus au hasard ni sur un terrain complétement étranger.

Mais prenons garde. Il est rare que la nature se plie aussi complaisamment à nos divisions scolastiques, et souvent ce qui séduit, comme généralité, offrira dans l'application de graves difficultés. Voyons donc ce qu'on peut, avec le plus de raison, reprocher à la classification précédente.

D'abord nous trouvons réunies dans la même catégorie des sources qui, malgré l'identité de leurs principes minéralisateurs, déterminent quelquefois des effets physiologiques tout à fait différents. Ainsi le même bain qui est excitant à Luchon sera calmant à Saint-Sauveur; tel malade boira avec avantage les eaux de Cauterets, qui serait incommodé par celles des Eaux-Bonnes. Et cependant les sources sulfureuses des Pyrénées, auxquelles ces eaux appartiennent, forment la famille la plus naturelle de toutes. Que serait-ce si, au lieu de les opposer l'une à l'autre, je les comparais à celles de Gréoulx, de Saint-Gervais ou de Weilbach, dont le soufre fait également la base !

Une disposition inverse de la précédente, mais tout aussi défectueuse, devra également se rencontrer. En effet, par cela seul qu'elles ne renferment pas les mêmes éléments chimiques, vous rangez dans des catégories différentes des sources qui conviennent quelquefois pour les mêmes maladies. Certains rhumatismes guériront aussi bien à Aix-la-Chapelle qu'à Wiesbaden, certaines gastralgies aussi bien à Schwalbach qu'à Evian, certains ulcères aussi bien à Baréges qu'à Bourbonne.

Mais le principal défaut de cette classification, c'est d'être insuffisante, et de rendre impossible l'admission dans ses cadres d'un grand nombre de sources importantes. Tantôt celles-ci, trop peu minéralisées, ne présentent point à l'analyse de sels prédominants en quantité assez notable pour permettre leur classement: telles sont, par exemple, les eaux du Mont-Dore, d'Ussat, de Néris, de Loëche, de Pfeffers, de Gastein. Tantôt, au contraire, les principes minéralisateurs sont si abondants et ont une telle énergie, qu'on ne sait lequel choisir pour servir de

point de rappel : je citerai en première ligne les eaux d'Uriage,
de Carlsbad et de Kissingen. Aussi qu'en résulte-t-il ? C'est que
souvent pour éviter des lacunes, on s'expose à créer des rapprochements forcés et arbitraires.

Reste, il est vrai, la classe des eaux salines. C'est là, nous venons de le voir, que se donnent rendez-vous toutes les sources
qui n'ont pu être admises dans les autres divisions. Or parcourez
la liste de ces sources : quel bizarre assemblage ! C'est un pêle-
mêle d'eaux stimulantes, laxatives, constipantes, diurétiques,
bonnes, les unes pour la poitrine, les autres pour l'estomac, calmant les nerfs ou les excitant, n'offrant, en un mot, au lieu
d'analogies, que des contrastes. Il faut bien le reconnaitre, dire
qu'une source appartient aux eaux salines , c'est ne dire absolument rien, ou plutôt c'est avouer son impuissance à lui assigner une place légitime, d'autant plus qu'à la rigueur toutes les
eaux sont salines, puisque c'est au sel qu'elles tiennent en dissolution qu'elles doivent leurs propriétés principales.

J'ai donc eu raison de prendre mes réserves en parlant de la
classification des eaux minérales basée sur leur composition chimique, d'autant plus qu'il nous a fallu ne tenir aucun compte
des sources arsénifères. Voyons maintenant jusqu'à quel point
cette classification est compatible avec l'ordre à suivre pour la
description des sources.

Si les caractères assignés à chacune des divisions qui précèdent devaient exclusivement nous servir de guide pour l'ordre
de description des différentes sources, il nous faudrait réunir
dans autant de groupes que nous avons admis de séries les eaux
ferrugineuses, alcalines, sulfureuses, etc., qui se trouvent disséminées dans les divers points de l'Europe. Cette manière de procéder, bien qu'elle soit généralement adoptée, me parait offrir
de grands inconvénients. D'abord nous avons vu qu'il est un certain nombre de sources qu'on ne saurait ainsi à quelle classe
rattacher. Ensuite, au lieu d'avoir un itinéraire régulier, on
passe, à tout instant, d'un royaume à un autre royaume, sans
pouvoir jamais se fixer nulle part. S'agit-il, par exemple, des
eaux sulfureuses, vous sautez des Pyrénées à Aix-la-Chapelle.

de là à Schinznach, puis à Aix en Savoie, puis à la source Sainte-Lucie de Naples, puis enfin à Bade en Autriche. Même remarque pour les eaux alcalines : il vous faudra parcourir dans le même chapitre la France, l'Italie, la Suisse et la Bohême. Ainsi des autres sources. On comprend que de semblables pérégrinations, bien loin de soulager la mémoire, finissent par fatiguer et par étourdir.

ORDRE

SUIVI DANS LA DESCRIPTION DES SOURCES.

La marche que j'ai cru devoir préférer consiste à étudier ensemble les diverses eaux minérales de la même localité, d'après leur situation géographique, et quelles que soient les analogies ou les différences de leur composition. Seulement je signalerai en même temps les caractères fournis par l'analyse, afin de rattacher, *autant que possible*, chacune de ces sources à la division à laquelle elle doit chimiquement appartenir. De cette manière, nous aurons concilié tout à la fois les exigences de la science et l'ordre des descriptions. J'y vois de plus l'avantage de donner une idée nette et précise des richesses de chaque contrée en eaux minérales.

Si je me suis abstenu de publier les analyses *in extenso*, c'est qu'en alignant, comme on le fait d'habitude, les unes au-dessous des autres les différentes substances contenues dans les eaux, il semble qu'on ait plutôt pour but de parler aux yeux qu'à l'esprit. Comment, en effet, ne pas attribuer des vertus merveilleuses à une eau si richement dotée en principes salins ! Or, en réalité, un semblable luxe de chimie n'apprend absolument rien sur l'action thérapeutique des eaux, d'autant plus que la plupart des sels, si pompeusement étalés, ou bien n'ont aucune valeur par eux-mêmes, ou bien s'y trouvent en quantité si minime, qu'il est douteux qu'ils puissent agir. Indiquer seulement les éléments de chaque source, m'a paru une mesure plus simple et bien préférable.

Nous allons passer successivement en revue la France, la

4.

Belgique, l'Allemagne, la Suisse, la Savoie et l'Italie. Une notice spéciale sera consacrée à chacun des principaux établissements thermaux.

J'aurai soin également d'indiquer les eaux qu'on peut expédier, les modifications que le transport leur fait subir, ainsi que les changements qui en résultent pour leur mode d'emploi. Aucun travail n'a encore été publié sur cette matière, et cependant beaucoup d'eaux minérales sont employées avec succès loin de la source; leur nombre augmente même tous les jours, et, sous cette forme, elles rendent d'importants services à la thérapeutique.

Enfin, après être entré dans quelques détails sur les Étuves, les Bains de gaz et les Bains de mer, et avoir dit un mot des sources minérales de l'Angleterre. je terminerai mon travail par deux traités spéciaux, l'un relatif à la Syphilis et l'autre à l'Hydrothérapie.

Mais avant d'aborder ces divers sujets, donnons l'exposé comparatif que nous savons devoir nous servir d'introduction.

MALADIES

POUR LESQUELLES ON SE REND AUX EAUX MINÉRALES

ET DÉSIGNATION EN REGARD

DES

SOURCES

LES MIEUX APPROPRIÉES A LEUR TRAITEMENT.

Je diviserai les maladies qu'on traite aux eaux : 1° en celles qui attaquent le système nerveux ; 2° en celles qui attaquent la poitrine ; 3° en celles qui attaquent l'abdomen ; 4° en celles qu'on appelle générales, parce qu'elles affectent l'organisme dans son ensemble ; 5° en maladies dites chirurgicales. Passons en revue chacune de ces cinq sections, mettant, autant que possible, en regard de chaque maladie, le nom de la source qui paraît être la mieux appropriée à son traitement.

Première section. — MALADIES DU SYSTÈME NERVEUX.

Hémiplégie. — Si l'hémiplégie est récente, et se rattache à une hémorrhagie cérébrale, aucune eau minérale n'est indiquée.

Plus tard, quand le sang épanché paraît être en voie de résorption, les sources purgatives froides, telles que Niederbronn, Soden, Hombourg, Bitter-Wasser, Pullna, Sedlitz, Saidschutz ou Birmenstorf, pourront être utiles en boisson, comme moyen dérivatif vers l'intestin. On aura soin, pour celles de ces sources qui sont gazeuses, de laisser évaporer une partie du gaz avant de boire, car l'acide carbonique ingéré dans l'estomac pourrait réagir trop vivement sur la circulation cérébrale.

Enfin, quand le foyer hémorrhagique est complétement cicatrisé et qu'il n'existe aucun signe d'hypérémie vers le cerveau, la plupart des sources thermales pourront être conseillées, à la condition qu'on les emploiera avec un extrême ménagement. Tels sont surtout : Bourbonne, Balaruc, Bourbon-l'Archambault, Lamotte, Uriage, Baréges, Luchon, Aix-la-Chapelle, Aix en Savoie, Wiesbaden, Wildbad, Gastein, Tœplitz et Ischia. On associe presque toujours la douche au bain : seulement on aura soin de ne pas la diriger vers la tête, et l'on veillera à ce que la température de l'eau ne soit pas trop élevée, dans la crainte de congestionner le cerveau.

Paraplégie. — Cette maladie paraît être devenue beaucoup plus commune aujourd'hui qu'elle ne l'était autrefois. Faut-il en chercher la cause dans l'usage ou plutôt dans l'abus excessif du tabac à fumer? Je le croirais d'autant plus volontiers que le tabac est un stupéfiant, et que, dans des expériences auxquelles j'ai pris part, M. Magendie a reconnu qu'il suffit d'injecter dans les narines d'un cheval quelques gouttes de nicotine, principe toxique du tabac, pour que l'animal soit foudroyé à l'instant. Il n'y aurait donc rien d'étonnant à ce que cette substance, introduite à tout instant avec la fumée de tabac dans les voies respiratoires, finît à la longue par être absorbée en quantité suffisante pour abolir peu à peu les fonctions de la moelle épinière. Ce qui me le ferait croire encore, c'est que la paralysie des membres inférieurs débute le plus souvent par la diminution graduelle du mouvement et quelquefois aussi de la sensibilité de ces parties, sans aucun signe d'irritation vers la moelle.

Deux eaux minérales surtout paraissent jouir d'une efficacité particulière dans le traitement de la paraplégie : ce sont celles de Wildbad et de Gastein. On obtiendra également de très belles cures aux stations thermales que je viens d'indiquer dans le dernier paragraphe relatif à l'hémiplégie; tels sont surtout : Luchon, Baréges, Uriage, Bourbonne, Balaruc, Wiesbaden, les deux Aix et Ischia. La douche, dans ce cas, rend quelquefois autant de services que le bain, et l'on peut la diriger vers le rachis, en même temps que vers les membres, tout en évitant d'imprimer à la moelle un trop vif ébranlement.

Si l'on suppose que la paraplégie se rattache à quelque vice répercuté, on fera choix des eaux les plus convenables pour le rappeler au dehors, la guérison ne pouvant souvent être obtenue qu'à cette condition. On conseillera de même les bains de vapeurs; les bains de gaz acide carbonique de Nauheim, de Kissingen, de Marienbad ou de Franzensbad ; les étuves naturelles et les bains de sable d'Ischia ; les bains de mer; l'hydrothérapie.

Paralysies diverses. — Ces paralysies n'étant le plus souvent que le symptôme d'une lésion partielle d'un ou de plusieurs nerfs, il faudra diriger la médication sur le siége même du mal, en choisissant parmi les sources que je viens de désigner celle qui paraîtra la mieux appropriée aux indications individuelles.

Névralgies et névroses. — Les eaux minérales agissent spécialement ici par leur température, qui doit être un peu basse. Ce sont : Néris, Plombières, Bains, Luxeuil, Eaux-Chaudes, Saint-Sauveur, Molitg, Bagnères-de-Bigorre, Pietrapola, Ussat, Ems, Schlangenbad, Baden-Baden, Wildbad, Gastein, Tœplitz, Pfeffers et Lucques; les bains de petit-lait, surtout ceux d'Allevard et d'Ischl ; l'hydrothérapie; les bains de mer.

Parmi les eaux minérales que je viens de désigner, plusieurs, telles que Gastein, Wildbad et Tœplitz, sont des eaux excitantes. Si elles triomphent quelquefois de la névralgie, après qu'on a eu inutilement essayé des sources calmantes, c'est à titre de médication perturbatrice. Ne sait-on pas que, dans le traitement de ces affections nerveuses, l'électro-galvanisme réussit quelquefois là où les préparations opiacées avaient échoué ?

Surdité nerveuse. — Les douches locales de gaz acide carbonique de Nauheim, Kronthal, Kissingen et Marienbad ; celles de vapeurs sulfureuses de Bagnères-de-Luchon et d'Aix en Savoie ; les exhalaisons volcaniques gazeuses d'Ischia et des étuves de Saint-Germain.

Amaurose. — Même traitement à peu près que pour la surdité. On a vanté plus spécialement les douches locales sur les paupières avec la source Jonas de Bourbon-l'Archambault; les lotions avec la source Marlios d'Aix en Savoie; les fumigations dans la Grotte d'ammoniaque. (*Médications bien douteuses.*)

Deuxième section. — MALADIES DE LA POITRINE.

Phthisie pulmonaire et laryngée, affection catarrhale des bronches. — Nous supposons que le tubercule n'est pas encore formé, ou bien que, s'il est formé, la phthisie n'a pas dépassé le premier degré. Les sources qui, dans ce cas, paraissent le mieux convenir sont les suivantes : pour les tempéraments lymphatiques ou peu irritables, Eaux-Bonnes, la Raillère, Labassère, Vinça, le Vernet, Amélie-les-Bains, le Mont-Dore, Saint-Honoré, Enghien, Pierrefonds ; pour les tempéraments pléthoriques ou faciles à irriter, Ems, Soden, Weilbach, Salzbrunn, source de Constantin, d'Arminius, Weissembourg, Penticouse. .

Mêmes indications et mêmes sources pour les irritations catarrhales du poumon et des bronches. Je ferai remarquer cependant, à ce sujet, que les affections tuberculeuses se trouvent mieux en général d'un air doux, tiède et un peu humide, comme celui qu'on rencontre dans beaucoup de vallées, tandis qu'au contraire les affections simplement catarrhales ont quelquefois besoin d'un air plus sec, plus vif, moins abrité.

Les cures de petit-lait constituent encore une médication des plus précieuses, surtout pour les personnes très délicates, médication dont, en France, on apprécie trop peu la valeur. Parmi les établissements consacrés à cette cure, je mentionnerai : Gaïs, Gonten, Heinrichsbad, Weisbad, Kreutz, le Righi, Interlaken, Ischl, Schlangenbad, Baden-Baden et Reyburg. Presque toutes ces stations sont situées au milieu des forêts, de sorte que les malades y respirent un air très pur et très riche en oxygène.

Il n'est pas rare de faire suivre la cure du petit-lait d'une cure de raisin, surtout quand le pouls reste fréquent, la peau chaude et sèche, et que, par conséquent, il est besoin avant tout de tempérer cette espèce de feu intérieur.

La cure du petit-lait offre le précieux avantage de pouvoir profiter aux phthisiques, même arrivés au dernier degré de la tuberculisation pulmonaire.

Il en est de même de la cure d'inhalation dans les salines.

Cette cure, qui est en grande faveur en Allemagne, consiste à aller respirer dans les bâtiments de graduation et dans les galeries où se fait la coction des sels, les vapeurs plus ou moins muriatiques et iodées qui se répandent dans l'atmosphère. Les salines les mieux appropriées à ce traitement sont : Kissingen, Nauheim, Kreutznach, Ischl, Elmen et Kösen.

Beaucoup de phthisiques se trouvent à merveille de changer de climat et d'aller habiter des pays plus chauds. Aussi au Vernet et à Amélie-les-Bains, tout a-t-il été disposé pour qu'ils puissent prendre les eaux en hiver, et respirer dans des salles appropriées les émanations sulfureuses des sources.

Enfin personne n'ignore que certaines localités voisines de la mer deviennent chaque année le rendez-vous de bon nombre de poitrinaires. Qu'il me suffise de citer Hyères, Nice, la Spezzia, Venise, Naples, Palerme, Madère et Malaga. Les catarrhes bronchiques m'ont paru en général se trouver mieux de ce séjour que les phthisies tuberculeuses. Quant aux voyages sur mer que l'on conseille quelquefois, il faut s'en abstenir avec soin chez les hémoptysiques, le mal de mer pouvant, par les efforts du vomissement, provoquer une nouvelle hémorrhagie.

Asthme et emphysème. — Ces deux affections, dont la première n'est souvent que le symptôme de la seconde, éprouvent d'excellents effets des mêmes eaux minérales que nous venons d'indiquer pour le traitement des tubercules pulmonaires. Le Vieux-César de Cauterets et les sources du Mont-Dore semblent jouir, dans quelques cas, d'une sorte de spécificité. Bien entendu que le choix de la source doit dépendre des indications fournies par la constitution du malade, sa susceptibilité et le caractère si variable de l'affection.

Maladies du cœur ou des gros vaisseaux. — Toutes les eaux minérales, excepté peut-être Weilbach, et les sources iodurées de Heilbrunn, Wildegg et Iwonicz, seraient nuisibles par l'activité qu'elles imprimeraient à la circulation générale. Au contraire, les sources que je viens de nommer semblent quelquefois agir comme médication atrophiante, à la condition, bien entendu, que la maladie ne sera pas trop avancée.

Troisième section. — MALADIES DE L'ABDOMEN.

Gastralgie, anorexie, flatuosités. — Plombières, Vichy, Vals, la Bourboule, Royat, Bussang, Pougues, Châteauneuf, Ems, Évian, Pfeffers, Kissingen, Franzensbad ; certaines sources ferrugineuses ; les eaux gazeuses telles que Chateldon Fachingen, Saint-Galmier, Soultzmatt, Saint-Alban, Vic-sur-Cère, Selu Rippoldsau.

Diarrhée par atonie. — Les eaux ferrugineuses fortement astringentes : Forges, Spa, Cransac, Pyrmont, Orezza ; les eaux ferrugineuses thermales de Bagnères-de-Bigorre, Audinac, Sylvanès, Rennes ; les sources ferro-chlorurées de Kissingen ; les eaux gazeuses.

Constipation, hypochondrie. — Toutes les sources fortement muriatiques : Kissingen, Hombourg, Soden, Niederbronn, Wiesbaden, Nauheim, Birmenstorf, Friedrichshall, et les eaux mères de la Bohême. Les eaux de Saint-Gervais, Carlsbad et Marienbad jouissent aussi d'une efficacité marquée. Cure de petit-lait, surtout de petit-lait de vache.

Engorgement du foie. — Citons en première ligne : Carlsbad, Marienbad, Vichy, Kissingen et Monte-Catini. Viennent ensuite Contrexeville, Pougues, Saint-Nectaire, Cransac, Sermaize, Encausse, Campagne. Orezza, Bade (Suisse), Evian, Ems, Hombourg, Franzensbad, la source Cappone d'Ischia ; les cures de petit-lait et de raisin.

Calculs biliaires. — Mêmes sources que les précédentes.

Hypertrophie de la rate. — Si elle est la conséquence de fièvres intermittentes : Orezza, Bourbonne, Encausse, Campagne. Y a-t-il en même temps un commencement d'hydropisie : Carlsbad, Marienbad, Hombourg et Kissingen. Terminer la cure par les sources ferrugineuses en boisson et en bains. Enfin, dans les cas rebelles, recourir aux bains de boue de Saint-Amand, Acqui, Marienbad et Franzensbad.

Catarrhe vésical. — S'il est à peu près indolent : Carlsbad, Marienbad, Vichy, Pougues, Contrexeville, Saint-Galmier, h

Preste, Vic-sur-Cère, le Maxbrunnen de Kissingen, Franzensbad ; s'il y a des traces d'un état subaigu : Saint-Sauveur, Ems, Schlangenbad, Evian, Pfeffers.

Gravelle. — Les mêmes sources que les précédentes, et, en général, toutes les eaux minérales diurétiques. S'éclairer avant tout de la composition chimique des graviers comparée à celle de l'eau minérale, sans quoi on s'exposerait, surtout pour ce qui regarde les eaux alcalines, à de très grands mécomptes. Contrexeville, Pougues et Carlsbad paraissent convenir pour toute espèce de gravelle indistinctement.

Calculs urinaires. — Aucune source ne jouit de la propriété de dissoudre ces calculs, excepté, dans quelques cas, celles de Carlsbad, et *peut-être* aussi celles de Vichy.

Aménorrhée, dysménorrhée. — Ce ne sont que les symptômes d'un état plus général, qui se traduit souvent par la chlorose. Dans ce cas recourir aux sources que nous indiquerons bientôt contre cette affection. Quand, au contraire, l'irrégularité ou l'absence de la menstruation se rattachent à l'engorgement subaigu du col utérin, préférer : Néris, Plombières, Bourbon-Lancy, Ussat, Saint-Sauveur, Ems, Schlangenbad, Baden-Baden, Lucques, Pfeffers ; traitement hydrothérapique.

Affections de la matrice. — Mêmes sources et mêmes indications thérapeutiques que pour les états morbides dont nous venons de parler. Ne pas oublier que l'emploi de la douche vaginale doit être très rarement prescrit, comme exposant à une trop vive stimulation de l'organe.

Tumeurs enkystées de l'ovaire. — Les eaux de Vichy et celles de Carlsbad sont les seules qui paraissent avoir produit, dans quelques cas tout à fait exceptionnels, l'atrophie ou même la disparition de ces tumeurs. On pourra donc y avoir recours, mais en faisant une large part aux probabilités d'insuccès.

Stérilité. — La stérilité peut dépendre soit de l'inertie, soit au contraire de l'irritabilité de l'appareil vulvo-utérin ; par suite son traitement réclame l'emploi de sources différentes, suivant la cause qui la produit ou qui l'entretient. On ne saurait méconnaître cependant qu'il existe dans beaucoup d'eaux minérales une sorte d'influence secrète et mystérieuse qui se traduit, chez quelques femmes, par une aptitude toute spéciale à la fécondation. Les bains de mer sont également dans ce cas. Bien entendu que si la stérilité se rattachait à quelque vice de conformation congénital ou acquis, à des altérations organiques ou aux progrès de l'âge, aucune eau minérale ne saurait être utilement conseillée.

Impuissance virile, pertes séminales, incontinence d'urine. — En première ligne, Wildbad et Gastein ; puis les eaux sulfureuses, surtout celles de Baréges, Luchon, Cauterets, Ax, Aix-la-Chapelle, Aix en Savoie ; les eaux muriatiques, telles que Balaruc, Bourbonne, Bourbon-l'Archambault, Wiesbaden, Tœplitz, Citara ; la plupart des sources ferrugineuses ; les bains de mer.

Quatrième section. — MALADIES GÉNÉRALES.

Nous désignons ainsi certaines maladies qui, tout en se manifestant quelquefois par des symptômes locaux, se rattachent cependant à un état morbide plus général, qui semble résulter d'une altération du sang ou des humeurs.

Maladies de la peau. — Si l'affection est ancienne et le malade peu excitable : Loëche et les sources sulfureuses de Luchon, Baréges, Gazost, Cauterets, Ax, Olette, Castera-Verduzan, Gréoulx, Uriage, Allevard, Saint-Honoré, Enghien, Guitera, Puzzichello, Guagno, Schinznach, Aix en Savoie, Saint-Gervais, la Porretta, Aix-la-Chapelle, Bade (Autriche). Les eaux, dans ce cas, agissent comme médication spécifique et substitutive : spécifique, en ce qu'elles modifient la nature même du principe herpétique ; substitutive, en ce qu'elles remplacent un état chronique, lent à guérir, par un état aigu artificiel, dont la guérison est en général facile et rapide.

Si la maladie cutanée se complique d'un restant de phlegmasie, on préférera Molitg, Saint-Sauveur, Bagnoles, Pietrapola, Bade (Suisse), et les eaux faiblement salines de Néris, Ussat, Bains, Ems, Schlangenbad. On se propose alors, non plus d'exciter, mais de calmer d'emblée.

Accidents consécutifs de la syphilis, cachexie mercurielle. — Si l'on soupçonne l'existence du virus syphilitique dans l'économie, les eaux les plus efficaces pour le faire se manifester au dehors sont : Loëche, Gastein, Bourbonne, Wiesbaden, Tœplitz, et tout spécialement les eaux sulfureuses thermales ; les bains de sable et les étuves naturelles d'Ischia.

Quand le principe syphilitique a été détruit par les traitements antérieurs, et qu'il ne reste plus que des accidents pseudo-vénériens, conseiller de préférence : Baréges, Luchon, Cauterets, Aulus, Gréoulx, Aix-la-Chapelle, Aix en Savoie, Schinznach ; ou bien encore : Challes, Heilbrunn, Wildegg, Castrocaro, Iwonicz. En général, les sources qui, comme celles que je viens de nommer, doivent leur minéralisation au soufre et à l'iode, l'emportent sur les eaux salines, en ce qu'elles remédient d'une manière bien plus puissante aux ravages causés par l'abus du mercure, et que de plus elles rendent son emploi inoffensif alors qu'on en fait usage en même temps que des eaux.

Rhumatismes. — Toutes les eaux minérales peuvent être utiles ; seulement, comme le rhumatisme affecte des formes très différentes, il faudra, pour le choix de la source, se laisser diriger par le caractère prédominant de l'affection. Il est impossible d'entrer à cet égard dans des indications particulières, car on serait amené à passer ainsi en revue toutes les stations thermales des diverses contrées. Je ne puis donc que renvoyer à l'histoire de chaque station et à l'étude de chaque tempérament. Par exemple, les rhumatismes nerveux, goutteux, herpétiques, réclament plus spécialement l'emploi des eaux indiquées contre les névroses, la goutte et les dartres. Ainsi pour les autres formes de l'affection rhumatismale.

Goutte. — Ce que je viens de dire du rhumatisme est en partie applicable à la goutte, véritable protée qui se joue également de nos théories et de nos médications. Voici toutefois quelques indications pratiques qui me paraissent ressortir de l'observation des faits.

La goutte franchement acide, celle qui d'habitude s'accompagne de la gravelle rouge, pourra être heureusement modifiée par l'emploi des eaux alcalines, spécialement celles de Vichy. Mais l'usage trop prolongé de ces eaux aurait le grave inconvénient d'appauvrir le sang et de détériorer la constitution. De là l'obligation où l'on se trouve de recourir de temps en temps à certaines eaux fortifiantes que l'expérience a montré produire dans ce cas d'excellents effets; tels sont : Kissingen, Hombourg, Carlsbad et Marienbad.

La goutte molle, vague, irrégulière, celle qui est plutôt musculaire qu'articulaire et qui s'accompagne fréquemment de gravelle phosphatique, n'éprouve aucun soulagement des eaux alcalines. Il faut contre cette forme des eaux stimulantes assez énergiques, telles que Bourbonne, Wiesbaden, Aix-la-Chapelle, Aix en Savoie, Balaruc, Gastein, Tœplitz, ou des eaux un peu ferrugineuses, telles que Brückenau, Pougues et Contrexeville. Sans doute ces eaux pourront provoquer la réapparition de douleurs goutteuses, mais, comme compensation, elles redonneront de la souplesse aux muscles et aux ligaments, et ensuite elles préviendront les incrustations tophacées qui amènent si souvent. l'ankylose.

Ces tophus sont-ils déjà formés, comptez peu sur les eaux minérales pour les faire disparaître. Cependant on pourra essayer avec quelques chances de succès des eaux de Carlsbad, Hombourg, Wildbad et Puzzichello.

Quand la goutte a pour caractère prédominant l'exaltation de la sensibilité, et qu'il s'agit de tempéraments nerveux et irritables, conseiller de préférence Saint-Sauveur, Ussat, Plombières, Néris, Bade (Suisse), Ems, Schlangenbad et Baden-Baden.

Enfin, s'il est survenu dans les fonctions abdominales des troubles résultant d'un principe goutteux répercuté, et que, par conséquent, on doive avoir pour but de rappeler ce principe au dehors et de l'y fixer, tout en le modifiant, les eaux les plus efficaces en pareil cas seront : Kissingen, Carlsbad, Marienbad, Hombourg, Cannstad et Niederbronn. Comme complément de la cure suivie à ces eaux, je mentionnerai tout spécialement Franzensbad et Tœplitz.

Diabète. — Je ne connais, pour faire disparaître le sucre des urines, aucune eau supérieure ni même comparable à celle de Vichy. Lorsque les malades ne peuvent la supporter, comme étant trop forte, recourir aux eaux plus faiblement alcalines de Constantinsquelle, Ems et Bilin. Une fois le sucre disparu, si la faiblesse générale qui accompagne si souvent le diabète n'a pas cédé à l'action de ces eaux, essayer de Kissingen, Carlsbad et Hombourg, ou même des eaux franchement ferrugineuses de Spa, Boklet, Schwalbach et Pyrmont.

Albuminurie. — Il n'existe pas d'eaux minérales qui possèdent une efficacité incontestable contre cette redoutable affection. Carlsbad et les eaux ferro-gazeuses sont encore celles qui m'inspireraient le plus de confiance. Toutefois j'ai observé trop peu de faits de ce genre pour pouvoir rien affirmer.

Chlorose, anémie. — Toutes les eaux ferrugineuses, et plus particulièrement Forges, Vic-sur-Cère, Castera, Bagnères-de-Bigorre, Royat, Spa, Pyrmont, Schwalbach, Boklet, Bruckenau, Orezza; les bains de mer.

Comme les eaux purement ferrugineuses constipent, et que c'est là un inconvénient souvent fâcheux, on pourra aller terminer la cure aux eaux de Kissingen, Hombourg, Franzensbad et Marienbad. De même, comme le fer détermine parfois des symptômes d'excitation générale, on en atténuera l'effet en prenant quelques bains aux eaux de Néris, Ussat, Saint-Sauveur, Ems, Baden-Baden, Schlangenbad, ou des bains de petit-lait à Ischl, Gaïs ou Interlaken.

Scrofules. — Les sources muriatiques, surtout celles où l'on emploie l'eau mère des salines, telles que Kreutznach, Nauheim, le Schœnborn de Kissingen, Ischl, Lavey; les eaux sulfureuses, spécialement Luchon, Baréges, Pietrapola; quelques sources riches en iode et en brome, Challes, Wildegg, Heilbrunn, Iwonicz; les bains de mer.

Anciennes fièvres intermittentes. — Bourbonne, Cransac, la Bourboule, Encausse, Campagne, Sermaire, Orezza.

Obésité. — Les eaux les plus convenables pour la diminuer sont les eaux purgatives, et surtout les eaux iodurées. Parmi ces dernières, je mentionnerai spécialement Heilbrunn.

Cinquième section. — MALADIES CHIRURGICALES.

Plaies d'armes à feu, nécroses, caries, trajets fistuleux. —
Baréges, Ax, Amélie-les-Bains, Bourbonne, Bourbon-l'Archambault, Bagnoles, Balaruc, Saint-Amand, Guagno, Aix en Savoie,
Aix-la-Chapelle, Wiesbaden, Tœplitz, Gastein, Gurgitello, employées surtout en bains et en douches.

Ces eaux accélèrent la sortie des esquilles et des divers corps
étrangers en déterminant dans les trajets et les foyers fistuleux
un travail phlegmasique éliminatoire. En même temps qu'elles
modifient ainsi la vitalité des tissus, elles détergent les surfaces
ulcérées, et, en activant le développement des bourgeons charnus,
elles aident puissamment à la cicatrisation. C'est dans les cas de
cette nature que les bains de piscine sont souvent préférables
aux bains de baignoire par l'espèce d'irrigation qu'ils entretiennent sur les plaies, et qui a pour résultat de multiplier le
contact des éléments minéralisateurs.

**Entorses, fausses ankyloses, suites de contusions et de frac-
tures.** — Les mêmes sources que les précédentes, et en général
toutes les eaux fortement minéralisées, en bains, douches, bains
de vapeurs et bains de boue; les bains de mer.

Relativement aux fractures récentes, je ferai remarquer que
certaines eaux salines, Carlsbad, par exemple, auraient quelquefois l'inconvénient de ramollir le cal, et par suite de communiquer à la virole osseuse qu'il représente une friabilité dangereuse. Il ne faut donc pas se hâter de prescrire ces eaux tant
que le cal est encore à l'état de cal provisoire. On pourra s'en
tenir, en attendant, aux eaux plus faibles de Néris, Baden-Baden,
Plombières, Bains et Luxeuil.

Je ne donnerai pas plus de développements à ce résumé, car,
tout restreint qu'il est, il me paraît réunir dans un cadre assez
complet les principales maladies pour lesquelles on ordonne les
eaux, ainsi que les sources les mieux appropriées au traitement
qu'elles réclament. On comprend toutefois que ce n'est point sur

ces indications générales que peuvent être formulées des prescriptions individuelles. Aussi n'ai-je eu d'autre intention ici que
de préparer les voies, faciliter les recherches et prévenir autant
que possible les erreurs qui se commettent journellement, et qui
n'ont eu que trop souvent les conséquences les plus désastreuses.
Qu'on n'oublie pas que c'est au médecin, et non au malade, qu'il
appartient d'indiquer la source à laquelle on devra s'arrêter dé-
finitivement.

Maintenant que mes confrères me permettent de leur donner
un conseil.

Quand ils envoient un malade à une eau minérale, qu'ils évi-
tent d'entrer dans trop de détails sur la manière dont ces eaux
devront être administrées. Vouloir indiquer d'avance combien
de verres seront bus, combien de douches ou combien de bains
seront pris, c'est s'exposer à commettre de graves méprises, et
c'est en même temps placer le médecin des eaux dans la plus
fausse des positions, obligé qu'il sera souvent ou de contrôler
l'ordonnance qui lui aura été apportée, ou de donner au traitement une direction autre que celle que lui dicteraient ses inspirations personnelles. *On ne peut jamais, à priori, dire quel effet
telle eau minérale produira sur tel malade.* J'engage donc mes
confrères à se borner, comme je le fais moi-même, à de simples
renseignements circonstanciés sur la maladie actuelle de leurs
clients, sur les ménagements que réclame la susceptibilité idio-
syncrasique de leurs organisations, sur les moyens qui, chez eux,
réussissent d'habitude, ainsi que sur ceux qui échouent, puis
de s'en remettre complétement au médecin des eaux pour tout ce
qui se rattache aux diverses particularités de la médication
thermale.

EAUX MINÉRALES

LA FRANCE.

La France est un des pays des plus riches de l'Europe en eaux minérales. Ainsi nous possédons 950 sources diversement réparties ou groupées sur 331 points du territoire, qui représentent autant de stations thermales. Ces 331 stations se divisent en celles où l'on fait usage de l'eau minérale tout à la fois en bains, douches et boisson : il y en a 133 ; et en celles où on ne l'emploie qu'en boisson : ces dernières sont au nombre de 198. Enfin on compte 217 établissements spécialement affectés à l exploitation des sources.

Parmi ces établissements, 153 sont dirigés par autant de médecins inspecteurs que le gouvernement choisit lui-même, et auxquels il confie la mission délicate de présider à l'administration des eaux, ainsi qu'à l'ordonnance du service. Mais ce titre d'inspecteur, tout en offrant une garantie à l'étranger qui arrive et qui ne sait à qui s'adresser, ne crée aucun privilége exclusif, encore moins un monopole. Tout médecin a le droit de venir exercer dans une station thermale, et tout baigneur a également le droit de choisir le médecin qui lui inspire le plus de confiance. Cette espèce de concurrence dans le service médical des bains, tant qu'elle ne s'écarte pas de la dignité professionnelle, tourne nécessairement à l'avantage des malades, en même temps qu'elle contribue aux progrès de la science.

Tandis que les établissements de l'Allemagne deviennent, tous les ans, le rendez-vous de ce que la société renferme de plus distingué et de plus élégant, les nôtres sont en général beaucoup moins bien partagés. C'est qu'en Allemagne, les gouvernements eux-mêmes rivalisent de zèle pour tirer tout le parti possible des eaux minérales, et pour embellir les lieux où elles se trouvent. En France, au contraire, les départements ou même les communes étant propriétaires des sources (7 seulement appartiennent à l'État), une économie mal entendue, des préjugés, l'absence de direction centrale, laissent nos établissements dans un état d'infériorité marquée. Or, qu'on le sache bien, les malades qui vont aux eaux désirent y trouver, avec la santé, le bien-être ou même le plaisir, qui, s'il ne guérit pas, fait du moins oublier la souffrance. On ne saurait donc s'inquiéter assez d'un semblable état de choses, ni aviser trop tôt aux moyens de sauver plusieurs de nos thermes de l'abandon qui les menace.

Une autre réforme vers laquelle je ne saurais appeler trop vivement l'attention, est celle qui est relative aux tarifs des bains et des douches. Ces tarifs sont, en général, bien trop élevés : ils éloignent beaucoup de malades de nos établissements, ou les empêchent d'y prolonger leur séjour. Ainsi comprend-on qu'un bain d'eau minérale qu'on n'a eu, pour ainsi dire, que la peine de puiser à la source, puisque cette eau est naturellement chaude, se paie plus cher qu'à Paris, où l'on a en plus l'achat de l'eau et du combustible, les frais d'appareils, et tant d'autres dépenses considérables !

Il est à regretter également que la plupart de nos sources soient inaccessibles aux malades indigents. J'ajouterai que, dans les endroits mêmes où des bains gratuits leur sont administrés, il est rare que ces bains soient organisés d'une manière convenable, l'eau qui les alimente ayant presque toujours servi déjà à d'autres malades. Boërhaave disait : « Les pauvres sont nos » meilleurs clients, puisque c'est Dieu qui se charge du paiement » des honoraires. » Comparez ces paroles si simples et si belles aux stériles manifestes de nos modernes philanthropes.

Bien qu'on rencontre des eaux minérales dans presque toutes les parties de la France, cependant c'est surtout dans les Pyrénées, dans les départements du centre et ceux de l'est, que se trouvent les sources les plus renommées. Elles forment là trois grandes familles dont nous allons d'abord nous occuper. Nous terminerons ensuite notre description par l'étude des principales sources qui surgissent sur les autres points du territoire et dans l'île de Corse.

Commençons par les Pyrénées.

§ I.

EAUX MINÉRALES DES PYRÉNÉES.

Les eaux minérales les plus nombreuses et les plus importantes des Pyrénées appartiennent à la classe des eaux sulfureuses : aussi est-ce de leur étude que nous allons d'abord nous occuper. Ces eaux jaillissent ordinairement soit du granit, soit des schistes de transition, plus rarement des calcaires métamorphisés. Il est probable qu'elles proviennent d'un réservoir commun placé au centre des montagnes, où elles se chargent à peu près des mêmes principes minéralisateurs. Quant à la différence de la température, on l'explique par le trajet plus ou moins long que l'eau parcourt avant de s'échapper à la surface du sol.

Il n'existe pas dans les Pyrénées de sources sulfureuses qui contiennent assez d'acide carbonique libre pour être réputées gazeuses. Ce qu'on avait pris pour de l'acide carbonique est de l'azote plus ou moins mélangé d'oxygène, quelquefois même de l'azote pur.

Les eaux sulfureuses des Pyrénées sont tantôt incolores à leur point d'émergence, tantôt légèrement colorées en jaune verdâtre ; quelques-unes, de limpides qu'elles étaient, deviennent laiteuses au contact de l'air. Ces eaux possèdent toutes une odeur prononcée de gaz sulfhydrique ; leur saveur est franchement hépatique ; leur température, souvent très élevée, est comprise entre + 12° et 78° C.

Ces eaux sont à peu près toutes à base de soude. Elles paraissent douées, dans le traitement des maladies, d'une efficacité beaucoup plus grande que les eaux sulfureuses calcaires.

Tous les chimistes qui avaient écrit sur les eaux sulfureuses des Pyrénées, antérieurement aux travaux de M. Fontan, avaient attribué l'activité de ces eaux au monosulfure de sodium ou à l'acide sulfhydrique. M. Fontan, le premier, considéra ces eaux comme contenant un sulfhydrate de sulfure. Or, il résulte d'expériences nombreuses et irrécusables faites sur les lieux mêmes par un chimiste éminent, M. Filhol, que le sulfure simple de sodium est le seul principe minéralisateur sulfuré de ces eaux.

Ce qui distingue les sources sulfureuses des Pyrénées de toutes les autres eaux minérales, c'est la faible quantité de matériaux solubles qu'elles renferment. Un litre de l'une quelconque de ces sources ne fournit guère au delà de 0^{gr},250 à 0^{gr},350 de résidu sec : le sulfure de sodium, la silice, le chlorure de sodium, le carbonate ou le silicate de soude et la matière organique sont les éléments dominants de ces eaux. Les autres substances ne s'y trouvent qu'en proportion si faible, qu'il est infiniment probable qu'elles y jouent un rôle tout à fait accessoire.

Les eaux sulfureuses des Pyrénées sont notablement alcalines. Cette alcalinité doit-elle être attribuée en entier au sulfure qu'elles contiennent, ou bien à l'existence simultanée de sels alcalins?

Il est hors de doute que plusieurs sources sulfureuses renferment, à côté du sulfure de sodium, une proportion assez forte de silicate de soude associé à un peu de carbonate; mais les analyses de M. Filhol ont mis hors de doute également que ces sels n'existaient pas primitivement dans l'eau sulfureuse. Ainsi on ne les rencontre pas dans l'eau puisée directement au griffon ; c'est seulement quand celle-ci a subi le contact plus ou moins prolongé de l'air. Ils sont le produit de la décomposition du sulfure alcalin par la silice qui se trouve en dissolution dans l'eau minérale, d'où résulte un dégagement d'acide sulfhydrique et la formation du silicate de soude. C'est donc le sulfure simple de sodium qui est la seule cause efficace de l'alcalinité de ces eaux.

De la présence de ces silicates dans l'eau sulfureuse, suivant qu'ils s'y trouvent à l'état acide, neutre ou alcalin, découlent des faits pratiques d'une haute importance que M. Filhol a judicieusement signalés.

Ainsi les eaux qui renferment des sursilicates sont très rapidement altérables (anciennes sources de Luchon, Ax, Amélie-les-Bains).

Celles qui renferment des silicates neutres s'altèrent moins que les premières (Cauterets, les Eaux-Chaudes, les sources du sud de Luchon).

Enfin les eaux qui ne contiennent pas un excès de silice ou sont avec excès de base, sont celles qui se conservent le mieux (Baréges, Saint-Sauveur, Gazost, Labassère, les Eaux-Bonnes, la Preste).

La température élevée de l'eau minérale favorise l'altération du principe sulfureux : il en est de même de certaines conditions atmosphériques. Aussi l'eau qui est destinée à l'exportation devra-t-elle être préalablement refroidie en traversant un serpentin plongeant dans l'eau froide; il faudra également choisir, pour la mettre en bouteilles, le moment où la marche du baromètre est ascendante, car alors l'eau est moins chargée d'air, moins altérable et plus sulfureuse. On aura soin surtout de laisser le moins d'intervalle possible entre le bouchon et l'eau, et l'on puisera celle-ci au griffon, afin de prévenir l'introduction de l'air extérieur. Un peu plus ou un peu moins d'air emprisonné dans le goulot de la bouteille suffit pour que la même eau, recueillie d'ailleurs avec des précautions minutieuses, et enfermée dans des vases parfaitement bouchés, arrive à sa destination après avoir été altérée d'une manière si différente, qu'à l'analyse elle ne semblerait plus provenir de la même source.

L'action plus ou moins excitante des eaux des Pyrénées paraît être en rapport direct avec leur altérabilité. Ainsi les eaux qui dégagent la plus forte odeur de gaz sulfhydrique et qui se troublent le plus, étant celles qui se décomposent le plus rapidement, il en résulte qu'on se méprend tous les jours sur le degré de force de ces eaux prises en bain. Tel bain qu'on regarde comme plus sulfureux, parce que le soufre est devenu appréciable à la vue et à l'odorat, est précisément celui qui l'est le moins, puisque ce soufre, au lieu de rester dissous, s'est dégagé dans l'air ou précipité dans la baignoire. Toutefois nous aurons à examiner si l'altération du sulfure alcalin, maintenu dans de certaines limites, ne communiquerait pas, dans certains cas, à l'eau minérale, des propriétés nouvelles, précieuses peut-être, dont il ne faudrait pas se priver sans nécessité.

Mais si, dans ces circonstances, la peau se trouve en contact avec une eau moins sulfureuse, en revanche les malades respirent un air plus chargé de gaz sulfhydrique, et par suite le poumon absorbe une quantité de soufre plus considérable. Par conséquent, aux modifications d'action résultant, dans le bain, des différents états de combinaison du soufre, vient s'ajouter l'influence de l'absorption pulmonaire.   ,

Tel est le phénomène complexe d'après lequel M. Filhol a établi la relation qui existe entre l'action excitante et l'altérabilité de certaines eaux sulfureuses des Pyrénées. Il pense avec raison que le médecin doit, dès aujourd'hui, porter toute son attention sur l'ensemble de ces faits, en vue de tirer tout le parti possible des modifications successives que subit le principe sulfureux et des différents agents auxquels il donne naissance. Par exemple, vous choisirez pour les cures d'inhalation les eaux dont le principe sulfureux est le plus vaporisable, tandis que vous préférerez pour le bain celles où il a le plus de fixité. Ainsi des autres applications.

Si certaines eaux émettent beaucoup d'acide sulfhydrique, tandis que d'autres n'en dégagent que très peu, on n'en conclura pas pour cela que celles-ci arrivent mieux conservées sur les lieux d'emploi. Nous verrons qu'elles sont quelquefois aussi altérées que les premières, mais d'une manière différente.

M. Filhol s'est occupé, avec succès, de l'analyse de l'air que respirent les malades dans les piscines, dans les salles de douches et dans les étuves humides. Cet air est moins riche en oxygène que l'air extérieur, ce qui se comprend, puisque nous avons vu que le sulfure de sodium ne peut rester en contact avec l'atmosphère, sans qu'il se dégage du gaz sulfhydrique. Or une partie de ce gaz est, à son tour, décomposée par l'oxygène, et, par suite, du soufre en nature, se trouvant disséminé dans l'air, pénètre à chaque instant dans les organes respiratoires en même temps que l'acide sulfhydrique non décomposé.

C'est pour prévenir cette décomposition du sulfure par l'oxygène de l'air que MM. Filhol, Jules François et Chambert ont proposé de maintenir dans une atmosphère d'azote les réservoirs d'eau sulfureuse. Pour atteindre ce but, il suffit de faire communiquer la partie supérieure du réservoir avec un gazomètre. Ce réservoir étant parfaitement clos et plein d'air, on y amènera l'eau par en bas ; l'air que renferme l'atmosphère supérieure sera chassé sous le gazomètre par l'élévation du niveau du liquide. On comprend que cet air, qui ne se renouvellera jamais, sera bientôt dépouillé de tout son oxygène par le sulfure de sodium, et qu'il ne restera que l'azote, lequel formera à la surface de l'eau minérale une atmosphère tout à fait préservatrice.

La quantité de sulfure contenue dans les eaux des Pyrénées est, de même que la température de ces eaux, sujette à varier d'un jour à l'autre. Il résulte des travaux de MM. Filhol et Jules François que la plupart des sources sont plus sulfureuses en hiver qu'au printemps ou en été, et que le maximum de richesse correspond aux temps les plus froids de l'année. De là, sans doute, ces différences dans le résultat des diverses analyses, suivant l'époque et les circonstances où le puisement a été opéré.

Il ne paraît pas exister de rapport entre la température des sources et leur richesse en sulfure de sodium, non plus qu'entre leur alcalinité et la quantité de sulfure qu'elles renferment.

Indépendamment du sulfure de sodium, ces eaux contiennent du sel marin en proportion assez considérable : elles renferment également des traces d'iode et de borate de soude. En général, on peut établir que les eaux les plus sulfureuses d'un même groupe sont aussi les plus chlorurées et les plus riches en silice ; ce sont également les moins sulfatées.

La réunion des principes sulfureux, de la silice simple ou combinée, et des différents sels, presque tous à base de soude, rend l'action de ces eaux extrêmement complexe. Elle explique en partie leur extrême activité, ainsi que la multiplicité des cas pathologiques dans lesquels elles conviennent.

Pour doser la quantité de sulfure contenue dans ces eaux, on se sert en général du sulfhydromètre (1). Mais ainsi que le fait remarquer M. Filhol, cet instrument exige, pour être convenablement manié, une extrême habitude.

On rencontre dans toutes les sources sulfureuses de la chaîne une notable quantité de barégine. Cette substance azotée, qu'il est impossible d'isoler de manière à l'avoir parfaitement pure, communique à ces eaux leur onctuosité; peut-être même entre-t-elle pour quelque chose dans leur action thérapeutique. Elle se dépose au fond des réservoirs sous la forme d'une masse limpide, le plus souvent incolore, tremblante comme de la gelée, et offrant de la ressemblance avec le corps vitré de l'œil. On n'y reconnaît aucune trace d'organisation ; elle se putréfie très facilement. Soumise à l'action d'une chaleur intense, elle se carbonise à la manière des matières animales, et dégage des vapeurs ammoniacales empyreumatiques. Il est difficile d'indiquer au juste quelle est la nature intime de cette substance que la gélatine ne saurait remplacer dans nos bains artificiels.

Il résulte des analyses de M. Bouis, que la barégine pure, non organisée, contient en moyenne 8 pour 100 d'azote, tandis que dans les matières animales dites protéiques, cette proportion est de 16 pour 100. Le même observateur a vu, en outre, qu'à me-

---

(1) La sulfhydrométrie consiste, comme on le sait, dans l'emploi d'une solution alcoolique, ou mieux, suivant M. Filhol, d'une solution aqueuse d'iode, titrée avec soin, qu'on verse au moyen d'une burette graduée dans un volume déterminé d'eau sulfureuse, après avoir ajouté à cette eau un peu de colle d'amidon. Le terme de l'opération est indiqué par la couleur bleue que prend le liquide quand l'élément sulfureux qu'il renfermait a été décomposé. L'iode s'étant substitué au soufre qui faisait partie, soit du sulfure de sodium, soit de l'acide sulfhydrique contenu dans l'eau sulfureuse, la quantité de soufre est l'équivalent de la quantité d'iode qui a été employée.

sure que la barégine s'organise sous l'influence des agents extérieurs, la proportion d'azote diminue.

La potasse dissout imparfaitement la barégine ; l'acide azotique, au contraire, réagit vivement sur elle et la détruit. Parmi les produits qui en sont les résultats, se trouvent l'acide oxalique et l'acide xanthoprotéique. Cette action de l'acide azotique semble indiquer que la barégine est un mélange de matière albuminoïde avec une substance qui doit se rapprocher de la cellulose ou de ses analogues, ce qui justifie le nom de matière végéto-animale qu'on lui a donné.

La quantité de barégine dissoute dans les diverses eaux sulfureuses est loin d'être la même pour toutes, et, sous ce rapport, les sources présentent des différences tout aussi marquées que sous le rapport de la qualité du sulfure alcalin. En général, les sources les plus chaudes sont les plus riches en barégine, mais il ne paraît pas exister de relations bien nettes entre la richesse des eaux en sulfure de sodium et la proportion de matière organique qu'elles renferment.

On a longtemps confondu la barégine véritable avec la *sulfuraire*.

M. Fontan a donné le nom de *sulfuraire* à une substance filamenteuse, douce au toucher, qui tapisse, comme un gazon soyeux et blanchâtre, les conduits par lesquels passent certaines eaux sulfureuses. La sulfuraire est une sorte de conferve qui lui a paru offrir quelque ressemblance avec les nostocs, les oscillaires et les anabaines. Elle ne se trouve que dans les eaux sulfureuses dont la température est inférieure à 30 degrés.

Quand la sulfuraire s'accumule dans certains conduits et qu'elle y séjourne longtemps, elle devient complétement noire dans toutes les parties qui ne sont pas en contact avec l'air. Cette couleur est due à la production d'une certaine quantité de sulfure de fer dans le tissu de la conferve qui s'est décomposé.

Quittons maintenant ces généralités, sur lesquelles je me suis assez étendu, pour arriver à l'étude particulière des différentes sources qui doivent nous occuper.

Ces sources étaient pour la plupart connues des Romains, qui y ont laissé, comme partout, des monuments de leur passage (1). Nous n'allons décrire que celles qui, par leur juste célébrité et la faveur méritée dont elles jouissent, intéressent le plus les médecins et les malades.

J'ai été très secondé dans cette partie de mon travail par MM. Filhol et François, qui ont eu l'extrême obligeance de mettre à ma disposition tous les documents relatifs à la composition et à l'aménagement des eaux des Pyrénées. Qu'ils veuillent bien agréer ici l'expression de ma vive gratitude.

EAUX - BONNES

(Basses-Pyrénées).

Les Eaux-Bonnes sont situées dans la vallée d'Ossau , au pied du pic du Ger, près du village d'Aas, à 4 kilomètres de Laruns et à 40 de Pau. Un chemin magnifique y conduit (2) ; seulement il faut, pour arriver, gravir une côte longue et rapide. Cette disposition sur une hauteur est une circonstance heureuse comme salubrité ; car, bien que resserré dans une gorge étroite, l'air circule et se renouvelle facilement, et il y a moins d'humidité que dans les bas-fonds.

Le village est formé d'une seule rue que bordent des maisons peu nombreuses, destinées surtout à loger les étrangers. Il n'y a pas de bâtiment spécial pour les réunions : chaque hôtel a son salon particulier.

A l'extrémité du village se trouve l'établissement thermal , petit édifice d'un aspect modeste. C'est là qu'est la buvette, entretenue par un mince filet d'eau qui s'échappe d'un robinet de cuivre , ouvert seulement pendant quelques heures de la

(1) « Aquæ emicant benigne passimque in plurimis terris, alibi frigidæ, » alibi calidæ, alibi junctæ, sicut in Tarbellis, Aquitana gente, et in *Pyrenæis* » *montibus*, tenui intervallo discernente. » (PLINE, *Hist. nat.*, liv. XXX.)

(2) Autrefois, pour parvenir aux Eaux-Bonnes, on suivait, le long du ravin, un sentier tellement dangereux, qu'on était dans l'usage , avant de s'y aventurer, de faire son testament, ainsi que l'attestent des actes conservés à Laruns.

journée. Comme on se baigne très peu aux Eaux-Bonnes, il n'y a que sept ou huit cabinets de bains.

La buvette et les bains sont alimentés par la source Vieille. C'est à cette source que les Eaux-Bonnes doivent leur réputation. Il y a bien encore d'autres petites sources sulfureuses, mais elles sont à peu près sans emploi ou elles ne servent qu'aux bains. J'en excepterai toutefois la source Froide, située près du ruisseau de la Sonde, et dont on fait usage dans certaines affections atoniques des voies digestives.

Tout ce que nous dirons des Eaux-Bonnes se rapporte donc exclusivement à la source Vieille.

A sa sortie du sol, l'eau est claire, limpide et onctueuse au toucher. Elle répand une odeur d'œuf couvis bien prononcée. Sa saveur est douceâtre et très peu désagréable; c'est à peine si elle laisse un arrière-goût hépatique: aussi les malades la boivent-ils sans aucune répugnance. Sa température est d'environ 32° C.

Les Eaux-Bonnes renferment 0^{gr},0214 de sulfure de sodium, par litre. Elles se distinguent, sous le rapport chimique, de la plupart des eaux sulfureuses de la chaîne par leur faible alcalinité, la moindre quantité de silice et la proportion plus considérable de sulfate de chaux dont l'analyse y démontre l'existence.

L'extrême activité de ces eaux exige qu'on commence leur usage intérieur par des quantités médiocres. On les prescrit d'abord à la dose d'un demi-verre, puis on arrive graduellement jusqu'à quatre ou cinq verres par jour; le plus ordinairement c'est trois verres, deux avant le déjeuner et un avant le dîner. Mais il est des malades tellement impressionnables à l'action de ces eaux, qu'ils ne peuvent les supporter d'abord que par cuillerées à bouche. A peine, pour ainsi dire, ils en ont approché les lèvres, qu'ils ressentent déjà la plupart de leurs effets. Aussi personne ne serait tenté aujourd'hui d'imiter la conduite de Bordeu, qui faisait prendre chaque jour cinq à six livres d'Eaux-Bonnes à ses malades et même les prescrivait aux repas comme boisson ordinaire.

Ces eaux exercent, surtout dans le premier jour de la cure,

une action puissamment stimulante. Il survient de l'agitation, de l'insomnie, une sorte d'exaltation de tout le système nerveux, comme par les effets du café : la force musculaire semble accrue. Le pouls est plein, le visage coloré, l'appétit impérieux ; il y a en même temps de la constipation. Cependant vous rencontrez aussi des malades qui accusent des pincements d'entrailles et des coliques sourdes, accompagnés parfois de dévoiement.

Mais c'est sur l'appareil respiratoire que l'action des Eaux-Bonnes se porte d'une manière toute spéciale. Les symptômes existant de ce côté s'aggravent momentanément ; ceux qui avaient disparu se réveillent plus intenses. Ainsi, sensation de chaleur dans l'arrière-gorge, avec injection des amygdales, du voile du palais et de la luette ; altération de la voix, quelquefois même aphonie ; douleurs vagues derrière le sternum et entre les deux épaules. En même temps la toux augmente et elle s'accompagne d'une expectoration muqueuse offrant tous les caractères de la bronchite aiguë. Ces phénomènes d'exacerbation durent un certain nombre de jours ; puis, quand la crise doit se terminer heureusement, on voit peu à peu tous ces accidents diminuer et enfin disparaître avec la maladie elle-même.

Il semblerait donc que l'influence des Eaux-Bonnes sur les organes respiratoires est presque aussi directe que celle des cantharides sur la vessie et de la digitale sur le cœur.

Est-ce seulement à la faible dose de sulfure de sodium que ces eaux contiennent qu'il faut attribuer leur spécificité d'action ? Il y a certainement là quelque chose qui nous échappe. Sans cela, comment expliquer que d'autres sources des Pyrénées, quoique beaucoup plus sulfureuses, produisent cependant des effets bien moindres sur l'appareil pulmonaire ? Peut-être aussi faut-il faire figurer comme principe essentiel de ces eaux le sel marin qu'elles renferment en assez grande abondance : la dose en est de 0gr,2271 par litre.

Les Eaux-Bonnes n'agissent pas sur toutes les organisations d'une manière aussi énergique. J'ai vu des malades guérir sans secousse, sans crise, sans fièvre ; en un mot, sans éprouver d'autres

effets que la disparition graduelle et insensible de leurs souffrances. Ces cas heureux sont rares ; le plus souvent au contraire
la réaction est trop vive et il faut diminuer ou interrompre momentanément les eaux, souvent même recourir aux révulsifs
cutanés et aux émissions sanguines.

On ne va aujourd'hui aux Eaux-Bonnes que pour les maladies
de larynx et de la poitrine, mais toutes ne réclament pas également l'intervention de ces eaux. Il faut, par un diagnostic très
sévère, distinguer avec soin celles que les eaux sont susceptibles
de guérir de celles qu'elles ne feraient qu'exaspérer. Entrons à
cet égard dans quelques développements.

S'il s'agit d'une simple affection catarrhale, fût-elle même pu-
riforme, les Eaux-Bonnes, par leur vertu éminemment *béchique*,
allégent le poumon en rendant l'expectoration plus facile et
plus abondante : elles mûrissent le rhume, comme on dit. En
même temps elles redonnent du ton à la muqueuse bronchique,
ramènent peu à peu sa sécrétion à des conditions normales, et,
par une médication substitutive, transforment ainsi une affection
des plus graves en une phlegmasie simple. La condition essentielle, avant de recourir aux eaux, c'est qu'il y ait apyrexie. On
comprend qu'elles réussiront surtout chez les personnes d'un
tempérament lymphatique, à fibre molle, pas trop irritables,
dont la nutrition imparfaite et la vitalité languissante entretiennent une sorte d'engorgement passif des bronches.

Mais si l'affection, au lieu d'être catarrhale, est tuberculeuse,
dans quelles circonstances et suivant quelles limites les Eaux-
Bonnes pourront-elles être utilement employées ?

Trois cas principaux peuvent se présenter. Ou bien le tubercule, encore semi-liquide, est disséminé dans le tissu pulmonaire ; ou bien il forme des concrétions soit isolées, soit réunies
en masse, appréciables à l'auscultation ; ou bien enfin la matière
tuberculeuse est déjà ramollie, et elle constitue, au sein même
du poumon, des ulcérations, peut-être même de véritables ca-
vernes. Nous allons examiner chacune de ces trois conditions.

Si le tubercule n'est encore qu'à l'état de sécrétion, le raisonnement et l'observation semblent prouver que la phthisie sera

curable. Rappelons-nous que les Eaux-Bonnes provoquent dans le poumon une sorte de travail éliminatoire que Bordeu compare à celui du kermès. Qu'y a-t-il d'impossible à ce que la matière tuberculeuse se trouve détachée et entraînée par la toux et l'expectoration ? On peut admettre également qu'elle est résorbée en partie par le fait de l'activité plus grande imprimée à la circulation pulmonaire. Toujours est-il qu'on voit des personnes faibles, pâles, étiolées, offrant tous les prodromes de l'invasion tuberculeuse, recouvrer en peu de temps, aux Eaux-Bonnes, les forces et l'embonpoint, et, dans la suite, ne rien éprouver du côté de la poitrine. Quel que soit ici le procédé suivi par la nature, il faut bien admettre que le poumon s'est trouvé dégagé.

Nous supposons maintenant que le tubercule est formé. Il est très douteux que les Eaux-Bonnes le fassent disparaître, mais pourtant elles seront utiles en combattant les complications que sa présence détermine. On sait que les concrétions tuberculeuses, surtout quand elles ont acquis un certain volume, ont la cause de mouvements fluxionnaires dont la résorption incomplète entraîne l'infiltration et l'engorgement des tissus environnants. L'eau minérale aura pour effet de les isoler et de rendre au parenchyme pulmonaire sa perméabilité : le tubercule restera enchatonné dans le poumon comme certains projectiles dans les chairs. C'est ainsi que vous trouvez quelquefois sur le cadavre des corps étrangers ou même des produits accidentels dont aucun phénomène n'indiquait l'existence pendant la vie. Mais à cette période de la maladie on ne saurait procéder avec trop de réserve, de timidité même, dans l'emploi des eaux. Leur action trop continue, une stimulation trop intense, amèneraient la fonte des tubercules, et par suite l'aggravation de tous les symptômes.

Quant au troisième degré de la phthisie dont il nous reste à parler, nous n'avons que peu de chose à en dire. Quel bénéfice attendre des eaux alors que le tissu pulmonaire est désorganisé, que la plupart des canaux sanguins et bronchiques ne sont plus perméables, et que les sommets sont réduits en une sorte de putrilage, ou creusés d'excavations ulcéreuses ? Je sais que Bordeu rapporte des cas de guérison dans lesquels il y avait fièvre hectique, crachats purulents, sueurs nocturnes, émaciation, aridité de la peau et diarrhée colliquative : mais cela prouve seulement que la gravité des symptômes ne donne pas toujours la mesure exacte de la gravité même du mal. Aujourd'hui que l'auscultation permet mieux de distinguer un catarrhe bronchique d'une phthisie pulmonaire, on ne voit plus de semblables miracles. Aussi ai-je entendu dire à M. Darralde, dont l'autorité a tant de poids en semblable matière, que les Eaux-Bonnes ont presque toujours dans ce cas le triste privilége de précipiter la catastrophe.

En résumé, donc, ces eaux pourront être utiles dans le premier degré de la phthisie, quelquefois aussi dans le second, mais elles seraient fatales dans le troisième. Et ce que je dis ici de la phthisie pulmonaire s'applique également à la phthisie laryngée, qui n'en est presque toujours qu'une complication.

Certaines formes de l'asthme, surtout celles qu'on peut attribuer au défaut d'élasticité des capillaires et à l'atonie de la muqueuse bronchique, sans complication du côté du cœur, ont été fréquemment soulagées par les Eaux-Bonnes.

Mais qu'on prenne bien garde à l'état de la circulation générale : l'hémoptysie est un accident à redouter, surtout chez les individus pléthoriques, sujets aux épistaxis, aux points de côté ou aux congestions actives vers le poumon. Or l'hémoptysie, lors même qu'on peut l'attribuer à une exhalation passive plutôt qu'à l'érosion des vaisseaux pulmonaires, réclame les plus grands ménagements et peut devenir une contre-indication positive de l'emploi ultérieur des eaux.

Les bains sont un moyen très utile pour combattre cette tendance du sang à se porter vers les organes pulmonaires : en stimulant la peau, qui est presque toujours aride, ils provoquent une puissante révulsion et appellent les fluides du centre à la périphérie. Malheureusement, ainsi que nous l'avons dit, on prend à peine des bains aux Eaux-Bonnes, à cause de l'insuffisance des sources. D'ailleurs il faut élever artificiellement la température de l'eau minérale, ce qui altère d'autant plus ses principes, qu'on se contente de la faire bouillir dans une chaudière découverte. Sous ce rapport, comme sous quelques autres que nous indiquerons en parlant de Cauterets, la source de la Raillère offre certains avantages qui, dans quelques cas, doivent la faire préférer à celle des Eaux-Bonnes.

Une saison aux Eaux-Bonnes dure habituellement d'un mois à six semaines.

Comme la plupart des malades sont atteints des mêmes affections, lesquelles ne diffèrent entre elles que par leur degré d'intensité, le genre de vie des eaux est à peu près le même pour tout le monde.

Le matin, vers huit heures, on se rend à la source, où des gens de service remplissent les verres et distribuent l'eau minérale afin d'éviter l'encombrement. A dix heures, le déjeuner. Comme il est d'usage de manger aux tables d'hôte, on règle, pendant le repas, les promenades et les distractions de la journée. Dès midi le village est désert : tout ce qui est un peu valide se répand dans les environs, au kiosque, aux cascades, dans les délicieux sentiers de Grammont et de Jacqueminot ; les plus robustes tentent les grandes excursions. On rencontre à tout instant des cavalcades dont l'allure, animée ou tranquille, indique assez l'état sanitaire du cavalier. L'exercice du cheval est très en faveur aux Eaux-Bonnes, et c'est avec raison ; le léger ébranlement qu'il communique aux poumons devant rendre plus facile et plus libre le cours du sang dans leur parenchyme. Vers quatre heures, tout le monde est de retour, car il faut de nouveau aller boire à la source : on dîne à cinq. Les malades déploient comme au déjeuner un formidable appétit qu'ils ne se font aucun scrupule de satisfaire. C'est un tort ; en occupant moins l'estomac, on activerait la résorption des engorgements bronchiques et pulmonaires, et l'action bienfaisante des eaux se concentrerait davantage sur l'organe malade. Après le dîner, l'habitude est de se rendre à la promenade horizontale.

Cette ravissante promenade, qui domine la vallée de Laruns, longe horizontalement le flanc de la montagne et se dirige vers les Eaux-Chaudes, dont elle n'a pas encore atteint la nouvelle route. Elle offre aux malades, trop faibles pour gravir les rampes un peu roides, un sentier sablé, des bancs pour s'asseoir, et un vaste horizon que l'œil parcourt et où l'air circule avec plus de liberté. Comme elle n'est point plantée d'arbres, l'absence d'ombrage en éloigne les malades pendant le jour : aussi est-ce la promenade favorite du soir ; mais à peine la fraîcheur de la nuit commence-t-elle à se faire sentir, que toute cette population, bien que munie de vêtements chauds, disparaît comme par enchantement. C'est que l'action des eaux rend la peau halitueuse, et que le moindre refroidissement pourrait avoir les plus graves conséquences. Chacun rentre chez soi ou va passer la soirée aux salons de réunion : ces salons offrent bien plus de gaieté et d'animation que ne semblerait l'indiquer un semblable personnel. Mais ne sait-on pas qu'un des caractères des affections de poitrine est d'inspirer aux malades de la sécurité et de l'insouciance ?

On se rend aux Eaux-Bonnes de toutes les parties de la France et même de l'Étranger : c'est que, chaque année, il s'y opère de bien admirables cures. Celles-ci seraient plus nombreuses encore, peut-être même n'aurait-on pas de victimes à déplorer, si, trop souvent, on ne réclamait le bénéfice des eaux que quand il est déjà trop tard. Que les médecins, que les malades le sachent bien, c'est spécialement comme *médication préventive* que les Eaux-Bonnes jouissent d'une efficacité incontestable Il ne faut donc pas attendre, pour y avoir recours, que le tubercule ait déjà imprimé aux organes sa fatale empreinte : souvent, au contraire, il suffira, pour qu'on les conseille, que les craintes soient éveillées par quelque symptôme avant-coureur, ou même qu'il existe le soupçon d'une prédisposition héréditaire.

M. Darralde, le médecin-inspecteur, dont les malades se disputent avec tant d'empressement les trop courts instants et les excellents conseils, prescrit fréquemment les bains de mer comme complément de la cure. Ces bains sont, dans beaucoup de cas, fort utiles par la dérivation qu'ils produisent vers la peau, dont ils activent et fortifient les fonctions. Les bains de Biarritz sont ceux qu'on préfère, à cause de leur proximité des Eaux-Bonnes et de l'heureuse disposition de la plage.

Beaucoup de malades passent l'hiver à Pau, dont le climat doux et tempéré, moins cependant que celui d'Hyères, paraît très convenable pour l'hygiène des affections de poitrine.

Le régime alimentaire qu'on devra suivre après le traitement des eaux sera substantiel et fortifiant. Le lait, les viandes blanches et les farineux, qu'on recommande trop souvent, ont l'inconvénient d'affaiblir l'estomac et de fournir à la nutrition des matériaux insuffisants.

TRANSPORT. (*Source-Vieille.*) — Bouteilles de trois quarts de litre, de demi-litre et d'un quart de litre, capsulées.

Bordeu disait : « Nos eaux sont comme les habitants de nos montagnes ; elles ne quittent pas volontiers leur patrie ; quand cela leur arrive, elles changent bientôt de caractère. » Il est bien vrai que, loin de la source, leur efficacité est moindre ; mais cependant on ne peut nier que, grâce à leur bonne conservation, elles ne rendent encore d'importants services à la thérapeutique. On les emploie à la dose d'un ou deux verres, le matin, pures ou coupées avec du lait. Il faut les faire tiédir au bain-marie, ou mieux les réchauffer avec le lait qu'on y ajoute.

Les Eaux-Bonnes, transportées, sont très utiles dans le traitement des bronchites et des laryngites chroniques. Elles favorisent l'expectoration, détergent la muqueuse et ramènent la vitalité des tissus à des conditions meilleures, sans toutefois provoquer ces grandes modifications que nous avons signalées en décrivant leurs effets à la source.

EAUX - CHAUDES

(Basses-Pyrénées).

Il y a environ six kilomètres des Eaux-Bonnes aux Eaux-Chaudes. Il fallait autrefois, pour y arriver, passer par Laruns, puis gravir une montagne escarpée, le Hourat, au sommet de laquelle on traversait un étroit défilé, taillé à vif dans le roc, pour redescendre ensuite par une pente très rapide. Mais aujourd'hui une nouvelle route d'un travail réellement merveilleux longe le gave, diminue la distance entre les deux établissements, et fournit aux malades une promenade sans fatigue (1).

Le village des Eaux-Chaudes occupe le prolongement de la vallée d'Ossau qui, dans cet endroit, forme une gorge sombre et d'un aspect très sauvage. Les maisons sont adossées à la montagne ; sur les bords du gave s'élève l'établissement thermal.

Les sources, toutes sulfureuses et au nombre de six, sont :

	Temp.	Gram.	
Baudot,	27° C.	0,0087	sulf. de sodium.
L'Aressecq,	25°	0,0083	
Mainvielle,	11°	0,0043	
Le Clot,	36°	0,0090	
L'Esquirette,	34°	0,0083	
Le Rey,	33°	0,0098	

Ces sources, bien qu'on les appelle *eaux chaudes*, ont une température beaucoup moins élevée que la plupart des autres sources des Pyrénées : seulement, à l'exception de la source Mainvielle, elles sont plus chaudes que celles des Eaux-Bonnes, ce qui permet de les administrer en bains, sans avoir besoin de les soumettre à un réchauffement préalable. Elles sont également beaucoup plus abondantes.

Remarquons que la plus sulfureuse de ces sources contient à peine le tiers du sulfure qui se trouve dans les Eaux-Bonnes.

Trois sources, Baudot, l'Aressecq et Mainvielle, jaillissent hors de l'établissement et ne sont soumises à aucun aménagement spécial ; on ne les emploie qu'à l'intérieur. Les trois autres sources, que leur température permet d'utiliser pour la boisson, les bains et les douches, sont reçues et distribuées de la manière la plus heureuse dans l'établissement thermal qui vient d'être récemment achevé.

Ce magnifique établissement, tout de marbre extrait des car-

(1) Un service d'omnibus a été établi entre les Eaux-Bonnes et les Eaux-Chaudes.

rières de Gabas, qui ne sont distantes que de quelques kilomètres, forme un carré d'environ 32 mètres de côté dont l'ensemble présente une gracieuse architecture. Trois bâtiments demi-circulaires contiennent les réservoirs et les cabinets de bains et de douches. L'hémicycle de l'est est occupé par la source du Rey ; celui du nord par le Clot ; celui de l'ouest par la source de l'Esquirette. Ces trois sources alimentent ensemble trente-quatre cabinets de bains ou de douches, et une piscine quadrilatère qui peut recevoir de vingt à trente malades ; chaque source a également une buvette de marbre blanc. Le trop-plein des sources se rend dans un réservoir particulier où l'eau est chauffée pour l'usage de certaines douches ; enfin des appareils spéciaux pour bains froids, russes ou écossais complètent l'arsenal thérapeutique de ce beau monument.

Singulière destinée ! à l'époque où les princes de Navarre, suivis d'une cour brillante, fréquentaient les Eaux-Chaudes et en faisaient chaque année un rendez-vous de distractions et de plaisirs, il n'y avait pour édifice thermal que de misérables masures, et pour chemins que des sentiers escarpés et dangereux. Aujourd'hui que l'accès en est si facile et qu'on y trouve le luxe des bâtiments, ces mêmes eaux sont presque entièrement délaissées ; cependant leurs propriétés sont restées les mêmes.

Sans doute ces eaux ne peuvent rivaliser avec certaines sources des Pyrénées qui modifient bien plus profondément nos tissus, mais il n'est pas toujours nécessaire de provoquer des effets aussi puissants. Dans beaucoup de circonstances il faut éviter toute espèce de surexcitation et s'attacher d'emblée à calmer et à adoucir ; c'est alors que les Eaux-Chaudes peuvent être extrêmement avantageuses.

On les emploie en bain avec succès contre certains rhumatismes, plutôt musculaires qu'articulaires, caractérisés par une grande irritabilité, et chez lesquels l'élément nerveux joue un grand rôle ; elles exposent moins à réveiller les phénomènes fébriles. On les a beaucoup vantées également contre cette nombreuse classe de névralgies et de névroses dont il est souvent aussi difficile de définir la nature que de préciser le siége.

Comme la température de ces eaux se rapproche de celle du sang, et que leur sulfuration est très légère, on comprend qu'elles doivent exercer une action principalement sédative. Je ne sais pourquoi Bordeu les appelle *fortes* et *fougueuses*; elles ne le deviennent que quand on les prend avec excès, et elles ont cela de commun avec la plupart des sources minérales.

Voici, d'après M. Isarié, le médecin inspecteur, les propriétés spéciales de chacune de ces sources :

L'eau du Clot est la plus stimulante : elle agit surtout pour combattre les rhumatismes, rappeler le flux menstruel supprimé et les éruptions herpétiques.

La source de l'Esquirette a une action plus douce, très bien appropriée aux tempéraments nerveux. C'est surtout contre les affections utéro-vaginales compliquées d'engorgement douloureux du col, que cette eau, administrée en douches ascendantes, est quelquefois d'une remarquable efficacité.

Le Rey rappelle par son nom la célébrité dont elle jouissait du temps de la cour de Navarre. C'était la source du *Roi*, parce qu'on la considérait comme la plus efficace dans le traitement des affections rhumatismales. Les organisations lymphatiques et scrofuleuses qui ont besoin d'être ménagées, celles des enfants, par exemple, se trouvent bien des bains pris à cette source.

Enfin Larressecq donne une eau très résolutive, qui est employée traditionnellement et avec un succès qui ne s'est pas démenti dans le traitement des plaies, ulcères, ophthalmies chroniques et scrofuleuses, ainsi que dans les engorgements articulaires.

Bien qu'on se baigne aux Eaux-Chaudes beaucoup plus qu'on n'y boit, cependant ces eaux peuvent être utiles à l'intérieur. Ainsi les jeunes personnes à tempérament lymphatique, chez lesquelles les règles ont de la peine à s'établir, se trouvent bien de la source de l'Esquirette prise en boisson. Dans certaines gastralgies, quelques verres de la source Baudot réussissent parfaitement. On emploie aussi de la même manière la source Mainvielle, mais il faut se défier de sa température : l'ingestion dans l'estomac d'une eau aussi froide, alors que l'atmosphère est brûlante et le corps en sueur, a plus d'une fois déterminé des

accidents fort graves qu'on attribuait à tort à la composition de
l'eau elle-même.

On a beaucoup vanté la source Baudot dans le traitement des
affections pulmonaires. Sans doute elle est d'une digestion très
facile, et elle paraît exercer une action fortifiante et détersive
sur les muqueuses bronchiques, sans jamais déterminer, même
à assez haute dose, de mouvement fébrile ni d'hémoptysie. Mais
cette source peut-elle remplacer les Eaux-Bonnes dans le traitement du catarrhe pulmonaire ou de la phthisie commençante?
C'est une prétention qui ne me paraît aucunement justifiée. Le
voisinage des Eaux-Bonnes et des Eaux-Chaudes est une disposition favorable pour les deux établissements, à la condition que
ces sources se prêteront un mutuel concours, sans empiéter sur
leurs propriétés respectives. Ainsi les sources des Eaux-Chaudes,
par leur abondance, leur activité moindre, la facilité des bains
à leur température native, pourront, dans beaucoup de circonstances, mitiger et seconder l'action des Eaux-Bonnes; mais,
utiles auxiliaires, elles seraient d'impuissantes rivales.

A peu de distance des Eaux-Chaudes se trouve la fameuse
Grotte de ce nom, qui passe à juste titre pour une des curiosités
les plus merveilleuses de la chaîne des Pyrénées.

PENTICOUSE
(Espagne).

Penticouse est un village espagnol situé dans le haut Aragon,
à quelques milles de la frontière française, et célèbre par ses
eaux minérales. Il ne saurait entrer dans mon sujet d'en donner
une histoire détaillée, puisque je ne parlerai point des établissements thermaux de l'Espagne. Cependant l'importance de ces
sources, la quantité de malades qui s'y rendent chaque année,
me paraissent des motifs suffisants pour y faire une simple
excursion, que légitimera, je l'espère, son caractère médical.

Pour aller des Eaux-Chaudes à Penticouse, vous ne mettrez
pas moins de dix heures, car il faut ménager les chevaux (1).

____

(1) On ne saurait trop se défier des guides qui donnent souvent, sur la
longueur et les fatigues du chemin, les renseignements les plus inexacts,
de peur d'effrayer les voyageurs.

On passe par Gabas, la Case de Broussette, et l'on franchit la frontière par l'endroit appelé le port d'Anéou, au delà duquel vous ne tardez pas à rencontrer la douane espagnole qui vous soumet, vous et vos montures, aux formalités les plus minutieuses. Bientôt vous traversez Salient, joli petit bourg dont l'aspect offre un cachet tout particulier ; puis enfin vous arrivez au village de Penticouse.

Mais les eaux minérales ne se trouvent pas au village même : c'est à une lieue et demie plus loin. Jusque-là le chemin dans la montagne était plutôt monotone que pénible. A partir du village, il vous faut suivre des sentiers non frayés, à travers une gorge affreuse, appelée à juste titre l'*escalier* (*el escalar*), sur les bords d'un gave effrayant, et au milieu d'une nature aussi tourmentée que le Chaos de Gavarnie. Brisé de fatigue, vous cherchez vainement quelques traces d'êtres vivants, lorsque tout à coup, au détour d'un rocher, la scène change. Voici un cirque spacieux, un lac, des cascades, quelques maisons, toute une population sur pied. . Vous êtes aux bains de Penticouse.

L'hôtel où l'on descend d'habitude est un grand bâtiment assez bien tenu et nouvellement construit.

Il y a trois sources principales, qu'on appelle *sources du Foie, des Dartres* et *de l'Estomac*, dénominations très vicieuses, puisqu'elles semblent indiquer une spécialité d'action sur certains organes qui n'existe aucunement. Les deux premières sont salines ; la troisième est sulfureuse : ces trois sources ont leur point d'émergence dans le terrain de transition.

Source du Foie. — C'est la source principale ; c'est même presque exclusivement à cause d'elle qu'on vient à Penticouse ; on ne l'emploie qu'en boisson. Au-dessus du petit bâtiment où elle jaillit, on lit cette inscription : *Templete de la salud.* Cette eau est claire, limpide, sans saveur ni odeur : température, 26° C. Elle contient très peu de principes minéralisateurs, seulement quelques traces de sulfate et de carbonate de chaux. Recueillie dans un verre, l'eau est transparente ; puis elle se trouble légèrement, pétille ; des bulles nombreuses la traversent avec effervescence et viennent éclater à sa surface : elle reprend ensuite sa limpidité première. Le gaz qui s'échappe ainsi est de l'azote pur.

La source du Foie est principalement employée dans les maladies des organes respiratoires; son action est sédative, ce qu'il faut en partie attribuer aux quantités considérables d'azote qu'elle tient en dissolution. On la prescrit avec succès dans les phthisies commençantes, les catarrhes bronchiques et pulmonaires, certaines hémoptysies, surtout quand il existe des signes de pléthore et de congestion active vers la poitrine. Sous ce rapport, elle réussit dans les circonstances mêmes où les Eaux-Bonnes et celles de la Raillère seraient contre-indiquées.

On emploie encore cette eau avec avantage contre certains engorgements des viscères abdominaux; elle passe pour être essentiellement fondante et diurétique.

Une propriété toute particulière à l'eau du Foie, c'est la merveilleuse facilité avec laquelle l'estomac la supporte : j'en bus sept à huit verres dans l'espace d'une heure, sans éprouver la moindre pesanteur ni le moindre sentiment de satiété. Les malades la prennent habituellement à la dose de vingt-cinq à trente verres, par jour. On comprend qu'une aussi grande quantité d'eau passant dans la circulation doive modifier la composition du sang, et par suite faciliter le cours de ce fluide à travers les capillaires engorgés. Comme elle est très peu minéralisée, elle agit moins par ses sels que par ses principes aqueux.

J'insiste de nouveau sur cette particularité de l'eau du Foie, d'être calmante d'emblée, sans produire aucune réaction fébrile; elle ne saurait donc convenir dans les maladies où l'indication principale est de réveiller la vitalité des organes.

Source des Dartres. — Située à quelques pas de la source précédente, elle est reçue dans un édifice assez élégant, où elle alimente huit baignoires et deux douches. On en fait rarement usage en boisson. Cette eau contient les mêmes sels, mais dans une proportion un peu plus forte que la source du Foie : elle n'a, comme elle, ni saveur ni odeur; seulement elle n'est pas gazeuse. Température : 26° C.

On la conseille surtout contre les affections cutanées, encore dans la période subaiguë, pour lesquelles les eaux sulfureuses seraient trop excitantes. Elle calme l'irritabilité de la peau , et rend cette membrane plus souple et plus onctueuse. Souvent quelques bains suffisent pour faire disparaître certains prurits des plus opiniâtres.

Source de l'Estomac. — Le pavillon où elle est recueillie renferme une demi-douzaine de baignoires de bois et domine Penticouse comme une petite citadelle. Son odeur, sa saveur et sa température rappellent la source Vieille des Eaux-Bonnes ; mais elle est bien moins sulfureuse, car elle ne contient que 0^{gr},0049 de sulfure, par litre.

Cette source jouissait autrefois d'une grande vogue que lui a enlevée la source sulfureuse récemment découverte près de Saragosse. On comprend que les Espagnols aiment beaucoup mieux aller à cette dernière eau minérale que d'entreprendre à travers les montagnes un voyage qui dure deux jours et demi, et qui est infiniment plus pénible encore que du côté de la France. C'est au point que la plupart préfèrent se rendre à Bayonne, et de là à Laruns, pour suivre ensuite par les Eaux-Chaudes et Gabas l'itinéraire que nous avons indiqué. Du reste , la source de l'Estomac n'offre aucun avantage sur les autres eaux sulfureuses des Pyrénées.

C'est donc seulement à cause de la fontaine du Foie que nous enverrons, dans quelques cas rares, des malades à Penticouse.

Quant aux touristes des Eaux-Bonnes et des Eaux-Chaudes, le voyage de Penticouse continuera d'être l'excursion de rigueur, surtout avec le retour à Cauterets par le Mercadau. Que leur importent les fatigues, les dangers et les ennuis de la route ! On ne saurait acheter trop cher la jouissance de fouler la terre d'Espagne et de s'élever à 8,500 pieds au-dessus du niveau de la mer (1). D'ailleurs, avec un peu d'imagination, Salient deviendra Grenade, Penticouse l'Alhambra, et la population en guenilles une fière tribu des derniers Abencerrages.

(1) On lit sur l'établissement thermal : *Fondo a 8,500 pies sobro el nivel del mar.*

SAINT - CHRISTAU

(Basses-Pyrénées).

L'établissement thermal de Saint-Christau est situé au pied du mont Binet, à l'entrée de la vallée d'Aspe, et à égale distance à peu près de Pau et des Eaux-Bonnes. Ces eaux n'ont guère été fréquentées jusqu'ici que par des personnes de l'endroit; mais, depuis quelques années, des travaux d'amélioration y ont été exécutés et y ont attiré des étrangers.

Les sources de Saint-Christau sont au nombre de cinq : toutes sont froides, excepté une qui est légèrement tiède. C'est au sulfure de sodium qu'elles doivent leurs principales propriétés thérapeutiques, mais une analyse exacte des sources est encore à faire.

On les emploie dans la plupart des cas où les eaux sulfureuses sont indiquées, spécialement dans les maladies cutanées et l'engorgement des viscères abdominaux.

GAZOST

(Hautes-Pyrénées).

Deux sources, l'une dite source de Nabéas, l'autre, source Burgade : température : 12° C. Elles jaillissent dans l'arrondissement d'Argelès, près de Lourdes.

Leur sulfuration est de 0^{gr},0396. Ce sont les eaux les plus riches des Pyrénées en chlorure de sodium ; elles en contiennent 0^{gr},3457. Ce sont également les plus iodurées : ainsi, d'après M. Filhol, la présence de l'iodure de sodium s'observe facilement dans un litre de cette eau, tandis qu'il en faut de 20 à 30 litres pour constater cette présence dans les autres sources sulfureuses de la chaîne.

C'est sans doute à cette composition tout à fait remarquable que les eaux de Gazost doivent leurs qualités si éminemment détersives. Quelques lotions sur les ulcères, les plaies, surtout à la suite de contusions, suffisent en général pour modifier les surfaces et cicatriser les chairs. Aussi ces eaux sont-elles d'un

usage journalier de la part des propriétaires et des paysans de
la vallée.

CADÉAC

(Hautes - Pyrénées.)

Les eaux de Cadéac sont situées sur les bords de la Neste, à
peu de distance du village d'Arreau. On les administre en boisson
et en bains dans deux petits établissements. Ces eaux sont froides
et pourtant très riches en sulfure de sodium. Ainsi leur sulfuration varie de 0^{gr},0772 à 0^{gr},0237.

Malgré leur forte minéralisation et leurs bons effets thérapeutiques, les eaux de Cadéac sont à peine fréquentées.

CAUTERETS

(Hautes-Pyrénées).

On peut se rendre des Eaux-Bonnes à Cauterets à travers la
montagne, en passant par le col de Torte : c'est une excursion
pleine d'intérêt, mais qu'un malade se gardera bien d'entreprendre, car elle est fatigante et rude; mieux vaut revenir sur
ses pas pour aller rejoindre la grande route de Pau. Celle-ci est
magnifique dans toute sa longueur, et offre, surtout dans la
vallée d'Argelès, les plus ravissantes perspectives. Mais, à Pierrefitte, la vallée se change en une gorge escarpée, d'où partent,
dans des directions opposées, deux défilés, tous les deux prati-
cables aux voitures : vous prenez celui de droite pour venir à
Cauterets.

La route, depuis Pierrefitte, longe le gave, qu'on entend gron-
der à une immense profondeur. Malgré la beauté des arbres dont
elle est ombragée, et la variété des sites qu'elle traverse, elle m'a
paru un peu monotone.

Cauterets est une assez jolie petite ville située dans une vallée
longue, étroite, sinueuse, qui se dirige du nord au midi, et que
domine au levant et au couchant une double chaîne de montagnes. Il y pleut souvent, et les brouillards y sont le matin d'une
extrême fréquence : aussi le climat de Cauterets est-il moins fa-

CONSTANTIN JAMES. Guide aux eaux minérales.
Publié par Victor Masson.
N. Rémond imp. r. des Noyers, 65, Paris.
Dessiné et Gravé par E. Wormser.

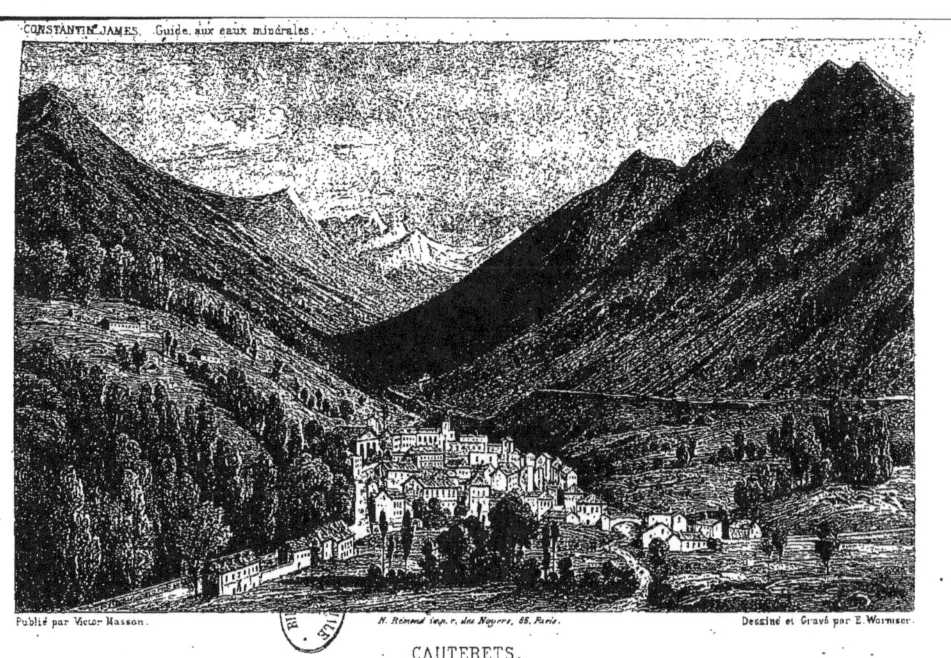

CAUTERETS.

vorable que celui des Eaux-Bonnes aux personnes malades de la poitrine.

Les sources thermales de Cauterets sont au nombre de douze (1). Leur chaleur varie depuis 30 jusqu'à 55° C., et leur sulfuration depuis 0^{gr},0055 jusqu'à 0^{gr},0308 de sulfure de sodium : elles sont par conséquent fortement sulfureuses. Ce sont des eaux riches en silice et en barégine, et qui s'altèrent facilement. Les principaux produits de l'altération qu'elles subissent, quand elles sont en présence de l'air, consistent en carbonate, silicate et hyposulfite de soude, et cependant elles laissent dégager très peu de gaz sulfhydrique. L'extrême diversité de ces eaux, relativement à leurs propriétés physiques et chimiques, leur communique des vertus différentes, et par suite fournit au médecin des ressources thérapeutiques infiniment variées. Mais à côté de ces avantages existe un grand inconvénient : c'est qu'aucune de ces sources ne jaillit à Cauterets même ; elles sont disséminées dans les environs, et quelques-unes à d'assez grandes distances de la ville.

Nous diviserons en deux groupes les sources qui se trouvent à l'est, et celles qui se trouvent au midi de Cauterets. Cette division n'est pas seulement topographique, elle est fondée également sur certains caractères bien tranchés. Ainsi les sources de l'est sont en général plus sulfureuses et moins thermales que celles du midi : nous verrons également que leurs propriétés offrent quelques différences.

Sources de l'Est.

Au nombre de six, ce sont : César, les Espagnols, Pauce-Vieux, Pauce-Neuf, Bruzaud et Rieumizet. Ce groupe de sources vient d'être, sous la direction de M. Jules François, l'objet de travaux très importants, qui ont consisté surtout en un système de galeries souterraines étagées.

(1) On a, de plus, découvert des sources salines et alcalines dont la température varie entre 34 et 40 degrés, et qui serviront à entretenir des bains spéciaux à écoulement permanent.

César, les Espagnols. — Ces sources ont leur griffon sur un point assez élevé de la montagne appelée *Pic du-Bain*, et de là elles sont conduites par un aqueduc de 300 mètres, construit à fleur de terre, jusqu'à l'établissement thermal. La source de César (1), dont la température est de 48° C. et la sulfuration de 0gr,0308, ne fournissait autrefois que 19 mètres cubes d'eau en vingt-quatre heures; elle en fournit 145 aujourd'hui. Une partie de cette eau se rend au nouvel établissement de Pauce, l'autre sert à alimenter les thermes de la ville. Quant à la source des Espagnols, elle a deux degrés de moins de chaleur que celle de César et est un peu moins sulfureuse.

Les thermes de la ville forment un bel édifice, bien distribué et d'une gracieuse architecture, qui contient deux buvettes, quatorze douches variées et vingt cabinets de bain, répartis également entre les deux sources; seulement aux Espagnols il y a, de plus qu'à César, une douche écossaise. Les cabinets, au lieu d'être précédés d'un simple corridor, communiquent avec une grande salle couverte, où l'air se renouvelle sans que les malades, au sortir du bain, soient exposés au froid. On a voulu, par cette disposition, donner issue au gaz qui s'échappe de l'eau sulfureuse, et empêcher qu'il vicie l'atmosphère, en s'accumulant dans la pièce où est le baigneur. Les douches sont alimentées par le grand réservoir placé dans les mansardes de l'établissement : comme la hauteur de ce réservoir est de 10 mètres, on peut donner à la chute d'eau une force considérable.

La source de César et celle des Espagnols sont les eaux les plus excitantes de Cauterets. En bains, elles sont surtout destinées au traitement des rhumatismes, des dartres et des scrofules, et ne doivent être prescrites qu'aux personnes d'une constitution peu irritable. Quand on craint que ces eaux ne soient trop fortes, on les coupe avec de l'eau des sources dites tempérées.

On fait un très grand usage de la source de César en boisson. Cette source, qui est peut-être la meilleure de Cauterets, convient

____

(1) Son nom lui vient, dit-on, de ce que César en a fait usage. Mais, si l'on en croit la chronique des eaux, où César ne s'est-il pas baigné?

particulièrement contre le catarrhe chronique des vieillards et certaines formes de l'asthme : on peut même dire que le traitement de l'asthme constitue sa spécialité.

Pauce-Vieux, Pauce-Nouveau. — Ces deux sources jaillissent au haut de la montagne où elles sont reçues chacune dans un bâtiment spécial. Il fallait autrefois, pour y arriver, suivre un sentier tortueux et très roide, dont l'aspect indiquait la plus complète incurie. Heureusement que ce sentier vient de faire place à une large et belle route dont les pentes ont été assez ménagées pour que des omnibus puissent facilement la parcourir.

Cette amélioration était d'autant plus urgente que l'établissement de Pauce-Vieux a pris dans ces derniers temps une grande importance. Il a été reconstruit à une trentaine de mètres au-dessous de l'ancien, et il renferme seize baignoires de' marbre, ainsi que quatre grandes douches munies de tous leurs ajutages. L'eau qui l'alimente est fournie par la source de Pauce et par celle de César.

Pauce-Nouveau a 46 degrés et contient 0gr,0247 de sulfure ; Pauce-Vieux a un degré de moins : sa sulfuration est de 0gr,0279.

Les deux Pauces sont à peu près employés dans les mêmes cas que César et les Espagnols ; seulement leur action est plus douce. Ce sont les sources auxquelles on donne la préférence dans le traitement des maladies cutanées à l'état subaigu, des catarrhes anciens, et des affections syphilitiques constitutionnelles.

Bruzaud. — L'eau minérale, qui est, à son point d'émergence, presque aussi sulfureuse que celle de César, la plus forte de toutes, est conduite à quelques pas des thermes de la ville, dans un petit bâtiment qui contient une douzaine de cabinets de bain et des douches. Elle parcourt ainsi un trajet de 180 mètres, mais son aménagement est si mal ordonné qu'elle n'est plus sulfureuse à son arrivée dans les baignoires : l'air, en pénétrant dans les aqueducs, a décomposé le sulfure de sodium. Cette altération du principe sulfureux, par cela même qu'elle fait prédominer le principe alcalin, rend utile l'emploi de cette source dans divers cas où les eaux franchement sulfureuses auraient été trop excitantes. C'est ainsi qu'on la prescrit avec succès contre certains embarras de la circulation abdominale, surtout à la suite des fièvres intermittentes, et contre certains engorgements du col de l'utérus.

On l'administre en bains et spécialement en douches ascendantes. Température, 37° C.

Rieumizet. — Source assez insignifiante, et sans action thérapeutique sensible. Treize baignoires ; pas de douches. Ce n'est, comme Bruzaud, qu'une eau sulfureuse dégénérée, mais plus faible, car, sa température n'étant que de 25° C., il faut chauffer l'eau du bain, ce qui altère encore ses principes minéralisateurs. On l'ordonne quelquefois au commencement de la cure, pour préparer aux bains sulfureux, ou dans le courant du traitement, quand ceux-ci ont une action trop active.

Sources du Midi.

Il y en a six, qui sont : la Raillère, le petit Saint-Sauveur, le Pré, Mahourat, les OEufs et le Bois.

La Raillère. — Cette source, la plus renommée de Cauterets et la rivale des Eaux-Bonnes, est située à vingt minutes de distance de la ville, dans un élégant bâtiment (1) décoré d'un portique de marbre, contenant vingt-trois baignoires, une douche et une buvette : un chemin tout neuf et bien entretenu y conduit. C'est la première source sulfureuse qu'on rencontre en se dirigeant vers la partie méridionale. Tous les matins, et toutes les après-midi, une longue file de malades s'y rendent pour boire, se baigner et prendre de l'exercice. Il y a aussi un service d'omnibus.

L'eau de la Raillère est abondante, limpide, onctueuse au toucher, d'une saveur douceâtre : sa température est de 39° C. Elle contient par litre 0gr,0192 de sulfure.

(1) Ce bâtiment va être l'objet d'un remaniement complet. On dégagera les abords de la buvette : le péristyle sera clos de manière que les malades ne soient plus exposés aux courants d'air ; enfin une meilleure distribution de l'eau dans les bains y entretiendra une température mieux appropriée.

On la prescrit, comme les Eaux-Bonnes, dans les affections catarrhales et tuberculeuses des voies respiratoires, et elle exige dans son emploi les mêmes précautions et la même réserve. Je ne puis donc que renvoyer, pour les indications thérapeutiques, à ce que j'ai dit en parlant de la Source Vieille (1); seulement je vais indiquer ici quelques-uns des caractères différentiels de ces deux sources, afin que le médecin, appelé à faire un choix, ne confie rien au hasard et sache quels sont les cas où il devra préférer les Eaux-Bonnes à la Raillère, et *vice versâ*.

Les eaux de la Raillère sont beaucoup moins actives et moins excitantes que les Eaux-Bonnes : sous ce rapport, l'analyse chimique est d'accord avec l'observation, puisqu'elles renferment moins de principes sulfureux.

Les Eaux-Bonnes paraissent influencer d'une manière plus spéciale l'appareil pulmonaire; celles de la Raillère, au contraire, ont une action plus diffuse, et, qu'on me pardonne l'expression, se rendent moins directement à leur adresse. Si donc le poumon est surtout entrepris, vous préférerez les premières, tandis que les secondes conviendront mieux si l'affection est moins localisée.

L'hémoptysie est un accident beaucoup plus fréquent aux Eaux-Bonnes qu'à la Raillère. Cela tient probablement à la différence d'activité des deux sources; mais il faut peut-être aussi en chercher la cause dans le mode d'administration de l'eau minérale elle-même. Nous avons vu qu'aux Eaux-Bonnes on se baigne fort peu; à la Raillère, la température de la source et son abondance permettent qu'on fasse un usage journalier des bains et des demi-bains. Pour ceux-ci, qui sont le plus fréquemment employés, le malade est assis dans la baignoire, la poitrine et les bras couverts de flanelle, l'eau arrivant jusqu'à l'ombilic. En appelant ainsi le sang à la peau et vers la région sous-diaphragmatique, on tempère le mouvement fluxionnaire que l'usage intérieur de l'eau minérale détermine du côté des organes pectoraux. Ce traitement révulsif est encore secondé par les bains de pieds qu'on va prendre aux Espagnols.

(1) Page 68 et suivantes.

La Raillère est une précieuse ressource pour certains malades qui ne peuvent boire les Eaux-Bonnes, même réduites aux doses les plus minimes ; mais, comme elle renferme plus de barégine, elle est quelquefois un peu plus lourde à l'estomac.

Nous trouvons ici un nouvel exemple des utiles renseignements que la médecine vétérinaire peut fournir à la médecine humaine. En effet, tous les ans, on amène à Cauterets un certain nombre de chevaux atteints de bronchites chroniques très opiniâtres, avec inappétence, diarrhée, amaigrissement et spermatorrhée ruineuse. Ce sont surtout des étalons des haras de Tarbes et de Pau (1). Ces animaux boivent avec une grande avidité les eaux de la Raillère, et, au bout d'une huitaine de jours, les digestions s'améliorent, la toux se dissipe, les forces reviennent, l'embonpoint augmente et les pertes séminales elles-mêmes finissent par disparaître.

La source de la Raillère est moins exclusivement que les Eaux-Bonnes consacrée au traitement des maladies de poitrine ; cependant c'est là aussi sa spécialité.

Le petit Saint-Sauveur. — Pour s'y rendre, au sortir de la Raillère, on traverse une passerelle jetée sur le gave ; en face, est l'établissement renfermant quinze baignoires. C'est l'eau minérale la moins chaude et la moins sulfureuse de Cauterets, car sa température est de 29° C. et sa sulfuration de 0gr,0099 ; elle contient beaucoup de barégine. Par ses propriétés adoucissantes, elle rappelle la source de la vallée de Luz dont elle a pris le nom. Cette eau est utile dans certaines affections nerveuses caractérisées par l'irritabilité, et certaines leucorrhées entretenues par un état subinflammatoire : on ne l'emploie qu'en bains et en douches.

Le Pré. — Située sur un point un peu plus élevé que Saint-Sauveur, cette source a 47° C. et 0gr,0223 de sulfure. Peu usitée, et seulement contre quelques affections rhumatismales légères.

(1) Depuis 1849, l'administration a suspendu ces envois, afin d'éviter les frais de déplacement. Je doute que ce soit une économie bien entendue.

Mahourat. — En face de la cascade du même nom. C'est une petite chute d'eau très chaude (51° C.), qu'on puise dans une crevasse de rochers, sur les bords mêmes du gave; elle contient 0gr,0162 de sulfure. Sa spécialité pour les affections chroniques d'estomac est aussi célèbre dans le pays que celle de la Raillère pour les maladies de poitrine; c'est ce qui explique le nombre considérable de montagnards, même Espagnols, qu'on y rencontre à toutes les heures de la journée. Du reste, cette confiance populaire est justifiée par l'événement. J'ai vu plusieurs malades que cette source avait parfaitement guéris de gastralgies très opiniâtres qu'entretenait une sorte d'inertie de la muqueuse intestinale. Quand les eaux de la Raillère sont difficilement supportées, on leur associe celles du Mahourat qui en facilitent la digestion.

On n'en fait usage qu'en boisson, et il serait impossible d'y former un établissement; car, ainsi que l'indique son nom de *Mahourat*, elle jaillit dans un *mauvais trou.* C'est pourtant là qu'une consultation restée célèbre avait envoyé le doyen de la Faculté, M. Orfila, *pour qu'il y prît des bains !*

Les Œufs. — La source des Œufs est à quelques pas au-dessus de la cascade du Mahourat. Température, 59° C.; sulfuration, 0gr,0191. C'est la source la plus chaude de Cauterets. Son nom lui vient du peu de temps qu'on présume qu'il faudrait pour y cuire un œuf; elle sourd dans le lit même du torrent. Depuis qu'on a fait sauter avec la mine le rocher qui la rendait à peu près inabordable, elle se trouve naturellement captée dans le granit, et l'on y arrive avec la plus grande facilité. Comme le volume d'eau qu'elle fournit est considérable, M. Jules François a le projet de la faire servir à alimenter une vaste piscine qu'on établirait derrière le petit Saint-Sauveur.

Le Bois. — Très joli petit établissement, élevé sur le sommet d'un rocher qui domine la vallée. Il y a quatre cabinets de bain et deux piscines munies de douches : température, 42° C., sulfuration, 0gr,0161. La source est éloignée de Cauterets d'environ trois kilomètres, ce qui est d'autant plus fâcheux qu'on y traite surtout des rhumatisants. Ces eaux paraissent convenir pour les rhumatismes nerveux affectant les organes intérieurs par suite de métastases; plus que les autres sources, elles ont de la tendance à rappeler les douleurs vers leur siége primitif. On m'a cité de très belles cures obtenues ainsi à l'aide de bains prolongés de piscine, combinés avec la douche.

Elles sont fort utiles également contre certaines syphilides légères pour lesquelles des eaux plus sulfureuses seraient trop excitantes.

— Telles sont les vertus spéciales attribuées par les médecins de la localité à chacune des sources de Cauterets. Malgré la confiance que m'inspire leur témoignage et en particulier celui de l'honorable inspecteur, M. Buron, je ne puis m'empêcher de croire qu'il y a un peu d'arbitraire dans ces distinctions, dont quelques-unes vont jusqu'à la subtilité. Rarement les eaux d'une même espèce, et probablement d'une même origine, offrent des lignes de démarcation aussi nettes, aussi tranchées. Quoi qu'il en soit, ces sources devront suffire à un grand nombre d'indications thérapeutiques, d'autant plus qu'on peut les varier suivant les circonstances. Mais qu'on ne croie pas qu'elles puissent remplacer toujours les autres eaux minérales des Pyrénées; Luchon, Baréges, Bonnes ont, dans certains cas, un degré d'efficacité qu'aucune source de Cauterets ne saurait atteindre.

C'est surtout à Cauterets que j'ai vu faire usage de la douche écossaise : cette douche rend de très grands services dans les faiblesses du rachis, quelquefois même dans la paraplégie commençante. Pour l'administrer, on fait arriver sur la colonne vertébrale et les membres une ondée d'eau minérale, alternativement chaude et froide, de manière à produire un vif saisissement. Le même moyen est employé avec succès contre certaines névroses du col de la vessie, mais alors on dirige spécialement la douche vers le périnée et la région hypogastrique.

Cauterets est un séjour fort peu animé. Il n'y a point d'endroit de réunion pour les baigneurs, car on ne peut donner ce nom aux deux modestes pièces dont se compose le cercle Dupont; chacun vit chez soi, et il n'y a réellement pas de société.

Les environs de Cauterets sont très intéressants. Qui n'a en-

tendu parler du Pont d'Espagne, avec ses ravissantes cascades,
et du lac de Gaube? Le site connu sous le nom de Grange de la
Reine Hortense offre un charmant point de vue sur toute la vallée d'Argelès. Mais la plupart de ces excursions sont éloignées et
fatigantes, ce qui oblige beaucoup de malades à se contenter de
la grande route de Pierrefitte ou de ce qu'on appelle un peu am-
bitieusement la promenade du Parc.

TRANSPORT (*César* et la *Raillère*). — Bouteilles de demi-litre
et de quart de litre, capsulées.

Ces eaux se conservent assez bien. On les emploie à la dose
d'un à deux verres, le matin ; César, dans les affections asthmatiques ; la Raillère, dans les maladies de poitrine. Mêmes précautions que pour les Eaux-Bonnes. La Raillère est préférable à
cette dernière source quand on peut craindre l'hémoptysie.

SAINT-SAUVEUR

(Hautes-Pyrénées).

Des deux défilés qui partent de Pierrefitte, celui de droite,
avons-nous dit, conduit à Cauterets; c'est celui de gauche qu'il
faut prendre pour aller aux eaux de Saint-Sauveur.

Je n'essaierai pas de décrire cette route audacieusement taillée
dans le roc, qu'elle brise quand elle ne peut s'y appuyer, soutenue
par des voûtes escarpées qui surplombent le torrent, passant
sept fois d'une rive à l'autre, sur autant de ponts de marbre, pour
trouver des pentes moins rebelles. Comme perspective, elle laisse
seulement apercevoir, au milieu de cette affreuse gorge, un point
étroit du firmament et le lit du gave qu'on entend mugir, alors
que l'œil ne saurait en sonder la profondeur. Nulle habitation,
nulle trace de culture ; de toutes parts des montagnes arides, dé-
chirées, schisteuses, dont la cime est blanche et ardue comme
des glaciers.

C'est en 1732 que d'Etigny fit commencer cet admirable travail, qui fut terminé en 1746. On comprend qu'il suffirait d'un
essieu brisé, d'une pierre oubliée sur la voie, d'un cheval qui
s'emporterait, pour faire rouler les voitures dans l'abîme : ce-

pendant je ne sache pas qu'on ait eu jusqu'ici aucune catastrophe semblable à déplorer.

A mesure qu'on approche de Luz, le double rempart formé par les montagnes s'élargit, la végétation reparaît, les champs se peuplent et s'animent ; bientôt enfin, comme au sortir d'un cauchemar, on se trouve transporté au milieu d'un ravissant paysage. C'est la vallée de Luz.

Pour aller à pied du petit hameau de Luz à celui de Saint-Sauveur, il faut environ vingt minutes. On traverse le gave sur un joli pont de marbre.

Saint-Sauveur, dont le nom rappelle le bon effet de ses eaux (1), est situé et en quelque sorte suspendu à mi-côte de la montagne de l'Aze. Ce n'est qu'en entamant le rocher avec la mine qu'on a pu creuser un emplacement suffisant pour y bâtir le village actuel. Dans la première partie de la rue unique qui le forme, il n'y a qu'une rangée de maisons encaissées dans les excavations de la montagne ; plus loin, une seconde rangée a été construite à une hauteur d'environ 80 mètres au-dessus de la vallée où coule le gave de Gavarnie, qu'elle domine à pic, et elle s'étend parallèlement à la première, dont la vue se trouve ainsi masquée. Vers le milieu de cette seconde rangée est l'établissement thermal.

La source de Saint-Sauveur jaillit des fentes d'une roche euritique assez compacte, de l'autre côté de la rue et en face de l'établissement où elle est portée par des conduits de marbre ; elle est claire, limpide, onctueuse au goût et au toucher. Sa température au griffon est de 34° C. ; elle contient 0^{gr},0217 de sulfure de sodium.

On est frappé de l'élégance à la fois simple et gracieuse de l'établissement minéral. C'est un péristyle disposé en rectangle, orné de colonnes corinthiennes et offrant un charmant coup d'œil sur le gave de Gavarnie : autour de la terrasse se trouvent seize cabinets de bains, deux douches ascendantes et une buvette. Il se-

(1) Un évêque de Tarbes, exilé à Luz, s'étant bien trouvé de la source, qui était alors à peine connue, écrivit au-dessus : *Vos haurietis aquas de fontibus* SALVATORIS.

rait très facile de transformer cette terrasse en une sorte de salon d'attente qui mettrait les malades à l'abri des courants d'air auxquels ils sont exposés au sortir du bain.

Les eaux de Saint-Sauveur donnent à la peau la sensation d'une liqueur oléagineuse, à cause de leur alcalinité très marquée et de la grande quantité de barégine qu'elles tiennent en suspension. Elles conviennent surtout dans les affections nerveuses, qui sont l'apanage des personnes du monde, et que ne connaît pas l'ouvrier dont la sensibilité se fortifie ou s'émousse à de pénibles labeurs. Les bains amènent rapidement le bien-être et le calme ; ils agissent tout à la fois par leurs principes onctueux et par leur température un peu basse, l'eau ayant perdu deux degrés de chaleur dans ses conduits et ses réservoirs.

Il est à remarquer, dit M. Filhol, que le bain de Saint-Sauveur est plus riche en sulfure de sodium que celui de la Reine, à Luchon. Ainsi il contient pour 300 litres 6gr,300 de sulfure, et celui de la Reine 5gr,875. Cependant le premier calme tandis que le second excite.

On voit à Saint-Sauveur beaucoup de femmes atteintes de flueurs blanches et d'affections utérines, caractérisées surtout par le relâchement des ligaments et l'engorgement du col. Sous l'influence des bains et des injections vaginales, on obtient chaque année les cures les plus remarquables : aussi le médecin-inspecteur, M. Fabas, me disait-il que « la plupart des malades laissent leur pessaire à Saint-Sauveur. » On cite même des cas de guérison, alors qu'il existait déjà de légères excoriations au col de la matrice. Bien entendu cependant qu'il ne faudrait pas recourir aux eaux pour des dégénérescences organiques positives, car elles ne feraient qu'aggraver la maladie.

Les affections des voies urinaires se trouvent très bien également des eaux de Saint-Sauveur; mais alors on associe la boisson aux bains. On rapporte que l'abbé de Bézégua, professeur à l'Université de Pau, souffrait depuis longtemps dans la région des reins et de la vessie, lorsqu'il vint prendre ces eaux, qui n'étaient fréquentées encore que par les habitants de la vallée; guéri complétement et en très peu de temps, il écrivit un mémoire où il exalta les vertus de la source, et contribua ainsi à la réputation des eaux de Saint-Sauveur.

Ces eaux réussissent surtout dans les affections catarrhales de la vessie pour lesquelles les eaux salines seraient inefficaces ou même irritantes ; elles rendent les urines plus douces, plus abondantes, et modifient la vitalité de la muqueuse, dont elles ramènent la sécrétion à ses conditions normales. Elles sont utiles encore pour favoriser la résolution de certains engorgements de la prostate.

Les eaux de Saint-Sauveur pèsent rarement à l'estomac, ce qu'il faut attribuer sans doute à la quantité de gaz azote qu'elles contiennent, et qu'on voit se dégager dans le verre en pétillant. Ce gaz, en se répandant dans l'atmosphère, n'est pas sans influence sur la composition de l'air qu'on y respire. La preuve c'est que, si l'on porte dans la salle de la douche une bougie allumée, au moment où l'eau minérale tombe sur le sol, la flamme jaunit un peu par l'action du gaz et s'allonge considérablement. Ceci est important à connaître pour les cures d'inhalation.

L'établissement thermal ne possède qu'une source. Vis-à-vis et à quelques minutes de distance, on trouve, en gravissant la côte, une autre source sulfureuse, dite de la Montalade, qui n'a que 22 degrés de chaleur, et $0^{gr},0198$ de sulfure. Employée avec avantage dans les gastralgies : elle ne sert, comme le Mahourat, qu'en boisson.

La nature a été si prodigue envers Saint-Sauveur, que les habitants ont cru ne devoir rien faire pour l'agrément des étrangers. Sans doute la promenade a ses charmes, surtout quand vous êtes au milieu d'une riche végétation, d'une atmosphère pure, et tout près des merveilles de Gavarnie ; mais, lorsque arrive le soir, il est de ces délassements de société qui ont aussi leur valeur et qui deviennent quelquefois pour les personnes du monde un besoin véritable. A Saint-Sauveur il n'y a pas un seul endroit pour se réunir ! C'est d'autant plus fâcheux, que vous ne voyez là ni rhumatismes, ni dartres, ni ankyloses, mais beaucoup d'affections nerveuses ; or, quand les nerfs sont malades, l'ennui est peut-être aussi à redouter que l'excès même des distractions.

BARÉGES

(Hautes-Pyrénées).

Baréges est situé à sept kilomètres de Luz, sur la rive gauche d'un gave impétueux, le Bastan, dans l'endroit le plus affreux et le plus sauvage qu'on puisse imaginer. Ce n'est ni un bourg ni un hameau, c'est plutôt un lieu de campement; cependant les maisons ont assez bonne apparence. Mais, vers le milieu de la longue rue qui constitue Baréges, elles sont remplacées par des baraques de bois, qu'on démonte, à la fin de chaque saison, pour les remonter de nouveau au printemps suivant. C'est que, pendant l'hiver, leur emplacement servira de lit aux avalanches, ainsi que l'indique la direction des ravins creusés profondément au flanc de la montagne qui domine Baréges. Le pic d'Ayré, recouvert de hêtres vigoureux, protége le reste du village contre la chute des neiges et des glaces. Aussi une ancienne loi punissait-elle de mort l'imprudent qui aurait osé porter la cognée dans ce bois sacré.

Baréges ne possède aucun monument ancien, aucune légende historique. Sa renommée est toute moderne : il la doit au voyage de madame de Maintenon, qui, en 1675, y conduisit le duc du Maine par les sentiers étroits et tortueux du Tourmalet (1). Le jeune prince était un peu lymphatique et avait un commencement de pied-bot. Les eaux fortifièrent sa constitution, sans guérir la difformité, mais elles furent surtout fort utiles à madame de Maintenon, puisque la grâce et le charme des *bulletins* qu'elle adressait à Louis XIV préparèrent les voies de son étonnante fortune.

Les eaux de Baréges sont limpides et douces au toucher ; leur saveur, franchement hépatique, laisse un arrière-goût fade et nauséabond : elles exhalent une forte odeur d'hydrogène sulfuré.

C'est à Baréges que Lonchamp a, pour la première fois, signalé et étudié la substance azotée que pour cette raison il appela *ba-*

(1) Baréges n'était autrefois abordable que par le Tourmalet. Aujourd'hui l'accès en est très facile par la grande route de Luz, que Polard fit construire.

régine, et qu'on a retrouvée depuis dans toutes les eaux sulfureuses des Pyrénées.

Les sources de Baréges sont au nombre de neuf, dont huit jaillissent dans l'établissement. Quant à la neuvième, ou source Barzun, elle se trouve sur la droite du chemin qui mène à Luz : nous en parlerons plus tard.

Les huit sources de l'établissement sont les suivantes :

	Temp.	Gram.	
Le Tambour.	45° C.	0,0404	sulf. de sod.
L'Entrée.	41°	0,0372	
Polard.	38°	0,0238	
Bain neuf.	37°	0,0341	
Le Fond.	36°	0,0248	
Dassieu.	35°	0,0234	
Genecy.	32°	0,0220	
La Chapelle.	31°	0,0203	

Signalons dès maintenant un fait très important, savoir, que la chaleur de ces différentes sources est graduée de manière que, pour les employer en boisson ou en bains, il n'est nécessaire ni de les réchauffer, ni de les laisser refroidir. On les utilise immédiatement. Comme les griffons naissent dans les réservoirs mêmes et que les cabinets de bains sont adossés aux réservoirs, l'eau coule pour ainsi dire du griffon dans la baignoire avant d'avoir pu subir d'altération appréciable. Notons encore que ces sources ont chacune un degré différent d'activité, et qu'on peut varier ainsi la force des bains sans toucher en rien à la composition de l'eau minérale; toutefois aucune d'elles ne peut être réputée adoucissante.

Les eaux de Baréges sont beaucoup moins altérables que celles de Luchon, ce qu'il faut sans doute attribuer à ce qu'elles ne contiennent pas de silice ou de silicate acide. Elles ne fournissent pas non plus, comme celles-ci, d'incrustations de soufre; enfin elles ne blanchissent jamais.

Les sources de Baréges sont pour la plupart beaucoup moins

sulfureuses que celles de Bagnères-de-Luchon ; cependant, par
suite de la fixité du soufre, les bains qu'on y donne sont presque
tous aussi riches en sulfure et même plus riches que ceux de cette
dernière localité. On en jugera par les chiffres suivants, qui indiquent la quantité de sulfure de sodium contenue dans un bain
de 300 litres :

Gram.

Le Tambour. . . . 9,012 sulf. de sod.
Polard. 7,140
Dassieu. 7,020
Le Fond. 7,440
La Chapelle. . . . 6,090
Bain neuf. 7,230
L'Entrée. 8,592

Remarquons encore qu'il existe entre la température de ces
sources et leur degré de sulfuration, un rapport tel que les plus
chaudes sont en général les plus sulfureuses. C'est probablement
à cette double cause qu'il faut rattacher l'extrême activité de la
principale source, celle du Tambour, qui opère chaque année
tant de cures merveilleuses, et a fait à elle seule la renommée de
Baréges.

Ce qui m'a le plus frappé de Baréges, c'est moins peut-être
l'aspect sauvage de la contrée que l'extrême parcimonie qui a
présidé à l'aménagement des sources. Comment ! Au lieu d'un
édifice thermal en rapport avec la juste célébrité des eaux et l'affluence des malades qui s'y rendent des pays les plus lointains,
vous ne trouvez qu'un misérable bâtiment dont les étroits compartiments, disposés dans des espèces de caves, ont à peine de la
lumière et de l'air ! Il y a d'urgentes et indispensables améliorations à introduire. L'exiguïté du local oblige beaucoup de personnes à se baigner la nuit, et la communauté de certaines pièces
établit de perpétuels contacts entre les malades civils et ceux de
l'hôpital militaire : or on sait combien l'habitude du com-
mandement et la susceptibilité de l'uniforme entraînent d'exigences.

9

On ne compte dans l'établissement que seize cabinets de bain, et quels cabinets ! On ne peut se faire une idée d'un pareil délabrement. Il y a également trois piscines, qui sont : la piscine militaire, la piscine civile et la piscine des pauvres.

Les deux premières sont alimentées presque en totalité par l'*eau qui vient de servir aux bains de baignoires* : la piscine militaire reçoit de plus l'eau de la grosse douche. Chacune peut contenir tout au plus de douze à quinze personnes. Leur température varie entre 35 et 40° C. L'eau n'y est point stagnante : elle est renouvelée, en partie pendant le bain, et complétement dans l'intervalle des baignées.

Pour quiconque a vu les magnifiques piscines de Sextius, d'Aix en Savoie et de Néris, l'aspect de celles de Baréges a quelque chose de réellement affligeant. Elles sont basses, incommodes, obscures : on y respire un air étouffant, que vicient tout à la fois les émanations des malades et les gaz qui s'échappent de l'eau minérale.

Que dire de la piscine des pauvres ? Elle sert de déversoir aux deux autres, et par conséquent *l'eau qu'elle reçoit en est à sa troisième édition*.

La buvette est située dans un petit enfoncement, au-dessous du niveau du sol, de sorte que les malades infirmes ne pourraient que difficilement y puiser : aussi un petit pâtre se tient-il près de la source pour remplir les verres.

Quant aux douches, elles sont au nombre de deux. La grosse douche, qu'alimente la source du Tambour, est une nappe d'eau assez volumineuse, qui s'échappe d'un robinet ouvert à la hauteur de l'épaule et tombe continuellement dans une petite pièce, qu'elle transforme en une sorte d'étuve : il n'y a aucun ajutage spécial, pas même un tuyau ou un arrosoir. Le malade s'assied sous la douche et la reçoit sur les endroits affectés. Veut-il obtenir un choc plus fort, il est obligé de s'étendre tout de son long sur la dalle qui n'est recouverte que d'un peu de paille. Par l'évaporation de l'eau minérale, la chaleur le pénètre de toute part, sa peau ruisselle, et il respire un air très chargé d'éléments sulfureux. Comme la douche n'a pas plus d'un mètre d'élévation, son action, d'ailleurs si puissante, dépend beaucoup moins de la force de la chute que de la température de l'eau, de son volume et de ses principes minéralisateurs.

La petite douche, qui a un diamètre bien plus faible, est alimentée par la même source que la grosse douche ; elle est plus éloignée du griffon, de sorte que sa chaleur est moindre d'un degré.

Tout le monde se sert des mêmes douches. C'est un très grand inconvénient auquel on obvie le plus possible, en assignant des heures différentes aux militaires et aux *bourgeois*.

On comprend que, dans de semblables conditions, les malades qui se rendent à Baréges soient réellement des malades sérieux. Heureusement que les sources justifient, chaque année, par les guérisons les plus admirables, la célébrité dont elles jouissent, et qu'elles font pardonner ainsi le vice de leur aménagement, auquel, du reste, on va bientôt remédier. D'après le projet de M. François, qui est en voie d'exécution, on pratiquera un système de dégagement des griffons, combiné avec une ceinture de pression hydrostatique extérieure. En outre, des galeries souterraines seront ouvertes au sud-est des thermes pour en rechercher et capter les eaux sulfureuses dont l'existence est maintenant révélée. Ce qui, en effet, manque surtout à Baréges, c'est un volume suffisant d'eau minérale, le débit des sources actuelles réunies ne s'élevant pas au delà de 150 à 160 mètres cubes par vingt-quatre heures. Enfin l'établissement thermal sera complétement reconstruit sur un plan tout à fait nouveau. L'avenir de Baréges est intéressé à la prompte exécution de ces travaux.

Les eaux de Baréges sont éminemment excitantes ; elles activent tous les systèmes, augmentent toutes les sécrétions, et, au bout de peu de jours, produisent un mouvement fébrile dont il faut, autant que possible, prévenir l'intensité en commençant par les sources les plus tempérées. Elles conviennent surtout aux constitutions lymphatiques et scrofuleuses. S'il existe des signes de pléthore, ne pas oublier que plus d'une fois elles ont paru porter leur action sur la circulation cérébrale. C'est ainsi que Borden,

qui pourtant les connaissait très bien, mourut d'apoplexie (1,
peu de temps après en avoir fait usage.

On traite avec succès, à ces eaux, un grand nombre de maladies qui se trouveraient également bien de celles de Cauterets, de
Luchon, ou même des sources salines. Aussi ce qu'il nous importe surtout de connaître, c'est la classe particulière d'affections
qui est plus directement du domaine de Baréges, que ses eaux
guérissent le mieux, celle qui, pour employer l'expression consacrée, constitue leur *spécialité*.

Les eaux de Baréges sont souveraines dans le traitement des
vieilles blessures. Ce sont aujourd'hui les véritables eaux d'*arque-
busade* (nom qu'on donnait autrefois aux Eaux-Bonnes), et peu
de corps étrangers, soit projectiles, soit séquestres, résistent à
leur action expulsive. Le mécanisme par lequel s'opère cette élimination est des plus curieux. Sous l'influence des bains, les
chairs fongueuses et blafardes qui tapissent si souvent l'orifice
des trajets fistuleux, se recouvrent d'une pellicule blanchâtre,
extrêmement ténue, rappelant assez la cautérisation superficielle
par l'azotate d'argent. Il est probable qu'ici le caustique n'est
autre chose que le sulfure alcalin en dissolution dans l'eau
minérale. Cette pellicule se détache, et les tissus offrent déjà un
aspect plus vivant : à chaque nouveau bain, le même phénomène
se reproduit. Mais en même temps que la plaie extérieure s'améliore, les parois de la fistule se raffermissent, se rapprochent;
elles pressent le corps étranger et le chassent peu à peu de sa
cavité, jusqu'à ce que, complétement sorti, une cicatrice définitive recouvre la place qu'il occupait.

Il ne faut pas désespérer de l'action curative de ces eaux, par
cela seul que le corps étranger paraîtra trop volumineux ou
enchatonné trop profondément dans les chairs. M. Pagès, le
médecin inspecteur, m'a cité des cas de guérison si extraordi-

(1) On le trouva, un matin, mort dans son lit, ce qui fit dire à madame
du Deffant : « La mort avait tellement peur de Bordeu, qu'elle l'a frappé
pendant son sommeil. »

naires qu'on ne saurait réellement quelle limite assigner à la puissance des sources de Baréges.

Et je ne parle pas seulement ici des blessures faites par des projectiles de guerre. Les accidents par cause externe, les chutes, les contusions, ayant amené des suppurations intarissables, l'exfoliation ou la carie des os, la dénudation des tendons, en obtiennent aussi d'excellents effets.

Pourquoi les blessures guérissent-elles mieux ici qu'à Luchon, dont les eaux si actives offrent tant d'analogie avec celles de Baréges? Il faut sans doute en chercher l'explication dans les différences d'altérabilité du principe sulfureux. A Baréges, en effet, le sulfure de sodium n'étant détruit qu'en minime partie pendant la durée des bains, pourra exercer son action d'une manière continue sur les surfaces dénudées. Il agira donc surtout par une sorte d'imbibition locale. Nous verrons, au contraire, qu'à Luchon, la plus grande partie du principe sulfureux se volatilise sous forme d'acide sulfhydrique, et que, par suite de cette altération, très peu de soufre reste en dissolution dans l'eau du bain.

Il ne serait pas impossible non plus que les méthodes balnéaires, usitées dans chacune de ces deux stations thermales, entrassent pour quelque chose dans la différence des effets thérapeutiques. Ainsi, à Baréges, on se baigne plutôt dans les piscines; à Luchon, dans des baignoires. Quelque répugnance qu'inspirent tout d'abord les bains en commun, surtout quand ils sont aussi mal organisés, il paraîtrait que, sous cette forme, l'eau sulfureuse a une efficacité plus grande. Demandez aux médecins en position de comparer les résultats, leur témoignage sera presque unanime. On comprend du reste qu'une plaie qui est arrosée par un courant sans cesse renouvelé se trouve dans des conditions plus favorables que celle qui subit simplement le contact d'un milieu toujours le même; en effet, les principes constituants de l'eau minérale devront, à raison de ce renouvellement continuel, s'y présenter en plus grande abondance, et par suite exciter la surface malade avec plus d'intensité. Ajoutons encore que, d'après M. Filhol, l'eau des piscines, bien qu'elle ait déjà passé par les baignoires, absorbe 75 milligrammes d'iode, par litre ; ce qui indiquerait une richesse en sulfure de sodium égale à 0^{gr},0230, c'est-à-dire peu éloignée de celle de l'eau vierge qui s'échappe des griffons. Or, si l'on essayait à Bagnères-de-Luchon, d'entretenir les piscines avec de l'eau qui aurait passé par les baignoires, on y donnerait des bains d'eau blanche dont le degré sulfhydrométrique serait presque nul, et dont l'activité serait bien moindre qu'à Baréges.

Mais faut-il admettre également, ainsi qu'on l'affirme très sérieusement à Baréges, que les piscines doivent une partie de leurs vertus à cette circonstance même que l'eau qui les alimente n'est plus précisément vierge? C'est, à mon avis, prendre trop bien les choses, et je ne vois pas quel grand bénéfice l'eau minérale peut retirer d'une semblable pérégrination dans les baignoires, ni l'avantage des emprunts qu'elle peut y faire.

Les eaux de Baréges rendent encore de grands services contre les vieilles entorses, les rétractions musculaires et tendineuses, les cicatrisations incomplètes, les roideurs articulaires et les engorgements consécutifs aux fractures et aux luxations.

Bon nombre de paraplégiques guérissent chaque année aux eaux de Baréges : bien entendu qu'il n'existait chez eux aucune altération organique de la moelle épinière ou de ses enveloppes.

Ces eaux jouissent aussi d'une réputation méritée dans le traitement des maladies syphilitiques invétérées et des intoxications par l'abus du mercure.

On voit à Baréges beaucoup de personnes atteintes d'ulcérations herpétiques et autres variétés de dermatoses, qui éprouvent un soulagement notable ou une guérison complète, du moins en apparence.

Mais les affections pulmonaires, catarrhales ou tuberculeuses, l'asthme, les maladies de l'encéphale et la nombreuse classe des névroses, ne s'amendent point, ou plutôt elles s'aggravent par l'usage de ces eaux. Il en est de même de la goutte, dont elles réveillent et exaspèrent les accès. Quant aux rhumatismes, lorsqu'ils résident dans le tissu musculaire, l'eau minérale leur est utile; mais s'ils ont pour siége les articulations, il est à craindre

que la stimulation devienne trop vive, et qu'elle ne puisse
ensuite se calmer.

Les eaux de Baréges sont surtout employées sous forme de
bain : cependant, depuis Bordeu, on en fait aussi usage à l'intérieur. Bues à la dose de trois ou quatre verres, elles sont facilement absorbées, et, par l'activité qu'elles impriment à la circulation, elles aident puissamment aux effets du bain. On leur
associe très souvent un sirop amer dont le cochléaria forme la
base. On boit en général de la source du Tambour, qui est celle
qui alimente la buvette.

Les plus remarquables cures sont produites par la grande
douche et les piscines. Il est d'usage que les malades aillent, en
sortant du bain, se mettre au lit pendant trois quarts d'heure ou
une heure, afin de donner à la transpiration le temps de se calmer.

Ces eaux sont tellement excitantes qu'on est souvent obligé de
ne prendre les bains que tous les deux jours, ou même de suspendre de temps à autre le traitement. C'est ce qui explique
pourquoi la durée moyenne d'une cure est de cinq à six semaines ; chez quelques malades, elle est même de deux mois.

Il suffit de s'être baigné une fois à Baréges pour comprendre
de combien de ménagements le médecin doit user dans l'administration de ces eaux. Un seul bain, même dans l'état de santé,
rendra la tête lourde et embarrassée, le pouls plus fréquent,
plus plein, et la peau, au lieu de s'assouplir, présentera pour le
reste de la journée de la sécheresse et de l'aridité.

Je rappellerai, à cette occasion, combien est grande, au point
de vue thérapeutique, la différence qui existe entre un bain
sulfureux naturel et un bain sulfureux artificiel. Un bain de
300 litres, par exemple, préparé avec les sources Polard ou
Dassieu, renferme environ 7 grammes de sulfure de sodium,
tandis que nos bains factices contiennent jusqu'à 150 grammes
du même principe pour la même quantité d'eau. Or, bien que
ces derniers soient vingt fois plus riches en soufre, leur action,
comparée à celle des bains naturels, est tellement peu de chose,
qu'elle paraît presque insignifiante.

Certaines constitutions sont si fortement éprouvées par les

eaux de Baréges, qu'il y aurait imprudence à vouloir en continuer plus longtemps l'usage. C'est dans ces cas qu'on obtient de très bons effets de la source de Barzun, dont je n'ai point encore parlé.

Cette source est située sur la rive droite du Bastan, à moins d'un kilomètre de distance de Baréges, tout près de la grande route de Luz. Sa température est de 31° C., sa sulfuration de 0^{gr},0330. Elle contient un peu de fer, une notable quantité de gaz, et offre une grande stabilité. Comme elle est riche en barégine, cette circonstance, jointe à sa température modérée, sert à expliquer son action plus douce sur l'économie. Le petit établissement qu'on y a construit, comprend neuf baignoires, trois douches, dont deux descendantes et l'autre ascendante et une buvette.

La source de Barzun est très utile pour préparer les malades à l'usage des sources de Baréges, ainsi que pour calmer la surexcitation que ces dernières auraient déjà produite. D'après M. Baudens, elle jouit de propriétés sédatives incontestables qui ne sont pas sans analogie avec celles de Saint-Sauveur, avantage d'autant plus précieux que ce sont précisément les eaux de ce genre qui manquent à Baréges.

Le séjour de Baréges est médiocrement divertissant. Dans une maison particulière est une espèce de cercle où l'on donne, il est vrai, assez souvent des bals; mais le personnel des baigneurs prête peu aux récréations de salon. Vous ne rencontrez dans les rues et sur les promenades que béquilles, écharpes, houppelandes, chaises à porteur; tristes préliminaires pour des réunions dansantes et animées.

A Baréges, l'époque pendant laquelle on peut prendre les eaux est plus courte que dans les autres établissements des Pyrénées, à cause des rigueurs du climat. Il faut même, pendant l'été, se tenir bien en garde contre les variations et les accidents atmosphériques; car souvent, à une chaleur étouffante, succédera brusquement, et dans la même journée, un froid glacial. Baréges, comme l'a dit M. Gasc, est la Sibérie de la France (1).

____

(1) Baréges, élevé de 1241 mètres au-dessus du niveau de la mer, se trouve à 800 mètres seulement au-dessous du point où s'arrête la végétation.

Aussi, quand arrive l'automne, les habitants s'empressent-ils
d'abandonner ce séjour inhospitalier, qui va bientôt être, en
partie, enseveli sous les neiges, ravagé par les avalanches, et devenir le repaire des bêtes féroces. Ils emportent avec eux leurs
meubles, leurs effets, et, de toute cette population, il ne reste
plus que cinq à six gardiens chargés de veiller à la conservation
des sources.

TRANSPORT (*Source de la Douche*). — Bouteilles de trois
quarts de litre et de demi-litre, capsulées.

Ces eaux se conservent très bien. Peu usitées à l'intérieur, si
ce n'est contre d'anciennes dartres ou syphilis; deux verres le
matin. Utiles en lotion dans certaines maladies de la peau où il
faut redonner du ton aux chairs et modifier les sécrétions.

VISOS
(Hautes-Pyrénées).

Dans la vallée de Baréges, à deux kilomètres environ de Luz
et sur le penchant du pic de Sardey, se trouve, près du village de
Visos, une source minérale froide. M. Bérard, professeur à
Montpellier, y a reconnu la présence du gaz sulfhydrique ainsi
que des sulfates et des carbonates à base de magnésie et de chaux.
Cette source est riche en barégine, mais cette barégine offre cela
de spécial que, quand on l'évapore jusqu'à siccité, elle exhale
une odeur d'asphalte très prononcée. C'est donc une eau sulfureuse et bitumineuse.

L'eau de Visos jouit d'une grande réputation dans toute la
contrée pour le traitement des ulcères et des plaies dont elle
hâte singulièrement la cicatrisation.

BAGNÈRES-DE-LUCHON
(Haute-Garonne).

La ville de Luchon, appelée par les Romains *Aquæ Balneariæ
Luxonienses*, est bâtie au milieu d'une des plus magnifiques
vallées des Pyrénées. Le quartier neuf, ou cours d'Étigny, représente une longue avenue plantée de tilleuls, et bordée, à la

manière de nos boulevards, de maisons commodes et élégantes :
c'est là que logent d'habitude les étrangers. A l'extrémité de
cette avenue, et à droite, se trouve l'établissement des bains. On
sent, en arrivant à Luchon, que c'est une ville de distractions et
de bien-être, où l'homme a su, avec intelligence, tirer parti des
merveilles que la nature a prodiguées autour de lui.

La population de ces contrées est en général remarquablement
belle. Mais, comme pour rendre le contraste plus frappant, vous
rencontrez quelquefois dans la vallée ces espèces de monstres
appelés cagots, qui rappellent tout à fait les crétins de la Suisse.
Leur aspect inspire un sentiment de pitié mêlé d'horreur. Ce
front fuyant, ce visage large et aplati, ces mâchoires entr'ouvertes, ces yeux hébétés et sans concordance, ce cri guttural,
enfin cet abominable goître qui, chez plusieurs, descend jusqu'au
milieu de la poitrine, tout annonce une dégradation profonde
du physique et du moral. Heureusement que la race en diminue
chaque jour, et qu'elle finira probablement par s'éteindre.

C'est au pied de la montagne de Super-Bagnères que jaillissent
les sources de Luchon. D'habiles et ingénieux travaux que l'on
exécute sous la direction de M. J. François, en même temps
qu'ils ont isolé les sources anciennes, en font chaque jour découvrir de nouvelles, de sorte que leur nombre s'élève déjà à
plus de quarante, dont trente-huit sulfureuses. Voici le nom, la
température et la sulfuration de celles qui paraissent mériter une
description à part :

	Temp.	Gram.	
Reine.	57° C.	0,0508	sulf. de sod.
Bayen.	68°	0,0777	
Azémar.	54°	0,0480	
Richard supérieur. . . .	51°	0,0595	
Grotte supérieure. . . .	56°	0,0314	
Blanche.	47°	0,0338	
Ferras supérieur, n° 2. .	34°	0,0053	
Bordeu, n° 1.	35°	0,0690	
Pré, n° 1.	61°	0,0721	
Grotte inférieure. . . .	56°	0,0589	

Ces eaux, examinées au griffon, sont limpides et incolores. Elles exhalent une odeur prononcée d'œufs couvis; leur saveur est franchement hépatique. Quant à leur alcalinité, elle est due presque en entier, d'après M. Filhol, au sulfure de sodium.

Toutes les sources de Luchon proviennent soit des atterrissements modifiés, soit du granit, soit du schiste micacé. Le volume de l'eau qu'elles fournissent en vingt-quatre heures est de près de 500,000 litres. Elles sont renfermées dans de nombreuses galeries bien solides, bien voûtées, qui représentent une longueur de plus de 1000 mètres. Afin de maintenir ces diverses sources isolées et indépendantes les unes des autres, M. J. François a imaginé de faire circuler dans l'intervalle de leurs griffons un courant d'eau vive, lequel forme un véritable barrage. Ce phénomène résulte de la loi de la *pression hydrostatique des eaux froides*, ainsi qu'il l'appelle.

Quand on pénètre dans les galeries des sources, on voit fuir de toutes parts des quantités de couleuvres que la chaleur y avait attirées, mais qui ne sont aucunement dangereuses (1). À l'entrée de la galerie de la Reine se trouve une salle d'inhalation.

L'établissement thermal qui s'élève tout à côté a été construit sur l'emplacement d'anciens bains romains. Il se compose de huit pavillons dans lesquels ont été distribués, avec une entente parfaite, les cabinets de bains, les douches, les piscines et les bains de vapeur. Une étiquette placée au-dessus de chaque pavillon indique le groupe de sources qui l'alimentent. Ces groupes sont formés par la réunion et le mélange dans les réservoirs d'un certain nombre de sources dont le rendement eût été trop faible pour qu'on eût pu les utiliser chacune isolément. C'est d'après le travail d'études de MM. Jules François et Filhol que ce classement a été opéré.

(1) Les enfants s'amusent à faire avaler ces couleuvres les unes par les autres, de telle manière que la même couleuvre qui a pénétré dans l'estomac de sa camarade, en ressort presque immédiatement par la même voie, puis l'avale à son tour. C'est un petit échantillon de ce qu'on raconte de la dilatabilité du gosier et de la puissance de déglutition de certains reptiles.

Les sources de Luchon sont peut-être les plus altérables de la chaîne. Aussi éprouvent-elles pour la plupart le phénomène du *blanchiment*. On désigne ainsi le changement de couleur que subit l'eau de ces sources, laquelle prend assez rapidement une teinte lactescente, au point d'offrir l'aspect d'une véritable émulsion. Ce phénomène peut être produit à volonté par les expériences suivantes :

Versez dans une baignoire de l'eau de la Reine et ajoutez-y une certaine proportion de la Blanche : le mélange offrira une teinte jaune verdâtre qui ne tardera pas à blanchir. Même résultat si, au lieu de la Blanche, vous expérimentez avec la Froide.

L'eau devenue laiteuse, il suffira d'y ajouter une moitié ou même un quart de l'eau de la Grotte inférieure, pour qu'aussitôt la transparence du mélange soit rétablie, comme par l'effet d'un réactif.

Le phénomène du blanchiment est dû, suivant M. Filhol, qui a écrit un remarquable travail sur Luchon, à l'action de la silice en excès que contient l'eau minérale, d'où résulte un dégagement de gaz sulfhydrique, lequel, en présence d'une atmosphère limitée, se décompose et précipite du soufre en nature. C'est ce soufre, à l'état naissant, qui communique à l'eau son apparence laiteuse : il n'est pas absolument pur : presque toujours il est associé à un peu de silice.

On n'observe qu'à un faible degré le blanchiment dans les sources du sud, notamment dans celles du groupe Bordeu, Pré et Bosquet. Cette extrême altérabilité des eaux de Luchon, surtout par le contact de l'air, nécessitait des précautions particulières pour leur transport du griffon aux lieux d'emploi. Aussi M. François s'est-il servi, pour les plus rapprochées, de tuyaux de porcelaine, et, pour les plus éloignées, de caniveaux hermétiques de bois injecté. Malgré ces précautions, l'eau minérale perd, dans son trajet, une notable proportion de son sulfure de sodium ; elle devient riche, au contraire, en polysulfure, sulfite et en hyposulfite, c'est-à-dire en sels dont on rencontrait à peine des traces au griffon. Or ces sels doivent, au point de vue thérapeutique, prendre place à côté du sulfure de sodium, d'autant

plus qu'il est des malades dont l'état semble plus avantageusement modifié par l'action plus douce de ces sulfites ou hyposulfites, que par l'usage des eaux ne contenant que du sulfure. Par
conséquent, ce qui serait un inconvénient pour une localité moins
fournie en eaux minérales, est plutôt ici un avantage, l'altération
éprouvée par le principe sulfureux de quelques sources ne faisant que multiplier, en les variant, les richesses balnéaires de
Luchon.

J'emprunte à M. Filhol le tableau suivant qui indique la quantité réelle de sulfure de sodium et d'hyposulfite de soude que
renferme un bain de 300 litres.

	Sulfure de sodium. Gram.	Hyposulfite de soude. Gram.
Reine.	5,875	1,061
Richard supérieur.	6,896	1,440
Richard inférieur.	9,741	1,080
Grotte inférieure.	9,238	1,620
Bordeu.	7,179	3,561
Bosquet	7,650	3,140
Étigny.	3,876	3,015
Ferras	2,550	2,400
Blanche	variable	2,160

Nous remarquerons que le groupe Bordeu et Bosquet, qui
renferme le plus d'hyposulfites, est également le plus riche en
sulfure, ce qui explique tout à la fois et la grande activité de ces
eaux et la facilité extrême avec laquelle les malades les supportent, les hyposulfites agissant ici comme tempérants des sul-
fures.

Comparez ce tableau avec celui que nous avons donné en
traitant de Baréges, et vous verrez que les sources de Luchon,
bien que plus sulfureuses au griffon que ces dernières, le sont à
peine autant dans la baignoire. Nous savons que cela tient à ce
que les eaux de Baréges ont bien plus de fixité. Ainsi, par
exemple, elles ne fournissent pas d'incrustations sulfureuses,
tandis qu'à Luchon il suffit de soulever le couvercle des sources

pour en apercevoir de considérables. C'est surtout à la source de la Reine que s'opère le plus en grand cette sublimation.

Lorsque l'eau des sources du grand établissement de Luchon paraît être trop fortement sulfureuse, on a recours quelquefois avec avantage aux bains Soulerat. On désigne ainsi un petit établissement particulier où se trouvent deux sources qui jaillissent l'une et l'autre dans deux puits différents. Aujourd'hui on leur préfère avec raison les bains d'Étigny.

Enfin, il existe à Luchon plusieurs sources ferrugineuses assez remarquables. Celle qui se trouve dans les galeries mêmes des eaux sulfureuses est fournie par des infiltrations qui, agissant sur une roche schisteuse très riche en fer, la désagrégent et dissolvent une proportion notable de ce métal. Cette source contient une énorme quantité de silice, et le fer parait s'y trouver à l'état de silicate.

Les détails dans lesquels nous venons d'entrer indiquent déjà comment agissent les sources sulfureuses et quelles précautions réclame leur emploi : ce sont des eaux actives par excellence. On en fait usage en bains, demi-bains, douches, étuves, lotions et injections. Ce qui ajoute à l'activité de ces eaux, c'est que, indépendamment du soufre absorbé à la surface du corps, elles versent dans l'air des quantités considérables de gaz sulfhydrique, lequel, pénétrant à chaque instant dans les organes respiratoires, s'imbibe dans la muqueuse et passe rapidement dans le sang.

On boit l'eau des principales sources de Luchon à la dose de trois ou quatre verres, pures ou mieux coupées avec du lait. Elles sont en général bien supportées ; quelquefois cependant elles déterminent des pincements vers l'estomac ou l'intestin.

Les eaux de Luchon ont une notable analogie avec celles de Baréges, et elles conviennent dans la plupart des cas où ces dernières sont indiquées. Ainsi on les ordonne contre les affections rhumatismales chroniques, la diathèse scrofuleuse et ses manifestations si variées, les engorgements glanduleux, les ulcères, les fistules, les rétractions tendineuses et les diverses maladies du tissu osseux, spécialement les caries et les nécroses. Beaucoup de paraplégies sont améliorées ou même guéries par l'action de ces eaux. Enfin, en combinant ces sources de manière à les mitiger et à leur enlever leur trop grande activité, on traite encore avec succès un certain nombre d'affections qui, par leur nature, sembleraient plutôt être du domaine de sources moins énergiques.

Nous avons dit que Baréges jouit d'une sorte de spécificité dans le traitement des vieilles blessures. Les sources de Luchon ont-elles également une vertu spéciale qui doive, pour quelques cas, les faire préférer aux autres sources des Pyrénées? Je n'hésite pas à répondre affirmativement. Ainsi il me paraît hors de doute que certaines dermatoses guérissent beaucoup mieux à Luchon que partout ailleurs. Comme ce sont là des questions d'une haute gravité, consacrons-leur quelques développements.

L'emploi du soufre contre les affections cutanées est une pratique tellement répandue qu'elle en est devenue en quelque sorte populaire. Cependant il n'est pas rare d'observer des affections de ce genre qui, après avoir résisté à la médication sulfureuse, se trouvent notablement amendées par les préparations alcalines en lotions et en bains. Or, par une association des plus heureuses, les sources de Luchon sont les eaux les plus sulfureuses et en même temps les plus alcalines des Pyrénées, puisque c'est au sulfure qu'elles doivent leur alcalinité. Aussi les maladies cutanées les plus rebelles, et, en première ligne, les eczémas chroniques, locaux ou généraux, les lichens, les impétigos, les formes si nombreuses et si variées de ce qu'on appelle communément *dartres*, disparaissent-elles quelquefois, comme par enchantement, sous l'influence de ces puissantes eaux. M. Seux, dans son intéressant travail sur les sources des Pyrénées, rapporte un cas de guérison d'éléphantiasis des Grecs. Enfin, M. Fontan m'a dit les avoir employées avec succès dans la lèpre tuberculeuse au premier degré.

Nous avons établi que la plupart des maladies chroniques ne guérissent par l'effet des eaux, qu'à la condition d'être ramenées momentanément à un état aigu. Cette action est surtout remarquable pour les affections cutanées où l'on peut suivre et analyser le mécanisme de cette espèce de substitution minérale.

Vous voyez les surfaces ulcéreuses passer par toutes les périodes d'un travail phlegmasique, et, de pâles et de blafardes qu'elles étaient, devenir rouges et animées. Arrive même un moment où tout semble annoncer que l'état du malade s'est sensiblement aggravé ; puis, au bout d'un certain temps, ces accidents se calment, la plaie se déterge, les bourgeons s'organisent, et bientôt une cicatrice résistante couvre la place où siégeait l'ulcération.

Dans l'eczéma et les autres formes de dartres humides, comme il faut prendre garde de dépasser une certaine limite d'excitation, on donnera la préférence aux bains tempérés, surtout à ceux d'Étigny, Ferras, Richard, et de la Blanche.

Au contraire, les dermatoses non sécrétantes, où il est besoin de stimuler localement la vitalité des tissus, exigeront l'emploi de sources plus actives : on choisira alors les eaux de la Reine, de Bordeu et de la Grotte inférieure. C'est dans les cas de cette nature qu'il est souvent utile d'associer au bain l'action des étuves.

Je n'ai pas parlé encore de cette variété des affections cutanées qu'on désigne sous le nom de *syphilides*. C'est qu'elles ne sont que le symptôme d'une diathèse générale, et que par conséquent leur traitement rentre dans ce que j'ai dit ailleurs (1) de l'action des eaux minérales sur les accidents consécutifs de la syphilis. Je ne puis donc que renvoyer à ce travail qui est d'autant plus applicable aux eaux de Luchon, que ce sont surtout ces eaux que j'avais en vue en l'écrivant.

Un fait très précieux, indiqué déjà par plusieurs observateurs à d'autres sources, et sur lequel M. Fontan a justement insisté, c'est la complète innocuité du mercure sur la muqueuse buccale, lorsqu'on le donne, même à doses considérables, conjointement avec l'eau sulfureuse de Luchon. C'est au point que des malades qui arrivent aux eaux, la bouche attaquée par l'usage antérieur du mercure, ne tardent pas à voir les gencives et les dents se raffermir, bien qu'ils prennent de nouveau, en même temps

____

(1) Voir à la fin de cet ouvrage mon *Traité sur la syphilis.*

que les eaux, les préparations hydrargyriques à des doses supérieures à celles qui avaient déjà causé des accidents.

Dans les affections syphilitiques légères, je préfère les eaux de Cauterets, spécialement la source du Bois, comme étant beaucoup moins stimulantes que celles de Luchon.

Certains accidents, que je pourrais appeler *pseudo-vénériens*, car ils sont, en quelque sorte, le résidu d'anciennes syphilis actuellement guéries, cèdent à merveille à l'action des eaux de Luchon. Telle est, en particulier, la pharyngite granuleuse, laquelle, je le sais, se rattache quelquefois aussi à la diathèse herpétique. M. Barrié (1), le médecin inspecteur, m'a dit traiter chaque année bon nombre de malades atteints de cette affection, et obtenir de remarquables guérisons par l'emploi de l'eau sulfureuse en boisson et en gargarismes. La source du Pré est celle à laquelle il donne dans ce cas la préférence.

Enfin, il existe un grand nombre d'autres états morbides pour lesquels les eaux de Luchon pourront être utilement conseillées ; ce sont : les affections catarrhales bronchiques, notamment la bronchorrée, les cachexies résultant de l'intoxication saturnine, les engorgements tout à fait passifs du col utérin, certaines incontinences d'urine, les pertes séminales, l'impuissance virile, les divers accidents consécutifs aux excès vénériens ou à la masturbation. C'est dans ce cas surtout qu'on se trouve bien d'associer à l'eau sulfureuse les sources naturelles ferrugineuses qui existent à Luchon ou dans les environs.

L'extrême activité de ces eaux oblige beaucoup de malades à remplacer de temps en temps l'eau sulfureuse par ce qu'on appelle les *bains émollients*. Ces bains sont préparés avec une forte décoction de plantes et racines grasses qui croissent en abondance dans les montagnes. Bien que leur action calmante soit très simple, on leur attribue communément des propriétés si admirables, qu'on les met presque sur la même ligne que l'eau minérale elle-même.

----

(1) M. Barrié fils a résumé dans une très bonne thèse les résultats de la pratique de son père.

Quant au séjour de Luchon, c'est un des plus agréables des Pyrénées. Il offre aux personnes moins valides de belles et tranquilles promenades, aux plus robustes les magnifiques excursions au lac d'Oo, à la vallée du Lys et au port de Vénasque, d'où l'on aperçoit dans son entier la Maladetta et ses immenses glaciers. Enfin, quand arrive le soir, Luchon n'est plus une ville de malades ; c'est un centre de réunions et de fêtes où chacun oublie un instant ses souffrances, en attendant que les eaux les atténuent ou les guérissent.

AX

(Ariége).

La petite ville d'Ax est assise sur un bassin granitique, au confluent de l'Ariége et de la rivière d'Ascou. De tous les points du sol sur lequel elle repose, jaillissent des eaux sulfureuses dont la température et la richesse en principes minéralisateurs sont extrèmement variées : on n'y compte pas moins de cinquante-trois sources. Elles sont aménagées dans trois établissements thermaux, qui sont le Teich, le Couloubret et le Breilh ; plusieurs de ces sources cependant coulent sur la voie publique où elles sont utilisées soit pour divers usages domestiques, soit pour le désuintage des laines.

Les propriétés physiques et chimiques des eaux minérales d'Ax sont à peu près les mêmes que celles des eaux de Bagnères-de-Luchon. Ainsi elles fournissent comme elles d'abondantes incrustations de soufre, et elles changent aussi de couleur dans les baignoires ; seulement, au lieu de blanchir, elles bleuissent. Cette différence de coloration provient tout simplement de ce que le soufre tenu en suspension dans l'eau d'Ax dégénérée s'y trouve en plus petite quantité que dans l'eau blanche de Luchon. Aussi, pour que la teinte bleue paraisse blanche, suffit-il de regarder l'eau sous une grande épaisseur.

Les deux sources les plus sulfureuses d'Ax sont les Canons et le Rossignol ; elles renferment $0^{gr},0270$ de sulfure de sodium.

Quant à leur température, elle est de 75° pour la première et de 77° pour la seconde.

M. Alibert (Constant) a divisé les sources d'Ax en trois familles reconnaissables aux caractères suivants : les eaux de la première famille ne contiennent ni soufre ni barégine ; celles de la seconde contiennent du soufre combiné et de la barégine ; enfin les eaux de la troisième famille contiennent du soufre libre et pas de barégine. M. Filhol n'a point admis cette division.

Quoi qu'il en soit, les eaux d'Ax fournissent aux médecins et aux malades des ressources considérables. On peut y donner des bains d'eau sulfureuse dégénérée à des températures basses, moyennes ou tout à fait élevées. On peut y administrer également des bains contenant du sulfure de sodium pur. Par exemple, en refroidissant l'eau de la source Viguerie jusqu'à 35°, à l'abri de l'air, on obtiendrait des bains qui contiendraient, pour 300 litres d'eau, jusqu'à 8 grammes de sulfure alcalin.

Les eaux d'Ax sont, par leur température élevée et par la facilité avec laquelle elles émettent de l'acide sulfhydrique, mieux appropriées que d'autres à l'entretien des étuves humides. Il existe dans l'établissement du Teich une étuve dans laquelle la température de l'air s'élève à 48° C.

Malgré cette extrême richesse en eaux minérales et en ressources thérapeutiques, vous ne trouverez point à Ax cette heureuse aisance, ce luxe intelligent qui indiquent une clientèle opulente. C'est que ces eaux sont fréquentées spécialement par les gens du pays. Que la mode les prenne un jour sous son puissant patronage, et elles pourront rivaliser, dans le traitement des maladies de la peau, des anciennes affections syphilitiques, des paralysies par métastase et du rhumatisme, avec les sources les plus utiles des Pyrénées !

Les Pyrénées-Orientales sont extrêmement riches en eaux sulfureuses dont la composition, la variété, l'abondance et les vertus médicinales paraissent le céder à peine aux sources que nous venons de décrire. Elles jaillissent comme elles dans le terrain primitif ou sur les limites de ce terrain et de celui de transition. Il est à remarquer que la chaîne du Canigou, plus récente que celle des Pyrénées, donne des eaux généralement plus chargées de carbonates.

Ces sources, malgré les importants travaux d'Anglada, sont rarement prescrites ; quelques-unes même sont à peine connues. Parmi les nombreux établissements thermaux de ces contrées, je signalerai ceux qui me paraissent avoir le plus d'importance actuelle ou le plus d'avenir.

VERNET

(Pyrénées-Orientales).

Le Vernet est un petit village situé au pied du Canigou, à quatre kilomètres de Villefranche, et à huit de Prades. Les voitures, après avoir parcouru depuis Perpignan une route fort belle, s'arrêtent devant le bâtiment des Commandants, lequel ne se trouve pas dans le village même, mais à une petite distance, dans un endroit où jaillissent des sources assez nombreuses. Les trois principales sont :

La source des anciens Thermes. C'est la plus importante ; elle contient 0gr,0261 de sulfure de sodium : température, 58° C.

La source Elisa. Moins forte que la précédente : elle n'a que 33° C. et 0gr,0105 de sulfure.

La source de la Comtesse : la plus faible des trois. Son goût agréable, son extrême fraîcheur (elle a 8° seulement), ses vertus digestives, la font beaucoup rechercher. Souvent on la boit aux repas.

L'établissement des Commandants est très bien distribué pour l'aménagement des eaux et la commodité des malades. Il se compose de trois corps de logis qui peuvent recevoir environ une centaine de personnes : il y a vingt-six baignoires, vingt-quatre douches de différentes espèces et un vaporarium. Les appartements sont convenables ; quelques-uns même sont meublés avec luxe. Tel est surtout celui qu'occupait Ibrahim-Pacha.

Mais ce qui distingue le Vernet, c'est que tout y a été disposé pour que les malades puissent y prendre les eaux pendant la saison rigoureuse. Profitant de la hauteur à laquelle les sources sortent du rocher, on maintient les chambres à une température de 15° à 18°, en les faisant traverser par des conduits que parcourt l'eau thermale. Un certain nombre de phthisiques viennent ainsi, chaque année, passer l'hiver au Vernet, et ils se trouvent également bien du climat et de l'effet des eaux.

Un peu avant d'arriver à l'établissement des Commandants, où descendent d'habitude les étrangers, on trouve celui de M. Mercader, qui se compose de deux grands bâtiments pouvant recevoir et loger près de soixante personnes. Il y a cinq sources, bien aménagées, d'une température qui varie de 33° à 42° C. ; la source principale renferme 0gr,0155 de sulfure de sodium. Ces sources alimentent plusieurs baignoires, des douches et un vaporarium.

AMÉLIE - LES - BAINS

(Pyrénées-Orientales).

Village situé sur la rive droite du Tech, à trois kilomètres d'Arles et à trente-deux de Perpignan. Ce village est le même que celui qui est désigné par tous les anciens auteurs et par Anglada sous le nom de Bains-près-Arles. Pourquoi ces changements de nom qui jettent de l'incertitude dans les descriptions ?

Les sources sulfureuses thermales y sont très nombreuses. Voici, d'après MM. François et Juge, la température et la sulfuration des principales :

	Temp.	Gram.
Source des bains Hermabessière, au griffon.	61°C.	0,0160
Source Arago, aux bains Pujade, *id.*	60°	0,0160
Source Amélie, au griffon.	47°	0,0088
Grand Escaldadou, au griffon.	61°	0,0205
Petit Escaldadou, *id.*	64°	0,0217
Source Maujolet, à la buvette.	43°	0,0135
Source du Gourg-Nègre, à la buvette. . . .	44°	0,0124
Piscine de Natation.	40°	»

Les eaux d'Amélie-les-Bains, comme la plupart des eaux sulfureuses du massif du Canigou, présentent cette particularité à l'analyse, qu'elles précipitent très sensiblement par l'eau de chaux : ce caractère ne se manifeste pas dans la plupart des autres sources des Pyrénées.

Toutes ces sources, excepté le Grand-Escaldadou, dont l'État a fait l'acquisition, appartiennent à des particuliers, et sont aménagées dans les deux établissements des docteurs Pujade et Hermabessière. Leur action thérapeutique ne le cède en rien aux autres sources des Pyrénées. Elles sont employées avec avantage contre les affections dartreuses, les rhumatismes, les tumeurs scrofuleuses et les ulcères.

Mais ce qui constitue la spécialité de ces eaux, c'est le traitement des maladies de poitrine, et la possibilité de suivre, comme au Vernet, la médication sulfureuse pendant l'hiver.

Visitez l'établissement du docteur Pujade. C'est un arsenal balnéaire au grand complet : douches de toute espèce, bains, piscines, étuves, rien n'y manque. On y respire dans les galeries, les corridors et les escaliers, le gaz sulfureux à l'état vierge, c'est-à-dire venant directement des griffons : ce gaz est fourni par les grandes sources et les réservoirs des bains. Le calorique des eaux, devenu libre, entretient dans les appartements une température constante, d'où résulte une atmosphère sulfureuse, douce, tempérée, légèrement humide. On comprend tout le parti que la médecine peut retirer de semblables conditions hygiéniques. Les malades se trouvent ainsi transportés dans une sorte de climat artificiel où de chauds effluves répandent dans l'air des vapeurs qui exercent sur les organes affectés la plus heureuse influence. Or qui ne sait que c'est pendant les temps froids, à variations brusques, que la phthisie sévit le plus cruellement, et que ses progrès sont le plus à redouter? Ajoutons que ces cures d'inhalation sont puissamment secondées par l'eau sulfureuse, bue à la dose d'un ou deux verres le matin.

Galien envoyait ses phthisiques en Sicile pour y respirer les émanations sulfureuses des volcans. Pourquoi n'enverrions-nous pas les nôtres à Amélie-les-Bains, où tout a été si parfaitement disposé pour y faire suivre en toute saison le traitement des eaux ?

En outre des deux établissements particuliers, l'administration de la guerre a fait construire, sur les plans de M. l'ingénieur François, des thermes importants, destinés aux besoins du service militaire. Ils sont alimentés par la source du Grand-Escaldadou, dont la température est de 61° C. et qui fournit 551,000 litres par vingt-quatre heures. Ces thermes renfermeront une vaste piscine de natation, deux piscines simples, vingt cabinets de bains, de nombreuses douches, des étuves et des bains russes.

OLETTE

(Pyrénées-Orientales).

Les eaux d'Olette sont agréablement situées entre Prades et Montlouis, sur la magnifique route qui met en communication la France avec l'Espagne par Puycerda. Ces eaux, dont M. Bouis a donné une excellente histoire, appartiennent à la classe des eaux sulfureuses. Leur température varie de 27° à 78° C. ; leur sulfuration de $0^{gr},0012$ à $0^{gr},0450$ de sulfure de sodium. Quant à leur abondance, elle est telle que toutes ces sources réunies fournissent en vingt-quatre heures un volume de 1,772 mètres cubes : c'est une véritable rivière minérale. Elles sont également très riches en barégine.

Les sources d'Olette ont été divisées en trois groupes : 1° le groupe de Saint-André, comprenant les sources inférieures, voisines de la grande source de ce nom ; 2° le groupe de l'Exalada, qui réunit les sources supérieures à l'est ; 3° enfin le groupe de la Cascade, formé de l'agglomération des sources de l'ouest, dont la grande source de la Cascade est le type.

Cette dernière source, dont la température est de 78°, est la plus chaude des sources sulfureuses alcalines connues.

Les vertus curatives des eaux d'Olette rappellent celles des sources des Pyrénées les plus célèbres : elles sont constatées par la tradition et par l'expérience journalière des habitants de la

contrée. Malheureusement il n'y a encore d'établissement thermal qu'en projet.

— Je mentionnerai seulement :

ESCALDAS. — Dans la Cerdagne française. Le village possède
deux établissements thermaux connus l'un sous le nom de bains
Colomer, l'autre sous le nom de bains Merlat. Il y a trois sources
dont la température est de 23° à 42° C. et la sulfuration de 0^{gr},0155
à 0^{gr},0186. Utiles surtout dans les affections cutanées.

MOLITG. — A neuf kilomètres du Vernet, sur la rive gauche de
la Tet. Plusieurs sources, dont la température est de 36° C., et la
sulfuration de 0^{gr},0170. Elles alimentent les bains Massia et les
bains Llupia. Ces eaux, par leur abondance en barégine, leur
basse température et leurs propriétés éminemment adoucissantes,
rappellent celles de Saint-Sauveur. Employées contre les mêmes
maladies.

VINCA. — Deux sources. Leur température est à peine de 24° C.
Employées particulièrement en boisson dans les affections chroniques de la poitrine. Anglada les compare aux Eaux-Bonnes.

LA PRESTE. — En remontant le cours du Tech, on trouve, à
une distance de vingt-huit kilomètres d'Amélie-les-Bains, l'établissement de la Preste. Ce sont des eaux spéciales contre certaines
maladies des reins et de la vessie ; elles favorisent singulièrement
la sortie des graviers et ramènent la muqueuse à sa sécrétion normale. La source principale est appelée source d'Apollon : température, 44" C., sulfuration 0^{gr},0127. Cette source, telle que les
malades l'emploient, est fortement dégénérée et plutôt alcaline
que sulfureuse.

Sources salines des Pyrénées.

Toutes les sources que je viens de décrire sont sulfureuses. Il
en existe aussi dans les Pyrénées quelques-unes de simplement
salines qui ont une grande valeur : elles sont invariablement liées
de position, et sans doute d'origine, aux roches feldspathiques,
amphiboliques et pyroxéniques, les lignes d'affleurement de ces

roches se confondant toujours avec celles d'émergence des eaux salines plus ou moins thermales ou acidulées.

Ces eaux peuvent être divisées en salines simples et en salines séléniteuses. Le passage des premières aux secondes a lieu, non d'une manière brusque, mais par une série d'intermédiaires qui est telle, que certaines sources pourraient avec autant de raison être rangées parmi les salines simples que parmi les séléniteuses.

Nous trouvons parmi ces eaux :

AUDINAC (*Ariége*). — Les bains d'Audinac sont situés à dix kilomètres de Saint-Girons, dans une espèce de jardin anglais qu'entoure une vallée assez fraîche : ses eaux sont thermales et ferrugineuses. Leurs propriétés, tout à la fois diurétiques et laxatives, les rendent utiles contre la plupart des affections chroniques des viscères abdominaux, dans certaines diarrhées par atonie de la muqueuse, dans la leucorrhée et dans le catarrhe vésical. Un nouvel établissement, d'une architecture élégante et appropriée à sa destination, complète aujourd'hui les ressources balnéaires des eaux d'Audinac.

AULUS (*Ariége*). — Aulus est un village situé au pied des Pyrénées, à l'extrême limite de l'arrondissement de Saint-Girons, sur la rive gauche du Garbet. La source a une température de 20° C.; elle est ferrugineuse et magnésifère, et exerce une action franchement purgative. On l'emploie avec avantage dans l'asthénie de l'estomac ou des intestins. Elle est surtout remarquable par l'énergie avec laquelle elle attaque les anciennes affections syphilitiques, pour lesquelles Baréges et Luchon ne conviendraient pas.

CAPVERN (*Hautes-Pyrénées*). — Capvern est situé dans le canton de Lannemezan. Le petit établissement qu'on y trouve est alimenté par des eaux salines séléniteuses, contenant une proportion assez sensible de fer. Leur température est de 24° C.; ces eaux sont fondantes et diurétiques. Employées pour combattre les engorgements du foie et de la rate, la gravelle et la néphrite calculeuse.

SAINTE-MARIE (*Hautes-Pyrénées*). — Dans l'une des plus jolies vallées des Pyrénées, sur les bords de la grande route de Toulouse à Luchon, près du village d'Esténos. Les sources, de même nature que celles de Capvern, ont été aménagées dans un élégant établissement. Même action thérapeutique. On vante encore leurs bons effets contre les maladies de la peau, spécialement contre les éphélides hépatiques.

Siradan (*Hautes-Pyrénées*). — L'établissement de Siradan est alimenté par des eaux salines séléniteuses entièrement semblables à celles de Sainte-Marie, dont elles se trouvent séparées par une très faible distance. Ces eaux ne sont de même fréquentées que par des gens de l'endroit. Leur action est très sédative.

Encausse (*Haute-Garonne*). — Le village d'Encausse est situé sur la petite rivière appelée le Jops, à deux kilomètres environ de la route qui conduit de Saint-Gaudens à Aspet. Les sources minérales y sont au nombre de trois; elles ont une température de 22° C., et contiennent près de 3 grammes de sels par litre. Leur saveur est légèrement amère. Ces eaux prises en boisson et en bains conviennent dans les coliques néphrétiques et bilieuses, l'ictère, les engorgements abdominaux, l'hypochondrie et les affections hystériques. On voit souvent des fièvres intermittentes qui avaient résisté à tous les remèdes, guérir par le seul usage de l'eau de la Grande Source. L'action purgative des eaux d'Encausse explique en partie ces succès.

Barbazan (*Haute-Garonne*). — Le petit établissement thermal de Barbazan est situé, à l'ouest du village de ce nom, dans le canton de Saint-Bertrand, à peu de distance de la route qui conduit de Saint-Gaudens à Bagnères-de-Luchon. Il y a trois sources salines séléniteuses, contenant une assez notable proportion de fer. Ces sources sont toniques et astringentes.

— Je n'entrerai pas dans plus de détails sur ces petites stations thermales, qui n'offrent encore qu'un simple intérêt de localité. C'est par la description des sources d'Ussat et de Bagnères-de-Bigorre que je terminerai ce qui se rattache à l'histoire des eaux minérales salines des Pyrénées.

USSAT
(Ariége).

Les eaux minérales d'Ussat sont situées à quelques lieues de Foix, au pied d'un immense escarpement de rochers et sur les bords de l'Ariége. Les sources jaillissent dans un terrain meuble et perméable qui a nécessité des travaux fort importants pour les protéger contre les infiltrations et les envahissements du fleuve. Je vais dire un mot de ces travaux qui ont été conçus et dirigés par M. l'ingénieur François avec autant de talent que de succès.

M. François, ayant observé qu'il y avait un point d'équilibre entre les eaux chaudes s'épanchant dans l'Ariége et les eaux froides envahissant les bains, eut l'heureuse idée de rendre permanent cet équilibre, en établissant un barrage liquide dont le niveau fût invariable, et remplaçât celui que la rivière produisait accidentellement. Il substitua ainsi une Ariége artificielle à une Ariége naturelle. De cette manière l'eau minérale s'est trouvée à l'abri de tout mélange, et par suite sa température et sa composition ne subissent plus de variation. C'est du reste le même système que M. François a mis en usage à Luchon et dont il a obtenu de si bons résultats.

Il y a peu d'années encore, les bains à Ussat consistaient en des espèces de cuves immergées dans le sol. Leurs côtés étaient simplement formés de quatre pans d'ardoises ; leur fond, toujours vaseux, renouvelé très rarement et habité par de petits reptiles heureusement inoffensifs, recevait l'eau minérale qui suintait au-dessous des détritus d'alluvion. C'est dans ce bourbier fétide qu'il fallait se plonger pour le bain.

Mais aujourd'hui combien les choses sont changées ! Aux cuves grossières on a substitué de magnifiques baignoires de marbre de Carrare, renfermées dans des cabinets très bien disposés. Les sources, captées au griffon, se réunissent dans une rigole qui règne tout le long du bâtiment des bains : de cette rigole partent des conduits qui alimentent et renouvellent sans cesse l'eau de la baignoire. Il en résulte un courant continu, et, par suite, le maintien toujours égal de la limpidité de l'eau et de la chaleur du bain.

L'établissement thermal, qui ne se compose que d'un rez-de-chaussée, contient quarante baignoires, deux piscines et un système de douches des plus variées. Il est adossé à la montagne et présente un développement de plus de 100 mètres. Comme les cabinets sont rangés à la suite les uns des autres et qu'il n'y a qu'un canal de distribution, l'eau minérale, perdant successivement de son calorique dans ce long parcours, arrive moins chaude aux baignoires les plus éloignées. De là une échelle décroissante qui permet d'administrer les bains à des températures différentes, depuis 46° jusqu'à 32° C.

Les eaux d'Ussat sont limpides, onctueuses au toucher, sans saveur et sans odeur aucune. Elles dégagent dans le bain de petites bulles gazeuses (azote, oxygène). Ces eaux contiennent, par litre, de 1^{gr},30 environ de matières fixes minérales dans lesquelles dominent les chlorures, les sulfates et les carbonates de soude et de magnésie, avec un peu de sels de chaux.

Elles sont surtout employées en bains. L'action de ces bains est adoucissante et sédative.

On les conseille principalement aux femmes contre certaines perturbations nerveuses dont il est difficile de préciser le siége et d'analyser le caractère. Aujourd'hui on les appelle névroses; autrefois, c'étaient des vapeurs. Quels que soient les noms par lesquels on les désigne, leur existence n'est pas toujours le produit de l'imagination : souvent elles constituent des maladies très réelles qui réclament une intervention sérieuse et méritent toutes nos sympathies.

M. Vergé, le médecin inspecteur, emploie ces eaux avec le plus grand succès contre certains engorgements de la matrice, qu'accompagne quelquefois une assez vive sensibilité. Elles réussissent très bien aussi à provoquer le retour des menstrues et à le régulariser.

Enfin, les personnes qui se livrent aux travaux de cabinet, celles que des études prolongées ou une contention d'esprit trop habituelle ont jetées dans une sorte de surexcitation nerveuse, se trouvent également bien des bains d'Ussat.

Les malades logent dans les hôtels et les maisons particulières. La promenade constitue une de leurs principales distractions, et peu de contrées sont aussi riches en curiosités géologiques. Qui n'a entendu parler des fameuses grottes naturelles d'Ussat, avec leurs voûtes gothiques, leurs arabesques et leurs stalactites ad-

mirables qui semblent figurer tant d'objets divers ! Comme on
ne peut pas toujours se promener, beaucoup de dames, en tenue
champêtre, travaillent en plein air, assises devant leurs portes,
comme au bon temps des mœurs pastorales ; mais, quand arrive
le soir, l'animation des salons indique que la civilisation a passé
par là et que les maladies nerveuses sont parfois fort accom-
modantes.

BAGNÈRES-DE-BIGORRE

(Hautes-Pyrénées).

L'étranger qui arrive à Bagnères-de-Bigorre ne saurait, quelque
habitude qu'il ait déjà des voyages, se lasser d'admirer les sites
qui entourent la ville, les montagnes qui l'abritent, son climat
si favorisé et la ville elle-même. Cherche-t-il à s'expliquer le
bien-être et l'aisance qui semblent régner de toutes parts, il ne
tarde pas à reconnaître que l'industrie y entre pour peu de chose,
et que la principale richesse des habitants consiste dans les eaux
minérales. Celles-ci, en effet, sont aussi remarquables par leur
extrême abondance que par leur thermalité. Partout où l'on
creuse le sol, on est à peu près sûr de faire jaillir une eau qui
bouillonne ! Aussi Bagnères peut-il être considéré comme la mé-
tropole des Pyrénées.

Les sources minérales de Bagnères contiennent près de
4 grammes, par litre, de résidu sec, c'est-à-dire, plus que
vous n'en trouverez dans la plupart de nos sources de France les
plus justement célèbres. Notons encore que *Salut* et le *Foulon*,
qui sont les sources de Bagnères les plus efficaces, sont aussi les
moins minéralisées. On ne saurait donc reprocher aux eaux de
cette station de n'être pas assez actives, puisque, par la nature
des affections qu'on y traite, ce sont précisément celles qui le
sont le moins qu'on emploie de préférence.

Dans toutes domine le sulfate de chaux : ce sont, par conséquent, des eaux séléniteuses. Mais les unes renferment du fer,
tandis que les autres en sont complétement privées : de là cette

division en sources salines ferrugineuses et en sources salines simples.

Sources salines ferrugineuses. — Des six sources qui alimentent l'établissement thermal de la ville, cinq sont ferrugineuses. Ce sont : la Reine, le Dauphin, Roc-de-Lannes, Saint-Roch et les Yeux. Le Foulon est seul excepté. La plus riche en fer de toutes ces sources est le Dauphin ; elle en contient 112 milligrammes par litre. Plusieurs autres sources, appartenant à de simples particuliers, sont également très ferrugineuses : telles sont Cazaux, Théas, la Guthière, Petit-Bain et Pinac.

Enfin Bagnères-de-Bigorre possède, dans une de ses plus ravissantes promenades, une eau ferrugineuse froide, dite source d'Angoulême, que minéralise le crénate de fer.

Toutes ces sources ont des propriétés excitantes. Elles conviennent dans les divers cas où le fer est indiqué. On les conseillera surtout aux personnes mélancoliques affaiblies par le chagrin ou les veilles, aux gens de lettres, de cabinet, et à tous les hommes livrés à des professions sédentaires. Elles sont fort utiles aussi dans l'anémie, la chlorose et dans ces orages qui accompagnent si fréquemment la puberté. C'est là qu'il convient d'adresser ces jeunes femmes pâles et délicates, que des couches réitérées ou les soins du ménage ont jetées dans une sorte de langueur et de débilités générales, et qui ont tout à la fois besoin de l'action tonique des eaux et de l'air vivifiant des montagnes.

La source d'Angoulême, prise en boisson, est un puissant auxiliaire des sources précédentes. M. Subervie, le médecin inspecteur, en retire d'excellents effets dans le traitement des accidents consécutifs aux fièvres paludéennes. N'oublions pas non plus de mentionner spécialement les sources de Cazaux, Théas et la Guthière, qui jouissent d'une réputation méritée pour guérir certaines paralysies ; celle des Yeux, dont les vertus éminemment astringentes réussissent très bien contre les hémorrhagies passives et les flux chroniques ; enfin la douche de Fontaine-Nouvelle à laquelle on a reconnu des vertus détersives très appropriées au traitement des caries et des nécroses.

Sources salines simples. — Ces sources diffèrent des précédentes par l'absence plus ou moins complète de l'élément ferrugineux. Ce sont : le Foulon, Salut, le Grand-Pré, Versailles, Parade, Lasserre, Fontaine-Nouvelle, Carrère-Lannes, Bains-de-Santé, Petit-Prieur et Petit-Baréges.

Elles ont beaucoup de caractères communs avec les sources salines ferrugineuses, et jaillissent, comme elles, au voisinage de masses considérables d'ophites. Elles contiennent, de même, indépendamment du sulfate de chaux, un peu de chlorure de sodium, de sulfate de magnésie, de carbonate de chaux et de magnésie et de la silice. Enfin le gaz que les unes et les autres laissent dégager est un mélange d'acide carbonique, d'oxygène et d'azote.

La température de toutes ces sources, tant ferrugineuses que salines, varie de 29° à 51°C.

Nous venons de voir que les sources ferrugineuses de Bagnères sont excitantes. Les sources salines simples sont au contraire essentiellement calmantes : en tête de ces sources se placent le Foulon et Salut.

La source du Foulon se distingue entre toutes par l'absence presque absolue de sels ferrugineux et calcaires, d'où résulte une douceur de contact qui donne au bain un charme inexprimable. Je ne puis, sous ce rapport, mieux la comparer qu'aux eaux de Schlangenbad, du duché de Nassau. Sa faible minéralisation, jointe au degré de chaleur le plus favorable (33° C.), en fait une eau sédative par excellence. Aussi est-elle beaucoup recherchée et l'emploie-t-on avec le plus grand succès dans les névralgies rhumatismales, les chorées, les palpitations nerveuses, et dans certaines affections de la peau pour lesquelles les eaux sulfureuses, même celles de Saint-Sauveur, seraient trop actives. Seulement il est à regretter qu'elle ne soit pas plus abondante, les malades se disputant, jusque pour les bains de nuit, les quatre baignoires auxquelles elle se distribue.

Ce que je dis des propriétés adoucissantes du Foulon est également applicable à la source de Salut dont la température est de 32° C. Le bain, s'il n'offre pas tout à fait la même onctuosité, a pour effet également de tempérer le système nerveux, de ralentir la circulation et de calmer les irritations cutanées. Il convient aussi dans certaines affections utérines, caractérisées par l'exaltation de la sensibilité.

Le baigneur se trouve, à Salut comme au Foulon, placé au milieu d'une température toujours égale, l'eau arrivant directement et à sa chaleur native dans la baignoire, de manière à y entretenir un courant minéral sans cesse renouvelé. Ce courant est surtout très abondant à Salut.

Mais tandis que l'eau de Foulon n'est employée qu'en bains, celle de Salut est de plus utilisée pour la boisson. De là certaines propriétés thérapeutiques qui ajoutent beaucoup à sa valeur.

L'eau de Salut est parfaite dans les gastralgies. Elle modifie la vitalité de la muqueuse, en abat l'éréthisme, et rétablit la tolérance pour les aliments. Son action se porte en même temps sur l'ensemble de l'appareil urinaire. Aussi tous les auteurs ont-ils vanté ses bons effets dans la gravelle et dans certains catarrhes de la vessie.

Si j'ai pu comparer les eaux du Foulon à celles de Schlangenbad, il me semble de même que la source de Salut a son analogue dans celle de Pfeffers.

Une source dont on fait également grand usage est celle de Lasserre. Cinq ou six verres de cette eau déterminent une action assez franchement purgative qu'il faut peut-être attribuer au sulfate de magnésie qu'elle tient en dissolution. Elle réussit très bien aux personnes dont les organes digestifs fonctionnent avec langueur et paresse, ou qui ont quelque *obstruction* légère dans les viscères abdominaux.

Après Lasserre, c'est à la source de la Reine que l'action laxative est la plus prononcée.

Je n'ai point parlé encore de sources sulfureuses. Serait-ce que Bagnères-de-Bigorre n'en posséderait aucune? Il me faut entrer à cet égard dans quelques explications.

La présence dans une eau minérale d'un peu de gaz sulfhydrique, reconnaissable à l'odorat plus encore qu'à l'analyse, ne suffit pas pour faire ranger cette source dans la classe des eaux sulfureuses. Il faut d'autres caractères : il faut surtout que le soufre prédomine assez pour communiquer à l'eau des vertus spéciales, que ne possèdent pas les autres sels. Or aucune source jaillissant à Bagnères ne me paraît être dans ce cas.

Cependant il existe à Bagnères une buvette bien réellement sulfureuse, la buvette de Théas, qu'alimente la source froide de Labassère; mais comme le griffon de cette source ne se trouve pas à Bagnères même, nous la décrirons à part.

Quant à ce qui a trait au mode d'administration des sources de Bagnères, celles-ci sont utilisées dans divers établissements appartenant soit à la ville, soit à des particuliers. Je ne parlerai que de celui de la ville.

Cet établissement consiste en un magnifique bâtiment, tout de marbre, adossé à la montagne d'où viennent les eaux qui l'alimentent. Le corps de l'édifice est consacré aux salles de bains, la partie sud aux douches, la partie nord aux bains du Foulon et au vaporarium. Sous le péristyle sont deux buvettes d'eau de la Reine.

Les cabinets de bains sont au nombre de trente-six. Seize sont desservis par la Reine; les autres par Saint-Roch, Roc-de-Lannes, les Yeux et le Foulon. Chaque cabinet est précédé d'un vestiaire : les baignoires sont spacieuses et munies de petites douches locales.

Les salles de douches, qu'alimente également la source de la Reine, sont, avec celles de Bagnères-de-Luchon, ce que j'ai vu de plus complet dans les Pyrénées.

Quant au vaporarium, qui n'est pas encore terminé, il comprendra des bains de vapeurs partiels ou généraux, des étuves sèches, des étuves humides, des bains russes et des salles d'inhalation. La source du Dauphin est spécialement consacrée à ces usages.

Enfin, derrière l'établissement et aux étages supérieurs, se trouvent de grands réservoirs pour faire refroidir l'eau destinée aux bains.

Telle est la distribution générale des thermes de la ville. De nouvelles fouilles, très habilement conduites par MM. Jules François et Lias, ont fait découvrir au nord-ouest de l'établissement, près de la fontaine de Salies, plusieurs autres sources dont on ignorait l'existence et qui paraissent avoir été connues des Romains. On se propose de les utiliser pour bains de piscine.

Les détails dans lesquels je viens d'entrer sur Bagnères-de-Bigorre prouvent que cette cité n'a rien à envier aux localités voisines, tant par la minéralisation de ses sources et leurs vertus curatives que par la manière dont elles sont aménagées. Pourquoi allons-nous si souvent, par ignorance ou par mode, chercher la santé au delà de nos frontières, alors qu'elle s'offre à nous, non moins assurée ni moins riante, sur le sol même de la patrie ?

LABASSÈRE

(Hautes-Pyrénées).

La source de Labassère jaillit à douze kilomètres de Bagnères-de-Bigorre, au fond de la vallée de Trébons, du côté du mont Aigu. C'est une source froide. La quantité de sulfure de sodium qu'elle contient, par litre, est de 0^{gr},0464. Elle est donc une des sources les plus sulfureuses des Pyrénées : c'est en même temps une des plus riches en chlorure de sodium.

L'eau de Labassère n'est employée qu'en boisson. On en fait un très fréquent usage à Bagnères, concurremment avec les sources salines. Or les éléments salins et sulfureux, bien loin de se contrarier, ne font qu'ajouter chacun à leur efficacité respective. C'est surtout pour le traitement des affections catarrhales ou tuberculeuses du poumon et des bronches, que l'eau de Labassère constitue une médication tout à fait spéciale. Son action rappelle celle des Eaux-Bonnes et de la Raillère : seulement elle est plus active ; d'où la nécessité d'en commencer l'emploi par des doses excessivement faibles, qu'on ne doit élever ensuite qu'avec une extrême précaution.

Je ne puis passer sous silence l'appareil gazométrique imaginé par MM. Filhol et Jules François pour le captage et la distribution de cette source. Ces deux savants me paraissent avoir résolu de la manière la plus satisfaisante le problème si difficile du transport des eaux sulfureuses. Puisque les eaux de Labassère sont, de l'aveu des médecins et des chimistes les plus compétents, les eaux les moins altérables de toutes celles de la chaîne, pourquoi n'établirait-on pas dans nos principales villes, à Paris, par exemple, des buvettes de la même eau avec le même appareil? Ce qui a si parfaitement réussi à Bagnères réussirait tout aussi bien autre part. La distance n'y fait rien, des expériences positives ayant prouvé que l'eau de Labassère, ainsi transportée au loin, conserve à peu près intacts, même pendant des années, son titre sulfuré et ses effets thérapeutiques.

§ II.

EAUX MINÉRALES DU CENTRE DE LA FRANCE.

Les eaux minérales du centre de la France sont surtout répandues dans les anciennes provinces de l'Auvergne et du Bourbonnais, qui représentent un vaste massif, à base granitique, percé par des porphyres secondaires et des roches volcaniques, et parsemé de lambeaux rudimentaires. Le nombre de ces sources est très grand. Ces diverses conditions de gisement influent nécessairement sur leur température, qui est, en général, assez élevée ; chez quelques-unes même, elle est voisine de l'ébullition.

Tandis que les Pyrénées sont si abondamment pourvues d'eaux sulfureuses, le centre de la France en est à peu près complétement privé. En revanche, nous y trouverons des eaux salines de premier ordre qui méritent à tous égards d'appeler et de fixer notre attention. Les sels qui les minéralisent sont spécialement des sulfates, des bicarbonates, des chlorures et des silicates ; la base dominante est la soude, puis, après elle, la magnésie ; enfin le gaz le plus répandu est l'acide carbonique, dont un grand nombre de sources fournissent un dégagement considérable.

Je ne décrirai que les sources principales. Quant à celles qui sont d'une moindre importance, je ne puis que renvoyer aux publications de M. le docteur Nivet, qui s'est occupé avec succès de la géologie et des eaux minérales de ces contrées.

MONT-DORE

(Puy-de-Dôme).

La vallée du Mont-Dore est une des parties les plus curieuses et les plus pittoresques de l'ancienne Auvergne. Les soulèvements du sol, les cratères et les coulées de lave attestent que, dans des siècles reculés, ces contrées, aujourd'hui si paisibles et si fertiles. furent bouleversées par d'affreux cataclysmes. Aussi le double chemin qui va de Clermont au Mont-Dore n'est-il pas moins fréquenté par les touristes que par les malades.

Le village des Bains, d'un aspect assez triste, est situé dans la vallée que traverse la Dordogne. Celle-ci n'est encore qu'un simple ruisseau, presque à sec en été et comme perdu au milieu d'un ravin rocailleux. C'est sur la rive droite, à la base de la montagne de l'Angle, que jaillissent les sources d'eau minérale. On en compte sept : six thermales et une froide.

La source froide, dite Fontaine de Sainte-Marguerite, s'échappe derrière l'établissement, par un robinet où chacun est libre de puiser à toute heure. Elle a une saveur piquante et acidule qu'elle doit au gaz acide carbonique dont elle est saturée; sa minéralisation est à peu près nulle; sa température, de 12° seulement. Mêlée au vin, elle fournit une boisson fort agréable, mais qui, à cause de son extrême fraîcheur, ne tarderait pas à irriter les poitrines délicates.

Les six sources thermales sont : le Grand-Bain, la source de César, la Fontaine Caroline, le Bain Ramond, le Bain de Rigny et la Fontaine de la Madeleine. Toutes ces sources sont renfermées dans l'établissement. Pour bien comprendre leur distribution, il importe de dire un mot de l'établissement lui-même, qui est un modèle en son genre.

Cet édifice, tout de pierres de lave, est bâti sur l'emplacement même où sourdent les eaux minérales. Il se compose de trois carrés longs successivement moins grands, terminés par un hémicycle, et reliés entre eux par des galeries couvertes. Le premier corps de bâtiment s'appelle le Péristyle, le second le Grand-Salon et le troisième le Pavillon.

Le Péristyle, situé au rez-de-chaussée, contient, à sa partie centrale, deux vastes piscines, munies de douches, pour les indigents. Il y a, de plus, quelques baignoires séparées, pour les malades peu aisés qui répugnent au bain commun.

Au premier étage est le Grand-Salon. C'est une vaste pièce ayant neuf cabinets de chaque côté, ceux de droite pour les hommes, ceux de gauche pour les femmes, avec tous les appareils nécessaires pour douches.

Enfin, au bout du Grand-Salon, et dans la même enceinte, se trouve le Pavillon : seulement il occupe un plan supérieur, de sorte que, pour y monter, on gravit une quinzaine de marches. Là sont rangés de front cinq baignoires et cinq douches descendantes, à ajutages mobiles.

Rien de plus aisé maintenant que de se rendre compte de la distribution des sources.

Le Grand-Bain s'échappe en filets épars du fond des baignoires du Pavillon, espèces de cuves où les malades prennent le bain à la chaleur native de la source. Celle-ci est de 40° à 42° C. ; elle s'élève à 43° dans le cabinet du milieu. Ces mêmes baignoires servent dans l'après-midi pour les bains de pieds.

La source de César jaillit dans une petite grotte (1) (*Balneum cryptœ*), ouvrage des Romains, et mêle ses eaux avec celles de la source Caroline. Température, 45° C. Ces deux sources, recueillies dans de vastes réservoirs, alimentent les bains de la Grande-Salle, les douches et les piscines.

Le Bain Ramond et le Bain de Rigny, découverts parmi les ruines romaines, pendant qu'on creusait les fondements des thermes actuels, fournissent l'eau des baignoires du Péristyle. Température, 42 C.

La Fontaine de la Madeleine est la plus chaude de toutes; elle a 46° C. Exclusivement employée en boisson, elle se distribue par quatre robinets disposés le long de la promenade couverte qui orne la principale façade de l'édifice.

(1) On se baignait autrefois dans ce bassin comme dans les baignoires du Pavillon. On y a renoncé, dans la crainte d'asphyxie par l'acide carbonique qui s'en dégage en abondance, surtout dans les temps d'orage.

Chacune de ces sources fait entendre, à sa sortie du sol, un bouillonnement asséz fort dû à l'acide carbonique qui se dégage. Le volume d'eau qu'elles fournissent en vingt-quatre heures s'élève à environ 355 mètres cubes, quantité suffisante pour alimenter sept à huit cents bains ou douches par jour.

Tel est l'établissement du Mont-Dore. J'en ai peu vu qui puissent lui être comparés, tant par l'aménagement des sources que par la disposition du service médical; ajoutons qu'au point de vue de l'art, plusieurs parties méritent une mention particulière. Ainsi la toiture, véritable chef-d'œuvre, a été construite de manière à résister au choc des rochers volumineux qui se détachent quelquefois de la montagne de l'Angle. La seule chose qu'on puisse reprocher à l'édifice, c'est son aspect un peu sombre.

Un établissement annexe, exclusivement réservé pour l'emploi des eaux *en vapeur*, vient d'être construit au Mont-Dore : c'est un élégant bâtiment, très heureusement disposé pour son genre particulier de destination. On y compte de chaque côté, au rez-de-chaussée, huit cabinets de douches de vapeur et un bain de vapeur à gradins; au premier, une belle salle d'inhalation, à voûte élevée, à renouvellements d'air bien ménagés et précédée d'un vestiaire. Dans les salles où l'on va respirer la vapeur, la température varie, en moyenne, de 30° à 38° C.

Les eaux du Mont-Dore sont limpides, incolores et fortement gazeuses. Elles n'ont pas d'odeur : leur saveur, légèrement acidule, puis salée, laisse un arrière-goût styptique et désagréable. Exposées à l'air libre, elles se couvrent d'une mince pellicule irisée, formée de matière organique, de carbonate de chaux et de silice.

La connaissance des vertus thérapeutiques de ces eaux remonte à une haute antiquité. Sidoine Apollinaire emploie ces expressions fort remarquables : *Phthisiscentibus medicabiles* (1). Ainsi, dès le v⁰ siècle, époque où écrivait le savant évêque, les eaux du Mont-Dore avaient déjà, contre les maladies de poitrine, la célébrité dont elles jouissent aujourd'hui. Ici encore l'observation

(1) Je partage tout à fait l'opinion de M. Bertrand, qui pense que les *Calentes Baiæ* de Sidoine Apollinaire ne sont autres que les sources du Mont-Dore.

des faits a devancé les révélations de la chimie. Or, que nous apprend l'analyse?

Celle-ci démontre l'existence, dans ces diverses sources, des mêmes éléments offrant des proportions à peu près semblables. D'après M. Bertrand, que je ne saurais trop fréquemment citer, la source de la Madeleine contient, par litre, 1^{gr},260 de principes fixes, dont :

	Gram.
Carbonate de soude.	0,386
— de chaux.	0,237
Chlorure de sodium.	0,296
Sulfate de soude.	0,126

Ainsi que des traces insignifiantes de fer et d'alumine.

Ces divers sels, peu actifs par eux-mêmes, se trouvent ici en quantité si minime, qu'ils ne sauraient en aucune manière rendre compte de l'action si énergique de l'eau minérale.

Frappé de ce désaccord, M. le baron Thenard qui était allé, en juillet 1853, passer une saison au Mont-Dore pour sa santé, soumit ces eaux à de nouvelles analyses. Il ne tarda pas à reconnaître que la source de la Madeleine est fortement arsenicale, et qu'elle contient, par litre, 1 milligramme, ou, plus exactement, un peu plus de 1 milligramme d'arséniate neutre de soude. D'où M. Thenard conclut qu'*on ne saurait mettre en doute que ce ne soit à l'arséniate de soude que ces eaux doivent leur puissante action sur l'économie animale.*

J'avoue que, malgré mon profond respect pour l'opinion de l'illustre savant, il m'est impossible d'accepter une pareille conclusion, formulée en termes aussi absolus. Que l'arsenic contenu dans les eaux du Mont-Dore ne soit pas étranger à l'action thérapeutique de ces eaux, je le croirai volontiers ; mais que sa présence suffise pour expliquer cette action, c'est ce qui me paraît tout à fait contestable. Je ne puis, du reste, à l'appui de mes doutes, que renvoyer à ce que j'ai dit, dans mes Généralités (1), en parlant des eaux arsénifères.

(1) Page 29.

Les Grands bains, ou bains à haute température, constituent la médecine topique et particulière du Mont-Dore ; on les prend dans les cuves du Pavillon. En y entrant, les malades éprouvent un saisissement des plus pénibles, accompagné d'un sentiment de cuisson : ce n'est qu'après s'être à plusieurs reprises enfoncés dans le bain et en être ressortis, qu'ils finissent par les supporter. Le pouls, qui d'abord avait été concentré, devient large et fréquent ; il atteint bientôt 100 pulsations. En même temps la figure se colore, la sueur ruisselle sur le front et les tempes, la respiration s'accélère : c'est un véritable accès fébrile. Quand le médecin, qui est toujours présent, juge que l'effet du bain est produit, des porteurs enveloppent le malade dans une grande robe de laine et le transportent à son lit qu'on a eu soin de bassiner. Là un sentiment de bien-être ne tarde pas à se répandre dans tout son corps ; une chaleur douce succède à la chaleur mordicante de l'immersion ; la peau se couvre d'une moiteur bienfaisante, et, pendant la journée qui suit le bain, on se sent plus fort et plus léger.

La durée de semblables bains est nécessairement très courte. Beaucoup de malades ne peuvent y rester plus de cinq ou six minutes, et encore éprouvent-ils quelquefois des syncopes, ainsi que l'attestent les flacons d'éther rangés près des cabinets.

Les bains ne constituent pas seuls le traitement. On boit les eaux du Mont-Dore à une température également très élevée, puisque c'est la source la plus chaude, celle de la Madeleine, qui alimente la buvette : la dose en est de trois ou quatre verres par jour. Ingérées dans l'estomac, ces eaux sont rapidement absorbées, et elles impriment à la circulation une nouvelle activité.

Sous l'influence de cette excitation générale, on voit, du troisième au huitième jour, la fièvre thermale se déclarer. Les malades pâlissent, quelques-uns maigrissent ; ils sont abattus, découragés et accusent un sentiment de chaleur intérieure et de sécheresse vers la peau. Il survient habituellement une constipation assez forte pour nécessiter l'emploi d'un léger laxatif. C'est au médecin à soutenir et à fortifier le moral des malades, car l'expérience démontre que cette exaspération momentanée est un présage presque certain de guérison.

Celle-ci s'annonce d'habitude par des phénomènes plus ou moins prononcés de révulsion vers la peau. Analysez les observations recueillies au Mont-Dore, vous verrez que les individus soulagés ou guéris par l'usage de ces eaux ont presque tous éprouvé de semblables crises. « Les uns, dit M. Bertrand, ont eu des sueurs abondantes, des retours d'anciens flux diminués ou suspendus; d'autres, des furoncles, des éruptions miliaires, des dépôts dans le tissu cellulaire sous-cutané, des gonflements des grandes articulations. Chez quelques-uns, la chaleur s'est rétablie dans des parties où elle ne se faisait plus sentir; des émonctoires naturels ou artificiels taris se sont rouverts; des éruptions cutanées disparues avant ou pendant la maladie se sont montrées de nouveau. Enfin les fonctions de la peau, plus ou moins dérangées, se sont rapprochées chez presque tous de l'état normal ou y sont entièrement revenues. »

C'est pour activer le déplacement des fluides du centre à la périphérie qu'on fait un si fréquent usage des bains de pieds.

On emploie dans le même but la douche, le massage, les frictions, les bains d'étuve, en un mot tout ce qui tend à congestionner la peau, en dégageant les parties profondes.

M. Bertrand accorde une confiance extrême à la cure d'inhalation. Ainsi l'eau minérale est chauffée jusqu'à l'ébullition, et la vapeur qui s'en dégage est dirigée dans les salles où les malades doivent la respirer. Or remarquons que cette vapeur n'est pas une simple vapeur aqueuse, semblable à celle qu'on obtiendrait avec de l'eau ordinaire. Il résulte des analyses de M. Thenard qu'elle entraîne avec elle une certaine quantité de sel marin, de sorte que les malades, en la respirant, introduisent dans leurs poitrines des molécules muriatiques.

Il semble résulter des détails qui précèdent, que les eaux du Mont-Dore agissent moins par leur vertu intrinsèque que par la manière dont elles sont administrées : j'avoue que j'incline volontiers vers cette opinion. Ce seraient donc les bains et l'inhalation qui constitueraient la médication principale, tandis que

12.

l'eau prise en boisson jouerait un rôle plus secondaire. Voyez en effet ce qui se passe du côté de l'appareil respiratoire dont les maladies réclament presque exclusivement l'emploi de ces eaux : l'expectoration ne devient plus facile et plus libre, le poumon n'acquiert plus de ressort qu'à la condition que la révulsion cutanée est plus complète. Aussi la plupart des malades ont-ils, pendant le bain, la poitrine hors de l'eau. On espère, par la dérivation imprimée aux fluides loin du siége du mal, dégager d'autant le parenchyme pulmonaire.

Ici se présente un rapprochement tout naturel entre les Eaux-Bonnes et celles du Mont-Dore.

Toutes les deux sont prescrites contre les affections tuberculeuses et catarrhales de la poitrine. C'est déjà un fait fort remarquable que de voir deux eaux minérales, dont l'une est essentiellement sulfureuse, et dont l'autre ne contient pas un atome de soufre, réussir dans les mêmes maladies. Mais ce qu'il importe surtout de noter, au point de vue pratique, c'est que l'action curative de ces eaux se manifeste par des phénomènes complétement différents

Tandis que les eaux du Mont-Dore n'agissent sur la poitrine que consécutivement et par voie détournée, en entretenant la peau dans un état de pléthore artificielle, les Eaux-Bonnes agissent directement et d'emblée sur l'appareil pulmonaire. C'est en congestionnant activement le poumon qu'elles modifient ses sécrétions et sa vitalité, et qu'elles déterminent dans son tissu ces mouvements critiques que les eaux du Mont-Dore provoquent vers la peau. On comprend combien cette distinction est essentielle, et pour le mode d'emploi des eaux, et pour le choix des malades qu'on doit y envoyer.

Les eaux du Mont-Dore, administrées, au début, de la manière que nous venons d'indiquer, auraient souvent l'inconvénient de déterminer tout d'abord des perturbations générales beaucoup trop vives. Aussi est-il prudent, dans certains cas, de commencer par les bains tempérés du Grand-Salon, dont la température est de 35° à 36° C., et qu'on augmente graduellement tous les jours, jusqu'à ce qu'on arrive au degré de chaleur des Grands bains.

Mais il est des malades, surtout des femmes, dont le système nerveux, délicat et impressionnable, ne pourrait supporter les bains du Pavillon. Il faut alors s'en tenir aux bains tempérés : leur durée est d'environ une heure. Ces bains stimulent doucement la peau, la rendent halitueuse et fortifient l'action musculaire. Cependant, quels que soient leurs bons effets, ils sont loin, dans beaucoup de cas, d'avoir l'importance et l'efficacité des bains à haute température qui forment en quelque sorte le cachet de la thérapeutique thermale du Mont-Dore.

Maintenant que nous venons de préciser le mode d'action de ces eaux, une grave question se présente : Quelles sont, parmi les maladies chroniques de la poitrine, celles qui seront traitées au Mont-Dore avec le plus de succès?

On cite toujours, et en première ligne, la phthisie pulmonaire. Or voici comment à ce sujet s'exprime M. Bertrand :

« La précision apportée à l'étude de la phthisie par l'auscultation exige qu'on définisse bien quels sont les malades que le Mont-Dore guérit. Chez les phthisiques arrivés à la dernière période, dont les sueurs, les crachats ou les selles ont pris le caractère colliquatif, ces eaux sont contre-indiquées. Si l'une ou l'autre de ces évacuations prend ce caractère pendant le traitement, il faut le faire discontinuer sur-le-champ. Mais quelquefois il est difficile de faire la part de l'irritation catarrhale des bronches, et les signes stéthoscopiques eux-mêmes peuvent faire porter un diagnostic trop sévère. En ce cas on peut tenter, surtout si la circulation est affaiblie, que le pouls soit peu vif, qu'il y ait plutôt état de relâchement de la fibre. Si, au contraire, il y a toux sèche, chaleur, aridité de la peau, pouls vif, petit et fréquent, ne recourez pas aux eaux. »

Ce sont là des préceptes fort judicieux dont le savant inspecteur fait tous les jours la plus heureuse et la plus habile application. Or, j'ai analysé avec soin les exemples qu'il a publiés, ainsi que les faits qui ont été soumis à mon observation particulière, et je suis arrivé à cette conviction, que les eaux du Mont-Dore sont impuissantes à guérir la phthisie pulmonaire, non-seulement à des degrés avancés, mais dans les premiers moments où le tubercule se forme. C'est tout au plus si elles pourraient, dans quelques cas, arrêter ses progrès, en prévenant la congestion du tissu pulmonaire autour des tubercules. Aussi je regarde les Eaux-Bonnes, dont les propriétés sont si éminemment béchiques, comme jouissant d'une bien plus grande efficacité dans le traitement de cette redoutable affection.

C'est plutôt contre le catarrhe pulmonaire chronique, s'il y a peu de chaleur à la peau et point de fièvre, que les eaux du Mont-Doré seront réellement utiles. En même temps qu'elles relèvent les forces générales, elles donnent du ton à la muqueuse, et, par une dérivation salutaire, appellent à l'extérieur l'irritation fixée dans les bronches.

D'après leur mode d'action, il est facile de comprendre que ces eaux conviennent principalement aux personnes à fibre molle et à circulation languissante, chez lesquelles il s'agit de donner un coup de fouet à l'économie. Elles sont, au contraire, entièrement contre-indiquées, s'il y a eu des hémoptysies actives, quand le cœur est volumineux, et s'il existe de la tendance aux congestions vers le cerveau, Il est d'observation qu'elles ne réussissent pas non plus aux tempéraments scrofuleux.

Quelques asthmatiques se trouvent bien des eaux du Mont-Dore, surtout quand l'asthme revêt une forme qui, complétement indépendante de toute affection organique du cœur, se rattache à un état catarrhal de la muqueuse bronchique. Il est permis de supposer avec M. Thenard, que l'arsenic contenu dans les eaux du Mont-Dore n'est pas étranger ici aux bons effets de ces eaux. Qui ne sait que cette substance a été vantée de toute antiquité pour ses propriétés antiasthmatiques ? *Asthmaticis*, disait Dioscoride, *in potione porrigitur*. De même si l'on en croit Ettmuller, l'arsenic était, au xviie siècle, d'un usage domestique contre l'asthme. Enfin ajoutons que les travaux des modernes n'ont fait que confirmer en partie ces observations.

Telles sont les principales maladies sur lesquelles les eaux du Mont-Dore semblent exercer une action plus spéciale. On les prescrit encore aux personnes affectées de rhumatismes articulaires, de paralysies, d'engorgements profonds des viscères ;

mais alors elles rentrent dans la catégorie de la plupart des
eaux thermales que l'on conseille contre les mêmes affections.
A ce point de vue, elles ne méritent aucune mention particulière.

La durée d'une saison au Mont-Dore est de quinze jours à
trois semaines, terme moyen. Prises plus longtemps, ces eaux
auraient souvent le grave inconvénient de trop exciter.

Ce n'est point pendant l'administration même des eaux que
le bénéfice du traitement se fait le plus habituellement sentir,
mais quelque temps après. Il faut que la stimulation minérale se
soit dissipée, et que l'économie, par une hygiène calme et douce,
ait eu le temps de reprendre graduellement le jeu régulier de ses
rouages.

Le séjour du Mont-Dore est bien plus agréable par ses promenades, ses points de vue et ses distractions champêtres, que par
ses réunions du soir. Ainsi, tandis que le grand salon de l'établissement est presque constamment désert, la foule des baigneurs se presse, pendant le jour, dans les délicieuses allées du
Capucin et des autres montagnes qui dominent le village ; seulement il faut aller chercher l'ombrage un peu loin. Là aussi
vous trouvez ce qu'en langage du pays on appelle *salons*, espèces
de quinconces dont le plus connu est le salon de Mirabeau, mais
avec cette différence qu'au lieu d'une atmosphère concentrée et
malsaine, il circule, sous la voûte des sapins qui les encadrent,
un air vif, léger, balsamique. On vante un peu trop les cascades,
qui m'ont paru peu de chose ; mais, en revanche, je ne connais
pas d'excursion plus intéressante que celle au puy de Sency, ce
géant de l'Auvergne (1), avec son château du Diable, ses gorges
d'Enfer, ses ravins et ses neiges éternelles.

Surtout que les malades se précautionnent de vêtements d'hiver : les matinées et les soirées sont froides dans ces montagnes,
et il est important que la peau soit dans un état de moiteur habituelle. C'est à cause de ces rigueurs du climat que la saison des

(1) C'est la montagne la plus élevée du centre de la France. Sa hauteur
est de 1887 mètres.

eaux ne commence que dans la première quinzaine de juillet, pour finir avec les derniers jours du mois d'août.

TRANSPORT (*Source de la Madeleine*). — Bouteilles de demi-litre.

Ces eaux se conservent assez bien ; cependant on en fait très peu usage loin de la source, et, pour mon compte, je n'en ai obtenu ainsi aucun résultat avantageux. Nous venons de voir, en effet, que le traitement consiste surtout dans l'emploi des douches et des bains, et que la boisson ne joue qu'un rôle accessoire.

LA BOURBOULE

(Puy-de-Dôme).

A six kilomètres du Mont-Dore, sur la rive droite de la Dordogne et au pied d'un immense rocher granitique, se trouve le petit village de la Bourboule. Là jaillissent des eaux minérales, au milieu d'un ancien bain romain. Si ces eaux étaient mieux aménagées, qu'il y eût des logements convenables au lieu de méchantes masures, et surtout qu'on pût y arriver par une autre voie que par des sentiers perdus, je ne doute pas qu'elles n'acquissent une haute importance. Elles sont fortement minéralisées : plus de 7 grammes de sels par litre ! Aussi leur saveur est-elle franchement saline. Elles contiennent surtout des sels alcalins à base de soude, très peu de chaux, des chlorures et du fer. La température de la source principale est de 52° C., 7 degrés de plus que la source la plus chaude du Mont-Dore.

Les eaux de la Bourboule sont toniques et fortifiantes ; l'estomac les supporte à merveille, à cause de la quantité d'acide carbonique et d'azote qu'elles tiennent en dissolution. Elles conviennent surtout dans les affections scrofuleuses, et, plus d'une fois, les bains et les douches ont triomphé d'engorgements articulaires réputés incurables. Malheureusement on a fait si peu pour les étrangers, que ces eaux ne peuvent guère être fréquentées aujourd'hui que par les gens du pays.

SAINT-NECTAIRE

(Puy-de-Dôme).

Les eaux de Saint-Nectaire sont à douze kilomètres du Mont-Dore, dans un endroit remarquable par l'aridité de ses montagnes, la fertilité de ses prairies et l'aspect sauvage de ses sites. Le nombre des sources est considérable : leur température varie de 18° à 40° C. Toutes sont incolores à la sortie du rocher; mais, par le contact de l'air, elles prennent une teinte louche et ne tardent pas à abandonner un dépôt boueux, composé principalement de sels calcaires.

Ces eaux ont une saveur acidule d'abord, puis franchement salée, avec un arrière-goût ferrugineux. Les matières organiques qu'elles tiennent en dissolution les rendent onctueuses au toucher.

Les sources de Saint-Nectaire sont essentiellement gazeuses et alcalines. Elles diffèrent des eaux du Mont-Dore par une proportion de sels solubles beaucoup plus forte (environ 6 grammes par litre) ; des eaux de la Bourboule en ce qu'elles présentent ces sels à l'état de carbonate; enfin elles diffèrent des unes et des autres par le gaz sulfhydrique qui s'en dégage, et qu'on ne rencontre ni au Mont-Dore ni à la Bourboule.

Saint-Nectaire est surtout célèbre par ses incrustations. Celles-ci s'obtiennent au moyen d'un appareil qui laisse tomber l'eau minérale, sous forme de poussière aqueuse, sur les objets qu'on veut recouvrir d'une couche saline et brillante.

Quant aux vertus médicinales de ces sources, elles sont très réelles, et mériteraient d'être plus généralement appréciées. On les prescrit avec succès dans les leucorrhées atoniques, les engorgements du foie et de la rate, certaines formes de gravelle où les alcalins sont indiqués. Mais le voisinage et la célébrité du Mont-Dore feront toujours à Saint-Nectaire une redoutable concurrence : ensuite il est des malades tellement impressionnables, qu'ils n'oseraient approcher de leurs lèvres un pareil liquide, dans la crainte de quelques pétrifications intérieures.

ROYAT

(Puy-de-Dôme).

Il n'est pas un touriste qui ait traversé Clermont sans aller admirer les délicieux points de vue et les eaux si limpides de la vallée de Tiretaine, distante à peine d'une petite lieue. Or un peu avant le village de Royat, sur la gauche du chemin qui y conduit, se trouve une volumineuse source minérale que des fouilles pratiquées en 1854 ont complétement mise à découvert. Elle était jusqu'alors restée en partie obstruée par les débris de piscines romaines, qui avaient empêché qu'on en retirât tout le parti désirable. Les nouveaux thermes qu'on vient de construire renferment quarante-huit cabinets de bains, des bains de vapeur et deux salles d'inhalation.

Les eaux de Royat ont une température de 35° C. Ce sont des eaux alcalines et ferrugineuses qui contiennent, par litre, 4gr,90 de principes fixes, dont les bicarbonates de soude, de chaux, de magnésie et de fer constituent l'élément essentiel. Leur saveur est atramentaire et un peu piquante, par suite de l'acide carbonique dont elles sont saturées.

On boit ces eaux à la dose de quatre ou cinq verres et même plus. Employées avec succès dans certaines dyspepsies, les affections chlorotiques, l'anémie, la débilité produite par l'excès des fatigues et des veilles. Elles ne pèsent pas à l'estomac, et leur action est franchement fortifiante.

Je ne doute pas que, dans le nouvel établissement, on n'ait surveillé avec le plus grand soin l'aération des piscines et des cabinets, car le dégagement du gaz acide carbonique a plus d'une fois déterminé des accidents d'asphyxie. Moi-même, en pénétrant dans la petite pièce qui avoisinait la buvette de l'ancien bâtiment, j'éprouvai une sorte de vertige. Le gaz s'y trouvait accumulé en telle abondance, que je pus répéter ensuite quelques-unes des expériences que j'avais faites à Naples dans la Grotte du Chien; expériences que je rapporterai en la décrivant.

SAINT-ALLYRE

(Puy-de-Dôme).

La source de Saint-Allyre jaillit dans un des faubourgs de Clermont : sa température est de 24° C. C'est une eau ferrugineuse acidule, remarquable surtout par la quantité de carbonate de chaux qu'elle renferme. Ce sel, par suite de l'évaporation d'un excès d'acide carbonique, se précipite et forme, comme à Saint-Nectaire, de brillants cristaux composés de carbonate de chaux que colore un peu de fer hydroxydé. Le propriétaire actuel de la source a profité de la vertu pétrifiante de ces eaux pour obtenir de jolies incrustations qu'il vend aux étrangers. Ces objets sont des grappes de raisin, des nids d'oiseaux, des fruits de châtaignier, des feuilles de figuier et des médailles moulées sur des empreintes de soufre.

A côté de la source se trouve une masse de travertin, nommée le *Pont de pierre*, qui est en totalité le produit de ces dépôts salins, et dont Berzelius a donné une très curieuse analyse. Sa longueur est d'environ quatre-vingts mètres, et sa hauteur de huit : on dirait d'une épaisse muraille. Au-dessous passe le ruisseau de Tiretaine.

Les eaux de Saint-Allyre sont plutôt visitées par les touristes que par les malades : aussi n'avons-nous rien à dire de particulier sur leurs vertus médicinales.

CHATEAUNEUF

(Puy-de-Dôme).

Le petit village de Châteauneuf est situé sur le bord de la Sioule, à seize kilomètres de Riom et à vingt de Clermont. Les sources thermales sont nombreuses et assez abondantes pour alimenter plusieurs piscines, des douches et quelques baignoires. Leur température varie depuis 15° jusqu'à 38° C.

Ce sont des eaux gazeuses, alcalines et légèrement ferrugineuses, qui contiennent, par litre, $4^{gr},228$ de principes fixes et $0^{lit},125$ d'acide carbonique libre. On les emploie surtout en bains et en douches, à peu près dans les mêmes cas que les eaux de Royat et de la Bourboule, mais elles sont moins actives.

CHATELDON

(Puy - de - Dôme).

Le bourg de Chateldon, formé de quelques habitations fort humbles, est à vingt kilomètres de Clermont, et à douze de Vichy, dans une vallée assez agréable qui termine le vaste bassin de la Limagne. Ses eaux minérales sont froides, limpides, pétillantes, d'une saveur acidule et légèrement ferrugineuse. Elles contiennent, par litre, 0^{lit},6687 d'acide carbonique, et 1^{gr},8260 de principes fixes, presque entièrement formés de sels alcalins. Elles sont aussi un peu ferrugineuses.

Ces eaux sont utiles dans les affections atoniques des voies digestives et rappellent l'eau de Seltz naturelle.

Transport. — Bouteilles d'un litre, goudronnées.

Ne se conservent pas très longtemps. On en fait surtout usage aux repas, mêlées avec le vin. Même emploi qu'à la source.

CHAUDES-AIGUES

(Cantal).

En allant de Saint-Flour à Chaudes-Aigues, qui en est éloigné de trente-trois kilomètres, on ne peut se lasser d'admirer combien, dans certains passages, il fallut surmonter de dangers et d'obstacles pour construire la route qu'on parcourt aujourd'hui en toute sécurité. Ainsi, par exemple, dans l'endroit appelé le Saut-du-Loup, on fut obligé de suspendre avec des cordes, au-dessus d'un effrayant abîme, les ouvriers qui plantèrent les jalons. Chaudes-Aigues doit son nom à ses eaux thermales : ce sont les plus chaudes de France. La principale source est celle du Par, dont la température, voisine de l'ébullition, est de 81°. Elle fournit 8,543 mètres cubes d'eau en vingt-quatre heures.

Les eaux de Chaudes-Aigues sont sans odeur, presque sans saveur, et très onctueuses au toucher. D'après M. Blondeau, elles contiennent différents sels à base de soude, chaux et magnésie,

du sulfure de fer et des traces d'arsenic. La somme de ces sels
est, pour un litre, de 0gr,811 ; quantité tout à fait minime qui
explique pourquoi les familles pauvres se servent de ces eaux
pour tous les usages culinaires et domestiques, comme si c'était
de l'eau ordinaire. Il en résulte pour les habitants une telle économie de combustible, que, d'après M. Berthier, ces sources
tiennent lieu d'une forêt de chênes qui aurait au moins cinq
cents arpents d'étendue. M. Felgère les a également utilisées
pour produire l'incubation artificielle.

L'usage économique des eaux de Chaudes-Aigues semble indiquer que leurs propriétés médicinales ne sauraient être très
sérieuses : toutefois il résulte des travaux de M. Dufresse-Chas-
saigne, le médecin inspecteur, que ces eaux n'agissent pas seulement par leur température, et que la thérapeutique peut en
retirer de puissantes ressources. Ramenées à un degré de chaleur
convenable, elles sont fort utiles dans les affections rhumatismales, certaines maladies de la peau, les ankyloses incomplètes
et les rétractions musculaires.

VIC-SUR-CÈRE

(Cantal).

Au pied de la chaîne du Cantal, et à seize kilomètres d'Aurillac,
jaillit l'eau minérale de Vic, dans la riche vallée qui lui doit son
nom (*Vick*, en langue celtique, signifie minéral). Les sources
ne se trouvent pas dans la ville même, mais à une très petite
distance : une promenade agréablement ombragée y conduit. Si
l'on en juge par la quantité de médailles trouvées près des
griffons, ces eaux durent avoir, sous la domination romaine,
une extrême importance qu'elles sont peut-être à la veille de
recouvrer, grâce au chemin de fer qui va très incessamment les
relier à la capitale.

Les sources de Vic ont une température de 12° C. Ce sont des
eaux gazeuses dont la composition est des plus remarquables, car
on y trouve associés tout à la fois des sels alcalins, des sels mu-

riatiques et des sels ferrugineux. Un litre de cette eau contient 5gr,623 de principes fixes, dont :

	Gram.
Bicarbonate de soude anhydre.	2,135
Chlorure de sodium.	1,550
Crénate de fer.	0,030

Ainsi que quelques autres sels à base alcaline.

Ajoutons que l'action médicinale de ces eaux justifie pleinement ce que les résultats de l'analyse pouvaient déjà faire en partie pressentir.

Ainsi elles sont souveraines contre l'anémie et la chlorose, contre les gastralgies, les embarras saburraux et ces débilités du gros intestin que caractérisent des constipations opiniâtres. La rapidité avec laquelle ces eaux traversent le torrent circulatoire, puis sont éliminées par les urines, les rend éminemment appropriées au traitement du catarrhe vésical et surtout de la gravelle. Ce n'est donc pas sans quelque raison qu'on leur applique l'épithète de *lithontriptiques* : sous ce rapport, elles rappellent le Maxbrunnen de Kissingen. Enfin certaines affections du foie, et en particulier l'hypertrophie, éprouvent un soulagement notable ou même une complète guérison par leur emploi.

Le séjour de Vic offre ces avantages que présentent de beaux sites, des promenades variées, un air pur et riche, une végétation luxuriante, avantages qui pourront paraître un peu monotones à l'homme blasé qui ne cherche que le plaisir ; mais qui, au contraire, seront inappréciables pour le malade qui désire avant tout la santé.

VICHY

(Allier).

Les eaux thermales de Vichy sont les eaux les plus fréquentées, je ne dis pas seulement de la France, mais peut-être même de toute l'Europe : or, ce n'est point ici une simple affaire de vogue. Jamais réputation ne reposa sur autant de titres, et, au point de

CONSTANTIN JAMES. Guide aux eaux minérales.

Perrassin del
Publié par Victor Masson.
de Bar sculps

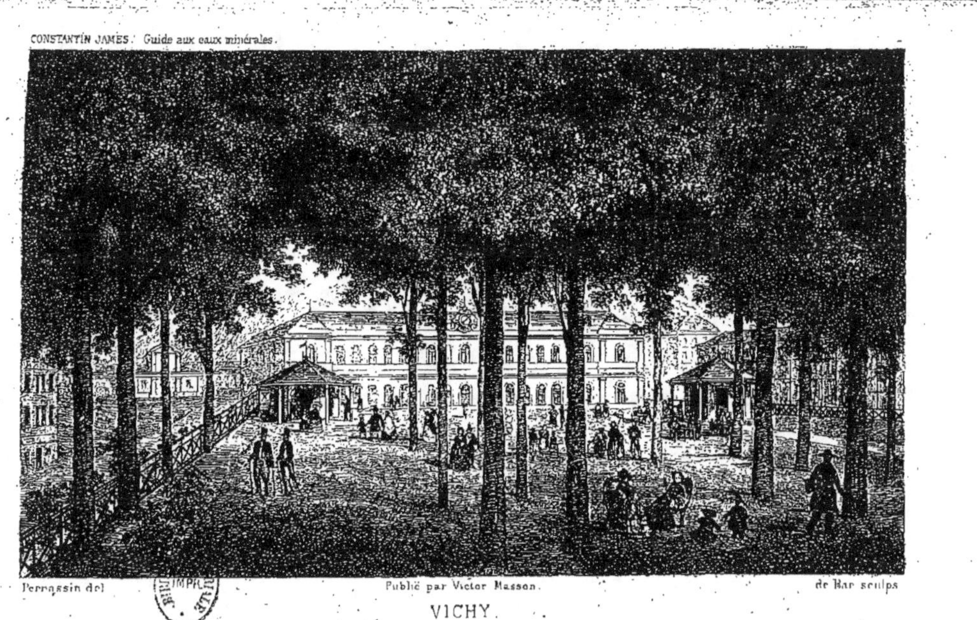

VICHY.

vue de la composition chimique et des vertus médicinales, je ne connais que les sources de Carlsbad qui leur soient supérieures.

Vichy est situé sur la rive droite de l'Allier et divisé en deux parties : la ville ancienne et la nouvelle. L'ancienne, plus rapprochée du fleuve, se compose de maisons assez mal bâties et de rues étroites. La nouvelle, séparée de l'ancienne par une longue place plantée en avenues, s'en distingue bien davantage encore par l'élégance de ses constructions, qui représentent d'immenses hôtels où logent les malades. C'est à l'extrémité de cette partie de la ville que s'élève le bâtiment thermal, qui peut, sans trop de désavantage, lutter avec les premiers établissements du Rhin.

Les sources de Vichy sont au nombre de huit principales. Toutes sont extrêmement alcalines. Le bicarbonate de soude y existe en si grande abondance et y prédomine tellement sur les autres principes minéralisateurs, qu'il est impossible de ne pas l'envisager comme l'élément essentiel de leur action : sous ce rapport, l'effet thérapeutique est tout à fait en harmonie avec l'analyse, car les sources les plus fortes de Vichy sont celles qui renferment le plus de sel alcalin. Voici, pour 1 litre d'eau minérale, la proportion dans laquelle ce sel se trouve dans ces différentes sources. J'indiquerai en même temps leur température la plus habituelle.

	Temp.	Gram.
Grande-Grille........	41° C.	4,88 bicarb. s.
Puits Chomel........	42	5,09
Puits carré.........	44	4,89
Lucas...........	29	5,00
Lardy..........	23	4,10
Hôpital..........	31	5,02
Célestins..........	12	5,10
Brosson..........	23	4,85

Ainsi la source la plus riche en bicarbonate de soude est la source des Célestins ; la moins riche, au contraire, est la source Lardy. L'identité de composition de la Grande-Grille, du Puits Chomel et du Grand Puits semble indiquer que ces trois sources

proviennent d'une même origine, d'autant plus que leurs griffons sont voisins. Du reste, toutes ces sources offrent entre elles
de grandes analogies, et l'influence qu'elles ont exercée les unes
sur les autres, pendant la durée des travaux qu'a nécessités leur
aménagement respectif, est la preuve qu'il existe des communications souterraines.

Vichy vient de s'enrichir d'une nouvelle source, appelée Puits
des Dames, laquelle jaillit à vingt minutes de la ville, sur la
route de Cusset. Cette source contient, par litre, 4^{gr},01 de bicarbonate de soude. C'est, avec la source Lardy (1), l'eau la plus
ferrugineuse de Vichy.

Si, dans ces résultats de l'analyse, je n'ai mentionné que le
bicarbonate de soude, c'est que les autres éléments contenus
dans ces sources, tels que, par exemple, le fer et l'arsenic, s'y
trouvent à dose si minime, qu'il est impossible d'indiquer
quelle peut être leur part d'action : cependant ils en ont une
très réelle. Dissolvez dans 1 litre d'eau ordinaire la même quantité de sels alcalins que nous avons dit exister dans 1 litre d'eau
minérale, cette eau artificielle fatiguera beaucoup plus l'estomac,
et vous n'obtiendrez des effets ni aussi prompts ni aussi sûrs
qu'avec l'eau naturelle, surtout bue à la source. L'eau de Vichy
n'est donc pas une simple dissolution alcaline; il y a, soit dans
les principes révélés par l'analyse, soit dans d'autres encore
inaperçus, une combinaison qui nous échappe, mais dont nous
ne devons pas pour cela méconnaître l'intervention.

L'eau de toutes les sources de Vichy est limpide. Elle n'exhale
aucune odeur et a une saveur légère de lessive : celle des Célestins est plutôt aigrelette et piquante. La grande quantité d'acide
carbonique que ces sources renferment simule, en s'échappant,
une véritable ébullition ; ce gaz est parfaitement pur.

Il existe également dans l'eau de Vichy une assez notable proportion de cette matière gélatineuse et filante qu'on rencontre

---

(1) La présence du fer à dose assez remarquable dans la source Lardy a
été signalée pour la première fois par un jeune et savant chimiste, M. Jules
Lefort.

dans la plupart des eaux minérales. C'est à la source de l'Hôpital qu'elle paraît être la plus abondante : on est même obligé de nettoyer une fois toutes les semaines le bassin où jaillit cette source, car il se forme au fond un épais dépôt de cette substance.

Maintenant que nous savons quelles sont les principales propriétés physiques et chimiques de ces sources, arrivons à leur mode d'emploi et à leurs effets thérapeutiques.

Les eaux de Vichy prises en boisson et en bains, et ordinairement on les administre en même temps sous cette double forme, exercent sur l'économie tout entière une action qui, franchement tonique dans le principe, ne tarderait pas à devenir débilitante. De même que la plupart des eaux minérales, elles déterminent souvent, au bout de peu de jours, de la courbature, de l'agitation, de l'insomnie, de l'inappétence ; en un mot, ces divers symptômes qui caractérisent la fièvre thermale : mais bientôt celle-ci se dissipe, et, par une heureuse réaction, les organes se remettent à fonctionner avec plus d'ensemble et d'énergie. Je dois ajouter qu'il est beaucoup de malades chez lesquels cette fièvre ne se manifeste pas, et qui pourtant se trouvent très bien du traitement.

Voilà pour les phénomènes généraux. Nous devons y joindre également l'action tout à fait spécifique que l'eau minérale exerce sur la vitalité de certains organes, action qu'il importe de ne pas méconnaître, car elle entre pour beaucoup aussi dans les effets du traitement : nous aurons à y revenir.

Voyons maintenant quelles sont les modifications chimiques qu'éprouve l'économie par l'absorption d'une eau aussi fortement chargée de bicarbonate de soude que celle de Vichy.

Les divers liquides qui circulent dans nos vaisseaux, ceux qui en sortent, soit pour être rejetés au dehors, soit pour rentrer dans la circulation, tous ces liquides présentent, dans l'état de santé, certains caractères chimiques que très souvent la maladie modifie : c'est ainsi que telle sécrétion alcaline deviendra acide, et telle sécrétion acide deviendra alcaline. Or les eaux de Vichy ont pour effet à peu près constant, non seulement d'augmenter l'alcalinité du sang et des autres liquides qui sont déjà naturellement alcalins, mais encore de rendre alcalines toutes les sécrétions naturellement acides. On comprend quelles seront les conséquences de ces métamorphoses et de ces espèces de conflits.chimiques. Il est évident que toute maladie qui reconnaîtra comme point de départ ou comme principale manifestation une trop grande acidité des humeurs sera puissamment influencée par l'eau de Vichy, et que, par suite, l'emploi bien dirigé de cette eau minérale pourra constituer le meilleur agent thérapeutique.

Notons encore que l'eau de Vichy, par cela seul qu'elle rend le sang plus alcalin, lui fait perdre une partie de sa coagulabilité. On sait également que les alcalis s'attaquent à l'albumine et à la fibrine, et amènent assez promptement la dissolution de ces substances. Si donc le sang, devenu moins plastique, se meut avec plus de liberté dans ses canaux, et que, de plus, il ait acquis la propriété de dissoudre les deux principaux éléments qui forment la base de la plupart des engorgements chroniques, n'est-on pas bien près de connaître par quel mécanisme les eaux de Vichy sont fondantes et résolutives ?

Mais, en imprégnant ainsi l'économie du principe actif des eaux, il importe de ne pas dépasser certaines limites de saturation. Aussi ne saurais-je trop louer l'attention extrême avec laquelle M. Barthez surveille et fait surveiller par les malades eux-mêmes l'état plus ou moins acide des sécrétions. Il y a, en effet, des personnes chez lesquelles la trop grande alcalinité des humeurs entraîne l'énervement des fonctions organiques, et imprime à la constitution ce cachet particulier rappelant assez celui qui distingue les habitants des contrées marécageuses.

L'action de ces eaux est donc éminemment complexe; souvent même il est très difficile, pour ne pas dire impossible, de bien spécifier ce qui appartient aux combinaisons chimiques produites par l'eau minérale ou à la réaction physiologique des organes.

Nous allons actuellement passer en revue les principales maladies contre lesquelles les eaux de Vichy sont le plus utilement conseillées. J'indiquerai aussi quelles sources paraissent convenir le mieux dans telle ou telle affection, car l'emploi médical de ces diverses sources offre des différences plus importantes qu'on ne serait porté à le croire d'après l'analogie de leurs principes constituants.

Maladies des voies digestives. — Toutes les fois qu'il y a atonie des organes de la digestion et que la susceptibilité de la muqueuse intestinale n'est pas trop vive, on peut recourir avec avantage aux eaux de Vichy. On commence, d'habitude, par la source de l'Hôpital : comme c'est la source qui contient le plus de matières onctueuses, son action plus douce est, en général, mieux supportée par l'estomac; mais on ne saurait, au début, la boire à trop petites doses, la moindre imprudence à cet égard ayant pour résultat inévitable d'irriter les organes.

Chez certains malades, une eau tout à fait froide, celle des Célestins, ou de la Source des Dames, réussit mieux; chez d'autres, c'est la source Lardy dont la température sert, en quelque sorte, de transition entre les sources trop chaudes et les sources trop froides.

L'eau minérale ne fortifie pas seulement l'appareil digestif, elle agit encore chimiquement sur le suc gastrique dont elle diminue l'acidité. De là l'importance d'analyser les diverses sécrétions. En effet, les expériences de M. Cl. Bernard ont suffisamment démontré quelle immense influence exerce sur la digestibilité des substances animales ou végétales l'état acide ou alcalin des divers liquides qui concourent à la digestion.

Maladies du foie et de quelques autres viscères de l'abdomen. — C'est surtout dans les hypertrophies du foie qu'on obtient souvent des résultats tout à fait extraordinaires. En même temps qu'elles rendent la bile plus fluide, ces eaux excitent la vitalité du tissu hépatique, activent la circulation dans les capillaires, et communiquent plus de ressort au parenchyme de l'organe tout entier : aussi sont-elles éminemment toniques et *désobstruantes*.

L'eau de Vichy peut-elle dissoudre les calculs billaires? Aucune observation ne l'indique, et le raisonnement semble prouver qu'il n'en saurait être ainsi, car la plupart de ces calculs sont formés de cholestérine : or, les alcalis sont sans action aucune sur cette substance; d'ailleurs, les calculs qui sont logés dans la vésicule se trouvent dans un véritable état de séquestration, et je ne vois point par quelle voie ni sous quelle forme l'eau minérale pourrait pénétrer jusqu'à eux. Lors donc qu'ils s'échappent et tombent dans l'intestin, d'où ils sont rejetés par les vomissements ou les selles, l'eau de Vichy n'a pu agir qu'en donnant plus de force à la vésicule et en favorisant ainsi sa puissance d'expulsion.

En résumé, c'est spécialement contre l'hypertrophie du foie, sans productions accidentelles et sans dégénérescence organique, qu'on peut compter sur les bons effets de ces eaux.

Les engorgements de la rate, ceux du mésentère, de l'épiploon, certaines tumeurs des ovaires, peuvent quelquefois aussi être heureusement modifiés par les sources de Vichy : mais les guérisons y sont infiniment plus rares qu'aux sources de Kissingen, Carlsbad et Marienbad, ainsi que nous le verrons en faisant l'histoire de ces diverses stations thermales.

Les sources de Vichy qui paraissent le mieux appropriées à ces affections du foie et des autres viscères de l'abdomen sont l'Hôpital et la Grande-Grille. Quand cette dernière source est bien supportée, on la combine souvent, en l'alternant, avec les Célestins.

Gravelle et calculs urinaires. — Pour ce qui est de la gravelle, établissons tout de suite une ligne de démarcation bien nette entre les graviers formés d'acide urique et ceux dont les phosphates constituent la base.

La gravelle d'acide urique, ou gravelle *rouge*, est la plus commune de toutes. Comme les alcalis possèdent la propriété de dissoudre cet acide, et que l'urine, par l'effet des eaux de Vichy, devient promptement alcaline, on comprend tout le parti qu'on peut tirer des combinaisons chimiques dans le traitement de cette espèce particulière de gravelle. En effet, l'acide urique se combine avec la soude pour former un urate de soude, lequel, plus soluble que cet acide, se dissout dans les urines et est ensuite expulsé avec elles. C'est la source des Célestins qui, dans ce cas, paraît préférable ; elle est la plus riche en bicarbonate de soude, et, par conséquent, c'est celle qui a le plus de prise sur l'acide urique, pour prévenir la formation de nouveaux graviers ou dissoudre ceux qui existaient déjà.

La gravelle *blanche*, au contraire, est formée de phosphate de chaux et surtout de phosphate ammoniaco-magnésien : or il paraît constant que les graviers de cette nature reconnaissent principalement comme point de départ une urine trop peu acide pour tenir en dissolution les éléments salins qui les constituent. Prescrirez-vous également, dans ce cas, les eaux de Vichy ? Ce n'est jamais moi qui donnerai un conseil semblable, car je les ai vues produire ainsi de trop fâcheux résultats. Bien loin de dissoudre les concrétions existantes, ces eaux, en neutralisant par leur alcalinité les acides libres de l'urine, favoriseraient la formation de nouveaux graviers ou même créeraient des pierres de toutes pièces (1). C'est dans des conditions de cette espèce que les malades rendent d'autant plus de graviers qu'ils boivent davantage d'eau de Vichy, « à tel point, dit M. Prunelle, que si vous supposiez que ces graviers fussent déjà tout formés dans le rein, il faudrait que celui-ci eût une capacité plus grande que celle de l'estomac. »

Je sais qu'on a voulu nier ces phénomènes, ou du moins en atténuer la portée. — C'est, a-t-on dit, à l'ammoniaque seule créée accidentellement dans la vessie altérée que l'on doit rapporter ces précipités phosphatiques ; l'eau minérale n'y est pour rien. — Je réponds à cela que, quel que soit le coupable, le fait clinique n'en est pas moins rigoureusement vrai, et que, par conséquent, envoyer de semblables malades à Vichy est une imprudence d'autant moins excusable, que vous avez dans Pougues, et surtout Contrexeville, des eaux beaucoup mieux appropriées à ce genre de gravelle, et tout à fait exemptes des dangers que je viens de signaler.

(1) J'ai été consulté, il y a quelques années, pour un malade qu'on avait envoyé à Vichy pour une gravelle *blanche*, et qui, à son retour des eaux, était porteur dans la vessie d'une pierre qui n'existait pas au moment de son départ, ainsi que l'avait constaté le cathétérisme pratiqué par un de nos plus habiles chirurgiens.

C'est donc seulement contre la gravelle d'acide urique que les eaux de Vichy possèdent une incontestable efficacité. Souvent même l'action dissolvante de ces eaux est tellement rapide, que, dès les premiers verres, les malades, n'apercevant plus dans leurs urines de traces de graviers, se sont effrayés, dans la crainte que ceux-ci ne restassent emprisonnés au sein des organes. C'est que, au contraire, ces graviers avaient été instantanément dissous puis entraînés avec les urines, à l'insu des malades.

Quelquefois cependant l'eau de Vichy agit moins comme un agent chimique que comme un stimulant de l'appareil rénal. Dans ce cas, les graviers, au lieu de se dissoudre, sont expulsés en substance du tissu du rein, et charriés ensuite par les urines: aussi les malades les rendent-ils plutôt à la fin qu'au commencement de la cure, car il faut un certain temps pour qu'ils se détachent.

La gravelle n'est souvent que le premier degré de calculs dont elle constitue le noyau. Une fois déposé dans la vessie, ce noyau s'accroît graduellement par la superposition des substances que l'urine précipite, et arrive un moment où son volume l'emporte sur celui du conduit urétral ; ce n'est plus alors un gravier, c'est une véritable pierre. Or cette pierre sera-t-elle également accessible à l'action dissolvante des eaux de Vichy ?

Si les différentes couches qui la constituent n'étaient formées que d'acide urique, on comprend que les eaux alcalines devraient chimiquement agir de la même manière que pour la gravelle rouge ; seulement, comme il y aurait plus d'acide à dissoudre, elles mettraient plus de temps. Mais telle n'est pas d'ordinaire la composition des calculs. Au lieu d'être uniforme, elle représente une série de couches très différentes, combinées souvent d'une manière si variée et si intime, qu'il est impossible de savoir quel en est l'élément prédominant. Si donc vous avez recours aux alcalins, n'est-il pas à craindre que, rencontrant une couche de phosphate au lieu d'une couche d'acide, vous ne précipitiez de nouveaux phosphates, et que, par suite, vous n'augmentiez le volume du calcul au lieu de le diminuer ?

L'objection, on le voit, est des plus sérieuses. Voici comment y répond M. Petit, qui a fait de si importantes recherches sur tout ce qui se rattache à l'action des eaux de Vichy.

Les différents sels qui composent les calculs ne sont jamais purs, et ils ne forment pas un tout régulièrement cristallisé. On ne saurait apporter trop d'attention au rôle que joue le mucus vésical : ce mucus se mêle à la substance calculeuse, s'interpose entre ses molécules, en augmente la force adhésive; en un mot, se comporte à la manière d'un ciment. Il y a, par conséquent, dans le même calcul, une sorte d'agglutination de la matière animale et de la matière saline. Or les eaux salines dissolvent la matière animale, et, par suite, dissocient la partie saline, laquelle, privée de son ciment, se dépose par petites lamelles, et est rendue avec les urines. L'eau de Vichy agit donc, dans ce cas, moins par la dissolution des couches d'acide urique, qui cependant y entre aussi pour quelque chose, que par la désagrégation des divers ingrédients des calculs, quelle que soit d'ailleurs leur composition : d'où résultera la diminution graduelle de ces calculs, diminution qui peut aller jusqu'à permettre leur expulsion naturelle hors de la vessie.

M. Petit appuie ces raisonnements d'expériences faites sur des calculs qu'il avait plongés directement dans l'eau de Vichy ; il cite surtout des observations pratiques qui lui paraissent tout à fait concluantes. Cependant il s'en faut de beaucoup que son opinion soit généralement adoptée, et on lui oppose des objections et surtout des faits qui infirment singulièrement cette manière de voir.

Tout en ne partageant pas entièrement les idées de M. Petit, je crois comme lui que, dans l'impossibilité absolue où nous sommes de dissoudre, par des substances chimiques ou autres, les calculs contenus dans la vessie, les eaux de Vichy offrent une dernière ressource qu'on ne doit point négliger. Sans doute, il ne faut pas trop compter sur la guérison, d'autant plus que quel quefois ces eaux ne font que dissimuler les symptômes, en déposant autour du corps étranger une légère couche d'urate de soude, qui en rend la surface lisse et soyeuse, et empêche ainsi la vessie d'être avertie de sa présence ; mais enfin le succès n'est pas impossible. D'ailleurs ce mode de traitement, pourvu qu'on n'en abuse pas, a le mérite de ne faire courir aucun danger au malade. Si l'on ne réussit point, on a encore le temps de recourir au broiement mécanique, moyen extrême qui, malgré tous les perfectionnements de la lithotritie, constitue toujours une opération des plus sérieuses.

Goutte, rhumatisme. — L'ancien inspecteur, M. Prunelle, qui n'a publié que quelques lignes sur l'action des eaux de Vichy dans le traitement de la goutte, voulut bien, pendant que je me trouvais à Vichy, m'exposer sa manière de voir, et la résumer dans les termes suivants, que j'écrivis sous sa dictée : « La propriété générale des eaux de Vichy est de ranimer l'innervation de tout le système abdominal, qu'il s'agisse de l'inertie du foie, de l'estomac, de l'intestin, de la vessie ou de tout autre organe ; ces eaux réussissent même contre l'inertie de l'appareil reproducteur. Quand la goutte a de la tendance à se porter à l'intérieur, sur l'estomac, par exemple, l'eau de Vichy sera utile en fortifiant ce viscère. Elle agira de la même manière que le vin de Bordeaux ou le vin de Madère que vous faites boire en pareil cas aux malades. Il y a une autre espèce de goutte qu'on peut appeler la goutte molle : ici la nature n'a plus assez de force pour opérer une véritable crise. Les malades ont des attaques incomplètes; c'est plutôt un état habituel d'endolorissement; ils marchent, comme ils disent, sur des éponges. Dans ce cas, l'eau de Vichy sera un des meilleurs toniques ; car, venant en aide à la nature, elle favorisera la manifestation de l'accès, et débarrassera d'autant l'individu. Mais si la goutte se traduit par des symptômes franchement inflammatoires, en quoi l'eau de Vichy, même en l'absence de crises, pourra-t-elle être avantageuse ? Les organes ne sont déjà que trop surexcités par le principe goutteux, sans encore y joindre la stimulation minérale : ce serait travailler dans le sens de la maladie. De même, vous respecterez la goutte, surtout chez les vieillards, quand elle se porte sur les extrémités supérieures ou inférieures, car c'est là qu'elle est le moins à redouter. L'intervention de l'eau de Vichy produirait des phénomènes de perturbation qui pourraient amener le déplacement du principe goutteux, et par suite de dangereuses métastases. C'est surtout dans des cas semblables qu'on a vu l'emploi intempestif de l'eau minérale causer l'apoplexie. »

Telle est l'opinion formulée par M. Prunelle lui-même. On voit qu'il ne défend pas, d'une manière absolue, les eaux de Vichy aux goutteux; seulement il en restreint singulièrement l'usage. Pour lui, ce n'est point une médication curative : c'est tout au plus, et dans quelques cas, un utile auxiliaire dont il ne faut user qu'avec une extrême réserve.

La manière de voir de M. Petit diffère essentiellement de celle de M. Prunelle. La goutte, d'après ce savant confrère, reconnaîtrait spécialement pour cause la présence dans le sang d'un excès d'acide urique ou des éléments qui servent à le former : aussi existe-t-elle presque toujours simultanément avec la gravelle rouge. L'analogie entre ces deux affections devient plus frappante encore lorsqu'on examine la nature des dépôts que la goutte laisse si souvent autour des articulations et dans d'autres parties du corps. L'analyse chimique démontre que ces concrétions sont formées le plus souvent d'urate de soude, et que, par conséquent, elles ont, comme la gravelle rouge, l'acide urique pour base : ainsi, chez les goutteux, il y a surabondance d'acide urique. Lorsque la sécrétion urinaire devient insuffisante pour éliminer cet acide, ou que, par une cause quelconque, il se trouve détourné de sa voie ordinaire d'élimination, il se porte sur diverses parties du corps, mais plus particulièrement sur les articulations et les tissus fibreux, pour y déterminer ce qu'on appelle une attaque. Or, pour combattre cette diathèse goutteuse, et par suite atténuer, sinon guérir la goutte, l'usage des boissons alcalines, en neutralisant l'excès d'acide urique, constituera le traitement le plus puissant et le plus rationnel. De là l'utilité des sources de Vichy.

Telles sont, qu'on me permette l'expression, les principales pièces du procès; elles ont plus d'une fois déjà été l'objet d'une polémique ardente et même passionnée, mais l'arrêt définitif est encore à prononcer.

Le rôle que M. Prunelle attribue aux eaux de Vichy, pour le

traitement de la goutte, est tellement secondaire et restreint, que c'est réduire à peu près l'emploi de ces eaux aux simples proportions des eaux minérales ordinaires. J'ajouterai que la manière dont il explique leur action et les règles qu'il donne sur le choix des malades auxquels elles pourront être conseillées me semblent, à certains égards, recevoir des faits le démenti le plus formel. C'est, du reste, beaucoup moins sur ce que M. Prunelle permet que doit porter le débat, que sur ce qu'il défend : nous sommes, par conséquent, ramenés tout de suite sur le terrain de M. Petit. Eh bien ! dans ma conviction la plus profonde, les eaux de Vichy peuvent, *dans certains cas*, agir comme moyen curatif de l'affection goutteuse, non pas sans doute en détruisant le principe même de la goutte, mais en diminuant l'intensité des accès, en éloignant leur retour, quelquefois même en les faisant presque complétement disparaître.

Guy-Patin disait, en parlant des goutteux : « Quand ils ont la goutte, ils sont à plaindre; quand ils ne l'ont pas, ils sont à craindre. »

Cette réflexion est parfaitement juste, en tant qu'elle s'applique à cette multitude de recettes exploitées le plus souvent par des personnes qui se proclament bien haut étrangères à la médecine, comme si, parce qu'un médecin ne guérit pas la goutte, il devait suffire de ne pas l'être pour la guérir. Tous ces prétendus spécifiques, par la perturbation qu'ils apportent dans la vitalité des organes, contrarient la marche régulière de la maladie, et masquent insidieusement les symptômes jusqu'au moment où l'accès éclate plus douloureux et plus terrible. Heureusement que tel n'est pas le mode d'action des eaux de Vichy, et les goutteux qui ont vu, sous l'influence de ces eaux, leur état s'améliorer, *ne sont pas à craindre*, car ils n'ont pas acheté le repos et le bien-être au prix d'incessantes alarmes.

Mais il s'en faut de beaucoup que tous les goutteux indifféremment se trouvent bien de l'emploi des eaux de Vichy. Il en est dont l'état reste stationnaire; il en est même d'autres dont la maladie s'aggrave de la manière la plus alarmante. Je vais essayer d'établir à cet égard quelques distinctions basées, non plus sur des théories chimiques plus ou moins spécieuses, mais uniquement sur l'observation des faits et sur le témoignage de l'expérience.

La goutte franchement tonique et articulaire, ainsi qu'on l'observe surtout chez les individus pléthoriques, celle qui s'accompagne de fièvre, qui revient par accès et qui a une préférence marquée pour le gros orteil, cette forme de goutte se trouve très bien en général de l'emploi des eaux de Vichy. Administrées dans l'intervalle des attaques, les eaux ont presque toujours pour résultat, sinon de prévenir le retour de la maladie, du moins d'en atténuer les crises en les rendant moins fréquentes, moins longues et moins douloureuses. Les goutteux ont, dans ce cas, une tolérance remarquable pour les eaux de Vichy; aussi boivent-ils surtout de la source des Célestins que nous savons être la source la plus riche en bicarbonate de soude.

Je suppose la maladie modifiée par l'action des eaux; sachez maintenant vous arrêter à temps, et prenez garde, en voulant obtenir l'entière disparition du mal, de transformer l'élément goutteux, et par suite de créer un état pire que celui que vous aviez à combattre. Si, en effet, vous employez avec trop d'insistance la médication alcaline, des phénomènes adynamiques ne tarderont pas à se manifester. A des accès francs, nets, bien caractérisés, que séparaient des intervalles de bien-être et de calme, vous aurez substitué un endolorissement général, sans rémission bien marquée, qui ne sera plus la maladie première, mais qui sera encore moins la santé : ce sera la goutte atonique.

Or la goutte atonique est, de toutes les espèces de gouttes, la plus insidieuse et la plus redoutable. Si, par le peu de réaction qu'elle développe, elle cause moins de souffrance que la goutte tonique, en revanche elle est beaucoup plus meurtrière. En effet, la première ne tue pas, quelque douloureuses que deviennent les articulations envahies : la seconde, au contraire, dont le caractère est d'être essentiellement mobile, peut vous foudroyer tout à coup par de brusques métastases vers quelque organe important, tel que le cœur ou le cerveau.

Je partage donc tout à fait l'opinion de M. le professeur

14.

Trousseau (1) sur les inconvénients et même les dangers que peut offrir l'abus des alcalins dans le traitement de la goutte. Sans doute il est très difficile, en l'absence d'indices bien tranchés, de garder toujours une sage et juste mesure. Voici à cet égard la marche que j'ai cru devoir adopter, et dont j'ai eu plus d'une fois l'occasion de constater les excellents résultats.

Quand un goutteux a passé deux ou trois saisons à Vichy et que tout semble indiquer que chez lui le traitement alcalin a fait son temps, je l'envoie se retremper aux eaux de Kissingen, Hombourg, Carlsbad ou Marienbad, mais plus spécialement à celles de Kissingen. Non-seulement ces eaux ne détruisent pas les bons effets obtenus à Vichy, mais de plus, en restaurant les forces des malades, elles les préparent à faire un nouvel usage, plus avantageux encore, de la médication alcaline.

Mais si déjà l'abus des alcalins a transformé la goutte tonique en goutte atonique, il faut mettre tout en œuvre pour ramener l'affection goutteuse à sa première forme. Ce sont les eaux minérales qui ont fait tout le mal, ce sont elles qui vont également tout réparer. Ainsi Bourbonne, Wiesbaden, Tœplitz, Gastein, et même les eaux ferrugineuses de Schwalbach, Spa et Pyrmont, restitueront peu à peu à l'organisme son énergie et sa vitalité, et bientôt, comme crise salutaire, vous verrez apparaître un de ces accès de goutte dont les malades avaient voulu se débarrasser à tout prix, et que maintenant ils regrettent comme le meilleur préservatif contre les répercussions intérieures.

Je dois dire, du reste, que cette espèce d'empoisonnement par les alcalins est devenue aujourd'hui bien plus rare, les médecins de Vichy ayant modifié beaucoup leur pratique, en ce sens qu'ils font boire aux goutteux infiniment moins d'eau minérale.

Les goutteux qui viennent de suivre la cure de Vichy doivent, après leur départ des eaux, continuer à faire usage des boissons alcalines et des bains alcalins. N'oublions pas que, chez eux, le principe de la goutte est toujours présent dans l'économie, et

(1) Voyez ses excellentes *Études sur les eaux minérales des bords du Rhin.*

qu'il est essentiel de saturer de temps en temps l'excès d'acide urique par l'emploi des alcalis.

Telles sont les principales distinctions que j'ai cru devoir établir à propos du traitement de la goutte par les sources de Vichy. Je regrette que les limites de cet ouvrage m'empêchent d'entrer dans plus de développements, car jamais sujet n'a touché à de plus graves intérêts, et ne s'est prêté à plus de considérations importantes.

Quant au rhumatisme dont la parenté avec la goutte n'a jamais été contestée, il trouve également dans l'emploi bien dirigé des eaux de Vichy un remède souvent héroïque. S'il se complique de l'élément goutteux, les indications seront les mêmes que pour la goutte proprement dite, et son traitement exigera la même surveillance.

Diabète sucré. — Le diabète est une affection beaucoup moins rare qu'on ne l'avait cru jusqu'ici. Il se rend tous les ans à Vichy un certain nombre de malades, surtout de goutteux, qui en sont atteints. Or la plupart se trouvent parfaitement bien de l'usage de ces eaux : c'est au point que je n'en connais aucunes qui, sous ce rapport, leur soient comparables. Sur quel organe agissent-elles ? Il est probable que c'est surtout sur le foie, car les belles et récentes expériences de M. Cl. Bernard ont appris que c'est dans le parenchyme hépatique que se forme le sucre. Cette action des eaux de Vichy aurait aussi pour effet, d'après M. Mialhe, de restituer au sang l'alcalinité qu'il a perdue par le fait de l'affection diabétique. Quelle que soit, du reste, la théorie à laquelle on s'arrête, il faut toujours, ainsi que le veut M. Bouchardat, combiner avec l'eau minérale un régime fortement animalisé, et l'exclusion des substances sucrées ou féculentes.

— On voit, par les détails dans lesquels je viens d'entrer, quel immense parti on peut tirer des eaux de Vichy dans le traitement d'une multitude d'affections, même les plus graves. Quant à leur mode d'emploi, il est, comme partout, subordonné à la nature même de la maladie et à la susceptibilité de l'organisation.

Les bains, depuis la nouvelle administration, sont beaucoup mieux établis; mais l'affluence des malades est telle, que la répartition des heures est fort difficile, et qu'il en résulte souvent de l'encombrement.

Quant aux douches que j'avais vues si misérables, elles viennent d'être réorganisées sur une très vaste échelle par les soins de M. Jules François, et leur force d'impulsion justifie plus que jamais la définition de madame de Sévigné qui les appelait un *avant-goût du purgatoire*.

Je ne parlerai pas des distractions de Vichy. Si elles sont peu de choses pour la promenade, où trouver ailleurs une société plus distinguée, des relations de meilleur ton, des fêtes plus animées? C'est que, par la nature même des affections qu'on y traite, Vichy recrute surtout sa clientèle parmi les classes les plus élevées de la société, et qu'elles ont le plus grand privilége d'être à la mode. Or, cette fois, du moins, la mode a raison.

TRANSPORT (*Grande-Grille*, *Hôpital*, *Célestins*, *Lardy*). — Bouteilles de trois quarts de litre, capsulées.

Ces eaux se conservent bien. Je ne dirai rien de leur mode d'emploi, car ce sont, de toutes les eaux minérales, celles dont l'usage est le plus répandu et l'action la mieux connue : d'ailleurs les détails dans lesquels je viens d'entrer sur l'eau prise à la source sont en partie applicables à l'eau transportée.

Les pastilles dites de Vichy sont un mélange de bicarbonate de soude, de sucre blanc, et de mucilage de gomme.

HAUTERIVE

(Allier).

Village situé à quatre kilomètres de Vichy, sur la rive gauche de l'Allier. Il renferme une eau minérale froide, gazeuse, très fortement alcaline, qui contient, pour 1 litre, 5^{gr},24 de bicarbonate de soude. Par sa composition et ses propriétés thérapeutiques, cette eau rappelle Vichy, surtout la source des Célestins, sa température étant à peu près la même que celle de cette dernière source.

TRANSPORT. — Bouteilles d'un litre, capsulées.

Il en est des eaux de Hauterive comme de celles de Cusset.

Elles ne s'altèrent pas sensiblement par le transport, mais on en fait à peine usage.

NÉRIS

(Allier).

A en juger par les débris de son cirque et les ruines de l'ancien monument thermal, il n'est pas douteux que Néris n'ait été une ville opulente, à l'époque où les Romains dominaient dans les Gaules. S'il fallait même en croire quelques étymologistes, le mot *Néris* viendrait de Néron; triste patronage, qu'aucun souvenir historique ne semble justifier. Néris n'est plus aujourd'hui qu'un simple bourg, et, malgré la vogue dont ses eaux ont joui, il y a quelques années, je doute qu'elles recouvrent jamais leur antique éclat.

Les fouilles pratiquées en 1832 ont fait découvrir six puits, construits probablement par les Romains; ils produisent environ 1000 mètres cubes d'eau en vingt-quatre heures. Comme les griffons sont très rapprochés, que l'eau de ces puits a une même température et une composition identique, il est probable que les sources proviennent d'un même foyer.

On voit, sur les parois et dans la profondeur des bassins, une grande quantité de conferves formées par l'*anabaina monticulosa*. Cette plante thermale, qui ne saurait vivre dans une eau au-dessous de 45° C., a un mode d'accroissement fort curieux. Elle se développe par une série de digitations assez semblables à du frai de grenouille, que réunissent entre elles des pédicules très minces : ces digitations se gonflent peu à peu, en se remplissant d'azote, et il arrive un moment où vous diriez autant de petits ballons qui, par leur légèreté spécifique, tendent de plus en plus à s'élever. Bientôt le filament qui les retenait se rompt. Parvenu à la surface de l'eau, l'utricule se distend davantage, ses parois s'amincissent, puis enfin il éclate. C'est la réunion de tous ces débris végétaux, flottant ainsi au-dessus des réservoirs, qui constitue ce qu'on appelle le *limon* des bains.

Les eaux de Néris ont une température fixe de 51° C. ; elles sont limpides, onctueuses et d'un goût un peu fade.

Leur composition est tout à fait insignifiante; elles contiennent, par litre, 1ᵍʳ,64 de principes fixes, dont :

Gram.

Bicarbonate de soude. 0,42
Sulfate de soude 0,84
Chlorure de sodium 0,21

D'après M. Robiquet, le gaz, assez peu abondant, qui se dégage spontanément de ces sources, est de l'azote, mélangé de 2 à 3 centièmes d'acide carbonique.

A l'époque où l'on commença le bâtiment actuel des bains, les eaux de Néris semblaient appelées à de très hautes destinées; aussi voulut-on élever un véritable monument. Mais à mesure que la vogue se ralentit, les travaux se ralentirent dans la même proportion, de sorte que l'édifice n'est pas encore achevé; cependant tout annonce qu'il le sera prochainement. Il représente un parallélogramme allongé dont un seul côté est fini : quant à sa distribution intérieure, nous allons voir qu'elle est tout à fait remarquable.

Il existe quatre piscines, dont deux, extrêmement vastes, ont une température moyenne d'environ 33° C. ; les deux autres sont beaucoup plus petites et ont une température plus élevée (41° C.). Les premières servent à la natation et aux bains prolongés; les secondes aux bains partiels et de courte durée. Il y a séparation complète entre les piscines des hommes et celles des femmes : aussi ces bains en commun sont-ils loin d'avoir le piquant de ceux de Loëche ; mais, en revanche, ils ont pour eux les convenances.

Il y a cinquante-deux cabinets, munis de douches, pour bains particuliers. L'eau arrive par le fond des baignoires, afin d'éviter la perte des gaz : précaution tout à fait superflue, car le refroidissement auquel il a fallu soumettre l'eau minérale, pour la ramener à une température convenable, s'est fait dans des bassins ouverts, et par conséquent les gaz ont eu tout le temps de s'évaporer. La disposition des douches, dans les cabinets de bains, m'a paru laisser à désirer: en effet, comme elles sont alimentées chacune par un petit réservoir particulier, leur force d'impulsion diminue à mesure que le réservoir se vide, de sorte que, vers la fin, la douche n'est plus qu'une chute insignifiante. C'est le résultat contraire qui devrait exister. Il est vrai que cet inconvénient est moindre à Néris qu'ailleurs, puisqu'il est rarement nécessaire de produire de fortes réactions.

Enfin, vous trouverez dans l'établissement un vaporarium : c'est une vaste pièce où les malades viennent respirer la vapeur qui s'échappe du puits de César. A côté sont des cabinets pour douches descendantes, ascendantes et écossaises, bains de vapeur partiels et pour massage.

Voilà certes un attirail balnéaire tout à fait digne de sources de premier ordre. Celles de Néris répondent-elles, par l'importance de leurs effets thérapeutiques, à un aussi splendide aménagement? Je n'oserais l'affirmer.

Les eaux de Néris me paraissent offrir une frappante analogie avec celles de Baden-Baden. Elles conviennent spécialement dans les maladies nerveuses caractérisées par l'exaltation de la sensibilité et les troubles spasmodiques du mouvement : les névralgies, surtout les névralgies sciatiques, l'hystérie, certaines formes de chorée, se trouvent à merveille de ces eaux. C'est par l'emploi longtemps continué des bains de piscine qu'on parvient à calmer l'irritabilité générale et les spasmes. On comprend combien il importe de surveiller ici la température de l'eau minérale : lorsqu'elle paraît trop élevée dans les diverses piscines, il faut recourir aux bains de baignoire, afin de la ramener au degré convenable ; seulement, par une très sage précaution, les malades ne peuvent plus ensuite la changer pendant la durée du bain, car les robinets sont placés hors de leur portée.

Vous verrez à Néris un certain nombre d'affections rhumatismales, avec prédominance d'éréthisme nerveux. L'emploi de ces eaux et leur mode d'action seront les mêmes que dans les circonstances précédentes ; mais si le rhumatisme est très ancien, et qu'il soit nécessaire de le faire momentanément passer par un état subaigu, les petites piscines devront être préférées aux piscines de natation, à cause de leur température plus élevée. Il n'est pas toujours utile que le malade entre entièrement dans le bain : souvent il suffira d'y maintenir plongées les parties où siége le rhumatisme, en ayant soin de les retirer aussitôt que la réaction se manifeste. Après quelques immersions de huit à dix minutes, chaque jour, survient un léger mouvement fébrile dont on est facilement maître ; puis la douleur diminue peu à peu, les mouvements deviennent plus libres, et tout présage une guérison prochaine.

On se trouve très bien aussi, en pareil cas, de recourir à la douche et aux bains de vapeur.

La matière végéto-animale dont ces eaux sont imprégnées leur communique des propriétés adoucissantes et comme oléagineuses ; aussi les emploie-t-on avec avantage contre certaines maladies de la peau, caractérisées plutôt par le prurit et l'érythème que par de véritables éruptions. Dans l'acné, quelques frictions sur le visage avec le limon des bains produisent de bons effets, surtout en ayant soin de faire suivre ces frictions d'une douche très légère, laquelle, par le petit ébranlement qu'elle imprime au tissu cellulaire, déterge le derme et le fortifie.

Il est d'usage à Néris que les malades aillent boire le matin deux ou trois verres à la source du Puits de la Croix. Je n'en vois pas trop l'utilité, car cette eau ingérée dans l'estomac paraît n'avoir aucune valeur intrinsèque ; mais, enfin, c'est une coutume établie, et elle est des plus inoffensives.

Les eaux de Néris, sous quelque forme qu'on les prenne, n'ont aucune efficacité contre les maladies de la poitrine et les engorgements des viscères abdominaux. Si elles agissent utilement dans certaines affections utérines, c'est comme moyen sédatif, et seulement dans le cas où ces affections étaient liées à de simples troubles de l'innervation.

Néris est un endroit agréable mais qui offre trop peu de distractions. C'est un des motifs pour lesquels vous y enverrez rarement ces jeunes femmes du monde qui se plaignent sans cesse de leurs nerfs (elles devraient plutôt accuser leur imagination), et qui en sont esclaves à tel point, qu'elles ne peuvent réellement guérir qu'en s'amusant.

SAINT-PARDOUX

(Allier).

Hameau dépendant du village de Theneuille, arrondissement de Montluçon, à douze kilomètres de Bourbon-l'Archambault. L'eau jaillit d'un sol argilo-siliceux, dans un réservoir rectangulaire d'environ 3 mètres de profondeur, surmonté d'un toit de zinc que supportent des pilastres de pierre réunis par d'élégantes arcades.

L'eau de Saint-Pardoux a une saveur aigrelette et piquante fort agréable. Sa température est de 7° C. Elle laisse dégager une grande quantité de bulles de gaz acide carbonique qui viennent éclater à sa surface et qui représentent 7/6es de son volume. Les sels qu'elle tient en dissolution sont alcalins : la dose en est de 1^{gr},184, pour un litre d'eau minérale.

Cette eau jouit des propriétés toniques et rafraîchissantes que nous avons dit appartenir aux eaux gazeuses désignées par l'expression générique d'*eaux de Seltz*. Comme elle supporte très bien le transport, elle pourrait être l'objet d'une importante exportation.

BOURBON-L'ARCHAMBAULT

(Allier).

Il est des malades qui vont chercher au loin, et même à l'Étranger, des sources thermales qui peut-être ne leur fourniront pas, au point de vue médical, les avantages qu'offrent celles de Bourbon-l'Archambault, situées seulement à quelques heures de Paris. Sous Louis XIV, ces eaux furent en très grande vogue ; le roi lui-même y vint une ou deux fois. C'est de Bourbon que Boileau, Racine, madame de Sévigné et tant d'autres personnages illustres datèrent si souvent leur correspondance. On allait alors à Bourbon comme on va aujourd'hui à Vichy. Combien les temps sont changés ! Par suite d'un revirement du destin, ces mêmes eaux ne reçoivent plus de Paris que quelques rares malades, et, au delà d'un certain rayon, c'est à peine si elles sont connues.

Aussi tout se ressent-il de cet abandon immérité. La ville n'est plus qu'une bourgade, la maison des bains qu'un bâtiment des plus humbles, et les logements destinés aux malades n'offrent absolument rien de ce confortable qu'on rencontre presque toujours dans les établissements thermaux.

Il n'existe à Bourbon-l'Archambault qu'une seule source minérale chaude ; mais elle est si abondante, qu'elle fournit 2,400 mètres cubes d'eau en vingt-quatre heures : sa température est de 60° C. Cette source jaillit, en bouillonnant, au milieu d'une petite place, et elle est captée, à son griffon, dans une citerne dont la base, de construction romaine, a servi de fondements à la voûte dont Gaston d'Orléans la fit couvrir : les habitants viennent y puiser l'eau par trois larges orifices appelés les Grands-Puits. De cette citerne partent deux canaux, l'un qui est destiné aux bains de l'établissement, et l'autre qui sert à alimenter ceux de l'hôpital militaire.

Recueillie dans un vase, l'eau de la source est claire et limpide ; elle prend une teinte un peu louche par le refroidissement, et se recouvre d'une pellicule de carbonate de chaux. Sa saveur, franchement salée, rappelle, comme celle de beaucoup d'autres sources, un assez mauvais bouillon de veau.

Cette eau, d'après les analyses de M. O. Henry, contient, par litre, 3^{gr},980 de matières fixes, dont :

	Gram.
Chlorure de sodium.	2,240
Bicarbonates alcalins.	1,244
Bromure alcalin.	0,025

ainsi que quelques autres sels à base de potasse, chaux et magnésie. Enfin ces eaux renferment à peu près un sixième en volume de gaz acide carbonique.

Il résulte de cette analyse que les eaux de Bourbon doivent être rangées dans la classe des sources salines muriatiques. Comme on les emploie surtout en bains, disons un mot de la manière dont ceux-ci sont disposés.

Au rez-de-chaussée du bâtiment thermal, existent huit petites piscines (1) de forme carrée, revêtues de pierre de taille et disposées chacune pour un seul malade. Elles sont assez vastes pour qu'on puisse s'y coucher, s'y asseoir, prendre toutes les positions qu'on désire, le niveau pouvant être maintenu à toute hauteur, sans empêcher le renouvellement continuel de l'eau. M. Regnault, le médecin inspecteur, me faisait remarquer avec raison combien cette disposition est commode pour les malades les plus infirmes et les plus souffrants, qu'on peut ainsi déposer dans le bain sans leur causer ni gêne ni douleur.

Chaque piscine est munie d'une douche bien organisée et beaucoup plus forte qu'à Néris.

Au premier étage, se trouvent huit cabinets de bains et de douches, pourvus de baignoires de cuivre ; mais les malades préfèrent en général les piscines, où ils sont bien plus à l'aise.

Enfin, à l'étage supérieur, sont les réservoirs, le manége des pompes pour faire monter l'eau, et les autres détails du service.

L'action des eaux de Bourbon est fortement tonique et stimulante. C'était pour la prévenir, ou du moins la mitiger, que, du temps de Boileau, on préludait à la cure par les purgations et les saignées. Ainsi vers le cinquième ou le sixième bain, le visage devient d'habitude plus coloré, le pouls plus fréquent, plus plein, la peau plus chaude ; en un mot, il se déclare une véritable crise. Celle-ci se dissipe ordinairement d'elle-même par le repos et un peu de diète ; mais, quand la réaction est trop vive, on est souvent obligé de recourir aux ventouses, ou plutôt aux *cornes*, comme on dit plus ordinairement.

En effet, on se sert de cornes de taureau amincies et souples, percées à la pointe d'un petit trou auquel un homme adapte ses lèvres, pour produire le vide par de fortes inspirations ; le vide opéré, le trou se trouve bouché par un morceau de cire préala-

(1) La piscine du nord, plus grande que les autres, s'appelle le *cabinet du prince*, parce que, pendant trente années de suite, M. de Talleyrand y est venu prendre des bains. Le prince restait au bain depuis midi jusqu'à deux heures, en compagnie de ses deux chiens qui se baignaient avec lui.

blement introduit dans la bouche, puis poussé par la langue et fixé avec les dents. On peut porter l'action de ces ventouses jusqu'à la phlyctène, et soustraire par la scarification la quantité de sang voulue. C'est un procédé bien simple, mais très fatigant pour celui qui le met en usage : je l'ai vu employer aux eaux de Bade, en Suisse, tout à fait de la même manière.

Les eaux de Bourbon-l'Archambault sont renommées contre la plupart des maladies des os ou des ligaments, surtout quand ces maladies existent chez des individus scrofuleux. On les vante également, moins cependant que celle de Bourbonne, dans le traitement des affections paralytiques : elles réussissent quand la paralysie dépend d'anciens rhumatismes ou quand elle est le résultat de violences extérieures qui ont déterminé l'ébranlement et la contusion des tissus. Bien entendu que, si elle se rattachait à quelque altération organique, ces eaux ne pourraient qu'être nuisibles et même très dangereuses.

J'ai vu à l'hôpital militaire et à l'hôpital civil de Bourbon plusieurs paraplégiques qui avaient éprouvé une amélioration notable par l'effet des eaux : quelques-uns même paraissaient tout à fait guéris. On comprend que la douche ne joue point ici le rôle le moins important.

Les affections rhumatismales éprouvent, à Bourbon, comme à toutes les autres sources thermales, un soulagement suivi de trop fréquentes rechutes. Les engorgements articulaires et les commencements d'ankylose qui les accompagnent et qui en sont, pour ainsi dire, les inévitables conséquences, cèdent quelquefois à l'action énergique de ces eaux ; mais, si le malade est irritable, s'il reste encore de la sensibilité, on devra donner la préférence aux sources de Néris.

On boit très peu l'eau thermale de Bourbon, seulement deux ou trois verres le matin : elle favorise l'effet diaphorétique des bains et active la sécrétion urinaire. Comme elle est légèrement constipante, la plupart des malades font également usage de la fontaine ferrugineuse de Jonas, qui exerce sur l'intestin une action opposée.

Cette source, dont le nom lui vient d'un Suisse appelé Jonas,

qui la découvrit vers la fin du xvii° siècle, jaillit au sud-ouest de
la ville, dans un petit bassin surmonté d'une toiture de zinc,
que supportent d'élégantes colonnes : son voisinage du jardin
public en fait un but de promenade. On vient souvent en boire
quelques verres avant le dîner. Elle est froide, limpide et a
une saveur d'encre très prononcée; elle contient, par litre,
environ 0gr,04 de fer à l'état de crénate et de carbonate. Bien
qu'elle soit médiocrement gazeuse, l'estomac la supporte à
merveille, et elle aide à la digestion.

La source de Jonas passe, dans tout le pays, pour être souve-
raine contre l'amaurose : son emploi, du reste, est des plus
simples. On remplit de cette eau un entonnoir garni d'une
éponge, et on la laisse tomber goutte à goutte, d'une certaine
hauteur, sur les yeux malades. La petite douche est répétée,
chaque jour, pendant plusieurs minutes. On comprend que, par
ses principes astringents et la légère commotion qu'elle imprime
au globe de l'œil, l'eau de Jonas puisse, dans quelques cas, fortifier la vision ; mais il y a loin de là à guérir de véritables
amauroses.

Si le séjour de Néris est peu animé, celui de Bourbon-l'Archambault l'est encore moins. Il y a seulement une jolie promenade,
avec une très belle avenue de marronniers plantés par madame de
Montespan (1), à peu de distance du vieux manoir qui fut le berceau de la maison de Bourbon. Au milieu de cette promenade se
dresse, à mi-côte, un pavillon d'une gracieuse architecture, où
l'on se réunit le soir pour lire les journaux, causer et tâcher de
se distraire.

(1) Madame de Montespan, après sa disgrâce, passa à Bourbon les douze
dernières années de sa vie, dans le repentir et les pratiques religieuses. La
nuit même de sa mort on entendit les pas rapides d'un cheval qui s'arrêta à
la porte de la maison : un cavalier entre brusquement dans la chambre
funèbre ; il écarte les vêtements qui couvrent la poitrine de la mourante,
arrache violemment une clef qu'elle portait suspendue à son cou, saisit une
cassette enfermée dans le tiroir d'un meuble, et repart en toute hâte pour
Paris, sans avoir proféré une seule parole... C'était son fils, le duc d'Antin.
On n'a jamais su quel mystère recélait cette cassette.

15.

BOURBON - LANCY

(Saône-et-Loire).

Les eaux de Bourbon-Lancy étaient, depuis plusieurs années, tombées dans un tel abandon, qu'elles ne vivaient plus, en quelque sorte, que par les souvenirs qui les rattachent à notre histoire. Ainsi, quand on avait raconté que c'était à ces eaux que Catherine de Médicis, envoyée par son médecin Fernel, avait vu cesser la stérilité dont elle était affligée depuis dix ans, et que, par conséquent, elles ne devaient pas être étrangères à la naissance de Charles IX, on avait à peu près tout dit sur leur compte; c'est à peine si l'on faisait ensuite une simple allusion à leurs propriétés thérapeutiques. Mais depuis qu'un legs opulent du marquis d'Aligre les a transformées en véritables capitalistes, il n'est plus permis d'affecter à leur égard la même indifférence; car si elles ne sont rien aujourd'hui, peut-être demain seront-elles appelées aux plus hautes destinées. A en juger d'après les plans qu'a bien voulu me communiquer M. l'architecte, le nouvel édifice thermal dépassera en magnificence tout ce qui a été vu jusqu'ici, même aux établissements d'Allemagne. Or, combien de sources, et celles-ci seront peut-être du nombre, semblaient vouées à un triste oubli jusqu'au jour où leurs vertus médicinales ont été sinon secondées, du moins mises en relief par de beaux salons, un brillant orchestre et la présence de hauts personnages!

Les eaux minérales de Bourbon-Lancy ne jaillissent pas dans la ville même, mais à Saint-Léger, espèce de faubourg situé au pied d'une masse de rochers coupés à pic qui dominent les sources.

Celles-ci sont au nombre de sept, savoir, six thermales et une froide. Elles sont disposées, à la suite les unes des autres, dans la vaste cour de l'établissement, et captées chacune dans autant de bassins de marbre. La plus considérable et la plus chaude s'appelle la Lymbe; une autre porte le nom de Fontaine de la Reine, parce que c'est celle où Catherine de Médicis se baignait; les autres sources sont habituellement désignées par un numéro d'ordre. Leur température varie de 40° à 60° C. Comme elles sont voisines les unes des autres, qu'elles ont à peu de chose près la même composition et les mêmes propriétés, il est probable qu'elles émanent d'un même foyer. La différence et les variations qu'offre leur température s'expliquerait par des infiltrations d'eau ordinaire à travers quelques fissures de leurs conduits.

Le trop-plein des sources est versé par des tuyaux dans deux grands réservoirs à ciel ouvert, où l'eau est soumise à un refroidissement préalable : ce n'est qu'après avoir perdu ainsi son excès de calorique qu'elle se distribue dans les baignoires et les piscines de l'établissement.

Je n'ai rien à dire de l'établissement actuel, si ce n'est qu'il est tout à fait insuffisant. Il contient tout au plus une quinzaine de baignoires ; aussi est-on obliger de commencer le service des bains dès une heure du matin, ce qui doit nuire beaucoup à leurs bons effets.

Les eaux de Bourbon-Lancy sont limpides et onctueuses au toucher. Leur odeur m'a paru nulle au griffon des sources ; elles ont un goût fade, à peine salin, sans saveur dominante.

Leur minéralisation est très faible ; elles contiennent, par litre, environ 1^{gr},75 de substances fixes : c'est un peu plus qu'à Néris, mais beaucoup moins qu'à Bourbon-l'Archambault. Ce sont, du reste, à peu près les mêmes principes salins qu'aux sources que je viens de citer. Le gaz qu'elles renferment en assez grande quantité est de l'acide carbonique mélangé d'un peu d'azote.

Ces eaux, bues le matin à la dose de trois ou quatre verres, paraissent être diaphorétiques, à cause de leur haute température. Elles n'ont pas d'autre action bien sensible ; aussi les emploie-t-on principalement en bains. Ceux-ci, comme pour toutes les eaux thermales qu'on est obligé de laisser refroidir, sont administrés à des températures différentes, suivant qu'on veut produire tel ou tel résultat.

Quelles sont les propriétés thérapeutiques de ces sources ? On a publié si peu de chose sur Bourbon-Lancy, qu'il est difficile de savoir au juste à quoi s'en tenir à cet égard. Si j'en crois une notice qu'on voulut bien me remettre, elles guériraient à peu près toutes les maladies connues. D'après les renseignements que j'ai recueillis sur les lieux mêmes, il paraît qu'elles agissent dans les mêmes cas et de la même manière que les eaux de Néris, avec lesquelles, quoique plus fortes, elles offrent assez d'analogie. Ainsi elles conviendraient surtout dans les affections nerveuses et certaines formes de rhumatisme pour lesquelles les eaux plus riches en principes salins seraient trop excitantes. Bien entendu qu'elles sont toujours très en faveur contre la stérilité. Mais je le répète encore, l'histoire médicale de ces eaux est encore à faire, et un pareil travail serait certainement la meilleure manière d'inaugurer le palais qui doit les recevoir.

SAINT-HONORÉ

(Nièvre).

Les eaux sulfureuses de Saint-Honoré, qui paraissent se rapporter à celles qu'on trouve anciennement décrites sous le nom de *aquæ Nisinei*, sourdent près de Moulins-en-Gilbert, au pied des montagnes du Morvan, à la jonction du calcaire et du granit. Il y a quelques années encore, elles étaient comme perdues au milieu d'une prairie, et rien n'indiquait qu'elles eussent jamais été aménagées convenablement; mais des fouilles pratiquées par le propriétaire actuel, M. le marquis d'Espeuilles, ont fait découvrir, à la profondeur de 5 mètres environ, les débris d'un vaste établissement thermal construit par les Romains sur le griffon des sources (1).

C'est seulement en 1854 que, sous l'habile direction de M. Jules François, on s'est occupé de la réédification de ces thermes dont tout annonce le prochain achèvement. Déjà le captage de l'eau minérale a été opéré avec un soin extrême. De vastes bassins, en même temps qu'ils garantissent l'eau des infiltrations extérieures, forment autant de réservoirs qui devront

(1) On y a trouvé, au milieu des décombres, plus de six cents médailles romaines.

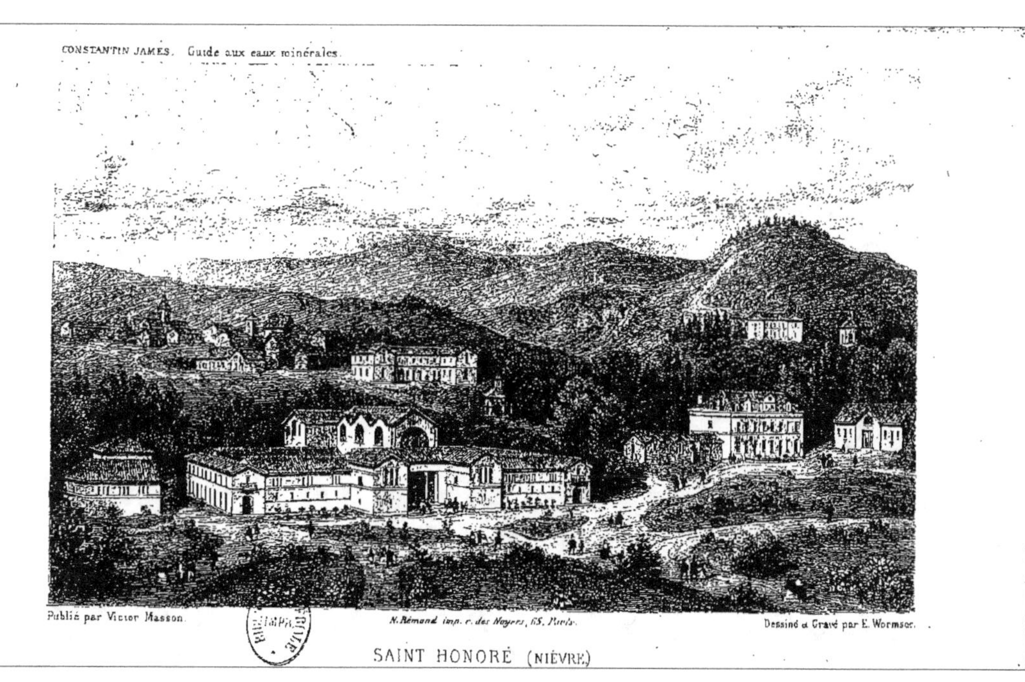

SAINT HONORÉ (NIÉVRE.)

suffire largement à alimenter les baignoires et les piscines. Des ouvertures, habilement ménagées dans les cintres, laissent monter les vapeurs sulfureuses dans les salles d'inhalation. En un mot, les travaux sont poussés avec autant d'activité que d'intelligence, et, à en juger par ce qui existe déjà, le nouvel établissement sera doté de tous les perfectionnements de l'hydrologie moderne.

L'eau de Saint-Honoré est claire, limpide, sans saveur bien marquée; elle exhale une forte odeur d'hydrogène sulfuré. Température, 30° à 32° C. Elle fournit près de 809 mètres cubes d'eau par vingt-quatre heures, chiffre énorme, surtout si l'on songe que Bourbon-Lancy, qu'on cite toujours pour l'abondance de ses sources thermales, n'en débite que 373 mètres dans le même temps.

Ces sources viennent d'être analysées par M. O. Henry, qui, pour un litre, y a trouvé :

	Lit.
Acide sulfhydrique libre.	0,070

	Gram.
Sulfure alcalin.	0,003
Chlorure de sodium	0,300

et quelques autres sels à base de potasse, soude et chaux en faible proportion. D'où M. Henry conclut :

« 1° Que les eaux de Saint-Honoré sont sulfureuses, alcalines, sensiblement iodurées, et qu'elles offrent par leur composition chimique une certaine analogie avec celles de la chaîne des Pyrénées ;

» 2° Que la proportion de l'élément sulfureux qui s'y trouve à la fois libre et combiné les assimilerait à quelques-unes des sources les moins fortes de Bonnes, de Saint-Sauveur, des Eaux-Chaudes, etc. ;

» 3° Que cette proportion peu élevée des éléments sulfureux offre peut-être un grand avantage dans l'emploi ou l'administration des eaux de Saint-Honoré contre quelques affections qui peuvent redouter une excitation trop vive et une action trop énergique à la fois : les gastralgies, les laryngites chroniques, quelques maladies de l'utérus, des intestins, etc., peuvent être dans ce cas ;

» 4° Que la température de 31° à 32° des eaux de Saint-Honoré offre un très grand avantage, parce qu'elle n'exige pas, dans la presque généralité des cas, la nécessité de chauffer l'eau, de la laisser refroidir ou de la couper autrement qu'avec des quantités presque insignifiantes d'eau étrangère ;

» 5° Que l'abondance des sources permettra de multiplier l'usage de l'eau en l'administrant soit en douches, en boisson, soit en bains dans des baignoires, et surtout dans des piscines vastes à courant continu ;

» 6° Enfin, que par leur position dans un beau pays, au centre de la France, à peu de distance de la capitale et avec des moyens faciles de transport, les eaux de Saint-Honoré nous semblent appelées à reprendre un jour la vogue et l'importance qu'elles paraissent avoir eues il y a longtemps. »

J'ajouterai que ces prévisions de la chimie ont déjà reçu en grande partie la sanction de l'expérience. Ainsi, il est de notoriété publique, dans tout le pays environnant, que ces eaux sont souveraines contre les maladies de la peau, les scrofules et les affections chroniques de la poitrine. J'ai envoyé, il y a quelques années, à Saint-Honoré un malade atteint d'un catarrhe bronchique des plus graves, compliqué peut-être d'une tuberculisation commençante, lequel, arrivé mourant aux eaux, les quitta dans l'état de santé la plus parfaite. C'est au point que j'aurais à peine espéré pareil succès des Eaux-Bonnes.

Mais, je le répète, ces données thérapeutiques sont encore beaucoup trop vagues pour qu'on puisse les formuler en propositions rigoureuses.

Toutefois, quand on songe que les eaux de Saint-Honoré sont les seules eaux sulfureuses thermales du centre de la France, qu'elles jaillissent dans une contrée aussi salubre que pittoresque ; que, grâce au chemin de fer de Nevers, elles ne sont qu'à quinze heures de Paris ; puis enfin qu'un établissement modèle s'élèvera prochainement sur l'emplacement des sources ;

on ne peut se défendre de la pensée que Saint-Honoré deviendra un jour une succursale des Pyrénées.

POUGUES

(Nièvre).

Pougues est un petit bourg situé à onze kilomètres de Nevers, sur la grande route de Paris à Lyon. Les sources minérales jaillissent tout à fait au bas du village, sur les confins des montagnes du Nivernais, dans la vallée de la Loire.

Ces sources sont au nombre de deux : l'une est réservée pour la boisson, l'autre sert aux bains ; toutes les deux sont froides. Parlons de la première, qui est la plus importante.

La source dont on boit est captée dans un petit puits à ciel ouvert, dont la margelle est presque au niveau du sol. On y puise tout simplement l'eau avec un verre : sa température est de 12° C. Cette source est très abondante et bouillonne fortement par l'effet du gaz acide carbonique qui se dégage.

L'eau de Pougues a une saveur aigrelette assez agréable. Elle est d'une limpidité parfaite ; mais, exposée à l'air, elle se trouble, laisse déposer quelques flocons ocracés, et, en même temps, il s'y forme spontanément des cristaux de carbonate calcaire.

Il résulte des analyses les plus récentes que cette eau, que nous avons dit être extrêmement gazeuse, contient, par litre, 3^{gr},834 de principes fixes, dont :

	Gram
Bicarbonate de chaux.	1,326
— de magnésie	0,976
— de fer	0,020

et quelques autres sels à base de soude et de potasse.

En résumé, ce sont surtout les sels de chaux et de magnésie qui forment la base essentielle des eaux de Pougues.

Nous remarquerons, à cette occasion, que le carbonate de chaux se retrouve dans tous les remèdes les plus célèbres contre la gravelle. Ainsi, les coquilles d'escargot vantées par Pline, l'eau de chaux de Whytt, le fameux spécifique de mademoiselle

Stevens, n'agissaient que par leurs principes calcaires : d'après Brandes, la magnésie serait la médication héroïque de la gravelle. Aussi est-ce à la présence de la chaux et de la magnésie qu'on attribue généralement les bons effets de l'eau de Pougues, dans le traitement des affections des voies urinaires.

C'est surtout contre la gravelle que ces eaux jouissent d'une véritable spécificité. Comme elles contiennent trop peu de sels pour attaquer et dissoudre les concrétions toutes formées, leur action s'exerce particulièrement sur les fonctions des reins, auxquelles elles communiquent un surcroît d'activité qui a pour résultat la sortie et l'expulsion des dépôts calculeux. Les combinaisons chimiques entrent ici pour fort peu de chose : aussi les eaux de Pougues paraissent-elles également appropriées aux diverses espèces de gravelle.

L'action de ces eaux se porte encore sur d'autres appareils sécréteurs. Ainsi, il est arrivé assez souvent de voir des malades affectés en même temps de coliques néphrétiques et de coliques hépatiques, rendre par l'urètre et par l'anus des graviers d'acide urique et des calculs biliaires.

On vient également à Pougues pour des affections catarrhales de la vessie : les eaux déterminent du huitième au dixième jour un état subaigu, mais à cette exacerbation momentanée succède en général un mieux rapide.

C'est principalement en boisson qu'on fait usage de ces eaux; elles sont digestives et toniques, ce qui explique leurs bons effets contre certaines dyspepsies. La dose est d'abord de deux ou trois verres le matin, puis on l'élève graduellement jusqu'à sept ou huit : prises en plus grande quantité, elles seraient un peu purgatives. Ces eaux, mêlées au vin, constituent en général la boisson des malades pendant le repas.

On se baigne aussi à Pougues. La source qui sert à cet usage est renfermée dans un grand réservoir creusé au-dessous du sol, et elle ne diffère de celle dont on boit qu'en ce qu'elle est moins gazeuse. Bien qu'on fasse chauffer l'eau dans des vaisseaux clos, elle subit toujours une certaine décomposition, de sorte que les bains ne forment qu'une partie très accessoire de la cure.

L'inspecteur, M. de Crozant, obtient encore de bons effets des bains froids d'eau minérale, combinés avec la boisson, dans le traitement des scrofules. Il y a même dans le village une succursale de l'hôpital de Nevers où, pendant la saison des eaux, on soumet un certain nombre d'enfants scrofuleux à cette médication.

A Pougues, on ne jouit d'aucune distraction. Quant aux promenades, je n'en vois d'autres, à proximité de la source, que la grande route de Nevers

Transport. — Bouteilles d'un litre, goudronnées.

Ces eaux se conservent bien. On les prend à la dose de plusieurs verres, le matin à jeun ou pendant les repas. Elles redonnent du ton à l'estomac, facilitent les digestions et activent les fonctions des reins et du foie. Recommandées dans les mêmes cas qu'à la source.

§ III.

EAUX MINÉRALES DE L'EST DE LA FRANCE.

Les sources minérales de l'est de la France ne sont pas sans quelque analogie avec celles du centre, tant par leur composition que par leurs vertus médicinales; seulement elles ont en général une température moins élevée. Nous n'y trouvons pas non plus d'eaux sulfureuses de quelque importance.

L'élément prédominant de ces sources est le chlorure de sodium, ce qui s'explique naturellement par l'existence du sel gemme dans les marnes irisées, l'un des terrains qui constituent le sol superficiel ou qui se rencontrent dans la profondeur de cette région. Si l'on excepte, en effet, le petit groupe de sources dont Plombières et Bains sont les plus importantes, lesquelles, en rapport avec les formations ignées qui les avoisinent, contiennent principalement et en petite quantité des sulfates et des carbonates alcalins, toutes les eaux de cette zone empruntent évidemment leur caractère dominant à l'influence des terrains salifères.

Les sources minérales de l'est de la France jaillissent pour la plupart au milieu des montagnes; mais ce ne sont point, comme dans l'Auvergne, des montagnes volcaniques, et, au lieu de laves et de scories, elles sont couvertes d'une riche végétation et de frais ombrages.

BOURBONNE

(Haute-Marne).

Bourbonne est une petite ville agréablement située, à l'extrémité du département de la Haute-Marne, sur le plateau et le versant d'une colline à pente douce, que domine dans le lointain la chaîne des Vosges. Ses sources, aujourd'hui si célèbres, devaient être également en grande réputation chez les Romains, car nulle part, peut-être, on n'a trouvé autant de vases, de médailles et d'inscriptions votives. La plus remarquable de ces antiquités, que j'avais vue placée, comme un glorieux écusson, au frontispice même de l'établissement thermal, est tristement reléguée aujourd'hui dans une des salles de réunion.

Il existe à Bourbonne trois sources minérales qui sont :

La Fontaine chaude ou la Matrelle. — Elle jaillit sur la place et est renfermée dans un petit pavillon en forme de temple, soutenu par quatre colonnes, qui sert de buvette. Elle est inodore et parfaitement limpide; sa saveur, salée et amère, laisse un arrière-goût désagréable. Température, 58° C.

Le **Puisard**, nommé aussi la **Grande source**, à cause de son abondance, est placé dans l'intérieur même de l'établissement thermal, où il fournit aux bains et aux douches. Température, 57° C.

La source de l'Hôpital militaire. — Cette source a passé autrefois pour être sulfureuse. Elle exhalait, en effet, une assez forte odeur de soufre; mais cette odeur provenait de l'altération de l'eau minérale par des débris de végétaux accumulés dans ses conduits et ses réservoirs. Depuis les travaux importants qui y ont été exécutés, elle est devenue compléfement inodore. Bien qu'elle fournisse près de 1200 hectolitres par jour, elle suffit à peine aux besoins de l'hôpital militaire, vaste édifice où se rendent, chaque année, de quatre à cinq cents baigneurs. Température, 48° C.

Ces deux dernières sources ont la même saveur et les mêmes propriétés physiques que la première; seulement elles ne servent qu'à l'usage externe.

Les sources de Bourbonne présentent la plus parfaite similitude dans la nature et la proportion de leurs principes minéralisateurs : l'observation clinique, d'accord en cela avec l'analyse, n'indique non plus aucune différence dans leurs effets thérapeutiques. C'est donc uniquement pour la commodité du service que les unes sont affectées à la boisson, les autres aux bains et aux douches.

Ces sources appartiennent à la classe des eaux muriatiques, et sont, avec celles de Balaruc et d'Uriage, les plus fortement salines que nous ayons en France. D'après les analyses de MM. Mialhe et Figuier, la quantité de principes fixes qu'elles renferment, par litre, est de 7^{gr},546, dont :

	Gram.
Chlorure de sodium.	5,783
— de magnésium.	0,392
Bromure de sodium.	0,065

Les autres sels sont à base de potasse, chaux, fer et magnésie, en proportion beaucoup plus faible. C'est donc à peu près la minéralisation du Kochbrunn de Wiesbaden.

L'eau de Bourbonne est à peine gazeuse : M. Chevallier n'y a point trouvé d'acide carbonique, mais seulement un peu d'azote.

Avant d'arriver à l'étude de l'action et de l'emploi de ces sources, disons un mot de l'établissement thermal. Je ne m'occuperai que du bâtiment civil, l'autre étant exclusivement réservé aux militaires.

L'édifice n'a rien de monumental; sa façade paraît même assez mesquine, bien qu'elle soit ornée de quatre colonnes d'ordre toscan, d'un seul bloc chacune, provenant des carrières du pays. La partie destinée aux hommes s'appelle le *Vieux-Bain* ; elle se compose d'un rez-de-chaussée et d'un premier étage : il y a trente-deux cabinets de bains. Les douches sont à part ; on préfère les administrer dans des cabinets spéciaux, où le malade peut librement s'étendre, et mettre ainsi ses muscles dans un état complet de relâchement, disposition plus favorable que quand il reste dans la baignoire.

Le bâtiment du *Bain des Dames* est tout neuf et situé derrière l'ancien édifice : il forme avec celui-ci un parallélogramme et regarde le jardin de la promenade. Les cabinets, au nombre de trente-trois, sont plus vastes, plus commodes, mieux aérés que ceux du Vieux-Bain. Il y a également des douches bien organisées.

En somme, la distribution générale de l'établissement m'a paru offrir un ensemble assez satisfaisant. Je m'étais plaint, dans la première édition de cet ouvrage, qu'il n'y eût pas, dans les cabinets de bains, de robinets d'eau ordinaire, de manière qu'on pût tempérer la trop grande activité de l'eau minérale : j'apprends avec plaisir qu'on en a établi depuis.

On prend peu les eaux de Bourbonne à l'intérieur ; deux ou trois verres le matin sont, dans la plupart des cas, une quantité très suffisante. Autrefois on en buvait bien davantage. Ainsi je lis dans un petit opuscule publié par le docteur Juy, en 1738 : « On voit souvent des personnes difficiles à émouvoir » prendre jusqu'à soixante et quatre-vingts verres de ces eaux, » dans la matinée, sans en être aucunement gonflées. » Il me semble pourtant qu'un peu d'émotion et de gonflement seraient bien excusables en pareil cas. Du reste, M. Magnin, l'un des médecins inspecteurs, qui a publié un bon travail sur Bourbonne, m'a cité des faits presque aussi extraordinaires; entre autres, celui d'une dame qui, dans l'espace d'un mois, prenait tous les matins, à la buvette, jusqu'à vingt et vingt-cinq verres d'eau minérale. Or, un verre contient près d'un demi-litre ! Ce sont là des tours de force qu'un malade prudent se gardera bien d'imiter.

Prises en quantité raisonnable, ces eaux agissent par leur température et par leur minéralisation. Elles excitent l'appétit, activent les fonctions des reins et de la peau, mais ne paraissent avoir d'action spécifique sur aucun organe : il en faudrait des doses un peu fortes pour obtenir des effets franchement purgatifs.

Les bains et les douches constituent en grande partie la médication de Bourbonne ; aussi est-ce sous cette double forme qu'il importe surtout d'étudier l'emploi de ces eaux.

Le bain, à la température assez élevée où on le prend d'habitude, détermine, dans les premiers moments de l'immersion, une sensation agréable de chaleur et une sorte de bien-être par tous les membres. Mais bientôt la respiration s'accélère, le cœur bat plus vite, la face se colore et devient vultueuse ; ce sont, en un mot, tous les signes d'une vive réaction. Il faut se hâter de quitter le bain, sans quoi le cerveau pourrait se congestionner. On comprend que ces phénomènes doivent nécessairement varier suivant que l'individu est plus ou moins impressionnable. Au sortir du bain, toute la surface cutanée semble resserrée sur elle-même, comme si elle venait de subir le contact d'une liqueur astringente : c'est qu'en effet les eaux de Bourbonne, bien loin d'avoir le caractère onctueux de la plupart des sources minérales, rendent, au contraire, la peau rude et sèche. N'est-ce pas un peu la raison pour laquelle vous voyez à ces eaux beaucoup moins de femmes que d'hommes ?

On donne la douche après le bain. Pour la recevoir, le malade se couche sur un lit formé par une toile fortement tendue à l'aide d'un châssis : la tête de ce lit est brisée et à charnière, afin de pouvoir s'élever ou s'abaisser à volonté. Ces douches sont très fortes, leur chute ayant une hauteur de 7 mètres.

L'établissement ne possède que des douches descendantes, car la quantité de principes salins que ces eaux renferment ne permet pas de se servir de la douche ascendante. Celle-ci, employée pour le vagin ou le rectum, provoquerait une excitation violente, presque toujours nuisible.

La douche aide puissamment à l'action stimulante du bain ;

16.

en même temps, elle exerce une influence spéciale, et en quelque
sorte mécanique sur la circulation capillaire. Son premier effet
est de déterminer de la pâleur sur les points où elle frappe, et
d'émousser la sensibilité. Mais bientôt ces mêmes parties rougissent, le sang y afflue avec abondance ; elles deviennent plus
chaudes, plus sensibles, plus vivantes. La réaction est d'autant
plus vive et plus rapide que la douche elle-même a eu une plus
grande force de percussion.

Les eaux de Bourbonne, tant par leur vertu intrinsèque que
par leur mode d'emploi, sont donc des eaux excitantes : mais il
ne faut pas confondre le mouvement fébrile qui dépend de
l'excès de calorique communiqué au corps par le contact de l'eau,
avec celui qui résulte des changements apportés dans nos humeurs et nos fonctions par l'absorption des principes minéralisateurs. Le premier de ces effets est surtout en rapport avec la
température du bain, et se dissipe quelques instants après ; le
second, qui ne se développe que plus tard, au bout de cinq ou
six jours seulement, a une marche continue, progressive, qui
indique une sorte de mouvement critique dans la profondeur
même des organes. Cette dernière série de phénomènes constitue
seule la fièvre thermale.

On a souvent reproché aux eaux de Bourbonne leur grande
activité. C'est là précisément ce qui en fait le mérite principal,
puisque, dans la plupart des cas, il faut momentanément faire
passer la maladie par une période aiguë, et que d'ailleurs on a
toujours la ressource de diminuer la trop forte excitation du
bain par l'addition d'eau commune. J'ajouterai même que, sous
ce rapport, les médecins de Bourbonne m'ont paru pousser la
circonspection un peu loin. Ainsi, dans la crainte d'appeler le
sang vers le cerveau, ils n'emploient presque jamais les bains de
vapeur, moyen cependant fort utile, qu'on peut diriger avec
ménagement, et qui, dans beaucoup de cas, ne saurait être
entièrement remplacé.

Il y a deux ordres d'affections que les eaux de Bourbonne sont
plus spécialement réputées guérir : ce sont les paralysies et les
plaies d'armes à feu.

Il ne saurait être question ici, pas plus qu'à aucune eau thermale, des paralysies symptomatiques d'une lésion du cerveau, de la moelle épinière ou des cordons nerveux, mais seulement de celles qui se rattachent à l'atonie et à la faiblesse ; or on obtient quelquefois, dans ces cas, des cures qui tiennent du prodige. Le savant inspecteur, M. Renard, voulut bien me montrer une petite malade qu'on avait amenée à Bourbonne, l'année même où je m'y trouvais, et qui était atteinte d'une paraplégie complète, absolue, remontant déjà à plus de deux années. Les eaux agirent sur elle d'une manière si heureuse et si puissante que, dès le quinzième bain, les membres inférieurs avaient recouvré toute la force et toute l'agilité de leurs mouvements. C'est au point, me disait M. Renard, que, si la malade eût été en âge de pouvoir tromper, ou que ses parents y eussent eu quelque intérêt, on aurait pu croire à une paralysie simulée.

Ce sont là des cas exceptionnels sur lesquels on ne doit pas trop compter, la guérison des affections paralytiques étant, en général, beaucoup plus lente et plus difficile à obtenir. C'est surtout dans le traitement de ces maladies qu'il importe de ne pas provoquer de violentes perturbations de l'organisme : il faut accorder aux eaux le temps nécessaire pour qu'elles modifient la vitalité des tissus, et ne pas oublier qu'elles doivent plutôt agir en favorisant les efforts de la nature qu'en produisant des crises artificielles.

Les plaies d'armes à feu se trouvent très bien également de l'emploi des eaux de Bourbonne. Ces eaux, en rétablissant la circulation des fluides, facilitent le dégorgement des trajets fistuleux et communiquent aux muscles qui avoisinent leurs parois plus de souplesse et de contractilité : aussi favorisent-elles puissamment la sortie des esquilles et des divers corps étrangers que les projectiles entraînent si souvent avec eux dans les chairs ; mais il faut prendre garde de recourir à ces eaux à une époque trop rapprochée de l'accident. J'ai vu à Bourbonne, en 1848, des blessés qu'on y avait envoyés quelques semaines seulement après les journées de juin, et dont l'état s'était très peu amélioré ; chez plusieurs même, on avait été obligé de suspendre le traitement , parce que les plaies , encore sous l'influence d'une inflammation trop récente , étaient surexcitées beaucoup trop vivement par la stimulation minérale.

Mais n'oublions pas de noter que les eaux de Bourbonne , si elles sont utiles pour hâter et pour fortifier les cicatrices, ont la propriété singulière de ramollir les fibro-cartilages et même le tissu osseux. Par conséquent, vous n'enverrez pas à ces eaux des malades dont les fractures n'auraient encore qu'un cal provisoire, car , sous leur influence, le travail de consolidation se trouverait interrompu. Il faut au moins qu'il se soit écoulé plusieurs mois depuis l'événement, surtout si c'est un os long qui a été fracturé. Elles ne sauraient non plus convenir aux personnes atteintes ou menacées de rachitisme, affection qui , on le sait, consiste surtout dans le ramollissement des os.

L'hôpital militaire de Bourbonne reçoit les mêmes malades à peu près que celui de Baréges, ces deux établissements étant spécialement destinés au traitement des blessures et de leurs complications. Cependant les eaux de Baréges ont une action bien plus puissante, et modifient bien plus profondément la vitalité des tissus.

Il est une autre propriété des eaux de Bourbonne , qu'on a tous les jours l'occasion de constater à l'hôpital militaire, sur des soldats arrivant d'Afrique : c'est que ces eaux guérissent les engorgements des viscères de l'abdomen, consécutifs aux fièvres intermittentes. Quelquefois même elles font cesser l'accès lui-même, alors qu'on avait inutilement employé le sulfate de quinine et les préparations arsenicales. Ces faits, du reste, avaient déjà été signalés. Juvet, dans ses DISSERTATIONS SUR LA FIÈVRE QUARTE , préconise l'usage de ces eaux contre les *obstructions* qui se lient à ces fièvres , et rapporte plusieurs cas de guérison. Qu'on me permette encore ici un rapprochement. Voilà une eau minérale qui est fébrifuge, et bientôt nous verrons que celle de Loëche, au contraire, favorise le retour des accès fébriles : or l'analyse pourrait-elle nous dire quel est, dans la première , le principe qui ôte la fièvre, et, dans la seconde, le principe qui la redonne ? Peut-être est-ce ici l'occasion de rappeler que les eaux de Bourbonne renferment beaucoup de chlorure de sodium, et que ce sel est envisagé par quelques médecins comme un excellent fébrifuge.

Ces eaux conviennent encore dans le rhumatisme articulaire, dans certaines contractures des membres, les fausses ankyloses, les coxalgies commençantes et surtout les caries et les nécroses; mais elles ont cela de commun avec les autres eaux muriatiques.

Le régime alimentaire qu'on suit à Bourbonne est en général tonique et fortifiant. Beaucoup de malades boivent aux repas de l'eau d'une source ferrugineuse, dite de la Rivière, mêlée avec le vin. Cette source jaillit à huit kilomètres nord de la ville et paraît contenir un peu de carbonate de fer.

Il y a dans l'établissement civil plusieurs salons de réunion. Les vrais malades y vont peu, car les eaux fatiguent beaucoup trop pour qu'on ait l'esprit dirigé vers les plaisirs bruyants, et d'ailleurs les affections qu'on traite à Bourbonne réclament pour la plupart le repos et la tranquillité.

Transport (*la Matrelle*). — Bouteilles d'un litre, goudronnées.

Les eaux de Bourbonne se conservent bien, mais sont très rarement employées. En effet, quel pourrait être leur usage, puisque, à la source même, c'est à peine si l'on en boit, le traitement consistant presque tout entier dans les bains et les douches?

PLOMBIÈRES

(Vosges).

La petite ville de Plombières est située dans une vallée profonde, sur la limite méridionale du département des Vosges; elle est dominée, dans la direction de l'ouest à l'est, par deux hautes montagnes, qui la serrent étroitement. Une espèce de gave, l'Eau-Cronne, la traverse dans toute sa longueur, mais ses eaux sont en partie recouvertes par une voûte qui les dérobe aux regards. Le climat de Plombières est tempéré et très salubre, bien que les vicissitudes atmosphériques y soient brusques et les orages d'une extrême fréquence.

Cette ville est une de celles où j'ai vu le plus d'établissements thermaux. On en compte cinq : le Bain Impérial, le Bain Tempéré, le Bain des Capucins, le Bain Romain et le Bain des Dames. Un mot sur chacun de ces établissements.

Bain Impérial. — C'est un vaste bâtiment construit sur l'emplacement d'un ancien couvent de capucins. Il contient une belle piscine divisée en deux compartiments, l'un pour les hommes, l'autre pour les femmes, que sépare une simple cloison, permettant parfaitement de se voir et de causer d'un bassin à l'autre : tout autour de la piscine sont rangées circulairement des baignoires pour les malades qui veulent prendre des bains particuliers. C'est là que se trouvent les douches les plus fortes de Plombières. Il y a aussi un assez grand nombre de cabinets de bains, et des étuves, dont les deux plus chaudes, nommées *étuves d'Enfer*, m'ont rappelé, par leur haute température, celles d'Aix en Savoie. Enfin, le bâtiment des bains communique, par un escalier, avec la partie de l'édifice où se trouvent le théâtre et les salons de réunion.

Dans un petit pavillon attenant au Bain Impérial se trouve une pièce appelée le *bain des Princes*, laquelle renferme deux vastes baignoires de forme antique, revêtues de marbre des Vosges, qui furent construites pour l'impératrice Joséphine.

Bain Tempéré. — Séparé du précédent par une rue, il y est relié par un petit pont jeté au-dessus de cette rue. Au rez-de-chaussée sont quatre belles piscines circulaires, de marbre des Vosges, pouvant contenir chacune une quinzaine de personnes; elles ont des températures différentes; deux de ces piscines sont affectées aux hommes et deux aux femmes. Aux extrémités sont des baignoires pour les malades qui aiment la société sans aimer la même eau. Il y a, comme au Bain Impérial, des cabinets spéciaux pour bains et pour douches.

Bain des Capucins. — Vaste pièce, d'une apparence fort humble, séparée également par une rue des Bains Tempérés;

seulement c'est un tunnel, au lieu d'un pont, qui sert de communication. Le Bain des Capucins se compose d'un bain carré, divisé, dans le sens de sa longueur, en deux compartiments. L'eau arrive dans le premier par un gros trou circulaire, célèbre, comme le Bubenquelle d'Ems, contre la stérilité ; le second compartiment se remplit par le trop-plein du premier et par un filet d'eau très chaude qui sort du fond du pavé. Ce bain a une température plus élevée que celle des autres, et est surtout fréquenté par les gens peu aisés.

Les trois bâtiments dont je viens de parler ne forment ainsi que les divisions d'un même établissement.

Bain Romain. — C'est un charmant pavillon situé au centre de la ville, sur l'emplacement d'une piscine romaine (1) : son architecture est tout à fait gracieuse. Un dôme vitré en forme la voûte, et son pavage, tout de marbre, est échauffé par l'eau thermale sur laquelle il repose. Il y a vingt-quatre cabinets de bains ; chaque cabinet est spacieux, élégant, et muni d'une douche, avec les ajutages nécessaires pour les injections. Le Bain Romain est un rendez-vous de promenade très fréquenté quand le temps est pluvieux, et pendant les soirées de l'automne, toujours si fraîches dans les montagnes.

Bain des Dames. — C'est un bel établissement situé dans le plus joli quartier de Plombières ; il tire son nom de l'ancienne et célèbre abbaye des Dames nobles de Remiremont, dont il était autrefois la propriété. Au rez-de-chaussée sont deux piscines, avec des cabinets de douches et des baignoires, pour le service des pauvres et des malades de l'hôpital ; à côté jaillit une source disposée en buvette. Le premier étage contient une vaste salle d'attente, qu'entourent quatorze cabinets de bains, munis de dix-huit baignoires et de quinze douches. Ici, comme au Bain Romain, le pavé est chauffé par l'eau des réservoirs.

Tels sont les cinq établissements de Plombières qui, réunis, peuvent servir à donner chaque jour près de huit cents bains.

(1) D'après Joachim Camerarius, cette piscine avait une étendue comparable à celle d'un lac, et cinq cents baigneurs pouvaient y tenir fort à l'aise. (*De thermis Plumbariis.*)

Ces établissements sont alimentés par de nombreuses sources, désignées chacune par un nom différent. Ce sont : les sources Muller, s'échappant par plusieurs jets isolés ; température, 36° C. ; le Bain des Dames, 52° ; Bassompierre, où se trouve une étuve, 60° ; le Bain Romain, 69° ; les Capucins, ou source Fécondante, 55° ; le Bain Impérial, 54° ; Simon, 35° ; le Crucifix : elle jaillit sous les arcades, où elle forme une buvette, 49° ; la Préfecture, 27° ; enfin le groupe des sources Savonneuses, dont deux à peine tièdes, et la troisième presque froide : en tout, dix sources principales.

Nous remarquerons que la température de ces diverses sources présente des différences assez considérables, et qu'en général elle est trop élevée pour que l'eau minérale puisse être employée immédiatement en bains et en douches : aussi la soumet-on, dans de vastes réservoirs, à un refroidissement préalable. Quant à ce qui regarde le service des piscines, on se contente de les remplir plusieurs heures avant que les malades y entrent, afin que l'eau perde par l'évaporation son excès de calorique. Mais la plupart de ces piscines ne sont que très incomplétement renouvelées pendant la durée du bain, de sorte que, dans le fort de la saison, leur contenu laisse beaucoup à désirer sous le rapport de la limpidité. Il serait bien facile, cependant, d'y entretenir un courant continuel, en agrandissant ou multipliant les réservoirs de refroidissement, car ce n'est pas l'eau minérale qui manque, une grande partie de cette eau allant se jeter dans le gave sans avoir été utilisée.

Toutes ces sources sont onctueuses et d'une parfaite transparence : elles n'ont pas d'odeur, bien que la vapeur qui s'en échappe offre quelque chose d'un peu fade. Leur saveur est nulle à la sortie du griffon ; mais, exposées vingt-quatre heures à l'air libre ou à la lumière, elles prennent un goût nauséeux, tout à fait désagréable, sans toutefois former aucun dépôt.

Les eaux Savonneuses offrent au toucher quelque chose de plus doux que les autres sources : c'est même ce qui leur a valu l'épithète de *savonneuses*. Ce prétendu savon, sur lequel on a tant écrit, paraît n'être autre chose qu'une matière alumineuse, dont la source se charge, en la subdivisant à l'infini, pendant son trajet souterrain. Et, en effet, on m'a montré des quantités assez notables de cette substance dans les fissures des roches feldspathiques par où suinte l'eau minérale ; elle n'a, du reste, aucune vertu médicale particulière.

Les eaux de Plombières sont extrêmement peu minéralisées. Un litre de la source du Crucifix, qui est celle dont on boit le plus ordinairement, ne contient, d'après les récentes analyses de M. Henry, que 0^{gr},477 de principes fixes, par litre, et encore ce sont les sels les plus insignifiants, tels que :

	Gram.
Bicarbonate de soude.	0,168
— de chaux.	0,018
Sulfate de soude	0,009

ainsi que des traces de silice, d'alumine, de chlorure alcalin et de fer. Quant à l'acide carbonique libre, la dose en est de 0^{gr},169. Ce sont donc, chimiquement parlant, des eaux tellement insignifiantes, qu'on ne sait à quelle classe les rattacher. Et pourtant, par un désaccord que nous avons bien souvent l'occasion de noter, ces eaux jouissent des propriétés thérapeutiques les plus réelles et les plus importantes.

La plupart des malades prennent les eaux de Plombières également à l'intérieur et à l'extérieur. Toutes les sources servent à l'usage des piscines, des bains et des douches, mais deux seulement à la boisson : ce sont la source du Crucifix et celle du Bain des Dames.

On boit de l'une et de l'autre source presque indistinctement, bien qu'en général ce soit par celle du Crucifix que l'on commence. Quelques estomacs paresseux supportent plus facilement l'eau du Bain des Dames, qui est plus chaude de quelques degrés. Comme les propriétés de ces deux sources sont semblables, et que la différence n'est que dans la température, les malades peuvent choisir eux-mêmes celle qui leur réussit le mieux. Le plus souvent on débute par un ou deux verres, puis on en élève graduellement la dose jusqu'à cinq ou six, mais sans aller jamais jusqu'à la satiété. Ces eaux ont pour effet à peu près constant d'augmenter l'appétit, de faciliter la digestion et d'accroître d'une manière sensible la sécrétion urinaire.

On fait assez souvent usage, aux repas, de l'eau Savonneuse mêlée avec le vin ; elle est beaucoup moins minéralisée que l'eau des autres sources, et, par suite, elle est plus légère à l'estomac.

Les eaux de Plombières, administrées en bains, agissent principalement par leur température : ce sont, à cet égard, les mêmes règles que pour toutes les eaux thermales qu'on n'emploie pas à leur chaleur native. Mais il est une particularité sur laquelle je crois devoir insister, parce qu'elle me paraît n'avoir pas toujours été bien comprise, ou même s'être prêtée à des explications inexactes.

Le premier effet du bain de Plombières, pris à une température moyenne, est de produire une stimulation marquée de tout l'organisme. On se sent en quelque sorte pénétré intérieurement par l'eau thermale, et il semble que les rouages fonctionnent avec plus de liberté et de plénitude ; mais, si vous restez dans le bain au delà d'une certaine durée, par exemple, une heure et demie à deux heures, des symptômes inverses se manifestent : le pouls se ralentit notablement, ainsi que la respiration ; la tête devient lourde ; les idées, les membres semblent s'alanguir et se fatiguer. Ce n'est plus de la détente, c'est de l'énervement.

D'où peuvent provenir ces phénomènes de prostration ? M. V. Duval les a attribués l'un des premiers à l'action asthénisante de l'arsenic en dissolution dans l'eau minérale, et cette opinion, reproduite et développée par M. Lhéritier, est aujourd'hui en assez grande faveur à Plombières. Sans doute, les eaux de Plombières renferment des traces d'arsenic, mais elles ont cela de commun avec la plupart des eaux minérales, *même les plus excitantes*. D'ailleurs, ainsi que je l'ai déjà dit à propos des EAUX ARSÉNIFÈRES, nous ignorons tout à fait ce que cet agent, combiné ainsi avec les autres sels, produirait sur l'économie, de sorte que toute explication basée sur sa présence me paraît pour le moins prématurée.

Je crois qu'il est une manière bien plus simple et bien plus physiologique d'expliquer cette diversité d'action des bains. Les eaux de Plombières sont très peu minéralisées : cependant cette minéralisation, quelque faible qu'elle soit, réagit sur nos organes et les stimule pendant le premier contact de l'eau thermale; puis elle s'épuise, et son influence s'émousse. Lors donc que vous prolongez l'immersion plus longtemps, la réaction venant peu à peu à s'éteindre, l'eau minérale n'agit plus que comme une eau ordinaire, et le bain que comme un simple bain domestique. C'est ainsi que les eaux de Plombières peuvent devenir sédatives de stimulantes qu'elles étaient d'abord.

Sous quelque forme que l'on prenne ces eaux, elles ne déterminent aucune de ces crises violentes que nous avons signalées à d'autres sources. Quelquefois, dans les premiers jours de leur emploi, elles causent un peu d'insomnie et d'agitation, ainsi que des symptômes saburraux; mais ces phénomènes sont peu marqués, et ils atteignent rarement les proportions de la fièvre thermale.

Les eaux de Plombières sont conseillées spécialement dans les affections chroniques de l'estomac et de l'intestin.

C'est dans les gastralgies, et surtout dans certaines dyspepsies consécutives aux maladies graves, que ces eaux paraissent le plus propres à réveiller l'action de l'appareil digestif : aussi conviennent-elles très bien aux convalescents. Si l'estomac paraît le plus affecté, on insistera sur l'eau prise en boisson; si, au contraire, c'est l'intestin, le traitement consistera principalement dans l'emploi des bains et des douches, lesquels agissent en dirigeant le sang et les humeurs vers la peau, et en déterminant sur cette membrane une révulsion dérivative. C'est dans ce cas que les bains de vapeur peuvent être d'une grande utilité.

Quand les fonctions digestives s'exécutent mal, il n'est pas rare de voir le foie s'entreprendre et son tissu devenir le siége d'un engorgement véritable; souvent alors les eaux de Plombières sont préférables à celles de Vichy, qui pourraient être trop excitantes.

Comme il survient presque toujours de la constipation, on fait également usage de l'eau minérale en lavements, et même quelquefois il faut recourir à un léger laxatif. Beaucoup de malades se trouvent bien d'aller boire, avant le dîner, un ou deux verres à la source ferrugineuse de la Bourdeille, qui jaillit au milieu de la Promenade des Dames. Cette eau est d'une limpidité et d'une fraîcheur remarquables : lorsque la constipation dépend surtout de l'inertie de l'intestin, elle la fait disparaître, en redonnant du ton à ce viscère et en augmentant son énergie contractile.

On vante beaucoup aussi les eaux de Plombières dans le traitement des affections de la matrice.

S'il existe un simple engorgement du col, quelques injections avec l'eau minérale, des douches sur les reins et les membres, seront fort utiles S'agit-il, au contraire, de ces névroses qui exaltent la sensibilité de l'appareil utérin et réagissent quelquefois sur le système nerveux au point de déterminer des phénomènes hystériques, on aura spécialement recours aux bains tempérés ou même frais, continués chaque jour pendant plusieurs heures.

Dans les irrégularités de la menstruation caractérisées par un défaut de vitalité, dans les leucorrhées par atonie, dans la stérilité dépendante de la même cause, ces eaux pourront rendre des services incontestables.

Il en sera de même pour plusieurs affections nerveuses, telles que les névralgies sciatiques ou faciales, le tic douloureux, la chorée et certaines paraplégies par irritation de la moelle. C'est dans des cas de cette nature qu'on retire souvent d'excellents effets de la douche écossaise.

Enfin le rhumatisme nerveux et même goutteux, certaines dermatoses conservant encore un état subaigu, pourront être traités également avec succès par les eaux de Plombières.

Mais qu'on n'oublie pas que ces eaux conviennent peu aux tempéraments lymphatiques. Elles seraient extrêmement dangereuses pour les personnes dont la poitrine est délicate, car elles ont le fâcheux privilége d'accélérer le développement et le progrès des tubercules.

Je ne terminerai pas ce qui se rattache aux eaux de Plombières sans m'élever contre l'usage qui tend de plus en plus à s'y établir, d'ajouter à l'eau des bains diverses préparations pharmaceutiques. Un bain ainsi mélangé n'est souvent qu'un bain sophistiqué dont les effets sont loin de valoir ceux de l'eau minérale pure (1).

Plombières est, tous les ans, le rendez-vous d'un grand nombre de malades. Le séjour de cette ville offre d'agréables distractions ; il y a surtout de fort jolies promenades. Quant aux habitants, ils ont conservé quelque chose de l'innocence des montagnes : et cependant leur principale industrie consiste dans la fabrication de ces couteaux-poignards et de ces cannes à ressort, armées d'un dard intérieur, dont la vente est si justement défendue à Paris. Mais, à Plombières, tous ces objets sont librement exposés dans les magasins dont ils constituent l'ornement inoffensif. Quel plus bel éloge des mœurs de ces contrées !

TRANSPORT (*le Crucifix*). — Bouteilles d'un litre.

Ces eaux se conservent assez bien, mais on n'en emploie pour ainsi dire plus, tant leurs vertus médicinales ont paru insignifiantes loin de la source.

LUXEUIL

(Haute-Saône).

Luxeuil est situé au pied de la chaîne des Vosges, dans une délicieuse plaine qu'arrose et fertilise le Breuchin : la ville n'est formée que d'une seule rue, un peu monotone, mais où respire un air d'aisance. Ce dut être, à l'époque de la domination romaine, une cité assez considérable. On m'a montré, dans une des salles de l'hôtel de ville, une inscription trouvée près des sources, et qui constate que, par ordre de César, Labienus, son lieutenant, fit réparer les thermes de Luxeuil (*Lixovium*).

(1) Ceci me rappelle ce que disait Bordeu dans une de ses lettres sur les Eaux-Bonnes : « Je bannirai toutes ces compositions, vrais ragoûts d'Arabe, « qui ne sont que pour la pompe de l'art ; je leur substituerai notre baume « naturel. »

L'établissement actuel est un très joli édifice, construit sur l'emplacement même des griffons et entouré de plusieurs rangées d'arbres ; la partie qui fait face à la route est close par une grille, ornée d'un portail élégant, et les deux péristyles sont séparés par un salon d'attente.

Cet établissement renferme sept divisions, qui sont, en commençant par la droite : Le Bain des Pauvres, le Bain des Cuvettes, le Grand Bain, le Bain Gradué, le bain des Fleurs, le Bain des Dames et le Bain des Bénédictins. Tous ces Bains réunis se composent de soixante baignoires, de six piscines, de plusieurs douches et de quelques boîtes pour bains de vapeur. La disposition de ces diverses pièces est en général bien ordonnée ; il y a même une salle, celle du Bain Gradué, qui se fait remarquer par sa belle architecture. Derrière l'établissement est un vaste réservoir pour recueillir et pour laisser refroidir l'eau minérale au degré convenable.

Les eaux de Luxeuil sont limpides, inodores et onctueuses au toucher ; leur saveur, à peine appréciable, laisse un arrière-goût d'astriction. Elles déposent, au fond des bassins, un enduit noirâtre, et, dans leurs canaux, des concrétions siliceuses stalactiformes.

Ces sources sont nombreuses et abondantes : il y en a onze d'utilisées, produisant environ 300 mètres cubes d'eau en vingt-quatre heures. Leur température offre les degrés les plus variés ; la plus chaude, celle du Grand Bain, a 56° C. Toutes ces sources ont reçu des noms empruntés en grande partie à celles de Plombières, avec lesquelles d'ailleurs elles ont beaucoup d'analogie : il y a jusqu'à des sources savonneuses et ferrugineuses.

La composition des eaux de Luxeuil est complétement insignifiante ; elles ne renferment, pour un litre, que $1^{gr},164$ de principes fixes, dont le chlorure de sodium forme l'élément principal. Leur action est également des plus anodines. Quand on a dit « que ce sont des eaux calmantes, très bonnes pour les douleurs, et heureusement appropriées aux tempéraments nerveux, » on a résumé à peu près tous leurs effets et toutes leurs vertus thérapeutiques.

Si les sources de Luxeuil n'étaient pas si rapprochées de celles
de Plombières, elles jouiraient sans doute d'une autre réputation; mais, comme celles-ci sont beaucoup plus connues, et que,
d'ailleurs, elles ont une plus grande activité, elles effacent et
absorbent en quelque sorte leurs voisines.

A Luxeuil, l'eau des piscines est constamment renouvelée; de
sorte que, pendant toute la durée du bain, elle conserve sa limpidité. Il y aurait bien quelque chose à dire sur l'usage où l'on
est encore de se baigner pêle-mêle, hommes et femmes, dans les
mêmes bassins; mais ce sont presque toutes personnes de l'endroit, surtout de la campagne; puis les choses se passent avec
une telle convenance, une telle réserve, et, qu'on me pardonne
l'expression, tous ces malades avaient de si bonnes figures, que
je n'ai été nullement choqué de ces bains pris en commun.

On emploie depuis quelque temps en bains et en douches une
source ferrugineuse qui, jusqu'alors, avait été trop mal aménagée
pour qu'on pût l'utiliser; on en fait également usage à l'intérieur.

En face de l'établissement thermal, et séparé par une rue, se
trouve un petit bâtiment qui sert de lieu de réunion pour les
baigneurs.

Les environs de Luxeuil offrent d'agréables promenades; la
ville elle-même sera visitée avec intérêt. Ainsi l'abbaye, dont il
reste des ruines imposantes, fut une des plus célèbres du moyen
âge, et elle est également une des plus riches en souvenirs. C'est
là que, après la mort de Clotaire III, fut enfermé Ebroin, le terrible maire du palais, lequel, rendu plus tard à la liberté, exerça
sur ses ennemis de si cruelles représailles.

BAINS

(Vosges).

Bains est une très petite ville du département des Vosges,
située dans un joli vallon qu'entourent de toutes parts des monticules couverts de bois. Les sources de Bains sont, de même que
celles de Luxeuil, une sorte de succursale de Plombières. D'après
Vauquelin, et cette opinion est aussi la mienne, les eaux ther-

males de ces trois localités, qui se trouvent comprises dans un périmètre aussi restreint, proviendraient toutes d'un foyer commun : les variétés qu'elles offrent dans leur température et leur minéralisation s'expliqueraient par l'inégalité de leur parcours souterrain et la composition différente des couches qu'elles traversent.

Les sources de Bains, au nombre de treize, fournissent, en vingt-quatre heures, 200 mètres cubes d'eau. Leur température est de 28° à 50° C. : c'est la Grosse source qui est la plus abondante et la plus chaude. La plupart de ces sources ont été aménagées de telle manière que, de leur mélange, résulte une chaleur moyenne qui permet d'utiliser l'eau immédiatement.

Cette eau est parfaitement limpide et transparente. Sa saveur est à peu près nulle; il en est de même de sa minéralisation : seulement 0gr,48 de principes fixes par litre ! Remarquez qu'ici l'élément dominant est le sulfate de soude, tandis qu'à Luxeuil, c'est le chlorure de sodium, et, à Plombières, le carbonate de soude.

Bains renferme deux établissements thermaux qui sont : le Vieux-Bain et le Bain-Neuf. Ces dénominations indiquent seulement la différence d'époque où ils furent construits, et non leur état actuel, car le Vieux-Bain, depuis les réparations si intelligentes qu'on y a faites, est maintenant tout neuf, tandis que celui qu'on appelle le Bain-Neuf tombe de vétusté.

Vieux-Bain ou Bain-Romain. — Petit édifice charmant et du meilleur goût, rappelant tout à fait les anciens Thermes romains, tels que les auteurs les décrivent et tels que j'en ai encore vu en Italie. Au rez-de-chaussée sont trois jolies piscines, dont l'eau est sans cesse renouvelée, et, sur les côtés, de nombreux vestiaires où les baigneurs déposent leurs vêtements. Il y a aussi des cabinets pour les douches, mais pas de baignoires : celles-ci se trouvent au premier étage, autour duquel règne un balcon qui communique avec les cabinets de bains, et domine les piscines. Enfin, la toiture est plate, et disposée en terrasse pour la promenade; au milieu se dresse une coupole vitrée qui donne de la lumière et de l'air à l'intérieur de l'édifice.

Bain-Neuf ou Bain de la promenade. — C'est un grand bâtiment allongé, dont l'aspect n'est rien moins que monumental. Il renferme trois piscines ovalaires, rangées à la suite les unes des autres, chacune d'une température différente, et plusieurs cabinets pour bains et pour douches. Il est d'usage, à Bains comme à Luxeuil, que les hommes et les femmes se baignent dans les mêmes piscines.

Il n'y a pas de buvette spéciale. Les deux sources dont on boit le plus ordinairement sont la source Romaine, qui a 46°, et la source du Robinet-de-Fer, qui en a 51.

Comme ces eaux constipent, les malades font quelquefois usage d'une source légèrement laxative, dite fontaine de la Vache. Ce nom ne se rattache à aucune légende, qui le poétiserait un peu, et il vient tout crûment de ce que les vaches allaient boire à la source avant qu'elle fût entourée de la petite baraque qui y existe aujourd'hui.

Quant à l'effet thérapeutique des sources de Bains, voici ce que me disait M. Bailly père, qui avait une grande habitude de ces eaux, dont il était depuis si longtemps le médecin inspecteur :

« Ce sont des eaux qui n'ont aucune action spéciale sur tel organe plutôt que sur tel autre ; elles sont très bien supportées, sous quelque forme qu'on les administre : je les regarde comme essentiellement *amies du corps*. Elles modifient d'abord la sensibilité de la membrane nerveuse de l'estomac et des intestins, se mêlent heureusement aux divers fluides de l'économie, et régularisent le jeu des organes. Ces eaux, utiles surtout dans les convalescences pénibles, alors que les remèdes n'ont plus d'efficacité, sont très propres également à entretenir la santé dans son équilibre normal. Sur mille personnes qui s'y rendent, il y en a un quart qui y viennent, chaque année, depuis dix à quinze ans, et qui s'en trouvent à merveille : ce sont nos habitués. Ces eaux sont franchement efficaces quand la température de l'atmosphère n'est pas au-dessous de 12° Réaumur ni au-dessus de 15°. Dans le premier cas, la peau fonctionne mal, et la transpiration est insuffisante ; dans le second, elle fonctionne trop, et il y a une trop grande déperdition à sa surface. La guérison arrive en général sans secousses et sans crises, par l'assimilation graduellement ménagée des principes minéralisateurs. »

Ce sont donc, d'après M. Bailly, autant des sources hygiéniques que des sources médicinales. Cependant il semble résulter des excellentes études (1) qu'en a faites son fils, l'inspecteur actuel, qu'elles possèdent des propriétés beaucoup plus sérieuses et qu'elles conviennent à peu près dans les mêmes cas que les eaux de Plombières et de Luxeuil. Ajoutons que, si par leurs vertus sédatives elles rétablissent le calme et le bien-être dans les organes, le genre de vie que l'on mène à Bains n'est pas moins propre à reposer l'esprit et à donner aux idées une très pacifique direction.

BUSSANG

(Vosges).

Les sources de Bussang jaillissent à deux kilomètres du village de ce nom et à vingt-huit de Remiremont, dans les montagnes des Vosges, tout près de la grande route de Nancy à Mulhouse. Ces sources sont au nombre de deux : la source dite *d'en haut* est un peu trouble ; la source *d'en bas*, la seule utilisée, et par conséquent la seule aussi qui doive nous occuper, coule par un robinet qui part d'un réservoir où elle est aménagée.

Cette eau, examinée à la source, est froide, limpide, d'une saveur aigrelette et ferrugineuse ; elle petille dans le verre comme le vin de Champagne. Mais celle dont nous faisons usage à Paris est loin d'avoir conservé toutes ces propriétés ; c'est à peine si elle est gazeuse ; et l'on n'y rencontre presque plus la saveur atramentaire. Cela tient à ce que l'acide carbonique s'est en partie évaporé, et que le carbonate de fer, privé de l'excès d'acide qui le tenait en dissolution, s'est précipité sur les parois et au fond du vase, où il forme un dépôt rougeâtre. Si l'on n'aperçoit

______

(1) *Des eaux thermales de Bains en Vosges*, par le docteur Bailly fils, inspecteur.

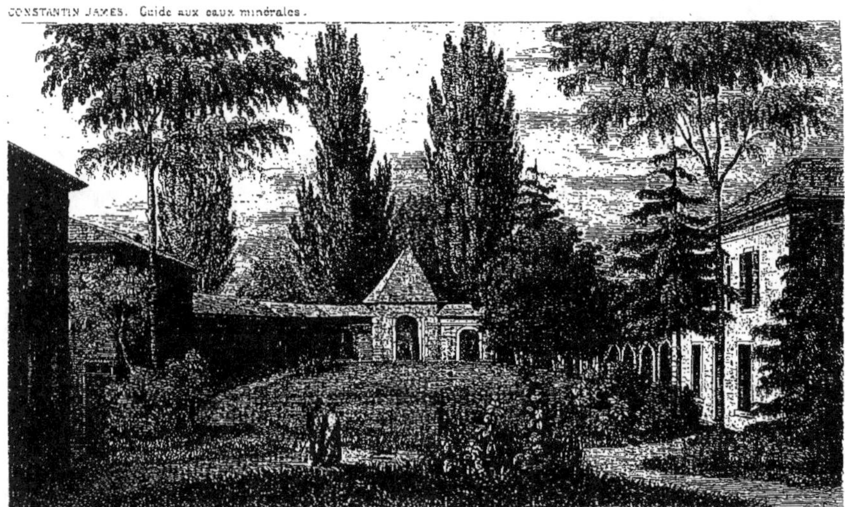

Publié par Victor Masson. H. Rémond imp. r. des Noyers. 85. Paris. Carré sc.

CONTREXEVILLE.

point ce dépôt, c'est que les bouteilles sont habituellement de verre de couleur.

D'après les analyses de M. O. Henry, l'eau de Bussang contient, par litre :

Acide carbonique libre. . . . .   0^{lit},410
Carbonate de fer. . . . .   0^{gr},017

et quelques autres sels à base de soude, chaux et magnésie. En tout, 1^{gr},486.

Cette eau tient le milieu entre les eaux gazeuses et les eaux ferrugineuses (1) et elle convient dans les circonstances où ces eaux sont indiquées : je l'ai vue quelquefois réussir alors que les premières étaient trop faibles ou les secondes trop fortes. On la boit aux repas pure, ou mieux coupée avec du vin. L'estomac la supporte à merveille, et elle aide puissamment à la digestion.

Je ne parle ici que de l'eau minérale transportée, car je ne conseillerais à personne d'aller en faire usage à la source. En effet, lorsque j'ai visité Bussang, l'établissement thermal n'était qu'une méchante petite massure, et tout le personnel médical consistait en deux bonnes femmes occupées à mettre l'eau minérale en bouteilles.

TRANSPORT. — Bouteilles de trois quarts de litre, goudronnées.

CONTREXEVILLE

(Vosges).

Les eaux de Contrexeville étaient, il y a peu d'années encore, regardées comme le meilleur spécifique contre la gravelle. Par suite de la vogue qui s'est portée sur Vichy et les autres sources que la soude minéralise, ces eaux sont tombées dans une sorte d'abandon. Je ne doute pas qu'une réaction ne s'opère en leur

(1) L'eau de Bussang, d'après les analyses de MM. Chevallier et Schaeufele, est une des plus arsenicales qu'on connaisse.

faveur. Il est vrai que le séjour de Contrexeville était devenu très triste, et que, par une inconcevable négligence, on ne faisait que fort peu de choses pour le rendre plus agréable : mais ce sont presque toujours les malades qui apportent aux eaux les éléments de distraction, et, d'ailleurs, la santé ne saurait être achetée trop cher, même au prix d'un peu d'ennui.

Contrexeville est un village de l'arrondissement de Mirecourt, situé dans un vallon étroit, qui est ouvert du sud au nord, et que traverse la petite rivière du Vair. Les vicissitudes atmosphériques y sont brusques et fréquentes.

Les sources minérales sont au nombre de trois. L'une, dite du Pavillon, est celle dont on boit ; elle fournit environ 52,000 litres d'eau en vingt-quatre heures. Les deux autres sources, dites l'une des Bains et l'autre du Quai, sont uniquement destinées à l'usage externe. Ces sources sont renfermées dans l'établissement thermal, qui a une assez belle apparence, et dont voici les principales dispositions.

De chaque côté d'une vaste cour existent deux corps de logis contenant, celui de gauche, les appartements occupés par les malades, et celui de droite, le salon de réunion. De ces bâtiments partent des galeries circulaires qui aboutissent à un pavillon octogone, clos de vitrages, où est aménagée la source qui sert à la boisson. Tout a été parfaitement disposé près de cette source pour que les buveurs puissent se livrer à la promenade sans être exposés aux intempéries ou aux injures de l'atmosphère. Quant aux bains, ils ont été complétement réorganisés et leur aménagement est aujourd'hui très convenable.

L'eau de Contrexeville est une eau alcaline, légèrement ferrugineuse : température, 12° C. Sa saveur fraîche, acidule et un peu atramentaire, laisse un arrière-goût styptique. Exposée à l'air, cette eau conserve toute sa transparence ; seulement sa surface se recouvre d'une pellicule irisée. Elle dépose dans le bassin qui la reçoit, ainsi que dans le canal d'écoulement, un enduit rougeâtre qu'on distingue dans le lit de la rivière jusqu'à plusieurs mètres au-dessous du point où l'excédant de la source va se perdre.

Analysée sur les lieux par M. Henry, la source du Pavillon a fourni, par litre, 2^{gr},871 de principes fixes, dont :

	Gram.
Bicarbonate de chaux.	0,675
— de magnésie.	0,220
Sulfate anhydre de chaux.	1,150
Chlorure alcalin.	0,120

et quelques autres sels, spécialement des sels ferriques, en proportion moindre. La quantité d'acide carbonique libre est de 0^{lit},019.

Ce sont donc des eaux faiblement minéralisées, qui doivent peut-être à la petite dose de magnésie qu'elles contiennent une partie de leurs vertus laxatives.

Les eaux de Contrexeville sont prescrites, le premier jour, à la dose de deux ou trois verres (le verre est d'un tiers de litre) qu'on boit le matin et à jeun. Les jours suivants, on en augmente le nombre qu'on porte insensiblement jusqu'à douze ou quinze : quelques personnes vont à vingt et même trente, sans en être fatiguées. Pendant les derniers jours, on doit en diminuer la dose, de manière à finir par cinq ou six verres.

Arrivées dans les premières voies, ces eaux sont rapidement absorbées. Leur présence dans le système vasculaire se traduit par l'accélération du pouls, la fréquence de la respiration et l'activité plus grande de toutes les sécrétions, spécialement des urines et des selles. Elles sont éminemment diurétiques : quelques heures suffisent, après leur ingestion, pour qu'elles soient élaborées par les reins et expulsées au dehors. Beaucoup de malades en boivent ainsi dans la matinée des quantités considérables : or, circonstance importante, on retrouve ensuite presque intacts, dans les urines, la plupart des principes de l'eau minérale.

On peut donc se représenter l'eau de Contrexeville, prise en quantité aussi considérable, comme formant de véritables courants à travers la substance du rein, les bassinets et les canaux urinaires; ces courants, entraînant avec eux les mucosités et les concrétions, leur font franchir les uretères et facilitent par suite leur chute dans la vessie. L'urine, ou plutôt l'eau minérale, parvenue dans ce réservoir, y séjourne assez pour agir sur ses parois. Celles-ci, vivement stimulées, se contractent avec plus d'énergie, et expulsent, en même temps que les urines, les graviers ou même les calculs dont le volume est en proportion avec l'ampleur de l'urètre.

Indépendamment de ces phénomènes d'élimination, les eaux de Contrexeville semblent exercer une action directe sur la matière lithique elle-même. Plongez un de ces calculs dans le bassin de la fontaine, où l'eau se renouvelle continuellement, et, au bout d'un certain temps, il vous offrira des traces de dissolution plus prononcées que si vous eussiez expérimenté avec de l'eau froide ordinaire. Le résultat sera-t-il le même si le corps étranger existe dans les voies urinaires? M. Mamelet m'a montré des graviers sortis par l'urètre, sur lesquels on remarque des sillons irréguliers et des dépressions inégales, indiquant leur érosion par l'urine chargée des principes minéralisateurs. J'ai moi-même été témoin d'un fait semblable : pendant que je me trouvais à Contrexeville, un malade rendit un gravier volumineux, sur lequel je constatai parfaitement l'action désagrégeante de ces eaux.

Mais prenons garde. Qu'on n'aille pas conclure de ce que je viens de dire que, si les eaux de Contrexeville favorisent quelquefois l'expulsion des graviers en les corrodant, elles peuvent également dissoudre des pierres dont le volume serait en disproportion notable avec le diamètre des voies naturelles. En effet, qu'arrive-t-il en pareil cas? L'eau minérale use la surface du calcul, en détache des parcelles, mais surtout elle s'attaque au mucus qui servait à les unir et dissimulait leurs aspérités : or, avant que le noyau même du calcul soit entamé, son écorce, si je puis m'exprimer ainsi, devient inégale et âpre, de manière à blesser la vessie et à provoquer d'assez vives souffrances. Ainsi, certains malades venus à Contrexeville sans se douter qu'ils eussent la pierre, en ont éprouvé, au bout de quelques jours, les premières atteintes. Ce ne sont pas les eaux qui la leur ont donnée, elles ont seulement décelé leur existence. On comprend qu'il faut, en pareil cas, suspendre tout de suite l'usage de ces eaux, et, comme l'espèce de roulement auquel le calcul est soumis dans la vessie fatigue et irrite l'organe, on ne saurait recourir trop tôt à la lithotritie.

Les eaux de Contrexeville diffèrent donc de celles de Vichy par deux points essentiels. D'abord, elles conviennent à toute espèce de gravelle, quelle qu'en soit la nature, attendu que ces eaux agissent plutôt par une sorte d'irrigation répétée que par des combinaisons chimiques ; ensuite, bien loin de faire disparaître la pierre ou d'en masquer la présence, en revêtant sa surface d'un enduit soyeux, ainsi qu'on l'observe à Vichy, elles exaspèrent ses symptômes, et souvent même donnent le premier éveil.

Contrexeville jouit d'une efficacité incontestable dans le traitement de certaines formes de la goutte, spécialement de la goutte atonique. « Si quelqu'un, dit M. Baud, pouvait douter de la consanguinité de la gravelle et de la goutte, il faudrait lui prescrire une saison d'observation à Contrexeville. Il ne tarderait pas à se convaincre que, d'une part, la goutte est presque toujours compliquée de gravelle, ou alterne avec elle; que, d'autre part, la gravelle est la crise la plus efficace de la goutte. Contrexeville s'enorgueillit à bon droit d'une phalange fidèle d'anciens habitués, dont quelques-uns font remonter à vingt ans les titres de leur constance, et qui se proclament, non pas soulagés, mais guéris par ses bienfaisantes eaux. »

Dans les affections catarrhales de la vessie, le bon effet de ces eaux est souvent aussi fort remarquable. Enfin elles se montrent également salutaires dans le traitement de la chlorose et des engorgements atoniques de l'utérus. M. Mamelet a publié plusieurs observations de ce genre tout à fait concluantes.

L'eau de Contrexeville exerce une action marquée sur les intestins. Presque tous les buveurs éprouvent, dans la matinée, de quatre à huit garderobes, sans que l'abondance de ces évacuations diminue en rien la quantité d'urine, qui paraît souvent dépasser celle de la boisson.

Il semblerait qu'une telle abondance d'eau minérale ingérée dans l'estomac doit fatiguer, et, comme on dit, *noyer* ce viscère. Presque toujours, au contraire, l'appétit augmente notablement, et les digestions deviennent plus rapides et plus faciles.

Il n'est pas d'usage de boire l'eau aux repas, car, mêlée aux aliments, elle serait moins efficace. On n'en prend pas non plus pendant le bain, par crainte de ses effets purgatifs.

Les bains ne constituent à Contrexeville qu'un simple auxiliaire du traitement. Comme il faut chauffer l'eau minérale, que nous avons dit être affaiblie déjà par le mélange de la source avec des filets d'eau ordinaire, elle perd encore une partie notable de sa force : aussi ajoute-t-on souvent 200 à 250 grammes de bicarbonate de soude par bain.

La douche dirigée sur les lombes semble offrir plus d'avantages ; par l'ébranlement qu'elle communique aux reins, elle peut, sinon détacher mécaniquement les graviers, du moins stimuler les organes où ils sont renfermés, et favoriser ainsi leur expulsion.

En résumé, les sources de Contrexeville possèdent une action bien réelle, et souvent très efficace, contre certaines affections des voies urinaires. Maintenant que, par suite des réparations et des embellissements dont il a été l'objet, l'établissement offre aux malades un séjour convenable à tous égards, il est à présumer que ces sources reprendront, parmi les stations thermales, la place dont on n'aurait jamais dû les laisser déchoir.

TRANSPORT. — Bouteilles d'un litre, goudronnées.

Ces eaux ne se conservent pas très bien. La dose en est de plusieurs verres, le matin. On les emploie dans les mêmes circonstances qu'à la source ; seulement, leurs effets thérapeutiques sont bien moins marqués.

VITTEL
(Vosges).

Cette source, qui sort du muschelkalk, coule très abondamment au milieu d'une prairie, et dépose dans son parcours un sédiment ocracé. Elle a une limpidité parfaite. Sa température est de 11° C. Quant à sa saveur, elle est fraîche, légèrement atramentaire et un peu aigrelette, par suite du gaz acide carbonique qu'elle contient.

Avant que la chimie fût appelée à se prononcer sur la nature de ses principes minéralisateurs, la source de Vittel avait déjà fait ses preuves, dans la contrée où elle jaillit, comme boisson tout à la fois hygiénique et médicinale. C'est ainsi qu'elle s'est acquis une sorte de popularité dans le traitement des affections des voies digestives, des voies urinaires et de la chlorose. C'est donc après que les faits ont eu parlé que la science est intervenue. Une première analyse de ces eaux a été faite par M. Pommier, et elle lui a fourni les résultats les plus remarquables. Une nouvelle analyse vient d'être faite par M. O. Henry. Or il résulte de cette analyse que l'eau de Vittel a une grande analogie avec celle de Contrexeville, sa voisine : la seule différence un peu notable, c'est que la première contient plus de magnésie que la seconde, et la seconde plus de chaux que la première. C'est peut-être à cette faible proportion de sels calcaires que l'eau de Vittel doit la facilité extrême avec laquelle elle est supportée, même par les estomacs les plus impressionnables.

Si je ne possède point assez de matériaux pour faire l'histoire médicale de cette source, j'en ai cependant assez pour lui promettre un très sérieux avenir.

TRANSPORT. — Bouteilles de trois quarts de litre, goudronnées.

Ces eaux ne s'altèrent nullement, et paraissent conserver, loin de la source, leurs propriétés chimiques et médicinales, ce qu'il faut en partie attribuer au soin extrême avec lequel on veille à leur mise en bouteilles. Ainsi les bouchons ont été préalablement trempés dans une solution appropriée, afin que l'acide tannique qu'ils renferment, se trouvant neutralisé, ne puisse plus agir sur les principes ferrugineux de l'eau minérale. De même, pour éviter l'introduction de l'air atmosphérique, on remplit les bouteilles dans le vide au moyen d'un appareil ingénieux dont M. Bouloumié nous a adressé la description à la Société médicale d'hydrologie.

18.

§ IV.

EAUX MINÉRALES DIVERSES DE LA FRANCE.

Il nous reste, pour compléter ce qui se rattache aux eaux minérales de la France, à faire une tournée générale et à étudier celles qui ne se trouvent pas comprises dans les trois zones que nous venons d'explorer. Nous rencontrerons des sources nombreuses, importantes, mais aucune n'est peut-être tout à fait de premier ordre.

Commençons notre revue par le Midi, puis nous la continuerons en nous dirigeant vers l'Est, et ainsi de suite, jusqu'à ce que nous soyons revenus à notre point de départ, pour finir par la Corse.

BARBOTAN
(Gers).

Village à un kilomètre de Casaubon, deux de Cause et quatre de Mésin. Les sources minérales sont nombreuses et éparses dans la vallée ; leur température varie de 32° à 38° C. Elles exhalent une légère odeur de gaz sulfhydrique qui se dissipe promptement par le contact de l'air. C'est à ce gaz qu'elles doivent principalement leur action thérapeutique.

On emploie beaucoup moins l'eau minérale que les boues. Celles-ci, qui font la célébrité de l'établissement, renferment des carbonates et des sulfates de potasse et de chaux, des chlorures, du fer, et une sorte de matière bitumineuse analogue à la barégine. On les utilise comme à Saint-Amand (voy. ce mot.), et elles réussissent contre les mêmes affections.

CASTÉRA-VERDUZAN
(Gers).

Le docteur Raulin, médecin ordinaire du roi, écrivait en 1772 : « Les eaux de Castéra sont les eaux les plus générale-

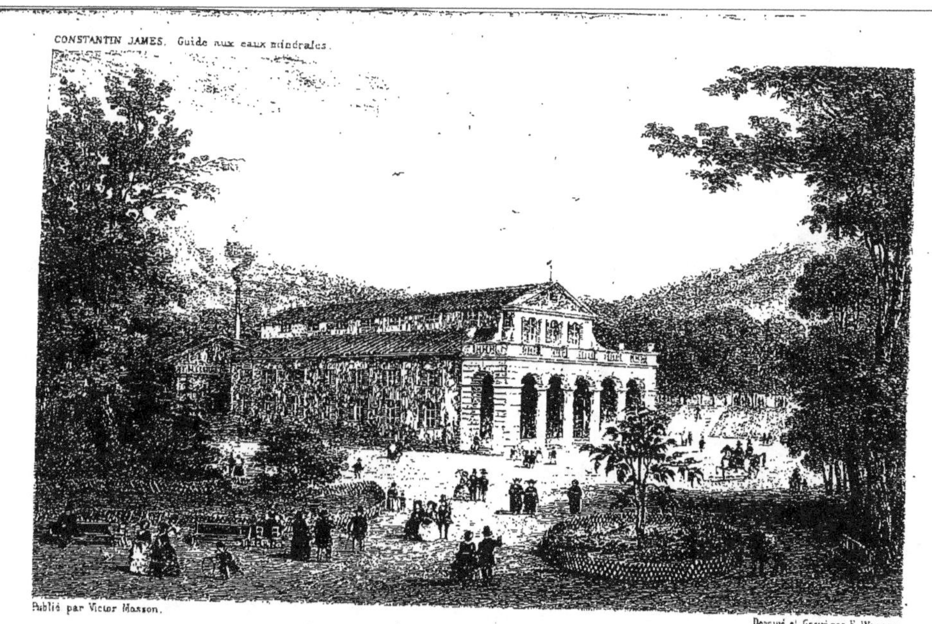

CASTÉRA VERDUZAN (GERS)

» ment utiles et les plus précieuses du royaume. » On lit dans un autre auteur du même temps : « Les malades qui veulent » s'amuser, doivent aller à Bagnères, et ceux qui veulent guérir, » à Castéra. » Enfin, à cette même époque, les eaux de Castéra étaient distribuées à Paris, au Dépôt général des eaux transportées, et il s'en faisait un débit considérable. Or, comment expliquer que ces eaux soient aujourd'hui tombées au second rang, après avoir si brillamment occupé le premier? Comme elles n'ont nullement démérité des malades, je ne doute pas que, grâce aux importantes améliorations dont elles viennent d'être l'objet, elles n'aient bientôt reconquis la faveur et la vogue.

L'établissement thermal de Castéra-Verduzan est un vaste édifice situé, au milieu d'un fertile et riant vallon, à 50 mètres environ de la route d'Auch à Condom, et à égale distance de ces deux villes. L'air y est vif et pur, le climat tempéré.

Les sources sont au nombre de trois, deux sulfureuses et une ferrugineuse.

Des deux sources sulfureuses, l'une, connue sous le nom de Grande-Fontaine, est seule utilisée ; l'autre, découverte depuis peu de temps, n'a encore été l'objet d'aucun aménagement : toutes les deux sont limpides et ont une odeur et un goût de soufre très prononcés. Température, 19° C.

La source ferrugineuse, dite Petite-Fontaine, a une saveur styptique et astringente assez sensible. Même température.

Ces sources sont employées en boisson, en bains et en douches ; on les boit le matin à la dose de trois ou quatre verres, coupées avec du lait. Il arrive souvent qu'on prend en même temps l'eau sulfureuse en bains et l'eau ferrugineuse en boisson.

L'eau sulfureuse de Castéra est généralement indiquée toutes les fois qu'il convient de stimuler les forces et de réveiller les propriétés vitales. On l'emploie avec avantage dans les affections rhumatismales, les maladies de la peau, les gastralgies, la gravelle et les catarrhes bronchiques et pulmonaires. Il est à remarquer que cette eau, à petite dose, produit la constipation, tandis que, au contraire, son action est laxative quand on l'administre à dose plus élevée.

La source ferrugineuse convient dans tous les cas de débilité générale (anémie, chlorose, énervement), surtout chez les personnes lymphatiques : elle jouit d'une sorte de spécificité dans le traitement des anciennes fièvres intermittentes. Le médecin inspecteur, M. Mâttet, m'a cité à cet égard des cures tout à fait remarquables. Cette source est également recommandée comme très utile dans les convalescences difficiles.

M. l'ingénieur J. François, de concert avec M. Chambert, architecte, s'occupe de travaux importants pour l'organisation des richesses minérales de Castéra. Les grandes douches et les bains avec douches diverses, percutantes et ascendantes, sont achevés. On organise actuellement un générateur et un moteur à vapeur, tant pour élever les eaux des douches que pour le service des bains et douches de vapeur. Quand ces travaux seront terminés, et ils le seront prochainement, Castéra ne craindra la comparaison avec aucun établissement thermal.

RENNES

(Aude).

Village situé dans une gorge de montagnes peu élevées, à vingt-quatre kilomètres de Carcassonne et quinze de Narbonne. On compte, à Rennes, cinq sources ferrugineuses, dont trois thermales et deux froides.

La plus importante de ces sources s'appelle le Bain-Fort. C'est aussi la plus chaude ; elle marque 45° C. Sa saveur est styptique et un peu acide ; sa transparence parfaite. Elle contient, par litre, 0gr,031 d'oxyde de fer carbonaté et sans doute crénaté, et 1 gramme environ d'autres sels, à base alcaline.

Ces eaux sont franchement toniques ; elles conviennent surtout dans l'anémie et la chlorose. Leur température élevée leur donne l'avantage sur les autres eaux ferrugineuses, qui, pour la plupart, sont froides, de pouvoir être administrées tout à la fois en boisson, en bains et en douches. On utilise également l'eau salée qui provient de la rivière de Salz, laquelle baigne les murs de l'établissement thermal : ajoutée aux bains, cette eau, qui est

CONSTANTIN JAMES.   Guide aux eaux minérales.

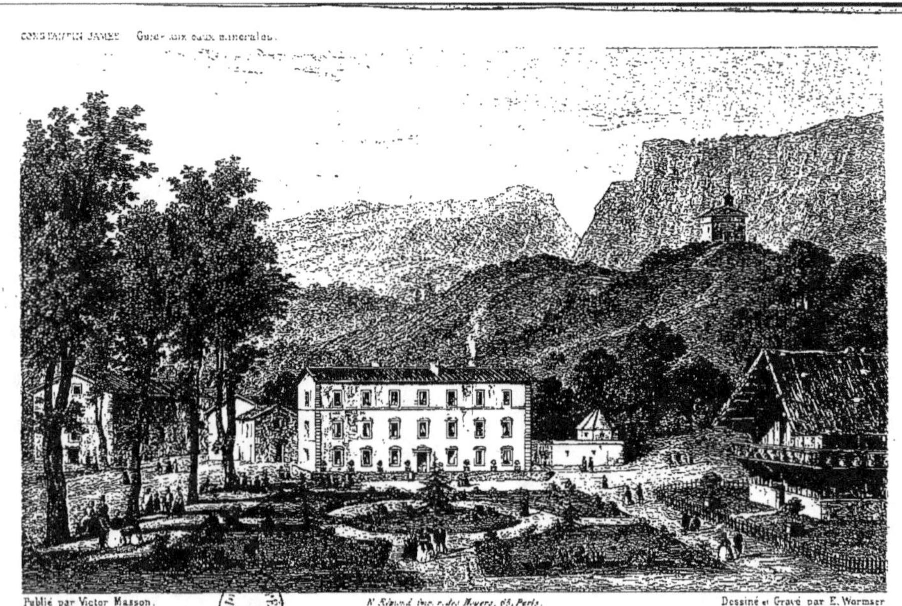

Publié par Victor Masson.   IMP.   N. Rémond Imp. r. des Noyers, 65, Paris.   Dessiné et Gravé par E. Wormser.

fortement chlorurée, leur communique plus d'activité, et par suite aide au traitement.

CAMPAGNE

(Aude).

Entre Limoux et Quillan, sur les bords de l'Aude et dans une vallée des plus ravissantes, jaillissent les sources minérales de Campagne. Ces sources, dont les vicissitudes ne sont pas sans analogie avec celles de Castéra-Verduzan, étaient autrefois en si grande réputation, que plus de trois mille personnes s'y rendaient chaque année, attirées par le récit des cures qui s'y opéraient. Cependant peu à peu la vogue les abandonna sans qu'on pût l'attribuer à aucun changement survenu dans la nature des eaux. En comparant, en effet, les analyses faites en 1759 par le savant Venel, avec celles que répéta, en 1835, M. Balard, aujourd'hui membre de l'Institut, on trouve que dans cet intervalle ces eaux n'avaient subi aucune modification.

Il y a trois sources, savoir : la source du Pont, employée en bains et en douches. Température, 27° C. La source de la Buvette ; elle ne sert qu'à la boisson. Température, 26° C. Enfin la source du Jardin, laquelle n'est pas encore utilisée. Ces sources fournissent la remarquable quantité de 461,296 litres d'eau en vingt-quatre heures.

Les eaux de Campagne sont claires, limpides et incolores. Leur saveur, sans être styptique, laisse un arrière-goût d'encre assez prononcé. D'après M. Balard, elles contiennent, sur 1000 grammes, 0gr,757 de principes fixes, dont :

	Gram.
Sulfate de magnésie.	0,156
— de soude	0,066
Carbonate de chaux.	0,340
— de fer.	0,008

ainsi que du fluate de chaux, d'alumine et d'oxyde de manganèse.

Elles contiennent de plus 108 centimètres cubes de gaz acide carbonique.

Ce sont par conséquent des eaux gazeuses, ferrugineuses et un peu salines. Elles ont le grand avantage sur les eaux purement ferrugineuses, d'être plutôt laxatives que constipantes, ce qu'il faut peut-être attribuer à la présence des sels de magnésie et de soude qu'elles tiennent en dissolution.

Les eaux de Campagne sont habituellement employées tout à la fois en boisson et en bains. La dose à laquelle on les boit chaque jour est d'environ deux à quatre verres : quant aux bains, comme la température de la source serait un peu trop basse, il faut l'élever de quelques degrés. N'est-il pas à craindre que cette caléfaction artificielle ne décompose l'eau minérale? « Sans doute, dit M. Balard, cette eau pourrait bien laisser pré-
» cipiter quelques uns de ses principes constituants, si on l'ame-
» nait à l'ébullition; mais elle n'éprouve pas le plus léger
» changement de nature, en passant de 22° à 30° Réaumur;
» et, amenée artificiellement à ce dernier degré, elle doit
» produire absolument le même effet que si elle arrivait du sein
» de la terre avec cette température. »

Ces allégations de M. Balard ont reçu, de l'expérience, une complète sanction. Ainsi, quand on étudie l'action du bain sur la peau et sur les fonctions organiques, on reconnaît facilement que les principes minéralisateurs impressionnent par leur contact la surface cutanée, et que, de plus, passant par l'absorption dans le torrent circulatoire, ils modifient heureusement la composition du sang et des autres fluides de l'économie. M. Bonnafoux a même voulu déterminer, par des chiffres, dans quelle proportion ces principes étaient absorbés. Je ne sais pas jusqu'à quel point les résultats qu'il a obtenus (1) sont concluants, mais ils indiquent toujours un physiologiste ingénieux et un habile observateur.

Les eaux de Campagne sont des eaux toniques et fortifiantes,

____

(1) Voir ses *Recherches sur les eaux minérales de Campagne*, pages 40 et suivantes.

qui conviennent dans tous les cas où le fer est indiqué.
Ainsi on les prescrit avec succès contre les gastralgies que caractérisent des digestions lentes et difficiles, de la dyspepsie et un
sentiment de tension vers la région épigastrique. La chlorose, la
leucorrhée, les engorgements passifs du col utérin, certains
prolapsus de la matrice, produits par le relâchement des ligaments suspenseurs, se trouvent parfaitement bien également de
l'emploi de ces eaux. Il en sera de même du catarrhe vésical et
de la gravelle.

Notons enfin la propriété que possèdent les eaux de Campagne de faire rapidement disparaître les fièvres intermittentes
paludéennes, ainsi que les engorgements du foie qui en sont si
souvent la conséquence. Sous ce rapport, ces eaux ne le cèdent
en rien aux sources d'Encausse et de Bourbonne.

Je veux bien que le voisinage des montagnes, et par suite la
pureté de l'air qu'on respire dans la vallée, ne soient pas étrangers ici aux bons effets de la médication thermale. Mais qu'importe ! Le malade qui se rend aux eaux s'inquiète peu de savoir
dans quelle proportion l'air ou l'eau minérale concourront à lui
restituer la santé. Ces discussions le touchent très médiocrement : l'essentiel pour lui est de guérir.

CAUVALAT

(Hérault).

Les eaux de Cauvalat sont des eaux sulfureuses froides, récemment découvertes près de Montpellier ; elles jaillissent dans une
gorge entourée de vallées agréables. Ces eaux, dont la réputation
commence à s'étendre, contiennent, par litre, environ 0^{gr},0140
de gaz sulfhydrique. Le docteur Verdier les emploie avec avantage, en boisson et en bains, dans la plupart des affections où
les eaux sulfureuses sont indiquées, spécialement les maladies
de la peau.

BALARUC

(Hérault).

Village agréablement situé sur les bords de l'étang salé de
Thau, qui le sépare de Cette qu'on aperçoit presque vis-à-vis. Il

faut environ une demi-heure pour faire la traversée en barque. La source minérale à laquelle Balaruc doit sa célébrité jaillit dans une sorte de presqu'île, et est renfermée, ainsi que les cabinets de bains, de douches et d'étuves, dans un établissement très modeste où les malades peuvent loger. Plusieurs habitations élevées près de la source constituent un village nouveau qui, par son accroissement, rend tous les jours de plus en plus désertes les maisons du vieux Balaruc.

Il n'y a qu'une source, mais elle est extrêmement abondante : elle jaillit dans une série de puits d'où on la dirige, à l'aide de pompes, dans deux réservoirs, pour la distribuer ensuite dans les diverses parties de l'établissement.

Ces eaux sont très limpides, d'une saveur légèrement salée et piquante, sans être désagréable : température, 48° C. Elles laissent dégager de l'acide carbonique d'une manière intermittente. L'abondance de leurs principes minéralisateurs doit les faire ranger parmi les sources les plus salines que nous ayons en France. Il résulte des dernières analyses de MM. Serres et Figuier qu'elles renferment, par litre, 9gr,080 de principes fixes, dont :

	Gram.
Chlorure de sodium.	6,802
— de magnésium.	1,074
Bromure de sodium et de magnésium.	0,035

et quelques autres sels à base de potasse, chaux, fer et magnésie, en proportion beaucoup plus faible. C'est à peu près la même minéralisation que Bourbonne et Wiesbaden.

L'eau thermale de Balaruc a des propriétés excitantes, et convient de préférence aux tempéraments lymphatiques. Bue à faible dose, elle stimule assez vivement l'estomac, active ses fonctions et dissipe les phénomènes muqueux ou saburraux : sept ou huit verres suffisent ordinairement pour produire un effet laxatif. Il est des malades qui en prennent trois à quatre litres par jour; c'est alors une purgation véritable.

Quant à son usage externe, on ne saurait l'indiquer ainsi en termes généraux, et il nous faut entrer dans plus de détails ; car, vu la spécialité des affections qu'on soigne à Balaruc, c'est dans l'emploi des bains et des douches que consiste à peu près toute la médication.

Le nom de Balaruc réveille tout de suite l'idée de paralysie. C'est qu'en effet ces eaux ont depuis très longtemps la réputation de guérir les affections caractérisées par l'abolition du mouvement et de la contractilité musculaire. Mais avant de dire en quoi consiste le traitement thermal, je crois devoir entrer dans quelques explications.

A l'époque où je publiai la première édition de cet ouvrage, les bains étaient pris dans les puits mêmes de la source, dont la profondeur est de près de 2 mètres et la chaleur excessive. Quant à la douche, son mode d'administration m'avait particulièrement frappé. J'empruntai, à cet égard, au médecin inspecteur, M. Rousset, la description qui va suivre.

« Balaruc est peut-être le seul établissement du royaume où
» l'on douche les apoplectiques de la manière suivante : Le malade
» est étendu tout de son long sur une paillasse, la tête tournée
» tantôt vers le plafond, tantôt du côté opposé, et suspendue sur
» un des puits de la source. Un homme de service, à l'aide d'un
» entonnoir, laisse tomber d'assez haut de l'eau immédiatement
» puisée à la source, pendant qu'un doucheur frictionne vigou-
» reusement les tempes, les orbites, le cuir chevelu, ainsi arrosés,
» et cela pendant quinze à vingt minutes, durant lesquelles le
» malade défend ses yeux et son nez avec une de ses mains
» placée en avant. »

C'était là certes une étrange manière de traiter les apoplectiques. Et qu'on ne croie pas que de pareilles manœuvres, qui semblent rappeler l'enfance, j'allais dire la barbarie de la médecine, fussent alors tombées en désuétude. « Sans doute, ajoutait
» M. Rousset, ces procédés sont peu en harmonie avec les nou-
» veaux travaux sur l'encéphale ; néanmoins, respectueux envers
» le passé et convaincu qu'une pratique quelconque, qui date de
» si loin, doit avoir une raison d'être de sa longue existence,
» nous nous serions bien donné de garde de la supprimer. »

On comprend que, malgré mon respect pour les traditions du passé, il me fut impossible d'accepter sans contrôle une opinion formulée en termes aussi absolus. Comment ! voici un malade dont le cerveau a été labouré par une hémorrhagie, et vous iriez, au lieu de donner au sang une autre direction, provoquer vers la tête une congestion artificielle ! On ne procéderait pas autrement si l'on voulait créer des apoplexies de toutes pièces. Aussi, dès 1740, Astruc exprimait-il ses craintes à cet égard. Les faits cités par Leroy, Fouquet, Baumès, ne les ont que trop justifiées, et, dernièrement encore, Lallemant, que sa position à Montpellier avait mis à même d'être si bien informé, s'élevait contre une semblable pratique, dont il signalait les dangers (1).

Heureusement qu'aujourd'hui cette pratique n'existe plus à Balaruc. Je n'ose me flatter que les critiques un peu vives que j'avais dirigées contre elle y ont été pour quelque chose, mais toujours est-il qu'un changement radical s'est opéré dans la manière d'administrer les eaux, et c'est là le point important. Ainsi les bains se prennent maintenant dans des baignoires ; leur température n'est plus trop élevée ; on n'emploie la douche que rarement ; jamais on ne la dirige vers la tête ; enfin, on fait un grand usage des bains de pieds à titre de traitement révulsif.

Ce sont là autant de réformes extrêmement sages que j'ai constatées par moi-même dans un voyage que j'ai fait à Balaruc, en 1853. Il m'a même semblé qu'on accordait aujourd'hui plus de confiance à l'eau minérale prise en boisson qu'employée en bains et en douches. J'ai vu des malades qui en buvaient des quantités assez considérables et se baignaient à peine, se trouver parfaitement bien de ce régime. Ce résultat n'a rien qui doive surprendre. En effet, les affections cérébrales ne sont pas tou-

____

(1) Il ne se passe pas d'années sans qu'on ait quelque accident à déplorer. Ainsi quelques jours avant ma dernière visite à Balaruc (1853), M. J. d'Avignon fut frappé d'apoplexie foudroyante dans le jardin même de l'établissement, et mourut en quelques heures. L'année précédente, M. G...., de Lyon, avait succombé de la même manière.

jours et nécessairement précédées ou suivies d'une congestion
active ou d'un travail phlegmasique. Il faut bien admettre que
quelquefois le sang s'arrête passivement, à l'intérieur du crâne,
dans les veines et les sinus, et l'organe ne peut reprendre son
jeu régulier qu'à la condition qu'on imprime une nouvelle impulsion aux courants sanguins qui doivent le traverser : de là, dans
certains cas, l'utilité du thé, du café et de ces élixirs fameux dont
l'alcool fait ordinairement la base. On comprend de même que
l'excitation communiquée à l'encéphale par l'eau minérale absorbée en abondance et circulant avec le sang, pourra produire
le dégorgement des vaisseaux, et par suite l'allégement de ce viscère. C'est sans doute pour les cas de cette nature que les eaux
de Balaruc ont été utiles. Mais, comme il n'existe pas de signe
pathognomonique d'un pareil état, qu'il faut s'en rapporter à
l'ensemble, souvent trompeur, des symptômes, et qu'une erreur
pourrait avoir ici les plus fâcheuses conséquences, je crois qu'un
praticien prudent devra presque toujours s'abstenir d'une semblable médication.

Telle est l'opinion de l'Académie de médecine, qui, lors de la
discussion soulevée dans son sein par une communication de
M. Chrestien, un des anciens inspecteurs, adopta la conclusion
laconique suivante : « Les eaux de Balaruc paraissent jouir de
» quelque efficacité dans le traitement de certaines para-
» lysies. »

Quant aux autres usages de ces sources, nous répéterons, avec
l'Académie : « Quelle que soit l'efficacité dont jouissent les eaux
» de Balaruc pour le traitement de diverses affections, telles que
» rhumatisme chronique, sciatique, plaies d'armes à feu, fausses
» ankyloses, tumeurs blanches, caries, nécroses, etc., il existe
» des eaux thermales plus efficaces encore. » Elles ne méritent
donc à cet égard aucune mention particulière.

La haute température des eaux de Balaruc les avait fait regarder jusqu'ici comme provenant de terrains volcaniques ; mais il
résulte de travaux plus récents qu'elles dérivent des formations
calcaires secondaires appartenant à l'état inférieur du groupe
oxfordien. Rappelons, à cette occasion, un fait géologique singu-

lier, à savoir que, dans le département de l'Hérault, les eaux thermales dont la température est la moins élevée sont les plus rapprochées des terrains volcaniques, tandis que celles dont la chaleur est la plus grande sont les plus éloignées de ces terrains. J'avais déjà remarqué quelque chose de semblable aux sources de Naples : ainsi les eaux de Castellamare, qui sont tout à fait froides, jaillissent, parmi les laves, au pied même du Vésuve.

TRANSPORT. — Bouteilles d'un litre, goudronnées.

Ces eaux s'altèrent promptement et deviennent huileuses et grasses. Très peu usitées.

AVÈNE

(Hérault).

Village à treize kilomètres de Lodève et de Bédarieux. La source est très abondante ; elle jaillit dans un vallon agréable et fertile, entouré de montagnes escarpées, et va se jeter dans la rivière d'Orbe. Sa température est de 28° C. ; sa composition, assez insignifiante, n'offre aucun principe dominant. Ce sont quelques sels à base de soude, chaux et magnésie. Aussi l'a-t-on simplement rangée dans la classe des eaux salines.

L'eau minérale d'Avène est limpide et onctueuse au toucher. Employée en bains et en douches, elle produit de très bons effets dans le traitement des maladies cutanées qui affectent les individus irritables, et chez lesquels les eaux sulfureuses auraient trop d'action. On la dit très puissante contre les gales répercutées.

RIEUMAJOU

(Hérault).

C'est depuis quelques années seulement que les eaux de Rieumajou, qui jaillissent dans une prairie près de la Salvatat, petite ville de l'arrondissement de Saint-Pons, ont été aménagées de manière à être utilement employées en médecine. Jusque-là elles coulaient troubles et bourbeuses au milieu de marécages, où quelques paysans allaient en boire.

Ce sont des eaux froides, alcalines, extrêmement gazeuses. Leur saveur est piquante et agréable; elles sont très digestives, et agissent comme fondantes dans l'engorgement des viscères abdominaux. On les prend surtout transportées.

TRANSPORT. — Bouteilles d'un litre, goudronnées.

Ces eaux se conservent beaucoup mieux que d'autres eaux gazeuses dont nous faisons usage sur nos tables. Il serait à désirer qu'on les connût davantage.

LAMALOU

(Hérault).

Lamalou fait partie de la commune de Villecelle, arrondissement de Béziers. Il y a deux sources : l'une, dite la Grande-Source, alimente les bains; sa température est de 35" C.; l'autre, dite la Petite-Source, qui sert à la buvette, a une température de 32° C.

L'eau de Lamalou est claire; son odeur presque nulle, sa saveur légèrement acide. Analysée récemment par M. Bérard, cette eau a fourni, outre une forte proportion de gaz acide carbonique, 1^{gr},672 de principes fixes, par litre. Ce sont des bicarbonates de soude et de potasse, des carbonates de chaux et magnésie, de l'acide silicique, de l'alumine et une matière organique azotée.

On traite à Lamalou des diverses espèces de rhumatismes, les engorgements articulaires et les paralysies provenant d'une atonie générale. Ce sont des eaux résolutives et fortifiantes.

SYLVANÈS

(Aveyron).

Les eaux minérales de Sylvanès sont des eaux ferrugineuses thermales. Il y a trois sources : la principale a 38° C., les deux autres 34°. L'eau de ces diverses sources est limpide, et sa saveur, légèrement douceâtre, laisse un arrière-goût ferrugineux et salé. Le fer s'y trouve à l'état de carbonate : environ 0gr,04 par litre. On prend ces eaux en boisson et en bains. Elles sont toniques, digestives, et conviennent dans tous les cas où il s'agit de fortifier la constitution et de stimuler les fonctions organiques. On associe souvent aux bains la boisson des eaux gazeuses de Camarès, dont la source est au revers de la même colline.

Le village de Sylvanès est à seize kilomètres de Saint-Affrique et à vingt-quatre de Rodez. Le pays est très agréable, et l'on y respire un air très salubre. Les malades qui se rendent à ces eaux sont presque tous des gens du pays ou des départements limitrophes.

CRANSAC

(Aveyron).

Cransac est un village situé à trente-cinq kilomètres de Villefranche et à quarante de Rodez, dans une jolie vallée qu'animent de nombreuses usines. Près du village, existe une montagne volcanique formée de schistes et de houille dont la combustion lente se traduit, au sommet, par un dégagement de vapeurs sulfureuses.

C'est au pied et à mi-côte de cette montagne que jaillissent les sources minérales, désignées par les noms de source *Basse* (Richard) et source *Haute* (Richard). Dans les mêmes pavillons coulent trois autres sources moins fortement minéralisées, savoir : la source Bezelgue et les deux sources dites *à laver*, parce qu'elles ne servent qu'au lavage de bouteilles employées à l'exportation.

Les eaux de Cransac sont froides, incolores, inodores, limpides, nullement gazeuses, et d'une saveur assez fortement styptique. Elles contiennent, en proportion notable, des sulfates de chaux, de magnésie, de soude, d'alumine, de fer et de manganèse. Ce qui, chimiquement parlant, les distingue des autres sources de la même classe, c'est ce dernier sel qu'on rencontre très rarement ainsi dans la nature à l'état de sulfate. Ces eaux rougissent le papier de tournesol : elles doivent leur acidité à la présence d'un peu d'acide sulfurique qui favorise la dissolution des principes salins, et les empêche de se précipiter au contact de l'air.

La source Basse, dont la minéralisation est de 5^{gr},40 (elle n'est que de 3^{gr},34 pour la source Haute), exerce une action purgative. Elle paraît surtout convenir contre les engorgements chroniques des viscères de l'abdomen, spécialement du foie, et contre certaines constipations opiniâtres.

La source Haute, au contraire, a des propriétés astringentes tout à fait remarquables qu'elle doit à une plus forte proportion d'acide sulfurique. Aussi agit-elle à la manière des hémostatiques, dans la plupart des hémorrhagies passives, surtout celles qui ont l'intestin ou l'utérus pour siége.

On ne prend ces eaux qu'en boisson. On utilise comme étuves les excavations souterraines creusées dans la montagne et chauffées naturellement par les feux du volcan.

Les eaux de Cransac sont fréquentées par un grand nombre de malades, spécialement les gens du pays.

Transport (*les deux sources Richard*). — Bouteilles de trois quarts de litre, capsulées.

Ces eaux supportent à merveille le transport sans s'altérer. La dose en est de deux à trois verres le matin.

BAGNOLS

(Lozère).

Village situé à vingt kilomètres de Mende. Ses sources minérales paraissent avoir été connues des Romains : elles appartiennent à la classe des eaux sulfureuses accidentelles, et ont une température de 45° C. L'eau de Bagnols est limpide, un peu onctueuse au toucher, et d'une saveur franchement hépatique; elle exhale une forte odeur d'œufs couvis. Prise en boisson et en bains, cette eau exerce une action excitante, moins cependant que la plupart des sources sulfureuses des Pyrénées, dont elle rappelle, à un faible degré, quelques-unes des propriétés thérapeutiques.

VALS

(Ardèche).

Le bourg de Vals est situé à trois kilomètres d'Aubenas, vingt-quatre de Privas et trente-deux du Puy, dans une petite vallée qu'entourent les volcans éteints du Vivarais. Ses sources minérales sont les eaux les plus riches en principes alcalins que nous ayons en France : elles renferment par litre 7gr,806 de bicarbonate de soude à peu près pur. Il y a cinq sources, dont une, découverte récemment et nommée la Chloé, a l'avantage d'être plus gazeuse que les autres, et par suite d'être beaucoup mieux supportée par l'estomac : toutes sont froides. Ces eaux sont surtout fréquentées par les paysans des environs. Jusque dans ces derniers temps, on ne les prenait qu'en boisson ; mais, depuis que des expériences faites avec soin ont prouvé qu'elles pouvaient être chauffées jusqu'à une température de 60° à 70°, sans subir de décomposition notable, on en fait également usage en bains.

Les eaux de Vals sont utiles surtout contre la gravelle rouge, certains catarrhes de la vessie et l'engorgement des viscères abdominaux. On emploie aussi la source, dite la Marie, avec avantage contre ces gastralgies que le fer irriterait.

NEYRAC

(Ardèche).

Il existe à Neyrac, près d'Aubenas et Vals, plusieurs sources alcalines, qui furent surtout très fréquentées à l'époque des croisades. On y voit encore une piscine qui servait aux lépreux, et les vestiges d'une chapelle dédiée à saint Léger, patron de la maladrerie. Ces sources fournissent plus de 10,000 hectolitres par vingt-quatre heures. La source dite des Bains est la seule qui soit thermale. Elle marque 27° C. : c'est elle qui alimente l'établissement des bains et dont on fait usage pour les douches et la boisson.

D'après l'analyse de M. Mazade, ces eaux contiennent par litre

2gr,099 de principes fixes. Ce sont surtout des carbonates à base de chaux, soude, potasse et magnésie. Mais, chose remarquable! on y rencontre également une multitude d'autres éléments métalliques, tels que le molybdène, le tungstène, le tantale, le titane, le zircone, le nickel, le cobalt, le cérium et l'aluminium. Malheureusement ce qu'on n'a pu découvrir en même temps, c'est l'influence thérapeutique de ces diverses substances.

Les eaux de Neyrac sont des eaux toniques, fondantes et apéritives. Elles conviennent dans les embarras gastriques, les engorgements abdominaux, les leucorrhées, certaines maladies de la peau et les affections scrofuleuses.

AIX
(Bouches-du-Rhône).

La ville d'Aix est aujourd'hui beaucoup plus célèbre par ses huiles que par ses eaux minérales. Celles-ci offrent la limpidité de l'eau la plus pure et n'ont ni saveur ni odeur. Elles contiennent de faibles traces de substances salines, à peine 0gr,320 par litre : le carbonate de soude y entre pour plus de la moitié. La température de ces eaux, qui est de 34° à 36° C., permet qu'on les emploie immédiatement en bains, à leur chaleur native : ces bains sont adoucissants et sédatifs.

La principale source porte le nom du proconsul romain Sextius, qui, par reconnaissance pour le bien qu'il en avait retiré, y fit construire des thermes magnifiques dont on admire surtout encore les vastes piscines.

Les eaux d'Aix sont rarement employées par des malades autres que ceux de la Provence.

GRÉOULX
(Basses – Alpes).

Gréoulx est un petit village situé sur le versant méridional des Alpes, au milieu de la Provence, et traversé par la route de Marseille à Digne; il est bâti sur un mamelon oblong que domine un vieux château construit par les templiers. L'établissement thermal est à cinq cents pas du village, au bas d'une descente assez rapide, et dans la partie la plus déclive du vallon.

Il n'y a qu'une source, laquelle est extrêmement abondante et jaillit dans l'enceinte même du bâtiment des bains, au-dessous du rez-de-chaussée, à une profondeur de 3 mètres environ : sa température est de 37° C. Elle exhale une forte odeur d'hydrogène sulfuré. L'eau en est limpide et transparente, mais, réunie en masse dans la baignoire, elle présente une teinte blanchâtre : sa saveur, un peu salée, laisse un arrière-goût nauséeux.

C'est une eau sulfureuse. Elle contient, d'après la récente analyse de M. le docteur Grange, environ 5 grammes de substances fixes, par litre, dont :

$$\text{Sulfure de calcium.} \dots \dots \dots \quad 0^{gr},050$$

plus une faible proportion de brome et d'iode. Les autres sels sont à base de soude et de magnésie. Elle est aussi très riche en barégine.

On emploie cette eau en boisson, en bains et en douches. Les baignoires, de marbre blanc, sont alimentées d'une manière continue par la source qui est assez puissante pour en renouveler constamment l'eau, et dont la température se trouve précisément au degré le plus convenable pour le bain. Il y a aussi une piscine natatoire. Enfin, on se sert encore avec avantage des boues minérales pour applications partielles, soit en frictions, soit en cataplasmes, sur des tumeurs indolentes. C'est un moyen énergique qui ne doit être employé qu'avec prudence, de peur d'irriter.

Ces eaux conviennent surtout dans les maladies cutanées, les ulcères, les affections syphilitiques, certains rhumatismes, les suites de luxations, les entorses et les fausses ankyloses. On les prescrit, avec des succès variables, dans beaucoup d'autres cas encore, car elles représentent, pour la Provence, les sources sulfureuses des Pyrénées. Le traitement thermal est d'ailleurs puissamment secondé par toutes les ressources que peuvent offrir

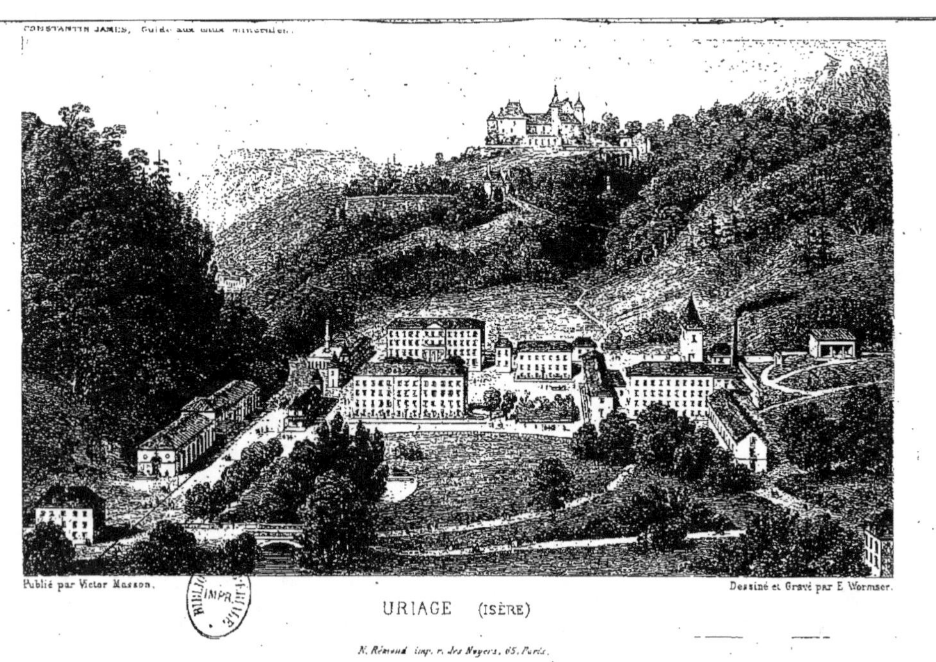
Publié par Victor Masson.
Dessiné et Gravé par E. Wormser.
URIAGE (ISÈRE)
N. Rémond imp. r. des Noyers, 65, Paris.

un site délicieux et un climat qui est un des plus beaux et des plus salubres de la France.

Les eaux de Gréoulx ont été plus d'une fois visitées par d'illustres malades. On y montre la baignoire qui a servi à la princesse Borghèse, sœur de Napoléon, ainsi qu'à la princesse de Beïra, femme de don Carlos.

EUZET

(Gard).

Il existe à Euzet, petit bourg de l'arrondissement d'Alais, deux sources sulfureuses froides, appelées, l'une source de Lavalette, l'autre source de la Marquise; elles paraissent sortir de terrains tertiaires, dans lesquels on remarque des assises de calcaire et des silex imprégnés d'un bitume noirâtre. Ces eaux dégagent une odeur très franche de bitume et de gaz sulfhydrique; leur saveur est fade et désagréable.

Si l'on consulte les médecins qui ont écrit sur les vertus thérapeutiques des eaux d'Euzet, on verra qu'elles possèdent toutes les propriétés de l'eau de goudron, et qu'elles peuvent être employées aux mêmes usages internes et externes que cette dernière. On verra de plus qu'elles ont cela de particulier, qu'on les emploie aussi avec avantage, en lotions, contre certaines ophthalmies invétérées et rebelles.

URIAGE

(Isère).

Uriage est un village situé à deux lieues de Grenoble, dans une jolie vallée, au pied de la chaîne des Alpes dauphinoises. Il n'y a, à vrai dire, qu'une source minérale. Cette source, dont l'aménagement a nécessité des travaux considérables, jaillit profondément d'un rocher, au milieu de terrains d'alluvion, et est amenée jusqu'à l'établissement thermal par une galerie de 300 mètres de long : là elle se partage en plusieurs branches qui sont distribuées par des canaux dans les diverses parties du service.

Cette source n'a que 26" C. ; comme ce serait une chaleur insuffisante pour les bains et les douches, on en élève artificiellement la température au moyen de lentilles de fonte disposées à la partie inférieure des vastes réservoirs. Un fait curieux à noter, c'est qu'on a découvert, parmi les ruines de l'ancien bain romain, sur lesquelles l'établissement actuel est construit, un fourneau destiné évidemment à chauffer l'eau minérale. D'après M. Chevallier, c'est le seul exemple de ce genre qui ait été rencontré dans les thermes anciens.

L'eau est parfaitement limpide à sa sortie du rocher, où elle bouillonne par le dégagement de ses gaz. Exposée au contact de l'air, et même circulant dans ses conduits fermés, elle se trouble et prend une teinte légèrement bleuâtre : dans les baignoires, cette teinte devient tout à fait blanche. Elle est due au soufre naissant à l'état d'hydrate, lequel provient de la décomposition de l'acide sulfhydrique et du sulfure. Il s'exhale de cette eau une odeur pénétrante qui décèle la présence de l'acide sulfhydrique. Sa saveur, franchement salée et hépatique, laisse un arrière-goût amer assez désagréable.

La source d'Uriage, d'après les analyses que M. Gerdy en a publiées dans son beau travail (1), contient, pour un litre, 11gr,129 de sels anhydres, dont :

	Gram·
Chlorure de sodium.	7,236
Sulfate de chaux.	1,429
— de magnésie	1,245
Sulfate de soude.	1,011

Elles contiennent aussi un peu d'acide. Quant au soufre, M. Gerdy y a trouvé 10cc,33 d'acide sulfhydrique.

Ce sont donc tout à la fois des eaux salines et des eaux sulfureuses. Si l'on n'envisage que la quantité de sels contenue dans

(1) *Études sur les eaux minérales d'Uriage*, par J. Vulfranc Gerdy.

ces eaux, elles sont, avec celles de Balaruc, les eaux les plus salines de France.

On fait usage de l'eau d'Uriage en boisson et en bains. D'après la nature et l'abondance de ses principes minéralisateurs, on peut déjà pressentir quelles doivent être ses propriétés.

Elle est purgative. Chez la plupart des malades, elle détermine, à la dose de trois à six verres, des évacuations promptes, faciles, sans malaise d'aucun genre, et elle n'exige le plus souvent que deux ou trois heures pour que l'effet soit complétement produit. Mais c'est une eau facilement irritante chez les personnes nerveuses, et qui, prise en trop grande quantité ou dans des conditions défavorables, pourrait avoir de graves inconvénients : il est même des cas où il faut renoncer tout à fait à en boire.

Les bains sont toniques et fortifiants ; ils conviennent surtout aux tempéraments lymphatiques : rarement ils provoquent une véritable fièvre thermale. Leur action sur la peau détermine de la démangeaison et des picotements, indices d'une excitation légère, mais il n'en résulte pas, comme à Loëche ou à Schinznach, un travail phlegmasique, ce qu'il faut sans doute attribuer à l'influence des chlorures en dissolution dans l'eau minérale, ces chlorures agissant à la manière des astringents.

La source d'Uriage est particulièrement renommée pour le traitement des maladies chroniques de la peau. Les bains forment la partie essentielle du traitement. Il y aurait souvent de l'inconvénient à employer, au début, l'eau minérale pure ; presque toujours on la mitige avec de l'eau douce ou avec une dissolution de gélatine ou d'amidon. Cependant ces bains ne déterminent point, en général, une irritation extérieure vive, et même vous voyez des affections cutanées arriver à la période de résolution, ayant à peine offert, sous l'influence du traitement, quelques phénomènes aigus. Il est probable que ces phénomènes se sont trouvés en partie amortis par la dérivation salutaire que l'eau, prise en boisson, entretient vers l'intestin.

Lorsque le derme ne peut revenir à ses fonctions normales qu'en passant par une inflammation plus intense, il faut administrer l'eau minérale à des doses plus fortes, et souvent recourir à la douche et aux bains de vapeur.

Parmi les maladies de peau qu'on traite avec le plus de succès à Uriage, je citerai en première ligne l'eczéma et ses différentes variétés, même l'eczema rubrum. En général, dans le traitement des affections eczémateuses, il survient, au bout de peu de jours, une amélioration très sensible, puis, quelques jours plus tard, l'irritation se reproduit, sans dépasser toutefois les limites du mal primitif; puis enfin elle cède de nouveau, mais cette fois pour ne plus revenir.

Les affections catarrhales des membranes muqueuses se trouvent bien également des eaux d'Uriage. Telles sont surtout : les ophthalmies rebelles, les anciens coryzas, les bronchites chroniques, les leucorrhées, les catarrhes vésicaux et les engorgements du col de l'utérus.

Il en est de même des diverses affections produites par le vice scrofuleux, surtout quand elles s'attaquent au tissu osseux. Sous ce rapport, on a comparé avec raison l'action des eaux d'Uriage à celle des bains de mer. Cette comparaison sera plus exacte encore lorsque, par suite des travaux dont la source est maintenant l'objet, on aura obtenu un volume d'eau minérale assez considérable pour alimenter une piscine de natation.

L'établissement thermal est bâti au-dessous du vieux château d'Uriage, et complétement isolé des hameaux environnants. Il représente plusieurs hôtels principaux et plusieurs secondaires, qui, réunis, contiennent à peu près sept cents lits, chiffre tout à fait insuffisant au fort de la saison ; aussi beaucoup de malades vont-ils loger dans de petits hameaux des environs qui ne sont distants d'Uriage que de un kilomètre.

Le service médical est parfaitement organisé. Il se compose de cent cabinets de bains, de douze cabinets de douches, et de différentes pièces pour bains de vapeurs, bains russes et fumigations. N'oublions pas de mentionner avec éloge les doucheurs et les masseurs d'Uriage (en France, c'est ce qui nous manque). On voit qu'ils ont été se former à Aix en Savoie, et qu'ils en ont rapporté les excellentes traditions.

Par sa proximité de Grenoble et sa situation dans une jolie vallée des Alpes , Uriage réunit les ressources d'une grande ville aux agréments et à la salubrité de la vie champêtre.

ALLEVARD

(Isère).

Allevard est situé dans une gorge très profonde , à l'extrémité de la vallée du Graisivaudan. Sa source minérale , qui est sulfureuse et un peu tiède , se mêlait autrefois à l'eau du torrent qui l'avoisine ; mais des travaux exécutés avec soin l'ont captée dans un puits à part et mise à l'abri des infiltrations de l'eau douce.

Les eaux d'Allevard ont été analysées par Dupasquier, qui a constaté, à l'aide du sulfhydromètre , qu'elles renferment, par litre, environ 24^{cc},75 de gaz sulfhydrique. Elles seraient donc plus sulfureuses que la source d'Uriage ; par contre, celle-ci possède des propriétés purgatives qu'on n'observe nullement dans les eaux d'Allevard.

Il existe à Allevard un petit établissement thermal où l'on administre l'eau minérale en boisson, bains et douches. On peut y donner jusqu'à trois cents bains par jour.

Je n'ai rien à dire de particulier sur l'action thérapeutique de ces eaux. Elles paraissent jouir des propriétés communes à toutes les eaux sulfureuses, et sont justement renommées dans le traitement des maladies de la peau.

On associe d'habitude à la médication sulfureuse l'emploi des bains de petit-lait. Ces bains, soit purs, soit mélangés, paraissent avoir quelque utilité dans les affections cutanées , alors qu'il s'agit d'adoucir la peau ou de tempérer l'excitation générale.

LA MOTTE

(Isère).

Les eaux de la Motte sont situées à huit lieues de Grenoble , dans une des vallées les plus pittoresques du Dauphiné. Elles sont fortement thermales : 62° C. Malheureusement, comme le griffon de la source est encaissé dans une gorge resserrée et presque inaccessible, on est obligé de se servir d'une pompe pour faire arriver l'eau minérale à l'établissement , et elle perd ainsi, pendant le trajet, un peu de son calorique.

Ces eaux appartiennent à la classe des eaux salines muriatiques. Leur composition est des plus remarquables ; elles renferment, par litre, 8ᵍ ,20 de principes fixes, dont :

Gram.

Chlorure de sodium.	3,80
Sulfate de chaux	1,65
— de magnésie.	0,12
Crénate et carbonate de fer. . .	0,02

On emploie les eaux de la Motte en boisson, en bains et en douches. Elles rappellent, par leurs propriétés chimiques et médicales, les eaux de Wiesbaden, Bourbonne et Balaruc. L'un des médecins inspecteurs, M. Dubouchet, en a publié une très bonne monographie , d'où il résulte qu'elles sont très utiles contre l'atonie des viscères , l'engorgement œdémateux des membres, les roideurs articulaires , certaines paralysies, et cette classe de lésions si nombreuses et si variées qui dépendent de la cachexie scrofuleuse.

Les eaux de la Motte mériteraient certainement d'être beaucoup plus connues qu'elles ne le sont aujourd'hui, et je les crois appelées à rendre de très importants services à la thérapeutique. Aussi n'avaient-elles pas échappé à l'attention du premier empereur, qui avait demandé un rapport officiel dans le but d'y établir un hôpital militaire.

GUILLON

(Doubs).

Les eaux de Guillon appartiennent à la classe des eaux sulfureuses froides. Elles jaillissent dans la vallée du Cusancin , une des plus pittoresques et des plus agréables de la Franche-Comté.

La quantité de gaz que ces eaux renferment les rend légères à l'estomac et utiles contre certaines dyspepsies. Prises en bains et en douches, elles exercent une action tout à fait spéciale dans le traitement des maladies de la peau.

SAINT-GALMIER

(Loire).

La source minérale de la Font-Fort, qui sourd à Saint-Galmier, à douze kilomètres de Montbrison, fournit en très grande abondance une eau gazeuse, froide, très limpide, d'une saveur aigrelette et piquante Elle contient, par litre, $1^{lit},200$ d'acide carbonique, et $1^{gr},886$ de résidus secs, dont $1^{gr},037$ de bicarbonate de chaux et de magnésie.

Cette eau, que l'on emploie surtout pour le service de la table, offre, par sa composition et ses propriétés, la plus grande analogie avec l'eau de Seltz naturelle : son action est de même fort utile dans certaines affections de l'estomac et des voies urinaires. Un fait très remarquable, c'est que les habitants de Saint-Galmier n'ont jamais compté parmi eux un seul calculeux. On n'utilise cette eau qu'en boisson.

TRANSPORT. — Bouteilles d'un litre.

Ces eaux se conservent parfaitement, ce qu'il faut sans doute attribuer à l'absence presque complète de matière organique. A Lyon, elles sont d'un usage aussi répandu que l'eau gazeuse factice à Paris.

SAINT - ALBAN

(Loire).

Saint-Alban est un hameau situé à huit kilomètres de Roanne, sur la rive gauche de la Loire. Ses deux sources minérales ne sont pas tout à fait froides : température, 18° C. Elles contiennent, par litre, $2^{gr},600$ de principes fixes, dont $1^{g},213$ de bicarbonate de soude. Les autres sels sont à base de chaux, magnésie et fer. Quant à l'acide carbonique, l'eau en renferme à peu près la moitié de son volume, ce qui lui communique une saveur piquante assez agréable.

On emploie cette eau en boisson et en bains. Son action thérapeutique est à peu près celle de la source précédente, et elle convient contre les mêmes affections.

Les sources de Saint-Alban étaient connues des Romains, ainsi que l'attestent les ruines de deux grandes piscines et les nombreuses médailles trouvées dans leur voisinage.

Transport. — Bouteilles de trois quarts de litre.

Ces eaux se conservent moins que celles de Saint-Galmier. Même usage et à peu près mêmes effets. On les boit aux repas.

CHARBONNIÈRE

(Rhône).

Commune de l'arrondissement de Lyon, à huit kilomètres de cette ville. Il y a deux sources : l'une dite source de Laval, et l'autre source Nouvelle ou Cholat. Cette dernière source ne sert que pour les bains.

Ce sont des eaux ferrugineuses froides, contenant, par litre, 0^{gr},041 de bicarbonate de protoxyde de fer, et 24 centimètres cubes d'acide carbonique libre, ainsi que des traces d'acide sulfhydrique.

Les eaux de Charbonnière jouissent, dans le pays, d'une réputation méritée pour le traitement des dyspepsies, des engorgements passifs du foie ou de la rate, des fièvres intermittentes anciennes et des affections strumeuses ou herpétiques. Il s'y rend plus de femmes que d'hommes, parce qu'elles sont également salutaires dans les maladies qui sont sous la dépendance de l'utérus ; telles que l'aménorrhée et la chlorose.

Il y a un établissement thermal.

NIEDERBRONN

(Bas-Rhin).

Tandis que l'Allemagne est si abondamment pourvue d'eaux minérales purgatives, la France n'en possède qu'un très petit nombre, parmi lesquelles figurent celles de Niederbronn. C'est à

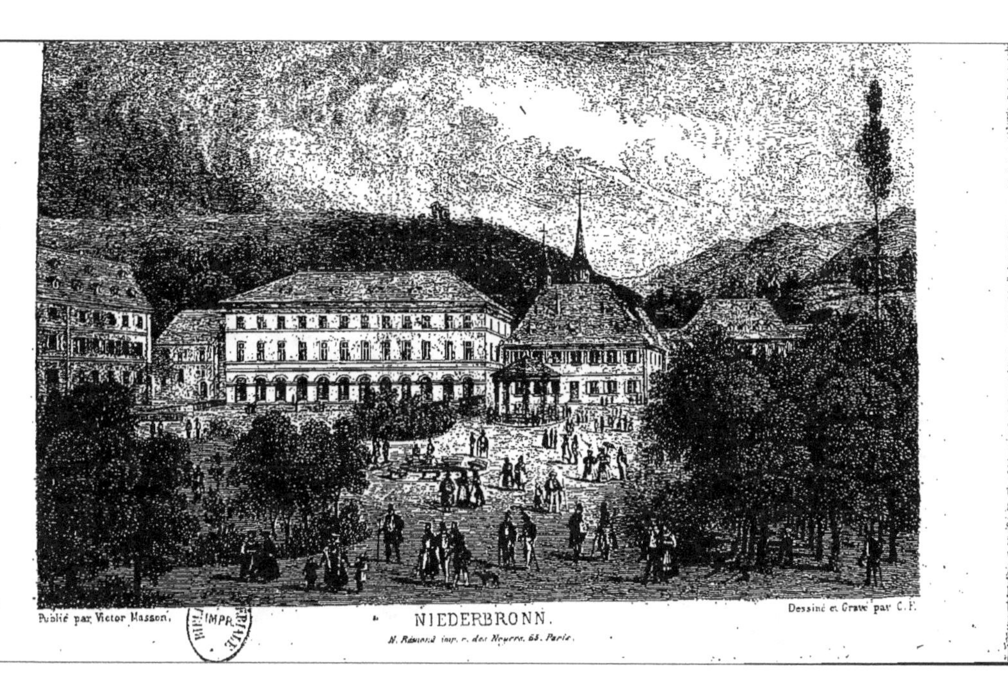

Publié par Victor Masson.
NIEDERBRONN.
N. Rémond imp. r. des Noyers, 55. Paris.
Dessiné et Gravé par C. F.

ce titre surtout que ces eaux méritent de fixer un instant notre attention : d'ailleurs elles constituent l'établissement thermal le plus important de toute l'Alsace.

Niederbronn est un bourg considérable, agréablement situé au bas de la pente orientale des Vosges, à quarante-six kilomètres de Strasbourg. L'air qu'on y respire est sec, salubre et vif, comme est, en général, l'air des montagnes. Les sources, au nombre de deux, jaillissent à 20 mètres l'une de l'autre, au milieu de la promenade, et sont renfermées chacune dans un joli bassin de pierre de taille. Ces bassins, qui paraissent être d'origine romaine, ont des dimensions différentes : le plus grand est abrité par un élégant pavillon soutenu par huit colonnes, le petit est à découvert.

Les sources qui alimentent ces fontaines ont tout à fait la même composition chimique et les mêmes propriétés médicales ; elles confondent leurs eaux au moyen de conduits souterrains.

A sa sortie de terre, l'eau minérale est d'une parfaite limpidité : elle prend, dans ses bassins, une teinte louche et jaunâtre dont les nuances varient quand le temps est orageux et très chargé d'électricité. Elle a une saveur saline assez agréable, suivie d'un arrière-goût un peu fade. L'odeur en est faible et presque inappréciable ; on l'a assez bien comparée à celle de l'argile humide.

Le caractère chimique des eaux de Niederbronn est, comme on le voit, de contenir principalement des chlorosels, parmi lesquels le chlorure de sodium est prédominant.

La température de ces deux sources est de 18° C. : ce ne sont donc pas des eaux tout à fait froides. Il s'en enlève des vapeurs extrêmement abondantes en hiver.

L'eau de Niederbronn appartient à la classe des eaux salines chlorurées. Elle renferme, pour un litre, 4^{gr},784 de principes fixes, dont :

	Gram.
Chlorure de sodium.	3,070
— de calcium.	0,825
— de magnésium.	0,288
Bromure de sodium.	0,040

Il y a en outre, du fer, du bronze et des traces d'iode. Peu de gaz.

Ces sources sont bien moins minéralisées que certaines eaux des bords du Rhin auxquelles on les a comparées. Ainsi, Soden et Hombourg contiennent trois ou quatre fois plus de sels pour la même quantité d'eau : cependant l'eau de Niederbronn est assez franchement purgative. On attribue généralement ces effets à l'action des sels de magnésie qu'elle tient en dissolution; mais qu'on me permette à cet égard une simple réflexion pratique.

Il existe dans les sources de Niederbronn une dose tellement faible de magnésie, qu'elle atteint à peine 30 centigrammes, tandis que l'eau de Sedlitz artificielle en renferme plus de cent fois autant. Or, j'ai donné des soins à un malade qu'un seul verrre d'eau de Niederbronn suffisait pour purger, alors qu'une bouteille entière d'eau de Sedlitz, même à 45 grammes, n'amenait aucun résultat. Il y a donc, je ne saurais trop le répéter, dans l'association des principes constitutifs de l'eau minérale, quelque chose de tout à fait particulier, puisque, si nous voulions calculer leur activité d'après nos manipulations artificielles, nous serions amenés à des évaluations erronées.

On se propose surtout à Niederbronn de provoquer des effets laxatifs. C'est même la base de la médication; mais tous les malades n'y ont pas une égale aptitude. Il faut ordinairement de cinq à six verres de la source pour procurer plusieurs selles liquides. Elle ne détermine d'habitude ni renvois ni coliques, et ne laisse après elle aucune irritation.

On vient principalement à Niederbronn pour les maladies chroniques de l'abdomen, qui reconnaissent, comme caractère essentiel, l'inappétence, la lenteur et la difficulté des digestions, le ballonnement du ventre, avec sentiment de tension et de plénitude, la constipation et certains engorgements hémorrhoïdaux. Ces eaux offrent l'avantage d'entretenir vers l'intestin une dérivation lente, continue et sans secousses. Elles activent les sécrétions de la muqueuse, de manière à désemplir mécaniquement les capillaires engorgés, et à exercer sur les viscères parenchymateux une action résolutive. Les hypochondriaques se trouvent également bien de l'usage dés eaux de Niederbronn, car on sait qu'une de leurs plus grandes préoccupations est d'obtenir des garderobes.

Outre ces qualités laxatives, la source de Niederbronn agit encore comme moyen fondant et résolutif. Enfin, le médecin inspecteur, M. Khun (1), cite, parmi les affections qu'elle modifie d'une manière favorable, l'hypertrophie du foie et les calculs biliaires, les engorgements lymphatiques et scrofuleux, certaines maladies cutanées, et la plupart des affections rhumatismales.

On combine presque toujours le bain avec la boisson : c'est dans les hôtels particuliers que sont disposés les bains. Les vastes salons du Wauxhall sont réservés pour les réunions et sont abondamment pourvus de tout ce qui regarde la vie matérielle.

Les environs de Niederbronn sont pleins d'intérêt et offrent de très jolies promenades; on éprouve tout à la fois un sentiment de plaisir et d'admiration à visiter les forges et les usines qui constituent la principale richesse de ces contrées. A peu de distance se trouve la verrerie de Saint-Louis, qui est, sans contredit, une des plus belles et une des plus importantes de la France.

SOULTZMATT

(Haut-Rhin).

Le bourg de Soultzmatt est situé à quatre lieues de Colmar, dans une vallée agréable et fertile, au pied de la pente orientale des Vosges. Il y a six sources minérales, lesquelles vont se rendre dans autant de bassins de pierre dont le trop-plein s'écoule dans la rivière d'Ombach. L'eau de toutes ces sources est froide, sa transparence parfaite, sa saveur aigrelette et piquante. C'est au gaz acide carbonique qu'elle contient en abondance que l'eau de Soultzmatt doit ses propriétés thérapeu-

---

(1) Consulter sa remarquable notice, intitulée : *Les eaux laxatives de Niederbronn*. Paris, 1854.

tiques. Aussi convient-elle, comme toutes les eaux gazeuses, dans l'atonie des organes de la digestion, la gravelle et certaines affections catarrhales des bronches.

TRANSPORT. — Bouteilles d'un litre, capsulées.

Se conservent bien. Elles sont, dans l'Alsace, d'un usage aussi répandu que l'eau de Seltz de l'autre côté du Rhin.

CHATENOIS

(Haut-Rhin).

On y trouve deux sources minérales qui jaillissent au pied d'une montagne granitique; chacune d'elles alimente un établissement spécial. L'eau de ces sources a une couleur légèrement laiteuse; son odeur est un peu hépatique, sa saveur styptique et salée, sa température de 18° C.

Un kilogramme d'eau, évaporée à siccité, contient 4gr,759 de principes fixes dont le chlorure de sodium fournit l'élément principal. Il y a aussi un peu d'iode.

L'eau de Chatenois n'est pas sans analogie avec celle de Kreuznach. Prise à l'intérieur, et en bains, elle fortifie tout l'organisme, et provoque parfois une éruption miliaire. On l'emploie avec succès contre toutes les affections asthéniques, et particulièrement contre les scrofules.

SERMAIZE

(Marne).

Sermaize est un joli bourg de l'arrondissement de Vitry-le-Français, bâti en amphithéâtre sur une colline d'une riche végétation. Le chemin de fer de Paris à Strasbourg y a établi une station importante qui met la source minérale à quatre heures de la capitale.

Cette source, dite Fontaine des Sarrasins, jaillit à un kilomètre du bourg. Elle fournit en très grande abondance une eau limpide, froide (12° C.), sensiblement ferrugineuse. Analysée par M. O. Henry, elle a fourni des bicarbonates terreux et alcalins, des sulfates magnésien et sodique, un peu d'iodure et du fer à l'état de bicarbonate. La dose du fer est de 0gr,01 par litre, proportion faible si on la compare à celle des eaux de Spa et de Forges. Aussi la source de Sermaize se rapproche-t-elle davantage des eaux de Contrexeville et de Pougues, dont elle rappelle la composition chimique ainsi que quelques-unes des vertus médicinales.

C'est une eau purgative et diurétique. L'action purgative, que quelques verres suffisent pour provoquer, diminue, puis disparaît au bout de quelques jours. Quant à l'effet diurétique, il persiste, et au plus haut degré, pendant toute la durée du traitement.

Les eaux de Sermaize sont particulièrement utiles contre les gastralgies, certains engorgements passifs des viscères abdominaux, spécialement du foie, la gravelle, les affections anémiques et les scrofules.

Ces eaux, que les Romains connaissaient beaucoup mieux que nous, à en juger par les traces de leur passage trouvées près des sources, me paraissent appelées à un sérieux avenir.

SAINT - AMAND

(Nord).

Saint-Amand est un petit village situé à douze kilomètres de Valenciennes, et très célèbre par ses eaux thermales ou plutôt par ses boues. L'inspecteur actuel, M. Charpentier, en a publié une très bonne monographie à laquelle nous allons faire quelques emprunts. Disons d'abord comment ces boues sont formées.

Le sol est recouvert d'une sorte de terreau élastique qu'on sent fléchir sous les pieds, et qui se compose de trois couches de nature différente : la première, la plus superficielle, est une tourbe argileuse; la seconde, un lit de marne, et la troisième, un silex fin, uni à du carbonate de chaux. C'est à travers cette dernière couche que suintent une infinité de petites sources d'eau sulfureuse qui délaient les deux couches supérieures et les font passer à l'état de boue.

On a fait, pour l'aménagement de ces boues, des dispositions qui consistent en un vaste bassin recouvert d'une élégante rotonde, et divisé en quatre-vingts loges, larges d'un mètre chacune et profondes d'environ un à deux mètres. Ces petits compartiments sont rangés tout près les uns des autres, et remplis d'une boue semi-liquide dans laquelle le malade doit prendre son bain. Mais, comme le poids du corps ne suffirait pas pour l'y faire pénétrer, on y aide en appuyant sur ses épaules, et, une fois au fond, on le fixe avec une espèce de carcan de bois pour éviter que la vase ne le rejette. Il est des malades qui ne prennent ainsi que des bains partiels; d'autres, et c'est le plus grand nombre, y sont plongés jusqu'au menton.

Comme l'eau minérale afflue sans cesse dans ces puisards, le trop-plein s'échappe au dehors; il n'en est pas de même des boues, celles-ci n'étant renouvelées qu'au commencement de la saison. Aussi chaque malade a-t-il son carré spécial, qu'il loue pour lui seul, et dans lequel il a seul le droit de se baigner. Pour éviter toute erreur, chaque carré a un numéro, de sorte qu'on peut connaître le nom de ses prédécesseurs.

Le bain est presque toujours précédé d'une douche d'eau sulfureuse. Cette douche a surtout pour effet de faire affluer le sang vers la peau, d'y activer la circulation, et, par suite, de rendre plus rapide l'absorption des principes minéralisateurs.

La durée du bain est de plusieurs heures, pendant lesquelles les malades cherchent à distraire leurs ennuis. On joue beaucoup au loto, exercice qui offre le double avantage de ne pas trop fatiguer l'esprit et de se prêter aux attitudes gênantes du bain. On reçoit aussi la visite des étrangers et des autres malades qui ne font usage que de l'eau minérale. Pour désigner ceux qui se servent des boues, on les appelle les *Boueux* : c'est l'expression consacrée, et ils ne s'en formalisent aucunement.

Les Boueux, au sortir des carrés, vont, dans une pièce voisine, prendre le bain de propreté, dont ils ont tant besoin; la vase se détache à merveille, et une seule immersion l'enlève, sans qu'il en reste de traces. Bien entendu que les dispositions ont été prises pour que tout se passe avec une extrême décence, et que de longs peignoirs, ainsi que des rideaux heureusement ménagés, isolent le malade au milieu de ses diverses évolutions.

Ces boues exhalent une odeur sulfureuse et marécageuse à laquelle cependant on s'accoutume facilement. Analysées par M. Caventou, elles ont produit, sur 100 parties :

Gram.

Eau. 56,44

Matières fixes. 43,56

Les matières fixes, séchées et incinérées, présentent 90 pour 100 de silice, et 10 des matières suivantes : carbonate de chaux, peroxyde de fer, alumine, carbonate de magnésie, oxyde de manganèse. Les gaz sont l'acide carbonique et l'hydrogène sulfuré.

La température native des boues n'est que de 17° à 18° C. Aussi les malades, en s'y plongeant, éprouvent-ils un sentiment de fraîcheur qui, chez quelques-uns, se traduit par un véritable frisson. Mais bientôt il s'opère une réaction d'autant plus vive que la première impression a été plus saisissante : le sang et la chaleur reviennent à la peau, et, au bout de quelque temps, apparaissent tous les signes d'une stimulation générale.

Cependant, comme cette température serait trop basse pour beaucoup de malades, M. Charpentier l'élève, dans quelques cas, artificiellement, en faisant verser dans les loges, une heure avant le bain, du sable fortement chauffé à l'étuve. On obtient ainsi des bains de 28° à 30° C. qui, malgré cette addition de calorique, n'ont rien perdu de leurs principes minéralisateurs.

Les boues provoquent souvent vers la peau, surtout au début de la cure, une légère éruption, rappelant assez celles qu'on observe à Loëche ou à Schinznach. Souvent alors il survient un mouvement fébrile qui se dissipe en même temps que l'éruption. Du reste, celle-ci ne paraît exercer qu'une influence secondaire sur le traitement.

Les bains de boues produisent d'excellents effets dans l'atrophie des membres, les rétractions musculaires, les foulures, la roideur des articulations, et surtout dans les affections rhumatismales contractées au bivouac. Elles ont plus d'une fois réussi merveilleusement en rappelant à l'extérieur certains virus cachés, certaines humeurs répercutées que les eaux les plus puissantes n'avaient pu en quelque sorte déraciner de la constitution. Enfin tous les anciens auteurs qui ont écrit sur les boues de Saint-Amand vantent leur efficacité contre ces engorgements passifs du foie, ces *obstructions*, qui résistent si souvent aux médications les mieux dirigées.

Indépendamment des boues, il existe à Saint-Amand quatre sources d'eau minérale qui sont : la Fontaine Bouillon, le Pavillon Ruiné, la Petite Fontaine et la Fontaine de l'Évêque d'Arras.

Le nouvel établissement thermal de Saint-Amand est aujourd'hui, tant par la beauté des bâtiments que par la disposition du service, un des plus remarquables établissements de ce genre que nous possédions en France.

PROVINS

(Seine-et-Marne).

Petite ville à quatre-vingts kilomètres de Paris et quarante-huit de Meaux. Dans la ville basse, au milieu d'une prairie, se trouve un puits appelé Fontaine minérale : c'est une eau ferrugineuse froide, que l'on va boire en mars et septembre, époque consacrée par la tradition à la prise des eaux.

Ces eaux sont utiles dans la chlorose, l'aménorrhée, les dyspepsies et certaines fièvres intermittentes rebelles.

FORGES

(Seine-Inférieure).

Forges est un bourg du département de la Seine-Inférieure, à onze lieues de Rouen, traversé par la grande route qui va directement de Paris à Dieppe, et comme enclavé dans la forêt de

Bray. Ce bourg tire son nom d'anciennes forges, pour l'extraction du fer, qui ont existé sur l'emplacement où il est construit et dans le voisinage.

Les sources minérales coulent dans un enfoncement quadrilatère, pratiqué en maçonnerie, et de 2 mètres à peu près de profondeur, où l'on a creusé pour chacune un petit bassin séparé. Elles sont au nombre de trois, et jaillissent tout à côté les unes des autres. Ce sont : la Cardinale, la Royale et la Reinette, dénominations qui se rattachent au séjour que firent à Forges le cardinal de Richelieu, Louis XIII et Anne d'Autriche. Jamais sources ne reçurent un plus glorieux baptême, si tant est, comme on l'affirme, qu'elles aient contribué à la naissance de Louis XIV. On objectera peut-être qu'elle ont mis près de cinq ans à opérer, puisque le voyage à Forges eut lieu en 1633, et la naissance de Louis XIV en 1638... seulement. Mais ne sait-on pas que les eaux ont une action consécutive! Tout ce qu'on pourrait dire ici, sans trop d'injustice, c'est que cette action est quelquefois singulièrement lente à se produire.

Les sources de Forges n'ont pas toutes les trois le même degré de minéralisation. C'est la Cardinale qui est la plus forte; vient ensuite la Royale; enfin la Reinette est la plus faible.

D'après les dernières analyses de M. O. Henry, c'est aux combinaisons du fer avec l'acide crénique et l'acide apocrénique que les eaux de Forges doivent leurs principes ferrugineux. Voici dans quelle proportion ces sels s'y trouvent :

	Gram.
Cardinale.	0,098
Royale	0,067
Reinette	0,022

Ces sources contiennent aussi de l'acide carbonique, mais infiniment moins que celles de Spa, Pyrmont et Schwalbach : leur température est de 6° à 7° C. Elles fournissent 36,720 litres d'eau par vingt-quatre heures.

L'eau de Forges a une limpidité et une transparence parfaites à son point d'émergence. Lorsqu'on découvre le bassin qui reçoit séparément chacune des trois sources, on aperçoit, à sa suface, des flocons rougeâtres, lanugineux, extrêmement légers, qui offrent une sorte de reflet métallique; quelques-uns même sont tout à fait blancs et comme soyeux Ce sont des conferves très bien organisées, qu'entoure une masse amorphe. Dans le reste de son parcours, l'eau forme un nouveau dépôt très abondant, qui tapisse les canaux souterrains, ainsi que la rigole par où le trop-plein des sources va se jeter dans la rivière d'Andelle. Ce dépôt, amené à l'état sec, a offert à l'analyse, pour 100 parties :

	Gram.
Matière organique	14,7
Sesquioxyde de fer et manganèse.	81,1
Mica, carbonate de chaux et conferves . . .	4,2
	100,0

C'est ce composé qui fait la base des eaux minérales de Forges, et qu'on a voulu utiliser récemment sous forme de pastilles. J'ai conseillé celles-ci plusieurs fois avec succès, mais elles ne m'ont point paru offrir d'avantages marqués sur la plupart des autres préparations ferrugineuses.

On fait principalement usage des eaux de Forges à l'intérieur. Leur saveur, bien que franchement atramentaire, surtout la Cardinale, est loin d'avoir ce goût d'encre si prononcé et quelquefois si désagréable qu'on rencontre dans la plupart des sources dont le fer constitue la base; et cependant ce sont des eaux très fortes et très actives.

On commence d'habitude par boire de la Reinette, puis on passe à la Royale, puis enfin on arrive à la Cardinale. Très peu de malades peuvent supporter cette dernière source, pure, car elle est irritante et amène facilement des crampes d'estomac. En combinant l'eau de la Reinette et celle de la Cardinale, c'est-à-dire la source la plus faible et la source la plus forte, on obtient en général de ce mélange de très bons résultats.

C'est le matin, à jeun, immédiatement après le lever, que les malades doivent descendre aux fontaines pour prendre les eaux.

Celles-ci sont d'une digestion lente, quelquefois même difficile, probablement à cause du peu de gaz qu'elles renferment : aussi doit-on mettre une demi-heure d'intervalle entre chaque verre, ne pas en boire plus de quatre ou cinq, et faire de l'exercice dans l'intervalle. On prend l'eau minérale à la température même des sources que nous avons dit être tout à fait froides. Quelques malades y ajoutent un peu de sirop de gomme, de guimauve ou du lait, pour en masquer la saveur et ménager la susceptibilité de l'estomac.

On ne va plus boire aux fontaines dans le restant de la journée. Seulement il est d'usage, au repas, de remplacer l'eau ordinaire par l'eau de la Reinette, que l'on coupe avec du vin.

Les eaux de Forges exercent sur l'économie animale une action essentiellement tonique et fortifiante. Elles conviennent dans toutes les affections caractérisées par la faiblesse des tissus, la langueur des fonctions et le peu d'activité des mouvements organiques : les tempéraments lymphatiques sont ceux qui s'en trouvent le mieux. Elles redonnent du ton et de la vie aux principaux viscères. La chlorose, l'anémie causée par des hémorrhagies passives, certaines dyspepsies, les diarrhées séreuses par inertie de l'intestin, sont heureusement modifiées par l'emploi de ces eaux. Quelquefois aussi elles justifient leur ancienne renommée, en triomphant de la stérilité, surtout alors que celle-ci dépend de l'atonie de l'appareil utérin, du relâchement et de l'engorgement des muqueuses, ou de ces flux leucorrhéiques qui en sont si souvent la conséquence.

Le médecin inspecteur, M. Cisseville, qui a publié un bon travail sur les eaux de Forges, attribue une grande partie de leur efficacité à cette circonstance, que c'est l'acide crénique, et non l'acide carbonique, qui est combiné avec le fer. Il est très possible que les crénates soient supérieurs aux carbonates ; mais pourtant je crois que M. Cisseville s'en exagère un peu l'importance.

Près des sources s'élève l'établissement thermal. C'est un élégant édifice, d'un style et d'une distribution sévères, où se trouvent plusieurs cabinets pour bains et douches, et qui offrirait aux malades des salons de réunion fort convenables, si l'habitude, à Forges, était de prendre quelques distractions : mais il n'en est rien. Aussi les personnes qui aiment le calme et le silence rencontreraient-elles difficilement ailleurs ces conditions réunies à un aussi haut degré.

TRANSPORT (*la Royale et la Reinette*). — Bouteilles de trois quarts de litre, capsulées.

Ces eaux ne se conservent pas longtemps : elles prennent bientôt une odeur et un goût de soufre, et le fer se précipite. Mêmes usages qu'à la source.

PASSY

(Seine).

Il existe à Passy cinq sources ferrugineuses froides, voisines les unes des autres, et offrant entre elles la plus grande analogie de composition et de propriétés : on les distingue en *sources anciennes* et en *sources nouvelles*. Les sources anciennes, au nombre de deux, n'étant pas utilisées, nous ne nous occuperons que des nouvelles.

Les sources nouvelles jaillissent, à 100 mètres des anciennes, dans une espèce de souterrain où elles ont été aménagées chacune dans un petit puits, de niveau avec le sol : on les désigne par des numéros d'ordre. Leur saveur est amère, styptique, avec un arrière-goût de plâtre tout à fait désagréable. Parfaitement limpides à leur point d'émergence, ces eaux se recouvrent promptement d'une pellicule irisée ; elles laissent aussi dans les canaux qu'elles traversent un dépôt abondant.

Les sources de Passy sont, comme celles de Cransac, des sources ferrugineuses sulfatées, sans toutefois contenir de manganèse. Le fer qu'elles renferment et qui se trouve associé à des quantités considérables de sulfate de chaux, provient probablement de la décomposition de pyrites schisteuses.

Ces eaux sont très fortement minéralisées. Ainsi le numéro trois, qui est celui dont on fait le plus d'usage, contient, par litre, 0gr,412 de fer : doses énormes comparativement à celles des sources crénatées et carbonatées. Et pas un atome de gaz pour en faciliter la digestion ! Aussi est-il rare qu'on boive l'eau minérale pure. Ce n'est que quand elle a séjourné, pendant quinze jours ou trois semaines, dans de grands vases de terre, où elle forme un abondant résidu, qu'elle est livrée à la consommation. Il est vrai qu'alors cette eau ne dépose plus et que sa saveur a cessé d'être désagréable ; mais, ce qu'on oublie quelquefois d'ajouter, c'est que, privée ainsi de la plupart de ses principes minéralisateurs, elle n'est plus qu'une eau assez semblable à de l'eau ordinaire. M. O. Henry, qui a analysé les sources de Passy avec son talent habituel, déclare que l'eau *dépurée* ne donne presque aucun indice de fer.

Il ne faut donc pas tant reprocher aux médecins de Paris leur indifférence au sujet de ces sources. Ce n'est point parce qu'elles sont trop voisines de la capitale qu'on néglige leur emploi. Ce n'est point non plus leur prétendu bon marché qui fait qu'on les dédaigne. Non : le véritable motif, c'est que, tout en étant utiles dans quelques-uns des cas où les eaux ferrugineuses sont indiquées, les sources de Passy sont bien loin de valoir celles que nous avons à juste titre l'habitude de leur préférer.

TRANSPORT. — Bouteilles d'un litre, capsulées.

Ces eaux se conservent d'autant mieux qu'on les a *dépurées*. Or, nous venons de voir qu'on leur enlève ainsi tout à la fois leur principe ferrugineux et leur action thérapeutique. On les boit aux repas : doses indifférentes ; effets presque nuls.

AUTEUIL

(Seine).

Sur le plateau qui domine le village d'Auteuil, près Paris, se trouve une source ferrugineuse froide, très modestement captée dans un puits, d'où l'on fait monter l'eau à l'aide d'une pompe, pour l'usage des malades. Cette eau est limpide, sans odeur aucune. Sa saveur, sucrée d'abord, laisse un arrière-goût atramentaire. Exposée à l'air dans un vase clos, elle conserve très longtemps sa transparence, puis finit par précipiter un dépôt grisâtre, légèrement ocracé.

D'après l'analyse qui en a été faite par M. O. Henry, la source d'Auteuil contient, par litre, un peu plus de 3 grammes de principes fixes, dont 0gr,715 d'un sulfate double de fer et d'alumine ; elle renferme également une notable quantité de manganèse. Cette source rappelle donc par sa composition les sources de Passy et celles de Cransac.

L'eau ferrugineuse d'Auteuil, bien qu'elle ne date que d'hier, est déjà d'un usage assez répandu. L'estomac la supporte très bien. Prise à la dose d'un ou deux verres le matin, et pendant les repas, elle convient dans les gastralgies, les affections chlorotiques, l'anémie ; en un mot, dans les différentes circonstances où il s'agit de redonner du ton aux organes et de fortifier la constitution.

TRANSPORT. — Bouteille d'un litre.

Se conservent bien. Même mode d'emploi et même action qu'à la source.

ENGHIEN

(Seine-et-Oise).

Il est de ces endroits privilégiés dont le nom seul éveille dans l'esprit les idées les plus riantes et les perspectives les plus gaies. Madame de Sévigné, admirant, pendant son séjour à Vichy, les paysages environnants, écrivait à sa fille : « Le pays seul me guérirait. » Qu'aurait-elle dit, si elle eût daté ses lettres d'Enghien ! « Là se présente aux regards le plus magnifique, le plus » gracieux, le plus attrayant des spectacles. Tout y charme, tout » y retient, tout y séduit. Un site délicieux, un lac d'une étendue » proportionnée au paysage, des maisons élégantes et variées » dans leur construction, des jardins admirablement dessinés ; » partout des fleurs, des arbres, des promenades, de l'ombre, de » beaux effets de lumière, quelque chose qui rappelle le pays le » plus heureux, le climat le plus fortuné. »

Cette description, empruntée à un de nos plus spirituels con-

CONSTANTIN JAMES. Guide aux eaux minérales.

Publié par Victor Masson.
H. Rémond imp.r des Noyers, 60, Paris.
Dessiné et Gravé par E. Wormser.

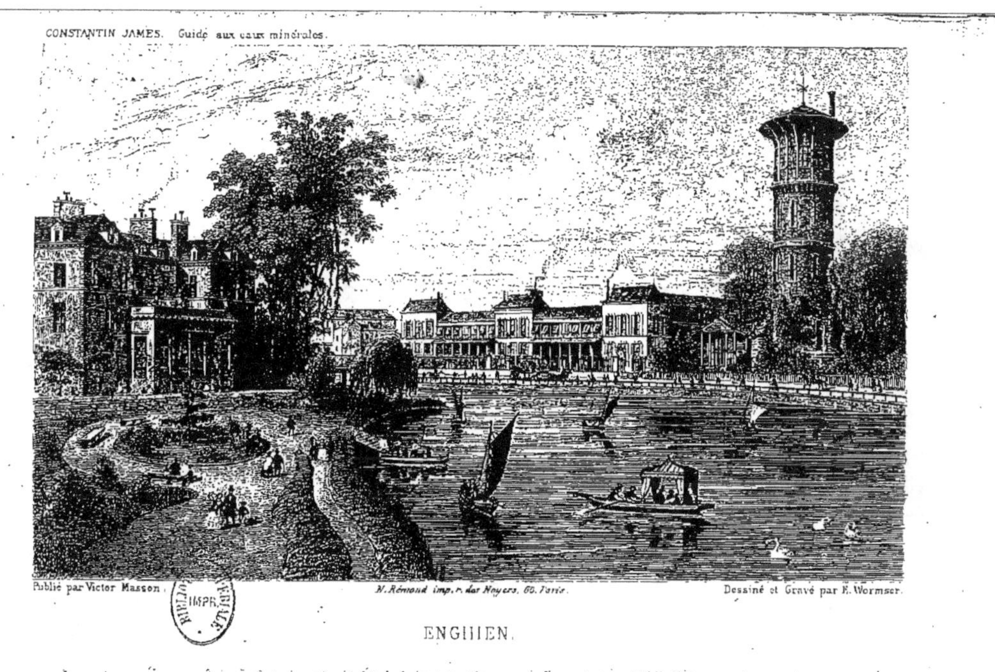

ENGHIEN.

frères (1), n'est point le rêve d'une imagination poétique, c'est un tableau fidèle de ce qui existe réellement. En effet, tel est Enghien, si même ce n'est davantage.

Les sources minérales furent découvertes en 1766 par le père Cotte, curé de Montmorency; mais ce n'est que successivement, et après de nombreuses vicissitudes, qu'elles ont acquis de l'importance. Ces sources, au nombre de cinq, sont : les sources Cotte, Deyeux, Péligot, Bouland et la source de la Pêcherie. Elles sont aménagées dans autant de bassins séparés, de manière à prévenir leur altération par les infiltrations et les eaux pluviales. Le trop-plein de toutes ces sources se déverse dans un réservoir d'où l'eau minérale est élevée au moyen de pompes pour être dirigée ensuite, par des canaux de zinc, dans les cabinets de bains de l'établissement.

Existe-t-il une source mère des eaux d'Enghien ? On le présume, et cependant plusieurs jaugeages ont été déjà tentés sans succès. Une particularité assez curieuse, c'est que, quand on vide le lac pour la fameuse pêche qui a lieu tous les trois ans, l'eau des sources s'arrête, et elle ne coule de nouveau que quand le lac se remplit. Faut-il en conclure que ces sources ne sont qu'une sorte de *diverticulum* du lac? Je croirais plutôt que le lac agit ici par pression hydrostatique, phénomène tout à fait semblable à celui que M. Jules François a produit artificiellement et d'une manière si heureuse à Ussat et à Luchon.

Les eaux d'Enghien ont une température de 14° C. Elles sont claires et limpides à leur point d'émergence, et elles exhalent une forte odeur d'hydrogène sulfuré. Exposées à l'air libre, elles se troublent; l'odeur disparaît. Leur saveur fade et un peu douceâtre est suivie d'une légère amertume qui a quelque chose d'astringent.

Il résulte des analyses de M. O. Henry que ces eaux ont pour base des sels calcaires, et que le soufre s'y trouve à l'état de sulfhydrate de chaux, mêlé de gaz acide sulfhydrique libre. La proportion de soufre est d'environ 0^{gr},07 pour 1000 grammes

____

(1) Reveillé-Parise, *Une saison aux eaux minérales d'Enghien.*

d'eau minérale. Comme elles s'échappent d'un banc de gypse, le soufre paraît provenir de la décomposition réciproque des sulfates calcaires et des matières organiques : aussi l'eau d'Enghien peut-elle être citée comme le type des eaux sulfureuses calcaires.

Contrairement à l'opinion de M. Henry, MM. de Puisaye et Leconte admettent que le principe sulfuré de ces eaux est l'acide sulfhydrique libre. Mais comme cette question intéresse plus les chimistes que les médecins, je n'ai point à en discuter ici la valeur.

L'eau d'Enghien est une eau remarquable qui mérite d'être prise en sérieuse considération. C'est à tort qu'on a voulu établir une sorte de parallèle entre ces sources et celles des Pyrénées : au lieu de caractères communs, elles offrent plutôt des caractères différentiels. En effet, l'eau d'Enghien renferme des sels de chaux et point de barégine, ce qui la rend un peu rude à la peau ; elle n'est point gazeuse : pour l'employer en bains et en douches, il faut en élever artificiellement la température. Au contraire, les sources des Pyrénées contiennent des sels de soude et beaucoup de barégine, substances auxquelles elles doivent des propriétés onctueuses ; le gaz azote s'y trouve en grande abondance ; quant à leur température, elle serait plutôt trop élevée que pas assez. Ajoutons toutefois, à l'avantage des eaux d'Enghien, que, par leur température basse et l'absence de matière organique, elles supportent beaucoup plus facilement l'embouteillage et le transport que les eaux des Pyrénées, et que, par suite, elles sont mieux appropriées à l'exportation.

Bues le matin, à la dose de deux ou trois verres, les eaux d'Enghien augmentent sensiblement l'appétit. Chez quelques malades, cependant, elles déterminent de la pesanteur à l'estomac : il faut alors en diminuer la quantité, les faire tiédir légèrement, ou les couper avec du lait. Vous trouvez, près de la buvette, trois espèces de laits différents, disposées dans autant de petits barils, savoir : du lait d'ânesse, du lait de chèvre et du lait de vache, ainsi que de l'eau sulfureuse élevée au degré de température le plus convenable.

Presque toujours on associe les bains à la boisson. Ces bains activent la circulation générale : le pouls s'accélère, le visage se colore, ou même le cerveau tend à se congestionner, ce qui oblige quelquefois de tempérer la trop grande activité de l'eau minérale par l'addition d'eau commune. Les bains augmentent notablement l'énergie de l'enveloppe tégumentaire ; ils *décapent* la peau, pour ainsi dire, mais en même temps ils la fortifient et la rendent moins impressionnable aux influences atmosphériques. Comme l'eau d'Enghien ne contient pas de barégine, on se propose de remplacer cette substance par une dissolution de gélatine que l'on ajoute au bain.

Les douches forment également une partie importante du traitement ; la hauteur de leur chute est considérable, et leur action sur la peau des plus énergiques.

En résumé, les eaux d'Enghien sont des eaux excitantes. Dans les premiers jours de leur emploi, elles déterminent des phénomènes saburraux plutôt qu'une véritable fièvre thermale ; souvent, à cette période, un léger laxatif est utile, d'autant plus que ces eaux constipent. Elles conviennent surtout aux tempéraments lymphatiques ou scrofuleux, notamment chez les sujets pâles, bouffis, étiolés, dont le sang est appauvri et les fonctions languissantes.

Les maladies contre lesquelles on prescrit ces eaux avec avantage sont assez nombreuses. Nous citerons, en première ligne, celles qui intéressent les organes de la respiration, spécialement les affections catarrhales du larynx et des bronches, et certains emphysèmes. Vous verrez, sous leur influence, la toux et l'expectoration se modifier heureusement, puis disparaître : c'est au point qu'on peut les citer, dans ce cas, comme tout à fait spécifiques. Enghien, par sa proximité de Paris, est le rendez-vous de prédilection des avocats qui peuvent ainsi venir, le matin, prendre les eaux aux sources mêmes, puis, immédiatement après, retourner à leurs occupations. Vous y rencontrerez, pour les mêmes motifs, beaucoup d'artistes de nos théâtres.

Les sources d'Enghien justifient aussi en partie la réputation dont jouissent les eaux sulfureuses dans le traitement des maladies chroniques de la peau, et, parmi elles, nous citerons les diverses espèces d'eczémas, l'impétigo, l'acné, le pityriasis et le lichen. Elles agissent en imprimant aux éruptions un caractère d'acuité qui est presque toujours la transition nécessaire pour la guérison.

Les rhumatismes, certains engorgements articulaires, les leucorrhées, différentes espèces de paralysies, constituent autant d'affections pour lesquelles les eaux d'Enghien peuvent être utiles.

Enfin ces eaux, de même que la plupart des autres sources sulfureuses, trouvent également leur application dans le traitement des divers accidents qu'entraîne à sa suite la syphilis constitutionnelle.

Règle générale, les eaux d'Enghien ont d'autant plus d'action dans les maladies que je viens d'indiquer, qu'elles s'adressent de préférence à des sujets lymphatiques ou scrofuleux.

L'eau minérale, sous quelque forme qu'on l'emploie, est administrée dans l'établissement, qui contient dix cabinets de douches et vingt cabinets de bains : on peut y donner environ trois cents bains par jour. Des améliorations de toute nature ont été apportées déjà dans les diverses parties du service balnéaire, et, grâce à l'intelligente direction de M. le docteur Bécourt, le propriétaire actuel, de nouvelles, plus importantes encore, vont être prochainement exécutées. A en juger par les plans qu'a bien voulu me communiquer M. Jules François, l'établissement d'Enghien est appelé à devenir un des premiers établissements thermaux de France.

Si les sources d'Enghien ne nous offrent ni inscriptions votives, ni mosaïques, ni bronzes, ni vestiges d'antiquité, la vallée où elles jaillissent est remplie de souvenirs du plus haut intérêt. Tout près est l'Ermitage où Jean-Jacques écrivit quelques-unes de ses pages tout à la fois si éloquentes et si dangereuses. On vous montre, à Saint-Gratien, les restes du château qu'habitait Catinat. Qui n'a présents encore à la mémoire le lugubre drame de Saint-Leu et la fin si lamentable du dernier des Condés ? Ainsi les lettres, les armes, et la naissance ont eu ici d'illustres représentants. La médecine non plus n'a pas été oubliée. C'est à Sannois, à quelques minutes d'Enghien, que se trouve la maison de campagne d'un savant, mon ancien maître, dont je ne prononce jamais le nom qu'avec affection, respect et reconnaissance, de M. Magendie.

TRANSPORT. — Bouteilles de trois quarts de litre, de demi-litre et de quart de litre, capsulées.

Employées dans les mêmes cas et aux mêmes doses que les Eaux-Bonnes et la Raillère ; même action thérapeutique.

PIERREFONDS

(Oise).

Le village de Pierrefonds, célèbre par les magnifiques ruines de son château fort, qui m'ont rappelé celles de Heidelberg, est situé sur la lisière sud de la forêt de Compiègne. Son nom (*Petra fons*) ne se rattache pas, ainsi qu'on pourrait le croire, à ses eaux minérales, car la découverte de celles-ci ne remonte pas au delà de dix ans. Elle est due à M. de Flubé, qui, faisant exécuter des travaux dans son parc, vit jaillir plusieurs sources sulfureuses dont il comprit tout de suite l'extrême importance. Les pauvres de l'endroit furent les premiers qui en firent usage, et les bons effets qu'ils en obtinrent en eurent bientôt popularisé l'emploi.

L'eau minérale de Pierrefonds est une eau sulfureuse froide. Sa limpidité est parfaite ; sa saveur, franchement hépatique, n'a rien de désagréable. Analysée par M. Henry, cette eau a fourni, pour un litre, $0^{gr},0022$ d'acide sulfhydrique libre. Quant aux principes fixes, ils sont tous à base de chaux. Ce sont, par conséquent, des eaux tout à fait de même nature que celles d'Enghien : seulement leur minéralisation moindre les rend d'une digestion plus facile.

Les propriétés thérapeutiques de l'eau de Pierrefonds sont en général celles de toutes les eaux sulfureuses calcaires. Ainsi les maladies de la peau, les engorgements abdominaux, les affections des muqueuses, les rhumatismes, y trouvent la guérison ou du moins un notable soulagement. Mais, outre ces propriétés communes, le médecin inspecteur, M. Sales-Girons, a publié plusieurs observations qui prouvent que les eaux de Pierrefonds jouissent d'une efficacité très réelle dans le traitement des maladies de l'appareil respiratoire et, en particulier, du catarrhe chronique du larynx et des bronches. Je puis à cet égard joindre mon témoignage au sien, car je les ai vues réussir dans des cas de cette nature, même les plus graves.

A Pierrefonds, comme dans les établissements analogues, les eaux sont utilisées en boisson, en bains et en douches variées. Il est même question d'y établir des salles d'inhalation, où les malades iraient respirer les vapeurs sulfureuses des sources, ce qui serait une amélioration très précieuse pour le traitement des affections des voies respiratoires.

Je ne dirai rien de l'établissement thermal, si ce n'est que c'est l'ancienne habitation du propriétaire, homme d'esprit et de goût, qui en avait fait une espèce de petit palais.

Si j'ai vanté Enghien pour la beauté de ses sites, que ne dirai-je pas de Pierrefonds ! Là aussi vous avez une vaste forêt, des ruines riches en souvenir, un gracieux lac, de ravissantes promenades ; en un mot, tout ce qui peut charmer et distraire. Ajoutons que, grâce au chemin de fer du Nord, Pierrefonds n'est qu'à trois heures de Paris.

TRANSPORT. — Bouteilles de trois quarts de litre, capsulées.

Se conservent bien. Mêmes propriétés et même mode d'emploi que les eaux d'Enghien ; seulement action moins énergique.

BAGNOLES

(Orne).

Bagnoles est un établissement thermal situé sur les confins du Maine et de la Normandie, dans une des vallées les plus pittoresques, et tout près de la magnifique forêt d'Andaine. Il y a aussi un petit hôpital militaire. Les sources minérales, au nombre de trois, fournissent en abondance une eau incolore, onctueuse, presque sans saveur, d'où s'exhale une faible odeur de gaz sulffhydrique : cependant l'analyse n'a pu y faire découvrir l'existence du soufre. Comme ces sources sont en grande partie minéralisées par des sels calcaires, surtout des sulfates, et qu'elles jaillissent à travers des dépôts limoneux, il est probable que l'odeur d'hydrogène sulfuré provient de la décomposition d'une portion de ces sulfates.

On fait surtout usage des eaux de Bagnoles en bains, douches et étuves, mais il faut en élever artificiellement la température, car la source la plus chaude n'a que 27° C.

Quant à leurs vertus thérapeutiques, ce sont, à un faible degré, celles de la plupart des sources sulfureuses. Ainsi elles conviennent principalement dans les affections scrofuleuses, les blessures, les ulcères et les maladies de la peau. On les a vantées également dans le traitement des gastralgies et de certains engorgements du foie.

Il n'y a pas de village aux sources mêmes : le plus voisin est celui de Couterne, distant de trois kilomètres. Les malades logent dans la maison des bains, où tout a été convenablement disposé pour les recevoir et pour administrer les eaux.

— Nous en resterons là de cette revue, car nous n'avons point, dans l'Ouest, d'eaux minérales assez importantes pour qu'elles me paraissent réclamer une mention spéciale. Mais aussi quelle richesse, quelle abondance et quelle variété dans les autres parties de la France dont nous venons de décrire les admirables ressources hydrologiques !

§ V.

EAUX MINÉRALES DE LA CORSE.

La Corse, par son heureuse position géographique, son climat si favorisé, les belles proportions de ses habitants et la merveilleuse fertilité de son territoire, est un des pays les plus magnifiquement dotés par la nature. Malheureusement c'est peut-être un de ceux qui sont le moins visités. Aussi, combien renferme-t-elle de richesses encore méconnues ou inexploitées! Pour ne parler que de ses eaux minérales, sur lesquelles, d'après le vœu émis par le Conseil général (1), j'ai été appelé à faire un RAPPORT officiel dont j'extrais les détails qui vont suivre, on trouverait difficilement ailleurs, dans une enceinte aussi circonscrite, une plus grande abondance de sources, des effets thérapeutiques plus puissants, des sites mieux appropriés à des établissements thermaux.

Les eaux minérales de la Corse appartiennent surtout à la classe des eaux sulfureuses. Ceci est d'accord avec la disposition géologique de l'île, car on sait que les eaux de cette classe se rencontrent de préférence là où existent des montagnes, par conséquent dans les contrées dont le sol, comme celui de la Corse, a été bouleversé intérieurement et à sa surface par de profondes commotions.

Mais les eaux sulfureuses ne sont pas les seules eaux minérales qu'on observe en Corse. Il en existe également de ferrugineuses, et celles-là peuvent lutter aussi sans désavantage avec les sources de la même classe les plus renommées du continent.

Je parlerai d'abord des sources sulfureuses. Ce sont : Pietra-

---

(1) « On ne peut parvenir à connaître tout le parti qu'on peut tirer des
» eaux minérales, si elles ne sont étudiées sur les lieux par des hommes
» spéciaux, possédant les connaissances les plus étendues en hydrologie.

» Il semble au Conseil général que M. le docteur Constantin James,
» auteur d'un ouvrage remarquable, ayant pour titre : GUIDE PRATIQUE
» AUX EAUX, pourrait entreprendre cette étude avec succès, et que les résul-
» tats seraient d'une grande utilité pour la Corse et pour les malades du
» midi de la France.

» Il prie donc S. Exc. le ministre de l'agriculture et du commerce d'en-
» gager le savant distingué dont il est parlé, à se rendre dans le départe-
» ment, afin d'y étudier l'action thérapeutique de toutes les eaux minérales,
» près des sources mêmes, et publier ensuite le résultat de ses études et de
» ses expériences. » (Extrait du *Procès-verbal des délibérations du Conseil
général de la Corse*, séance du 24 août 1853.)

pola, Puzzichello, Guitera, Caldaniccia et Guagno. Toutes ces sources, à l'expcetion de Puzzichello, sont thermales. Quant aux sources ferrugineuses, bien qu'elles soient en grand nombre, je ne décrirai que celle d'Orezza, car cette dernière, par son extrême importance, efface toutes les autres ou les résume.

PIETRAPOLA

(Corse).

La vallée de Pietrapola, située dans le canton de Prunelli, à vingt lieues de Bastia et à douze de Corte, est comme encaissée au milieu des montagnes, de l'aspect le plus varié et le plus pittoresque. Au centre de la vallée se trouve un plateau, sorte de point intermédiaire entre la montagne et la plaine, que bornent d'un côté le torrent d'Abbatesco, et de l'autre le ruisseau de Forcina. C'est de ce plateau que jaillissent les sources d'eau minérale.

Celles-ci, qu'on désigne quelquefois aussi sous le nom d'*Eaux minérales de Fiumorbo*, sont au nombre de dix, toutes sulfureuses, d'une température qui varie de 32° à 58° C. D'après la proximité de leurs griffons et l'analogie de leur composition chimique, il est probable qu'elles proviennent toutes d'un même foyer. Quant à la différence de température, elle s'explique par l'inégalité de parcours de chaque division thermale, dans son trajet souterrain.

Ces sources sont très volumineuses et elles s'échappent du granit en bouillonnant. L'eau de toutes est claire et limpide; sa saveur rappelle celle d'un bouillon faible, légèrement salé ; son odeur est franchement sulfureuse.

Cette eau a été analysée dans ces derniers temps par M. O. Henry, qui a constaté qu'elle contient, par litre, environ $0^{gr},0250$ de sulfure de sodium et quelques sels alcalins, ainsi que des chlorures. Mais, comme il opérait sur de l'eau transportée, cette eau devait avoir perdu déjà de son titre sulfuré. Il serait donc bien à désirer qu'une nouvelle analyse fût faite sur les lieux mêmes.

Ce sont des eaux extrêmement riches en barégine, à en juger du moins par la sensation veloutée qu'elles donnent au toucher, et les abondants dépôts gélatineux qui tapissent les réservoirs et les canaux de décharge. Cette barégine m'a offert tous les caractères de celle des Pyrénées; seulement, au lieu de se présenter par flocons amorphes, elle affecte plutôt la texture filamenteuse.

Bien que toutes les sources de Pietrapola possèdent les mêmes caractères chimiques, il est cependant certaines particularités que je dois signaler. Ainsi la source de la Leccia renferme plus de barégine que les autres; celle de la Doccia offre des traces plus sensibles de principes ferrugineux; enfin la source de la Solata contient une plus forte proportion de chlorure de sodium, ce qui se reconnaît même au goût. Du reste, un caractère commun à toutes ces sources, caractère sur lequel je ne saurais trop insister, c'est l'extrême fixité de l'élément sulfureux.

Les eaux de Pietrapola paraissent avoir été très anciennement connues et fréquentées. Je crois du moins avoir retrouvé, dans les quelques ruines qui avoisinent la principale source, des vestiges de bains romains, ce qui s'expliquerait par la longue durée de la domination romaine. Mais depuis bien longtemps ces eaux étaient tombées dans un abandon voisin de l'oubli. Ainsi, lorsqu'en 1840, le département en fit la concession à M. Laurelli, les bains ne consistaient qu'en deux piscines à peine abritées par quelques branchages, où l'on se baignait pêle-mêle, hommes et femmes, le plus souvent sans direction médicale.

Aujourd'hui, grâce aux importants travaux exécutés par le nouveau propriétaire, tout annonce une complète restauration de ces eaux. L'établissement actuel comprend trois belles piscines pouvant contenir chacune jusqu'à quarante personnes; douze cabinets de bains munis de spacieuses baignoires, des douches que l'on s'occupe d'améliorer, et un vaste bassin de réfrigération. Quant aux logements destinés aux malades, ils se composent de cent cinquante chambres, meublées très convenablement. Enfin des habitations particulières commencent à s'élever au voisinage des sources.

On administre les eaux de Pietrapola en boisson et en bains.

Ces deux modes sont, dans la plupart des cas, employés simulta -
nément.

Aucune source n'est affectée d'une manière spéciale à la
boisson. Toutefois, c'est à la Doccia qu'on donne d'habitude la
préférence, à cause de sa saveur moins désagréable et de son
extrême digestibilité. La dose ordinaire est de six à huit verres
dans la matinée. Cette eau éveille l'appétit, augmente la transpiration et active la sécrétion urinaire : chez les individus affectés
de maladies humorales, l'urine devient souvent, dans les
premiers jours, fétide et jumenteuse.

Les bains pourraient être pris indistinctement dans les
baignoires ou les piscines. Toutefois ce qui doit rendre maintenant très circonspect dans l'emploi de ces dernières, c'est que
leur température est beaucoup trop élevée. Ainsi presque toujours elle dépasse 43° C. C'est là un grand inconvénient auquel
il serait facile et urgent de remédier, l'indication d'administrer
des bains aussi chauds ne se présentant que dans des cas tout à
fait exceptionnels : on préfère donc avec raison les bains de
baignoire. Les malades commencent par en prendre un par jour.
Le premier effet du bain est de déterminer dans tout l'organisme un sentiment de bien-être, de détente et de calme ; on se
sent, au sortir de l'eau, plus léger et plus dispos, et le pouls,
bien loin d'avoir augmenté de fréquence, présente parfois un
ralentissement notable. Au bout de quelques jours, alors que
les tissus sont, pour ainsi dire, imprégnés des principes minéralisateurs, on porte les bains à deux par jour, un le matin et
l'autre le soir. On en élève en même temps la température,
graduant celle-ci de manière à entretenir habituellement vers la
peau un état halitueux.

Quelles sont les maladies pour lesquelles les eaux de Pietrapola seront prescrites avec le plus de succès ? Voici à ce sujet
les renseignements que j'ai pu recueillir moi-même, mais surtout
ceux qu'a bien voulu me communiquer le médecin inspecteur,
M. Carlotti, qui joint aux connaissances les plus variées et les
plus étendues une très grande habitude de la médication
thermale.

Les eaux de Pietrapola sont indiquées toutes les fois qu'il s'agit de tempérer la trop grande excitabilité du système nerveux. Ainsi, dans les névralgies intermittentes non périodiques, elles éloignent les accès, rendent les crises moins douloureuses, et finissent le plus souvent par les faire disparaître. L'hystérie, la chorée, les spasmes, certaines névroses du col utérin, cèdent quelquefois comme par enchantement à l'action de ses eaux, à la condition que les bains seront pris à une température un peu basse. On sait, en effet, que le froid est un puissant sédatif.

Les différentes formes de rhumatisme articulaire, surtout le rhumatisme nerveux, se trouvent également bien de l'emploi des eaux de Pietrapola. S'il persiste encore un état subaigu, ce ne sera pas une contre-indication ; seulement il sera bon, si le pouls s'élève, de recourir à quelques émissions sanguines et à de légers laxatifs.

Les maladies scrofuleuses sont, après les affections du système nerveux, celles contre lesquelles les eaux de Pietrapola jouissent de la plus grande efficacité. Comme il s'agit dans ce cas de modifier profondément les humeurs, la boisson joue un rôle plus important encore que le bain et la douche. C'est à la source dite Solata qu'on donne la préférence, à cause de la plus grande proportion de chlorure de sodium qu'elle contient. On comprend, du reste, que la médication thermale aura d'autant plus d'action, que la diathèse scrofuleuse sera moins généralisée : aussi est-ce au moment de la puberté que les eaux offrent le plus de chances de réussite.

La gravelle et le catarrhe vésical éprouveront encore de bons effets de ces eaux, par suite de leurs propriétés diurétiques, pourvu qu'on en continue quelque temps l'usage.

Indépendamment des affections dont je viens de parler, on traite avec succès, à Pietrapola, un grand nombre d'autres états pathologiques parmi lesquels je mentionnerai surtout les maladies de la peau, les paralysies, les rétractions tendineuses, les hydarthroses, les caries, les nécroses et le nombreux cortége des accidents consécutifs de la syphilis.

Ce sont donc des eaux tout à fait de premier ordre, qui

joignent à des propriétés adoucissantes une action éminemment fondante et détersive. Ajoutons que, pour arriver à des résultats thérapeutiques aussi remarquables, on n'a pu disposer que d'appareils balnéaires encore incomplets et de ressources matérielles tout à fait insuffisantes. Or, que serait-ce si l'on établissait là un hôpital civil ou militaire (ce qui serait vivement à désirer), ou si les eaux étaient exploitées par une de ces compagnies puissantes qui font la fortune des thermes du continent, en même temps qu'elles font la leur ! L'abondance extraordinaire de ces eaux met à même de tout entreprendre, et leur efficacité merveilleuse permettrait de tout réaliser. Aussi, quand je voyais à Pietrapola des ruisseaux tout entiers d'eau minérale aller se perdre dans l'Abbatesco, sans profit pour personne, je ne pouvais m'empêcher de songer à Baréges, où, par suite du faible rendement des sources, on en est réduit à alimenter les piscines avec de l'eau qui a déjà servi pour les douches ou les bains de baignoires.

L'époque la plus favorable pour prendre les eaux de Pietrapola est du 15 mai au 15 juillet : à dater de ce moment, les chaleurs seraient trop fortes pour qu'on pût séjourner près des sources. La seconde saison commence à la fin d'août et se prolonge jusque dans les premiers jours de novembre.

La route qui mène à Pietrapola est partout accessible aux voitures. On suit le chemin dit de Ceinture jusqu'à Migliacciaro : là se trouve l'embranchement d'une très jolie route qui conduit en deux heures à Pietrapola, et qui offre, dans tout son parcours, des paysages et des sites du plus haut intérêt.

PUZZICHELLO

(Corse).

Les eaux de Puzzichello sont situées, comme celles de Pietrapola, non loin du chemin de Ceinture qui longe la côte orientale de la Corse. Seulement, tandis que celles-ci jaillissent au milieu même des montagnes, les premières sourdent dans la plaine : de là des conditions de salubrité bien différentes, et tout à l'avantage de Pietrapola. C'est près de Casaghianda que se trouve l'embranchement rotable qui conduit aux eaux de Puzzichello, distantes de dix kilomètres.

Il y a deux sources principales. On est averti de leur nature sulfureuse par l'odeur caractéristique qu'elles répandent au loin. Elles sont voisines l'une de l'autre, toutes deux froides (14° C.); leur saveur est styptique et nauséeuse. L'une de ces sources a une limpidité parfaite ; l'autre offre une teinte un peu grisâtre, par suite de quelques flocons sulfureux qu'elle tient en suspension.

D'après la remarquable analyse de M. Loetscher, professeur à l'École Paoli, ces eaux contiennent, par litre, $0^{gr},0473$ de gaz sulfhydrique, quelques sels à base de soude et de magnésie, et une matière bitumineuse particulière ; elles laissent dégager au griffon de l'acide carbonique et du protocarbure d'hydrogène ; enfin, elles seraient riches en barégine.

Puzzichello possède aujourd'hui un établissement thermal. Avant 1840, époque à laquelle M. Filippini fit l'acquisition des sources, on se baignait, comme à Pietrapola, dans des espèces de cuves, et on logeait sous des tentes : la buvette était un simple goulot de bouteille. L'établissement actuel, qui ne manque pas d'une certaine élégance, comprend dix-sept baignoires de pouzzolane (il y en aura bientôt de marbre), une piscine, une douche ascendante, deux buvettes et un local pour l'emploi des boues. Tout à côté de l'établissement, mais séparé par un ruisseau qui se jette un peu plus loin dans le Tagnone, se trouve un petit édifice où logent les malades. Il est entouré de jardins et de jolies plantations, dont l'aspect récrée d'autant plus la vue que la plaine environnante n'offre ni habitations ni culture.

Cette eau paraît douée d'une grande énergie. Bue à la dose de plusieurs verres, elle éveille l'appétit, produit une sensation agréable de chaleur qui se répand vers toute la périphérie du corps, accélère le mouvement du sang et augmente les sécrétions. Chez quelques malades, elle purge légèrement dans les premiers jours ; chez presque tous, elle ne tarde pas à congestionner les plexus veineux du rectum, ou même à provoquer un flux hémorrhoïdal.

Les bains sont presque toujours administrés conjointement avec la boisson. Leur action est tonique et pénétrante : elle se fait surtout sentir à la peau, qui s'irrite, rougit et quelquefois se couvre d'un exanthème véritable. Sous ce rapport, comme sous beaucoup d'autres, Puzzichello n'est pas sans quelque analogie avec Schinznach.

M. Blanqui, s'adressant à l'Académie des sciences morales et politiques, disait en 1838 : « Je crois pouvoir assurer à l'Aca-» démie, d'après les autorités les plus respectables, qu'il n'existe » en Europe aucune source comparable à celle de Puzzichello » pour la guérison radicale de certaines affections invétérées et » réputées incurables. » Ces éloges un peu enthousiastes du savant économiste auraient plus d'autorité s'ils venaient de la part d'un médecin. Toutefois je n'hésite pas non plus à déclarer que Puzzichello jouit d'une efficacité quelquefois-merveilleuse dans le traitement de la plupart des maladies cutanées, surtout quand elles s'accompagnent d'ulcérations atoniques et serpigineuses. L'action des bains est puissamment secondée dans ce cas par l'application, sous forme de topiques, du limon des sources pur ou incorporé dans de l'axonge. On en recouvre les surfaces dénudées, et bientôt celles-ci s'animent, se détergent et se cicatrisent.

J'ai vu également à Puzzichello des goutteux qui se trouvaient à merveille de ces eaux. Elles favorisent la disparition des tophus et rendent les attaques plus rares et moins douloureuses. On commencera par administrer des bains tièdes dont on abaissera ensuite graduellement la température jusqu'à ce qu'on arrive à les donner presque froids.

D'autres états morbides sont plus ou moins profondément modifiés par les eaux de Puzzichello. Ce sont : les éruptions répercutées, les anciens flux supprimés, surtout le flux hémorrhoïdal ; à cet égard, je n'hésite pas à mettre Puzzichello sur la même ligne que Marienbad. Ce sont encore : les accidents syphilitiques ou mercuriels, les scrofules, les tumeurs indolentes et

certains engorgements des viscères abdominaux. Ces eaux, par
conséquent, offrent à la thérapeutique de très précieuses ressources. Or combien peu de médecins, même en France, savent
seulement qu'elles existent !

Enfin ces eaux supportent parfaitement le transport. On peut
en faire usage loin de la source, sans qu'elles aient notablement
perdu de leurs vertus médicinales.

Malheureusement il est des époques de l'année où les conditions
de salubrité laissent beaucoup à désirer à Puzzichello. Ainsi cette
localité, ne se trouvant point protégée par des hauteurs contre
les émanations marécageuses du littoral, n'est habitable pour les
baigneurs que dans les mois de mai et de juin, et dans ceux
d'octobre et de novembre. La malaria, qui règne avec une extrème
intensité pendant les mois intermédiaires, c'est-à-dire en juillet,
août et septembre, oblige la population à quitter la plaine pour
se réfugier sur les hauteurs. Ce n'est qu'en automne, alors surtout que des pluies abondantes ont purifié l'atmosphère, en
balayant les miasmes qui l'infestaient, qu'on peut avec une sécurité complète revenir à Puzzichello. Si les essais de culture tentés
avec tant de succès par M. Filippini trouvent des imitateurs, et
surtout si le chemin qui doit relier Aleria à Corte s'exécute rapidement, de manière à apporter dans ces déserts le mouvement
et la vie, nul doute que toute la contrée, qui est une des plus
fertiles de l'île, ne s'assainisse et ne se transforme.

Puzzichello n'est qu'à une petite distance d'Aleria. On visitera
avec intérêt les ruines de cette antique cité, fondée par Sylla, et
tant de fois ravagée par les divers peuples qui ont conquis la
Corse, sans la subjuguer. Tout près d'Aleria est le lac de Diane,
qui en était l'ancien port ; plus au sud, celui d'Urbino ; entre
ces deux lacs, renommés l'un et l'autre pour leurs excellentes
huîtres, se trouve l'embouchure du Tavignano, un des principaux
torrents de l'île. Ajoutons qu'il n'existe peut-être en nul autre
endroit un plus admirable pays de chasse que la plaine comprise
entre la mer et Puzzichello. C'est une steppe des plus sauvages,
semée de quelques monticules, traversée par d'étroits sentiers
et couverte de toutes parts de myrtes, d'arbousiers et de bruyères

où l'on ne peut faire un pas sans y rencontrer toute espèce de gibier.

GUITERA

(Corse).

Les deux stations thermales dont je viens de parler nous ont offert des sources convenablement aménagées, et des appareils balnéaires sinon irréprochables, du moins en grande partie satisfaisants. J'arrive à une troisième station où tout est encore à l'état primitif. Ainsi, les eaux sont à peine captées : elles jaillissent en plein air, et, après avoir traversé deux bassins que je n'ose appeler piscines, elles vont se perdre dans le torrent. On se rend à ces eaux, guidé plutôt par des récits de cures extraordinaires que par les conseils d'un médecin. On les boit et l'on s'y baigne sans méthode (1). Rien de réglé dans la durée du traitement : on s'en va quand les provisions qu'on a eu soin d'apporter sont épuisées, car on n'aurait aucun moyen sur les lieux de s'en procurer de nouvelles. Enfin, il n'y a pas d'autres logements que les étroites cellules d'une chétive masure, ni d'autres lits que quelques planches juxtaposées où plusieurs malades s'entassent sur un même matelas. Et cependant on guérit !

Tel est Guitera, ou plutôt tel est l'emplacement où jaillissent les eaux. Le village qui leur a donné son nom en est éloigné d'environ cinq kilomètres, et il n'offre ni communications faciles, ni ressources d'aucune nature.

Si maintenant nous mettons de côté toutes ces circonstances défavorables pour n'envisager que la valeur intrinsèque de l'eau minérale elle-même, nous arriverons à cette conclusion, que Guitera est une des meilleures eaux de la Corse. On comprend, en effet, que si les malades ne trouvaient pas réellement à ces eaux, comme compensation des privations de toute nature qui les y

____

(1) Je ne saurais cependant passer sous silence les soins gratuits et intelligents que M. le docteur Morazzini donne, avec tant d'empressement, aux pauvres qui fréquentent les bains de Guitera.

attendent, la guérison ou du moins le soulagement de leurs maux, ils en auraient bientôt oublié le chemin.

Une source seulement est utilisée. L'eau qu'elle fournit en très grande abondance a une température de 48° C. Bien que cette température diminue de quelques degrés pendant que l'eau passe du bassin où elle jaillit dans celui où l'on se baigne, elle reste cependant beaucoup trop élevée pour le bain. Aussi la durée de l'immersion ne peut-elle être que de quelques minutes.

La source de Guitera exhale une odeur d'œufs couvis très caractéristique. Sa limpidité est parfaite ; sa saveur franchement sulfureuse, avec un arrière-goût douceâtre. On aperçoit sur tout son parcours de longues traînées de barégine. Quant à la composition chimique de cette eau, je ne sache pas qu'elle ait été l'objet d'aucune analyse sérieuse. Tout ce que je puis dire, c'est que le soufre s'y trouve à l'état de sulfure de sodium, et que les gaz qu'elle laisse dégager sont un mélange d'acide carbonique et d'azote.

Même absence de documents pour tout ce qui se rattache à sa partie médicale. C'est donc par voie de renseignements, en s'adressant aux malades eux-mêmes, qu'on peut arriver à quelque chose d'un peu positif. Or, voici ce qui m'a paru résulter de l'espèce d'enquête à laquelle je me suis livré.

Les rhumatismes, les engorgements articulaires, les ankyloses incomplètes, les foulures, les vieilles entorses, certaines contractures spasmodiques des muscles, cèdent assez rapidement à l'emploi de ces eaux. Il en est de même de la plupart des maladies cutanées. On les vante beaucoup également contre les affections de l'utérus caractérisées par de la sensibilité vers le col, des pertes blanches, et de la pesanteur dans les reins. Enfin on m'affirma qu'elles étaient souveraines contre les paralysies *suite d'apoplexie*, et, à cette occasion, on me fit voir une jeune fille en voie de guérison d'une hémiplégie faciale. Or, il me fut facile de reconnaître que cette hémiplégie, bien loin d'être, comme on le supposait, la conséquence d'une hémorrhagie cérébrale, se rattachait tout simplement à l'engourdissement paralytique d'un des nerfs de la septième paire.

Toutefois, en élaguant ce qu'il y a de vague, d'incohérent, d'inexact même dans les cures qu'on raconte, il reste encore assez de faits positifs pour attester les propriétés médicinales de ces eaux et appeler sur elles une attention sérieuse.

Ce qui me fait bien augurer de l'avenir de Guitera, c'est que la source dont on fait usage aujourd'hui ne forme qu'une fraction tout à fait minime des richesses minérales de cette localité. En effet, à quelques pas de là, se trouve une prairie où sourdent de tous côtés des courants d'eau sulfureuse dont la température varie de 40° à 55°, et qui se perdent dans les terres ou se jettent dans le torrent, sans qu'on en tire aucun parti. Ces courants m'ont paru provenir d'un même foyer souterrain, lequel doit être à une très petite profondeur, puisque, pendant la saison des foins, les faucheurs, dont l'habitude est de travailler pieds nus, sont obligés de changer de place à chaque instant, tant la chaleur du sol les incommoderait. Pourquoi donc ne pas faire des fouilles de manière à recueillir les sources et les utiliser ? La vallée, dans cet endroit, est large, saine, bien exposée ; des bois l'entourent de toutes parts, et le Taravo, qui coule au milieu, y entretient une continuelle fraicheur. Rien donc ne s'opposerait à ce qu'on élevât près de ces sources un établissement thermal qui aurait d'autant plus de chances d'être fréquenté, que le village de Zicavo, qui n'en est qu'à une faible distance, fournirait abondamment aux besoins des baigneurs, et que Guitera sera bientôt complétement relié à la route impériale par un chemin de grande vicinalité.

CALDANICCIA

(Corse).

A douze kilomètres nord-est d'Ajaccio, au milieu du *Campo di Loro*, près des bords de la Gravona, existe un établissement thermal qui ne me paraît mériter qu'une simple mention. La date de sa construction n'est pas antérieure à 1835. C'est à cette époque seulement qu'on s'occupa de capter plusieurs sources sulfureuses qui étaient comme perdues dans la vallée, et que trahissaient tout à la fois leur température et leur odeur. Ces diverses sources se réunissent aujourd'hui dans un réservoir commun qui sert à alimenter vingt baignoires circulairement rangées dans une petite rotonde.

Ces eaux sont limpides et douces au toucher ; leur saveur est hépatique et marécageuse. Température, 35° C. Quant à la faible quantité de soufre qu'elles renferment, il s'y trouve, à l'état de gaz sulfhydrique.

Les bains constituent à peu près tout le traitement. Ils conviennent particulièrement aux personnes délicates et nerveuses, et agissent comme médication sédative. On vante leurs bons effets contre les névralgies, les spasmes, les insomnies opiniâtres et certains flux leucorrhéiques entretenus par l'irritabilité du col utérin. Toutefois, qu'on ne perde pas de vue que ce sont de *petites eaux*, auxquelles les médecins d'Ajaccio eux-mêmes n'accordent qu'une importance tout à fait secondaire, et qu'ils prescrivent, moins à cause de leur valeur intrinsèque, qu'à titre de préparation à des eaux plus sérieuses.

Sur la hauteur qui domine la vallée, et tout près de la grande route, on a construit une maison pour les malades ; mais ceux-ci préfèrent habiter Ajaccio, d'où ils peuvent, tous les matins, aller prendre leur bain, puis revenir, d'autant plus que le séjour de Caldaniccia est très insalubre. En effet, le *Campo di Loro*, dont on connaît l'admirable fertilité, est un des endroits les plus fiévreux du littoral.

GUAGNO

(Corse).

Les eaux de Guagno sont situées à soixante-trois kilomètres d'Ajaccio, à dix de Vico, dans un vallon qui s'étend de l'est à l'ouest, et que traverse le Grosso, une des principales branches du Liamone. La route, dans quelques parties de son parcours, longe la mer. Elle est partout grande, belle, bien entretenue ; seulement, comme il faut gravir et descendre plusieurs chaînes de montagnes, à pentes très roides, le voyage se fait lentement et paraît monotone.

L'établissement thermal se compose de trois corps de bâtiments qui, réunis entre eux à angle presque droit, circonscrivent une assez vaste cour par laquelle on entre. L'aile gauche est occupée par des piscines pour les soldats et des cabinets de bains pour les officiers; l'aile droite, dont la distribution est à peu près la même, est destinée aux malades civils. Mais tandis que ceux-ci habitent dans l'établissement même, dont ils occupent le premier étage, les militaires logent dans un hôpital situé à une très petite distance et sur un plan plus élevé.

Deux sources alimentent l'établissement. On les a réunies à leur point d'émergence, de sorte qu'aujourd'hui elles n'en forment qu'une seule dont la température est de 41° C. Une partie de l'eau minérale se rend directement aux douches; l'autre partie se déverse dans deux vastes bassins, d'où, après un refroidissement convenable, elle se distribue aux piscines et aux baignoires. C'est au milieu du bâtiment central que se trouve la buvette. Cette eau est claire et transparente; elle exhale une faible odeur d'hydrogène sulfuré; sa saveur est fade, presque nauséabonde, et il est besoin d'un peu d'habitude pour la boire sans dégoût.

D'après l'analyse récemment publiée par M. Poggiale, les eaux de Guagno ne contiennent, sur 1000 grammes, que 0^{gr},024 de sulfure de sodium. Cette proportion de soufre paraîtra minime, surtout si on l'a compare aux quantités contenues dans certaines eaux des Pyrénées, telles que, par exemple, Baréges et Luchon, qui en renferment plus de trois fois autant. Il est vrai que M. Poggiale n'opérait que sur des eaux transportées, et que, par conséquent, celles-ci avaient pu perdre déjà de leur titre sulfuré.

Indépendamment du principe sulfureux, il existe dans ces eaux quelques sels à base de soude, de potasse et de chaux, un peu de silice et beaucoup de barégine. Elles me paraissent bien franchement appartenir à la classe des eaux sulfurées-sodiques.

L'action physiologique des eaux de Guagno a été l'objet d'études d'autant mieux suivies, que l'hôpital militaire, qui reçoit chaque année trois ou quatre cents malades, fournit un vaste champ d'observation. Sous ce rapport, je citerai avec éloge la thèse de M. Eugène Collin, où se trouvent consignés des faits pratiques pleins d'intérêt. Nul doute que ces eaux n'agissent comme médication excitante. On voit, dès les premiers jours, la peau rougir, le pouls devenir plus vif et plus plein, les traits plus animés. Les évacuations naturelles ou morbides augmentent de quantité et de fréquence ; d'anciennes douleurs se réveillent, quelquefois même s'exaspèrent. Il survient en même temps du malaise, de l'agitation, de l'insomnie : tous les signes, en un mot, de ce qui caractérise la fièvre thermale.

Quant aux effets thérapeutiques de ces eaux, voici ce qui me paraît résulter des faits observés et publiés jusqu'à présent.

Les eaux de Guagno sont très utiles contre certaines affections cutanées, et en particulier l'eczéma et ses différentes formes. Elles rendent, au contraire, très peu de services dans le psoriasis et les dermatoses vareuses.

Les rhumatismes simples ou compliqués d'engorgements articulaires, les névralgies sciatiques, s'en trouvent généralement bien. Il en est de même des accidents consécutifs aux blessures par armes à feu, telles que fausses ankyloses, cicatrices vicieuses et adhérentes, paralysies partielles, rétractions tendineuses, anciennes fractures, trajets fistuleux avec carnosités, entretenus le plus souvent par des caries ou des nécroses. Sous ce rapport, ces eaux ne sont pas sans quelque analogie avec celles de Baréges. Elles agissent comme elles, en provoquant vers les parties malades une stimulation artificielle et intime, qui a pour effet de ramener la vitalité des tissus à des conditions meilleures, et, comme elles aussi, elles comptent de fort belles cures.

D'après M. Collin, les affections scrofuleuses obtiennent rarement la guérison ou même du soulagement aux eaux de Guagno ; quelquefois elles s'aggravent. La même remarque s'appliquerait aux maladies vénériennes. Ce dernier résultat m'a d'autant plus surpris que, dans les recherches spéciales que j'ai faites à cet égard sur nos principales sources du continent, les eaux sulfureuses m'ont toujours paru constituer un remède aussi précieux qu'héroïque de la syphilis, soit pour en déceler l'existence méconnue jusqu'alors, soit pour en modifier les symptômes et favoriser l'emploi des spécifiques, soit enfin pour remédier aux accidents de l'intoxication mercurielle.

J'ai souvent entendu, en Corse, comparer les eaux de Guagno à celles de Pietrapola. Sans doute ces eaux, par leurs propriétés détersives et pénétrantes, semblent jouir d'une même efficacité pour le traitement des affections traumatiques et chirurgicales ; mais, quand on vient à rapprocher leur mode d'action, on ne tarde pas à reconnaître des différences essentielles. Ainsi nous venons de voir que les eaux de Guagno sont excitantes ; or celles de Pietrapola sont calmantes. Les premières ne conviennent pas dans le traitement des scrofules ; les secondes, au contraire, y sont admirablement appropriées. Enfin, tandis qu'à Guagno les affections vénériennes s'exaspèrent, elles guérissent parfaitement à Pietrapola.

Je ne pousserai pas plus loin ce parallèle. Qu'il me suffise d'avoir indiqué le *modus agendi* des eaux de Guagno, et la nature des services qu'elles rendent à la thérapeutique.

Les effets du bain sont quelquefois secondés par ceux de la boisson : la dose à laquelle on boit ces eaux est de trois ou quatre verres dans la journée. Elles seraient plutôt laxatives que constipantes.

La saison des eaux commence en juin pour se prolonger sans interruption jusqu'en septembre. Mais comme les matinées sont fraîches et un peu humides, il faut se précautionner de vêtements chauds.

La vie matérielle est bonne à Guagno, et le service des eaux parfaitement organisé. Je ne saurais, à cet égard, donner trop d'éloges à M. Multedo, le concessionnaire des sources. Quant aux distractions de société, il ne saurait y en avoir d'autres que celles que les malades peuvent se procurer entre eux, car l'établissement thermal est éloigné de toute habitation, de tout village. En revanche, il est entouré de toutes parts de montagnes couvertes de forêts grandioses, dont l'aspect sauvage et mystérieux impressionne d'autant plus vivement l'imagination qu'on est là, en quelque sorte, sur la terre classique des anciens bandits. C'est à Guagno qu'est né le plus célèbre d'entre eux, le roi Théodore, comme on l'appelle, dont les *exploits* défraient encore aujourd'hui les veillées du soir et les légendes. Heureusement que, grâce aux mesures vigoureuses adoptées dans ces derniers temps, le banditisme n'existe plus en Corse qu'à l'état de souvenirs.

OREZZA

(Corse).

Les eaux d'Orezza ne sont pas, comme les précédentes, minéralisées par le soufre ; elles appartiennent à la classe des eaux ferro-gazeuses. Ces eaux jaillissent dans le canton de Piedicroce, qui portait autrefois le nom de *Piève* d'Orezza, au fond d'une ravissante vallée et sur la rive droite du Fiumalto. Il y a deux sources principales, presque voisines l'une de l'autre, mais sur un plan différent. L'une, appelée *Soprana* (en dessus), est située sur le flanc même de la montagne : on l'emploie à peine. L'autre, appelée *Sottana* (en dessous), se trouve à quelques mètres plus bas, près d'un petit plateau qui la sépare du torrent : c'est la source la plus importante et la seule qui doive nous occuper.

La Sottana a été captée, à son point d'émergence, dans l'endroit même où elle s'échappe du granit. Un petit pavillon solidement muré la protége contre les éboulements et les eaux pluviales. Elle petille et mousse en sortant ; sa fraîcheur est extrême (14° C.). Recueillie dans un verre, cette eau se trouble légèrement par le dégagement de nombreuses bulles de gaz acide carbonique, puis elle reprend toute sa limpidité. Sa saveur est piquante, aigrelette, acidule, avec un arrière-goût styptique qui n'a rien de désagréable.

On aperçoit sur tout le trajet que parcourt la source des dépôts rougeâtres et filamenteux, qui ne sont autre chose que du carbonate de fer mêlé d'un peu de glairine. Quant au sous-sol, il est presque exclusivement formé d'argile marneuse dans laquelle le fer existe avec tant d'abondance, qu'il n'est même pas passé à l'état d'oxyde.

Un excellent travail sur l'eau d'Orezza vient d'être publié par M. Poggiale. Il résulte des opérations auxquelles ce savant chimiste s'est livré, que 1000 grammes de cette eau contiennent 0^{gr},128 de carbonate de protoxyde de fer et 1^{lit},248 d'acide carbonique libre ou provenant des bicarbonates. C'est donc une eau excessivement remarquable. Elle l'emporte, par la proportion de fer et de gaz qu'elle renferme, sur les eaux ferrugineuses et gazeuses les plus célèbres, telles que Spa, Schwalbach et Pyrmont. Ainsi, par exemple, le Pouhon de Spa, qu'on cite avec raison comme le type des eaux ferro-gazeuses, ne contient, pour la même quantité d'eau, que 0^{gr},077 de carbonate de fer, et 0^{lit},880 d'acide carbonique.

Si les eaux d'Orezza méritent, au point de vue chimique, d'être placées en première ligne, elles ne le méritent pas moins sous le rapport hygiénique et médicinal. Ces eaux, en effet, par leur action tonique sur l'estomac et sur l'ensemble de nos fonctions, conviennent à l'homme en santé et à l'homme malade.

Elles sont particulièrement utiles dans la chlorose et dans l'aménorrhée, qui en est si souvent la conséquence; dans les hémorrhagies passives, l'anémie, les leucorrhées, les gastralgies, et dans les diarrhées chroniques par atonie de la muqueuse. La rapidité avec laquelle elles sont absorbées, puis éliminées par les urines, les rend encore fort avantageuses contre la gravelle et certaines formes du catarrhe vésical. C'est du reste l'histoire de la plupart des eaux ferrugineuses : seulement ces caractères sont surtout très prononcés dans celles d'Orezza.

Mais ce qui appartient en propre à ces eaux et les rend surtout précieuses pour la Corse, c'est qu'elles constituent un puissant antidote contre l'empoisonnement miasmatique que produisent les émanations des marais.

On sait, en effet, qu'une partie du littoral de l'île et plusieurs localités de l'intérieur sont infestées par des miasmes d'une grande malignité. Il en résulte des fièvres périodiques plus ou moins dangereuses, qui déterminent souvent de graves altérations vers les viscères de l'abdomen, spécialement le foie et la rate. On reconnait ces malades à la couleur mate et plombée de leur visage, à la bouffissure œdémateuse des membres, à l'augmentation du volume du ventre, quelquefois à l'ascite, à leur démarche pénible et lente, puis enfin à une extrême prostration physique et morale. Les eaux d'Orezza, pourvu qu'il n'y ait point encore d'organes profondément compromis, produisent en peu de jours une modification des plus salutaires, et même, si l'on en continue quelque temps l'usage, un retour complet à la santé. Je ne connais, sous ce rapport, aucune eau du continent, excepté peut-être Carlsbad et Montecatini, qui leur soient comparables.

On doit boire ces eaux avec précaution et n'en élever que graduellement les doses, de peur d'irriter l'estomac et d'appeler le sang vers le cerveau. On peut aussi en faire usage chez soi, car elles supportent très bien le transport.

La saison thermale commence vers le 10 juin et se termine dans la dernière quinzaine d'août.

Orezza, comme source gazeuse et ferrugineuse, est une eau sans rivale. Comme site, où trouver ailleurs un air plus pur, plus riche, plus vivifiant ? Quel plus ravissant coup d'œil que celui de tous ces petits villages semés à mi-côte, au milieu des bois, et comme suspendus au-dessus de la vallée ! Les sentiers nombreux qui conduisent à la source constituent autant de promenades que des châtaigniers gigantesques recouvrent d'un magnifique dôme de verdure. Le torrent lui-même sera exploré avec intérêt : il offre, de distance en distance, à fleur d'eau, d'immenses blocs d'une espèce de jaspe, appelée *vert de Corse*, qui devait être autrefois l'objet d'une importante exploitation, puisqu'il a servi à décorer la chapelle Sixtine de Rome et la villa Médicis de Florence. Enfin une belle route neuve, qui a son embranchement à Folelli, près de la mer, relie Orezza au chemin de Ceinture, de sorte qu'on peut en quelques heures être rendu à Bastia.

TRANSPORT. — Bouteilles de trois quarts de litre.

Paraissent bien se conserver. Très employées en Corse, surtout aux repas, mêlées avec le vin, comme boisson tonique et digestive. Encore très peu connues à Paris.

— Je ne pousserai pas plus loin ces études. Sans doute il existe en Corse beaucoup d'autres sources minérales dont je suis loin de méconnaître la valeur, mais elles n'offrent jusqu'à présent qu'un intérêt de localité, tandis que celles que je viens de décrire me paraissent appelées à une réputation et à une vogue européennes. Or, qui pourrait prévoir l'influence que ces eaux devront exercer un jour sur la prospérité générale de l'île ? *Urbes aquæ condunt*, disaient les anciens. Oui, les eaux fondent les villes par les étrangers qu'elles attirent, par le numéraire qu'elles font affluer et par les constructions qu'elles nécessitent, constructions d'utilité d'abord, puis d'embellissement, puis de luxe. Que seraient les Pyrénées sans les eaux minérales ! Que seraient Bonnes, Cauterets, Luchon, Saint-Sauveur, Bigorre, Baréges et le Vernet ! Mêmes remarques pour les Alpes. Aussi je ne crois pas trop m'avancer en disant que, partout où l'on rencontre, au sein des montagnes, un village ou une cité florissante, on est à peu près sûr d'y rencontrer en même temps une eau minérale.

Pourquoi donc la Corse serait-elle plus longtemps déshéritée des avantages inhérents à sa structure physique ? C'est aussi un pays de montagnes ; ce sont aussi des eaux richement minéralisées et d'une très grande puissance thérapeutique. Malheureusement, et c'est là l'unique cause de leur infériorité apparente et de leur abandon immérité, elles ne sont pas connues.

La manière la plus efficace de les faire connaître consisterait à en faciliter l'accès aux malades du continent par des communications plus rapides, et surtout à élever près des sources des établissements mieux ordonnés. Ceux qui existent actuellement sont insuffisants ou incomplets ; nous avons même vu que quelques localités en sont complétement dépourvues.

Supposons que ces améliorations se trouvent réalisées, quel ne serait pas l'attrait d'un voyage en Corse, aujourd'hui que la civilisation, en effaçant partout les types nationaux, leur a substitué une sorte d'uniformité monotone ! La Corse, et c'est là ce qui m'a le plus frappé, est restée un pays à part. C'est toujours le même peuple, tout à la fois guerrier et pasteur, intelligent plutôt qu'industrieux, désintéressé, indépendant, frugal comme l'Arabe, et, comme lui, hospitalier. Productions du sol, animaux sauvages ou domestiques, climats, paysages, accidents de terrain, tout porte l'empreinte d'une originalité singulière qui n'impressionne pas moins vivement l'artiste que le penseur.

Le capitaliste et l'homme d'affaires, qui calculent souvent plus encore qu'ils n'admirent, trouveront en Corse, en même temps que la santé, des débouchés avantageux et d'utiles placements. Quand on songe que la Corse possède des carrières de marbre, ainsi que des mines de cuivre, de fer et d'antimoine, à peu près inexploitées ; que la plus grande portion de son territoire, si prodigieusement fertile, reste sans culture ; que l'olivier, qui semble de plus en plus abandonner la Provence, s'y trouve en telle abondance et si admirablement développé, que l'huile qu'on pourrait en extraire suffirait à la consommation d'une partie de nos départements, on ne peut se défendre de la pensée qu'il y a là un immense avenir commercial.

La Corse est voisine de l'Algérie. Si une fraction quelconque des colonies agricoles et des capitaux que les précédents gouvernements ont dirigés vers l'Afrique s'était arrêtée en chemin, dans l'intérêt d'une terre qui, elle aussi et à de bien d'autres titres, est une terre française, nul doute que la Corse n'eût déjà rendu au centuple les bienfaits qu'elle aurait reçus de la mère patrie.

EAUX MINÉRALES

DE

LA BELGIQUE.

La Belgique ne possède qu'une eau minérale, celle de Spa, qui mérite une description particulière.

Nous mentionnerons seulement la source de Chaufontaine, située dans le petit village de ce nom, à deux lieues de Liége. L'eau en est douce, limpide et sans saveur aucune ; elle contient quelques bulles de gaz acide carbonique et des traces insignifiantes de substances salines. On l'emploie surtout en bains, que l'on prend à la température native de la source, qui est de 32° à 34° C. Ces bains sont calmants : quant à leurs propriétés médicinales, je doute qu'ils l'emportent de beaucoup sur les bains d'eau tiède ordinaire.

SPA

(Belgique).

Itinéraire de Paris à Spa. — Chemin de fer du Nord et de Bruxelles jusqu'à la station de Pepinstère. De cette station à Spa, omnibus.

Quand on quitte la station de Pepinstère et qu'on pénètre dans les Ardennes, on ne se douterait jamais, à l'aspect sauvage des montagnes et des bois, qu'on approche d'une ville où le luxe et les arts ont élevé d'élégants édifices : mais bientôt tout s'explique. La formation de Spa est un de ces miracles comme leseaux minérales sont habituées à en produire. Sous leur magique influence, le sol le plus ingrat est devenu un riant séjour où se rend chaque année une société choisie et élégante.

Spa est situé au pied d'une montagne escarpée qui le protége contre les vents du nord. Vers le sud, s'élève une autre montagne dont le versant, cultivé en partie, est partout ailleurs recouvert de rochers et de forêts : c'est là que jaillissent les principales sources qui doivent nous occuper.

Ce sont des sources ferrugineuses froides, très gazeuses. Le fer s'y trouve surtout à l'état de carbonate : le gaz acide carbonique en excès se dégage spontanément sous forme de bulles abondantes, qui simulent un véritable bouillonnement. Cette eau est d'une limpidité parfaite. Sa saveur fraiche et piquante laisse un arrière-goût atramentaire des plus prononcés, qui la fait paraitre beaucoup plus ferrugineuse qu'elle ne l'est réellement : c'est que le fer est associé à trop peu de substances salines pour qu'elles en masquent la saveur, ainsi qu'on l'observe à Schwalbach, à Pyrmont et dans d'autres endroits.

Un mot sur chacune de ces différentes sources.

Le Pouhon. — Cette source, la seule qui se trouve dans la ville, est aménagée dans un puits quadrangulaire qu'entoure un petit pavillon d'une architecture assez prétentieuse. Une inscription, gravée au frontispice, rappelle que c'est à Spa que Pierre le Grand recouvra la santé (1). L'eau du Pouhon, dont la température est de 9° C., s'échappe en bouillonnant des fentes de roches micacées ; c'est la source la plus fréquentée et la plus active de Spa : elle contient par litre, environ $0^{gr},077$ de carbonate de fer, et $0^{lit},880$ d'acide carbonique.

La Géronstère. — Éloignée de Spa d'environ une lieue, elle sourd au milieu d'un bosquet et est encaissée dans un petit bassin que recouvre une assez élégante coupole. Le chemin qui y conduit offre, dans toute sa longueur, de frais ombrages et de

____

(1) C'est de Spa que, par une lettre en date du 21 juillet 1717, le czar exhorta son fils Alexis, retiré alors à Naples, à revenir dans sa patrie, où il devait périr, un an plus tard, d'une manière si tragique.

charmants points de vue. Cette eau est une des moins ferrugineuses, car elle renferme à peine 0gr,03 de fer, par litre ; mais une partie de ce fer est à l'état de crénate, ce qui ajoute peut-être à sa valeur thérapeutique. C'est, avec le Pouhon, la source dont on fait le plus d'usage. Elle dégage une légère odeur sulfureuse, provenant des terrains tourbeux que l'eau minérale traverse avant de s'échapper du sol. Température, 8° C.

La Sauvenière et le Groesbeeck. — Ces deux sources, presque voisines l'une de l'autre, sont situées à une demi-lieue de la ville, sur le même côté de la montagne que la Géronstère : tout près, est un petit bois dont les jolies promenades contrastent agréablement avec la bruyère sauvage qui couvre le sol. Elles jaillissent chacune dans un puits carré, taillé dans la roche vive et surmonté d'un petit dôme. Température, 10° C. Leurs qualités physiques se ressemblent beaucoup et rappellent tout à fait celles des autres sources de Spa : comme le Groesbeeck contient moins de fer et plus de gaz que la Sauvenière, sa saveur plaît davantage.

C'est dans la pierre qui entoure le puits de la Sauvenière que se trouve le trou si connu sous le nom de *Pied de saint Remacle*.

Sources du Tonnelet. — On en distingue deux principales. Situées également à une demi-lieue de Spa, ces sources jaillissent au milieu d'un terrain marécageux et couvert de joncs, en faisant entendre un bouillonnement assez fort pour être perçu à distance : c'est le gaz carbonique qui s'échappe. Ce gaz existe en telle abondance, non-seulement dans les sources, mais dans le sol lui-même, qu'on a vu des animaux être frappés spontanément d'asphyxie. Comme les eaux du Tonnelet sont les plus gazeuses de Spa, ce sont celles qu'on préfère pour boire aux repas ; mêlées au vin, elles forment une boisson fraîche, aigrelette et piquante.

Il y a bien encore d'autres sources qui, dans une contrée moins riche en eaux ferrugineuses, auraient de la valeur ; mais elles sont ici complétement abandonnées.

Nous remarquerons que les sources de Spa, excepté une seule, jaillissent toutes à une certaine distance de la ville, au milieu des bois et des montagnes. Cet éloignement n'est pas sans offrir quelque utilité, en ce qu'il force les malades à se lever de bonne heure, à respirer un air vif et frais, et à faire de l'exercice. C'est le matin qu'on va prendre l'eau minérale, laquelle doit être bue à la source même; transportée, elle perdrait de ses gaz, et en même temps de son efficacité. Un des premiers effets du traitement sera donc de substituer aux habitudes énervantes des grandes villes une vie plus active et une meilleure hygiène.

Quels sont les malades qui se rendent de préférence à Spa? Ce sont les mêmes que vous rencontrez à toutes les sources ferrugineuses, car les eaux de cette classe, si elles diffèrent quelquefois par leur composition chimique, possèdent toutes, à des degrés variables, les mêmes propriétés et les mêmes vertus. Ainsi leur action est essentiellement fortifiante. Elles facilitent la digestion, relèvent les forces, rendent le sang plus riche et plus vermeil, provoquent des crises salutaires et ramènent à leur type physiologique les sécrétions suspendues ou viciées; en un mot, elles déterminent dans l'économie une transmutation intime qui retrempe nos organes, et imprime à l'ensemble de nos fonctions une nouvelle activité.

Les sources de Spa sont donc fortifiantes et toniques : seulement nous trouverons dans leur mode d'action sur les organes certaines nuances que nous avons signalées dans la proportion de leurs éléments, telle source plus forte convenant mieux à tel malade, et telle source plus faible à tel autre. Voici, à cet égard, ce qu'apprend l'observation.

L'eau du Pouhon doit être spécialement recommandée pour certaines affections abdominales, quand il y a perte d'appétit, que la langue est pâle, la digestion difficile et le ventre paresseux. Ses propriétés astringentes ont plus d'une fois fait cesser des diarrhées opiniâtres, qui paraissaient liées à une sorte de débilité de l'intestin. Je les ai prescrites aussi avec succès contre certains flux gonorrhéiques (gouttes militaires) entretenus par le relâchement et l'atonie de la muqueuse urétrale.

L'anémie, surtout quand elle est consécutive à des hémorrhagies passives, se trouve quelquefois très rapidement modifiée par l'usage de cette eau, à la condition qu'on ne l'emploiera qu'avec ménagement, car le Pouhon est une source extrêmement active, que les constitutions un peu robustes peuvent seules supporter.

C'est à la Géronstère que vous enverrez de préférence les personnes d'un tempérament faible et délicat, qui ont besoin d'une médication tonique plutôt qu'excitante, et dont les organes sont très impressionnables. Cette source convient donc particulièrement pour les femmes. Les orages qui paraissent à l'époque de la puberté, la chlorose et les désordres qui en sont la suite, l'irrégularité des menstrues, les flueurs blanches par inertie des muqueuses, l'épuisement qu'entraînent des couches laborieuses ou un allaitement prolongé, se dissipent le plus souvent par l'usage bien dirigé de l'eau de la Géronstère.

On a beaucoup vanté les eaux de Spa contre la stérilité. Quelle est, à cet égard, l'eau minérale qui n'ait pas fait ses preuves, et qui ne cite avec orgueil les naissances les plus illustres? Mais à Spa on va plus loin, et, si l'on n'attribue l'heureux privilége qu'à une seule source, la Sauvenière, on se dédommage en subordonnant la réussite à cette condition que la jeune femme, pendant qu'elle boit l'eau, tiendra le pied posé sur l'empreinte de celui de saint Remacle, et répétera, neuf jours de suite, la même cérémonie. Plaisanterie! dira-t-on. Bien d'accord. Cependant, comme le merveilleux plaît toujours, peu de femmes omettent cette formalité.

La préférence accordée à la Sauvenière vient peut-être de ce que cette source étant un peu plus diurétique que les autres, on en a conclu qu'elle devait avoir une influence plus directe sur l'appareil utérin. Quoi qu'il en soit, les eaux de Spa, de même que celles de Forges, de Schwalbach, de Pyrmont et de tant d'autres dont le fer constitue la base, ne peuvent être utiles contre la stérilité qu'en fortifiant certains organes, et en rendant par suite leur vitalité plus normale. Elles seront nécessairement inutiles dès l'instant où il existera un vice de conformation ou une lésion de tissus.

Le Groesbeeck est employé avec avantage contre certaines

affections des voies urinaires, où il faut redonner du ton aux réins et à la vessie.

Enfin les deux Tonnelets agissent à la manière de l'eau de Seltz et des autres sources gazeuses, où prédomine l'acide carbonique; elles méritent donc à peine le nom d'eaux ferrugineuses.

On se baigne très peu à Spa, le traitement consistant presque exclusivement dans la boisson. On commence par deux ou trois verres, le matin à jeun, puis on arrive graduellement jusqu'à en prendre sept ou huit, dose qu'on peut ne pas atteindre, mais qu'il faut rarement dépasser. Les personnes dont l'estomac est irritable se trouvent bien de couper cette eau avec du lait.

Comme les eaux de Spa contiennent beaucoup moins de sels neutres que celles de Schwalbach, avec lesquelles elles offrent tant d'analogie, elles constipent davantage.

Quant aux soins d'hygiène, ce sont les mêmes que pour les autres eaux en général. Surtout on ne devra pas oublier que Spa est un pays de montagnes, que les matinées y sont fraîches ainsi que les soirées, et que, par conséquent, on ne saurait trop se tenir en garde contre les variations de température.

Je ne dirai rien des distractions de Spa, de ses promenades si vantées, de ses fêtes si brillantes dans les magnifiques salons du Kursaal. Au lieu d'y ajouter, je voudrais plutôt en retrancher quelque chose, ne fût-ce que ce tapis vert, où les chances inégales d'un jeu mensonger ont compromis tant de fois la fortune et la santé des malades. « Quand vous arrivez aux eaux minérales, » dit Alibert, faites comme si vous entriez dans le temple d'Es- » culape; laissez à la porte toutes les passions qui ont agité votre » âme et toutes les affaires qui ont tourmenté votre esprit. »

TRANSPORT (*le Pouhon*). — Bouteilles de trois quarts de litre, capsulées et clissées d'osier.

Ces eaux ne se conservent pas longtemps. On en fait une très grande consommation, surtout aux repas. Même usage qu'à la source, mais action bien moindre.

EAUX MINÉRALES

DE

L'ALLEMAGNE.

Les sources minérales qui jaillissent en Allemagne sont, pour la plupart, privilégiées entre toutes par la beauté des sites, les agréments du séjour et l'admirable organisation des établissements thermaux. Aussi le seul aspect des localités est-il déjà une disposition favorable à l'action du traitement. L'imagination est si doucement impressionnée! Comment la nature si belle, si libérale, pourrait-elle refuser au malade une faible partie de cette force vitale qu'elle prodigue autour de lui avec tant d'abondance! Malheureusement, à côté de ces avantages, il y a aussi bien des petites misères dont les touristes peuvent s'égayer, mais qui deviennent, pour l'individu qui souffre, un tourment véritable. Je ne dirai rien de la nourriture, encore bien qu'elle laisse beaucoup à désirer. Parlons seulement des lits :

« En Allemagne, le LIT n'existe pas, a dit avec raison
» M. Adolphe Joanne, car on ne peut donner ce nom à une espèce
» de petite boîte de bois, trop étroite pour un homme un peu gros,
» trop courte pour un homme un peu grand, dont les oreillers,
» beaucoup trop nombreux, forment un angle droit avec le
» matelas, et dont les prétendus draps ne sont que des serviettes
» de moyenne grandeur, le tout recouvert d'une montagne de
» plumes. Au premier mouvement que vous vous permettez de
» faire dans cette horrible boîte, les deux serviettes entre

» lesquelles vous vous étiez introduit, faute de mieux, dispa-
» raissent comme par enchantement, et vous avez la satisfaction
» de passer le reste de la nuit sur un matelas, fort peu propre
» d'ailleurs, dont les crins aigus vous écorchent tout le
» corps (1). »

Il n'y a rien de chargé dans ce tableau. Aussi ne saurais-je
trop engager les malades, surtout les femmes qui se rendent aux
eaux d'Allemagne, à emporter au moins une couverture et des
draps. Mais quittons ces détails qui, cependant, ne sont pas tout
à fait étrangers à mon sujet, et arrivons à l'objet plus spécial de
no sétudes.

Le nombre des Français qui fréquentent les eaux d'Allemagne
devient chaque année plus considérable · c'est un motif de plus
pour bien étudier les propriétés thérapeutiques de ces eaux. Qu'on
me permette à cet égard une réflexion. Les médecins des sources
auxquels nous adressons nos malades professent certaines doctrines médicales qui ne sont pas les nôtres, et même dont le voca-
bulaire n'est pas représenté dans notre nomenclature pathologique, de sorte qu'ils parlent pour nous une langue doublement
étrangère. C'est ainsi que, suivant eux, les maladies chroniques
se rattachent presque toujours à la *pléthore* ou à la *vénosité
abdominale*. Je vais entrer dans quelques détails sur ce qu'ils
désignent par ces mots, sans quoi il serait à peu près impossible
de s'entendre.

Nos confrères admettent que, chez certains individus, le sang
versé par les artères dans les tissus capillaires du bas-ventre
n'étant repris qu'en partie par les veines, il résulte de ce défaut
d'équilibre des congestions passives locales qui créent des maladies de toutes pièces, ou du moins modifient celles qui existaient
déjà. Il leur paraît naturel que les viscères de l'abdomen soient
les premiers affectés, les conditions toutes particulières de la circulation de la veine porte, la présence d'organes glanduleux, la

______

(1) J'ajouterai que les hôteliers vous écorchent indignement la bourse
avec leurs sempiternels pourboires. Quoi de plus révoltant, par exemple,
que cet impôt qu'ils prélèvent à propos du *service* et de la *bougie!*

structure vasculaire du mésentère étant autant de circonstances
qui favorisent la stase du fluide sanguin. Mais, ajoutent-ils, cette
vénosité s'étend bientôt de proche en proche, de sorte que les
viscères des autres cavités splanchniques ne tardent pas à subir
la même influence que ceux de l'abdomen. C'est cet état pathologique que les médecins allemands s'attachent à combattre par
l'emploi des eaux minérales choisies parmi celles qui sont légèrement laxatives.

Quelle que soit la valeur de ces explications théoriques, il n'est
pas douteux que les faits qu'elles veulent ainsi interpréter n'aient
souvent, surtout dans les constitutions allemandes, un caractère
bien réel et une physionomie à part. Comme nous aurons plus
d'une fois l'occasion d'y revenir, j'ajourne toute discussion à leur
sujet, et j'arrive à la description des sources.

Pour plus de commodité, je crois devoir décrire séparément,
dans deux chapitres à part, les eaux minérales voisines du Rhin,
et celles qui en sont plus éloignées.

§ Ier.

EAUX MINÉRALES VOISINES DU RHIN.

Ces sources ont été parfaitement étudiées et décrites par les
auteurs allemands. Tout récemment encore une réunion de médecins spéciaux a fait paraître un travail collectif des plus remarquables sur les eaux minérales du duché de Nassau (1).

En France, où l'on s'occupe si peu d'hydrologie, les eaux qui
avoisinent le Rhin ont eu l'heureux privilége d'être, de la part de
MM. Trousseau, Lasègue et Donné, l'objet d'intéressantes recherches. Des analyses ont été faites également par MM. Mialhe et
Figuier, qui, sous le rapport chimique, ont trouvé de notables
ressemblances entre ces sources et quelques-unes des nôtres. Mais
ce sont là plutôt des aperçus et des généralités que des traités

____

(1) *Traité sur les eaux minérales du duché de Nassau*, par une
réunion de médecins de ces eaux, Wiesbaden, 1852.

pratiques. Aussi est-ce surtout à ce dernier point de vue que je vais tracer leur histoire et exposer leurs vertus médicinales.

AIX-LA-CHAPELLE

(Prusse).

Itinéraire de Paris à Aix-la-Chapelle. — Chemin de fer du Nord et de Bruxelles jusqu'à Aix-la-Chapelle directement.

La destinée des sources d'Aix-la-Chapelle n'est pas sans quelque analogie avec celle de la ville dont elles portent le nom. Ces sources ont, pendant des siècles, rivalisé de vogue et d'éclat avec les thermes les plus célèbres de l'Europe ; puis, après de nombreuses vicissitudes, elles étaient tombées dans une sorte d'abandon, voisin de l'oubli. C'était là sans doute un caprice du sort, mais il fallait également s'en prendre à la ville elle-même qui ne s'occupait pas assez de l'hygiène et de l'agrément des étrangers. Heureusement que, dans ces dernières années, des améliorations de toute nature et la construction d'un nouveau Kurhaus ont donné à la vieille cité de Charlemagne une physionomie tout à fait nouvelle, qui a été pour les eaux une véritable résurrection. Aussi sont-elles aujourd'hui plus fréquentées que jamais.

Les sources d'Aix-la-Chapelle jaillissent à l'intérieur même de la ville. Celles qu'on utilise sont au nombre de sept principales, dont six sulfureuses thermales, et une ferrugineuse crénatée froide, qui offre de l'analogie avec le Pouhon de Spa. Les sources sulfureuses ont été divisées, d'après leur position, en sources supérieures et en sources inférieures. Les supérieures sont :

La source de l'Empereur. — Température, 55 C°. Elle fournit une quantité d'eau assez considérable pour alimenter quatre établissements, savoir : le Bain de l'Empereur, celui de la Reine de Hongrie, le Bain-Neuf et la Fontaine Élise.

La source de Büchel ne diffère en rien de la précédente, et elle se distribue au Bain de l'Empereur ainsi qu'au Bain-Neuf.

La source de Saint-Quirin. — Température, 49° C. Elle est répartie également entre le Bain de ce nom et celui de la Reine de Hongrie.

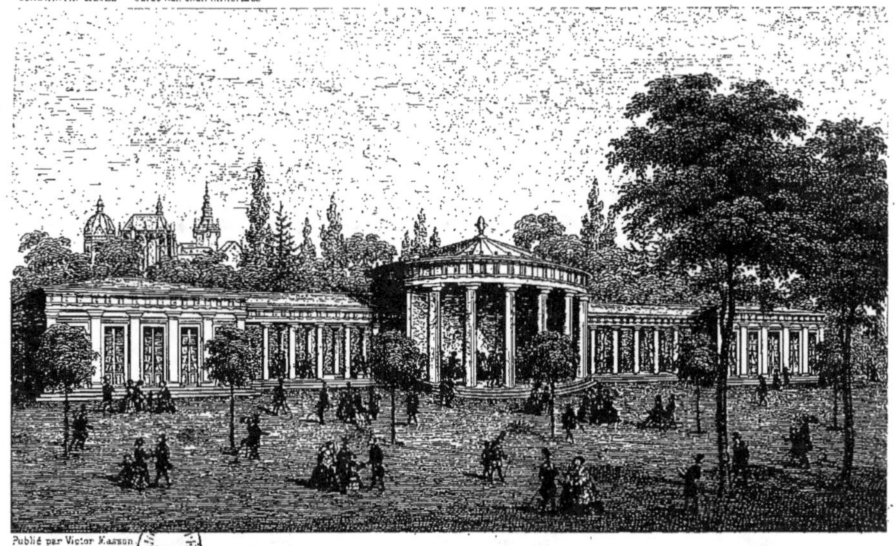

FONTAINE ELISE, A AIX-LA-CHAPELLE.

Les sources inférieures sont situées dans la rue dite Comphausbad; elles sont moins chaudes et renferment moins de parties solides et gazeuses que les sources supérieures, dont elles ne diffèrent que fort peu par le goût et l'odeur. Ce sont : la *source du Bain de la Rose*, la *source Sainte-Corneille* et l'*ancienne fontaine des Buveurs*. Ces sources, dont la température varie de 44° à 47° C., se distribuent chacune à autant d'établissements particuliers.

Les sources d'Aix-la-Chapelle, et nous prendrons pour type celle de l'Empereur, qui est la plus chaude et la plus minéralisée, laissent dégager une forte odeur d'hydrogène sulfuré. L'eau, vue dans les réservoirs, a une couleur un peu verdâtre; mais, recueillie dans un verre, elle est limpide et parfaitement incolore; des bulles de gaz la traversent dans tous les sens. Son goût, tant soit peu salé, rappelle assez celui d'un bouillon faible, sans offrir cette saveur d'œufs couvis si désagréable dans certaines sources sulfureuses.

Et d'abord les eaux d'Aix-la-Chapelle appartiennent-elles réellement à la classe des eaux sulfureuses? Jetez un simple coup d'œil sur le griffon de la source de l'Empereur, vous verrez l'énorme quantité de soufre sublimé qui le tapisse et qui se renouvelle rapidement à mesure qu'on l'enlève : d'ailleurs les analyses récentes de M. Liebig ont prouvé que cette eau renferme une proportion considérable de sulfure et de gaz sulfhydrique. Poser la question dans ces termes, c'est donc la résoudre. Mais l'eau minérale a une température trop élevée pour qu'elle puisse être employée en bains, immédiatement à sa sortie du sol; il faut la laisser refroidir, ou la refroidir artificiellement, en y ajoutant de l'eau froide, pour la ramener au degré convenable. Or, à ce moment, c'est-à-dire à l'instant où le malade entre dans le bain, l'eau conserve-t-elle encore quelques-uns de ses principes sulfureux? M. Fontan déclare que non, et voici les raisons sur lesquelles il s'appuie.

Il fait d'abord remarquer combien le soufre contenu dans ces eaux est volatil, puisqu'il s'en dégage de véritables masses, à leur point d'émergence. A cette première perte, qui est nécessairement considérable, il faut joindre encore celle que fait éprouver le refroidissement. Comment, en effet, expliquer autrement que par l'altération du principe sulfureux, la teinte laiteuse et blanchâtre que l'eau minérale prend dans la baignoire? Enfin, et ceci est beaucoup plus grave, le même observateur affirme n'avoir pu, à l'aide des réactifs les plus sensibles, retrouver dans cette eau *la moindre trace* de principes sulfureux.

D'où M. Fontan conclut « que la source de l'Empereur, qui » passe pour être une des plus sulfureuses de l'Europe, perd, par » la simple chute de l'eau dans la baignoire, tout son principe » sulfureux, et que l'eau de cette source devient dans le bain une » simple source salée, chloro-natreuse, comme elle était à son » origine, avant d'avoir contracté un peu de sulfure par son pas- » sage à travers des matières organiques. »

Quelque rigoureuse et quelque logique que paraisse être, chimiquement parlant, cette déduction, j'avoue qu'il m'est impossible d'en accepter, d'une manière aussi absolue, les applications à la thérapeutique. En supposant que l'eau, analysée dans ces conditions, ne contienne plus de soufre accessible à nos instruments, il reste encore l'épreuve clinique, et celle-là est la plus importante. Le soufre, par cela seul qu'il a séjourné dans l'eau minérale, qu'il a circulé avec elle, qu'il a formé un de ses principes constituants, n'a-t-il pu lui communiquer des vertus spéciales, perceptibles seulement pour nos organes? Le corps de l'homme est souvent dans ce cas le meilleur réactif : or il est d'observation que les eaux d'Aix-la-Chapelle sont utiles pour beaucoup d'affections dans lesquelles les eaux sulfureuses sont indiquées, et où les eaux simplement salines auraient été impuissantes. Je crois donc que, tout en tenant compte des remarques de M. Fontan, il ne faut pas, à son exemple, éliminer ces sources de la classe des eaux sulfureuses.

J'ai été heureux de voir mon opinion sur les eaux d'Aix-la-Chapelle adoptée par M. Filhol, lequel, après l'avoir textuellement reproduite dans son ouvrage (1), ajoute :

____

(1) *Op. cit.*, p. 279.

« Je partage complétement l'avis de M. Constantin James ;
» mais je vais plus loin que lui, et je n'hésite pas à déclarer que
» cette eau ne doit pas être complétement dépouillée de tout ce
» qui communique aux eaux sulfureuses ordinaires une partie de
» leurs vertus. Quelque rapide que soit la décomposition d'une
» eau sulfureuse thermale, il faut encore beaucoup de temps
» pour qu'elle parvienne au point où une analyse exécutée avec
» soin n'y décèle aucune trace de sulfite ou d'hyposulfite, et je
» suis intimement convaincu que ces sels communiquent à l'eau
» d'Aix une portion de son activité. Je me fonde surtout sur ce
» que cette eau devient laiteuse dans la baignoire, ce qui lui
» donne une certaine ressemblance avec l'eau Blanche de Ba-
» gnères-de-Luchon. Une eau sulfureuse qui devient blanche
» dans la baignoire est un véritable lait de soufre qui doit bien
» avoir ses qualités particulières. »

La source de l'Empereur, d'après les analyses de M. Liebig,
contient, pour un litre :

Gram.

     Sulfure de sodium 0,0095

Elle contient de plus :

     Chlorure de sodium 2,6394
     Bromure de sodium 0,0036
     Iodure de sodium 0,0005

ainsi qu'une substance organique, de la silice et du fer.

Remarquons que, contrairement à la théorie de M. Fontan sur
la minéralisation des eaux dites accidentelles, parmi lesquelles
il veut les classer, les eaux d'Aix-la-Chapelle sont sulfurées-
sodiques. Ainsi, sur 4,101 parties de résidu sec que fournit la
source de l'Empereur, il y en a 3,583 qui sont formées par des
sels de soude, et seulement 0,209 par des sels à base de chaux
ou de magnésie ; encore ces derniers sont-ils insolubles, absolument comme dans les eaux des Pyrénées. Ces faits, joints à tant
d'autres, prouvent que, dans l'état actuel de la science, la théorie
de M. Fontan sur la classification des eaux sulfureuses en naturelles et accidentelles, ne peut plus être acceptée.

J'ai cru devoir entrer ici dans quelques détails, car les eaux d'Aix-la-Chapelle sont, avec celles de Weilbach, les seules sources sulfureuses de quelque importance qui existent dans cette partie de l'Allemagne, si riche d'ailleurs en eaux minérales.

Passons maintenant à la partie thérapeutique. Je suis heureux de pouvoir joindre à mes observations celles qu'ont bien voulu me communiquer deux savants confrères, MM. Sträter et Hartung, médecins distingués à Aix-la-Chapelle.

Les eaux d'Aix-la-Chapelle, prises à la dose de trois ou quatre verres, n'ont pas sur l'économie d'action bien sensible : c'est à peine si elles sont un peu diurétiques. On va boire, le matin, à la Fontaine Élise, monument gracieux, élevé sur la petite place qui sert de promenade : à côté est une galerie couverte où les buveurs s'abritent quand le temps est mauvais. Peu importe, du reste, la source dont on boit, puisqu'elles ont toutes une origine commune, renferment les mêmes éléments minéralisateurs et développent les mêmes effets.

Ces eaux sont surtout employées en bains et en douches. C'est la douche qu'on prend la première, le malade étant placé dans sa baignoire, qui est assez grande pour que le doucheur descende à côté de lui, et dirige ainsi plus facilement l'eau minérale sur les parties du corps qui doivent en recevoir le choc. La douche donnée, et l'on y associe d'habitude les frictions et le massage, on n'a plus, pour le bain, qu'à remplir la baignoire. La durée du bain est, comme celle de la douche, d'une demi-heure environ ; puis il est d'usage d'aller se remettre au lit, et d'y prendre quelques instants de repos, car la douche vous a ébranlé profondément. On n'a pas à craindre, en sortant de l'eau, de se refroidir au contact de l'air, les bains se trouvant d'habitude dans l'hôtel où on loge.

Les médecins d'Aix-la-Chapelle prescrivent rarement le bain à une température supérieure à 34° ou 36° C. : quand ils veulent produire des effets énergiques, ils préfèrent la douche.

Les bains de vapeurs, établis au-dessus même du griffon des sources, ont une grande puissance par la chaleur vive et la quanlité de soufre qui se répandent dans l'atmosphère : aussi faut-il ne les employer qu'avec beaucoup de réserve.

Les eaux d'Aix-la-Chapelle sont des eaux douées d'une remarquable activité. Elles déterminent, au bout de quelques jours qu'on en fait usage, des phénomènes de réaction, mais celle-ci atteint rarement les proportions d'une véritable fièvre thermale.

Les émissions sanguines, spécialement les ventouses, sont d'un grand usage à Aix-la-Chapelle : on y a recours surtout au début de la cure. Elles ont moins pour objet de produire la déplétion mécanique des vaisseaux, que de déterminer vers la peau une révulsion puissante, qui aide à l'action résolutive des eaux. Ce sont, en général, les doucheurs qu'on charge de la pose des ventouses, et ils les appliquent avec une merveilleuse adrésse.

On conseille les eaux d'Aix-la-Chapelle pour un grand nombre de maladies, ce qui s'explique par leur composition fort remarquable, que nous avons dit tenir à la fois des eaux sulfureuses et des eaux alcalines.

On vient surtout à Aix-la-Chapelle pour les maladies chroniques de la peau, depuis le simple eczéma jusqu'aux herpès les plus invétérés. Il s'y opère chaque année les plus belles guérisons, et, à cet égard, Aix-la-Chapelle ne craint la comparaison avec aucune eau sulfureuse. Les eaux agissent sur le derme comme médication excitante et substitutive, et par suite leur usage réclame une extrême circonspection. Mais que les malades ne se flattent pas de guérir en deux ou trois semaines; il en faudra souvent cinq ou six avant que l'affection ait parcouru les diverses phases nécessaires pour que le mal disparaisse.

Les vieux ulcères, les plaies d'armes à feu, les anciens trajets fistuleux, les tumeurs blanches, les caries, les nécroses, se trouvent très bien également de l'emploi de ces eaux : je doute cependant que vous y observiez les mêmes miracles qu'à Baréges.

On emploie également avec succès les eaux d'Aix-la-Chapelle contre le rhumastisme, et certaines formes de la goutte, spécialement la goutte molle. Les eaux réveillent momentanément les douleurs, mais presque toujours cette légère exacerbation est suivie d'un mieux notable. Elles seront de même utiles dans les intoxications métalliques, le catarrhe utérin, la névralgie sciatique, ainsi que dans quelques cas de paralysies produites par la débilité des organes locomoteurs.

Beaucoup de malades viennent demander à Aix-la-Chapelle la guérison d'affections syphilitiques rebelles ou de désordres occasionnés par l'abus des mercuriaux. Ces sources pourront sans doute rendre les plus grands services, mais seulement dans certaines circonstances et avec les précautions que j'ai indiquées dans un travail (1) auquel je ne puis que renvoyer.

Telles sont les principales maladies pour lesquelles les eaux d'Aix-la-Chapelle semblent jouir de propriétés incontestables. Ces eaux, du reste, ont une telle analogie avec celles d'Aix en Savoie qu'on pourrait presque les prescrire indifféremment les unes pour les autres. Ajoutons que la douche y est donnée avec la même perfection.

Les eaux d'Aix-la-Chapelle ont été très bien aménagées dans plusieurs établissements spéciaux. Le plus beau est le Bain-Neuf. Le plus ancien s'appelle le Bain de l'Empereur ; il a été construit sur l'emplacement d'anciens bains romains et de la vaste piscine où Charlemagne aimait à se baigner en public avec les officiers de sa cour. C'est là également que Napoléon vint prendre des bains ; l'élégant bassin qui lui servait est désigné sous le nom de Bain de marbre.

Disons maintenant quelques mots des sources de Borcette, qui ne sont, pour ainsi dire, qu'une dépendance de celles d'Aix-la-Chapelle.

BORCETTE.

Borcette est un gros bourg situé à une petite distance d'Aix-la-Chapelle, dont le sépare le viaduc du chemin de fer, mais qui s'y relie par de nombreuses et importantes constructions. On y trouve, comme dans cette dernière ville, des eaux sulfureuses, alcalines et ferrugineuses, en nombre considérable. Parcourez les

(1) Voir à la fin de cet ouvrage mon *Traité sur la syphilis.*

prairies voisines, vous pourrez juger, à la quantité de sources
qui se perdent sans emploi, et aux dépôts diversement colorés
qu'elles laissent après elles, que, de toutes parts, le sol est
traversé par les courants d'eau minérale les plus variés.

Les eaux de Borcette ne sont ni moins actives, ni moins efficaces que celles d'Aix-la-Chapelle. Si elles n'ont pas la même
vogue, c'est que celles-ci, sur lesquelles plane toujours le souvenir de Charlemagne, avaient déjà leur réputation établie
quand les premières ont commencé à faire parler d'elles. En
effet, Borcette n'était encore au IXe siècle, qu'une forêt de chênes
qui s'étendait jusqu'au rocher de la paroisse de Saint-Adalbert.

On a divisé les sources de Borcette, comme celles d'Aix-la-
Chapelle, en Supérieures et en Inférieures. Je ne décrirai point
toutes ces sources, car ce serait une énumération fastidieuse et
sans utilité ; je mentionnerai seulement :

Le Kochbrunn (*source Bouillante*). — Température, 60° C.
C'est une eau simplement alcaline : elle sourd en plein air, au
milieu de la ville, dans un bassin large et profond qu'entoure
une muraille. Une pompe sert à puiser l'eau pour les bains.

La source alcaline et sulfureuse. — Température, 51° C. Cette
source, remarquable surtout par la quantité de sels alcalins
qu'elle renferme, n'était, à l'époque où je la visitai, qu'une
espèce de borne-fontaine. J'apprends par M. Sträter qu'elle a été
depuis captée avec soin, et qu'elle est entourée actuellement
d'une belle colonnade.

La source du Bain de la Rose. — Température, 65° C. Elle se
distribue dans un bel établissement dont les bains et les douches
m'ont paru bien disposés.

La source du Bain de l'Épée. — Température, 75° C. C'est la
plus chaude et la plus riche en éléments salins de toutes les
sources de Borcette : elle alimente quatre maisons de bains.

Il y a de plus une source ferrugineuse pour laquelle a été
construite la Fontaine-Guillaume, du nom du prince de Prusse,
frère du roi régnant, qui en a posé la première pierre.

Les propriétés thérapeutiques de ces sources sont absolument
les mêmes que celles d'Aix-la-Chapelle. Je n'ai donc rien à ajouter

à ce que j'ai dit plus haut : seulement, je ferai remarquer que les sources Supérieures de Borcette ne contiennent ni gaz sulf-hydrique, ni sulfure de sodium, ce qui modifie un peu leur action, et les rend moins appropriées au traitement des maladies de la peau.

Le séjour de Borcette est un peu triste. Comme la vie y est à très bon marché, les malades peu fortunés le préfèrent en général à celui d'Aix-la-Chapelle.

Quant à cette dernière ville, elle offre, comme principal attrait, ses souvenirs historiques et ses monuments dont chaque pierre conserve en quelque sorte l'empreinte de Charlemagne. Elle possède également de précieuses reliques renfermées religieusement dans les trésors de l'antique cathédrale. Celles qu'on appelle les Grandes Reliques ne sont exposées en public que tous les sept ans, du 10 au 24 juillet, où elles deviennent l'objet de nombreux pèlerinages.

KREUZNACH

(Prusse rhénane).

Itinéraire de Paris à Kreuznach. — Chemin de fer de Bruxelles jusqu'à Cologne et Bonn. De Bonn à Binghen, bateau à vapeur sur le Rhin. De Binghen à Kreutznach, omnibus. — Une autre voie plus directe est celle de Forbach, Ludwigshafen et Mayence. A Mayence, on quitte le chemin de fer pour descendre le Rhin jusqu'à Binghen, où l'on prend l'omnibus de Kreuznach.

C'est, avec Aix-la-Chapelle, le seul établissement thermal de quelque importance que nous ayons à étudier sur la rive gauche du Rhin : les autres se trouvent sur la rive opposée.

Kreuznach n'est qu'à trois lieues de Bingen. La route qui relie ces deux villes est assez jolie, sans offrir toutefois rien de bien intéressant : elle longe, dans la plus grande partie de son trajet, la petite rivière de la Nahe, dans une vallée qui s'étend, en se rétrécissant, jusqu'au rocher de Munster.

A Kreuznach, comme à Nauheim, les bains ne sont que l'accessoire de grandes entreprises commerciales pour l'extraction du sel contenu dans les sources minérales. Quant aux procédés d'exploitation, ils intéressent surtout l'industrie. Cependant je crois essentiel d'en dire quelques mots, car nous verrons que le résidu fournit aux bains un précieux auxiliaire, ou même constitue leur principale activité.

L'eau salée sort de terre à un degré de concentration peu avancé. Pour en obtenir une plus forte, on conduit cette eau, à l'aide de machines hydrauliques, à la partie supérieure de vastes hangars formés de fascines superposées avec ordre : ce sont les bâtiments de graduation. L'eau pénètre goutte à goutte à travers les ramilles, se divise à l'infini, et, dépouillée par l'évaporation d'une partie de ses principes aqueux et des sels les moins solubles, elle tombe dans de vastes réservoirs, d'où elle est reprise et dirigée sur de nouvelles fascines. Ce n'est qu'après six opérations de ce genre qu'elle marque à l'aréomètre un degré suffisant de concentration ; alors on la transporte dans d'immenses chaudières, où elle est soumise à une ébullition prolongée. Peu à peu le sel marin se dépose sous forme de cristaux brillants, qu'on enlève à mesure avec des râteaux, et que l'on fait sécher dans des corbeilles d'osier avant de les livrer au commerce. Quant à l'eau mère, ou *mutter-laüge*, on la réserve pour l'usage des bains.

Cette eau mère a une couleur d'un jaune foncé, assez analogue à une bière légère ; elle offre quelque chose de gras et d'huileux au toucher. Son odeur rappelle celle de certains fucus qu'on trouve sur les bords de la mer. Enfin sa saveur, salée d'abord, puis ardente, comme si l'on mettait sur la langue de l'éther concentré, laisse un arrière-goût amer et désagréable qui disparaît lentement.

D'après MM. Mialhe et Figuier, un kilogramme de cette eau mère contient environ 316 grammes de matières solubles, dont :

	Gram.
Bromure de sodium.	8,70
— de magnésium	2,60

C'est par l'addition d'une certaine quantité de mutter-laüge à l'eau des bains, que ceux-ci acquièrent des propriétés particulières et énergiques, les sources de Kreuznach n'offrant par elles-mêmes aucune vertu bien remarquable.

La plus connue de ces sources est la source Élisabeth; sa température est de 9° C. Elle est située à l'extrémité du petit parc de l'établissement, sur la rive droite de la Nahe, dont la sépare une terrasse, d'où l'on aperçoit les salines de Théodorshalle. Comme on est obligé de puiser l'eau à l'aide d'une pompe, elle sort un peu trouble. Sa saveur, âcre, salée et saumâtre, a quelque chose de nauséabond : aussi faut-il un véritable courage pour boire d'une pareille eau, qui n'est même pas gazeuse.

La composition de la source Élisabeth se rapproche tout à fait de celle des eaux de Soden, Hombourg et Nauheim. Ce sont les mêmes sels, environ 10 grammes par litre, dont 8 de chlorure de sodium; seulement elle renferme un peu plus d'iode et de brome.

Les autres sources de Kreuznach ne méritent aucune mention spéciale. L'une jaillit dans le lit même de la Nahe, et est amenée par des conduits au Kurhaus, où elle sert, conjointement avec la source Élisabeth, à l'usage des bains; deux autres, le Carlshalle et l'Oranienquelle, se distribuent dans les établissements particuliers. Enfin on s'approvisionne encore d'eau minérale aux salines de Théodore et de Munster.

Kreuznach jouit, en Allemagne, d'une réputation méritée pour la cure des affections scrofuleuses. Mais, ainsi que nous l'avons déjà dit, ce n'est pas à l'eau minérale elle-même qu'il faut rapporter l'honneur des succès; c'est bien plutôt à la mutter-laüge. Les bains constituent presque tout le traitement. Avant d'entrer dans les détails de leur emploi et de leurs effets, je vais indiquer le procédé dont on se sert pour chauffer l'eau, car il m'a paru fort ingénieux, et nous le retrouverons adopté dans plusieurs établissements de l'Allemagne. Ce procédé s'appelle *Méthode de Schwarz.*

Chaque baignoire est munie d'un double fond, dont la paroi supérieure est de cuivre et l'inférieure de bois. A ce double fond est adapté un robinet d'où part un tube qui communique avec un réservoir de vapeur d'eau bouillante. Veut-on préparer le bain? En même temps qu'on fait arriver l'eau minérale dans la baignoire, on ouvre le robinet qui livre passage à la vapeur : celle-ci se précipite dans l'espace vide du double fond, échauffe la paroi supérieure de cuivre, et, par suite, communique avec une telle rapidité son calorique au bain, qu'en une dizaine de minutes il atteint 32° à 35° C. Alors vous fermez le robinet. La vapeur n'arrivant plus, le fond de cuivre se refroidit jusqu'à ce qu'il se soit mis en équilibre avec la température de l'eau, et le malade peut entrer dans le bain.

Cette méthode a l'avantage sur les autres d'être expéditive, et d'exposer beaucoup moins à la décomposition de l'eau minérale.

Au début du traitement, on prépare les bains avec l'eau minérale simple : ce n'est que plus tard qu'on y ajoute la mutter-laüge. On commence par un ou deux litres, en augmentant graduellement jusqu'à ce qu'on ait atteint la dose de trente-cinq à quarante litres, pour un bain : il est rare qu'on dépasse ce chiffre. Une fois qu'on a obtenu les effets désirés, il faut diminuer dans la même proportion la quantité d'eau mère, de manière à revenir à l'eau minérale pure. Si vous négligiez de ménager ainsi les transitions, il serait à craindre que, supprimant brusquement l'irritation à laquelle la peau est habituée, le succès du traitement ne se trouvât compromis.

L'action des bains est secondée par l'usage interne de la source Élisabeth. Trois ou quatre verres de cette eau, bus le matin, à jeun, sont le plus souvent suffisants, car il ne s'agit pas de purger, mais plutôt d'obtenir, par une stimulation douce, un effet légèrement laxatif.

On rencontre à Kreuznach toutes les nuances et toutes les formes de l'affection scrofuleuse, depuis la simple prédisposition caractérisée par la bouffissure du visage, l'enflure œdémateuse de la lèvre supérieure, du nez et des paupières, jusqu'aux scrofules confirmées, ou même arrivées à leur période extrême, telles que les abcès froids, les tumeurs blanches et les caries. Il s'en faut que la curabilité soit la même pour ces divers degrés. Parmi les nombreuses lésions qu'entraîne le vice scrofuleux, ce sont celles des membranes muqueuses qui retirent le plus de bénéfice de l'emploi de ces eaux.

Quelle que soit l'espèce de scrofules, la guérison, ou tout au moins l'amélioration, s'effectue par les mêmes procédés. Il se déclare une véritable fièvre thermale : c'est cette fièvre que M. Prieger, médecin des eaux de Kreuznach, a très bien décrite sous le nom de *crise des bains*. Voici quelques-uns des principaux caractères qu'il lui assigne.

Au bout de quelques jours de l'usage des eaux, il survient des maux de tête, de l'agitation, de l'insomnie et un sentiment de courbature générale. Les yeux sont rouges et larmoyants ; le nez et l'arrière-gorge se prennent, comme dans le coryza ; la langue est saburrale, la soif assez vive, l'appétit nul. Toutes les sécrétions paraissent modifiées. La salive devient plus visqueuse, une bile âcre et filante s'échappe par le vomissement, et les urines déposent un sédiment épais.

En même temps, les tumeurs et les ulcérations, qui sont le produit de l'affection scrofuleuse, offrent les caractères d'une vive stimulation, comme si l'action minérale se faisait sentir jusque dans la profondeur de leur parenchyme.

La peau non plus ne tarde pas à s'affecter : des éruptions paraissent sur divers points de sa surface, principalement à la partie postérieure du tronc, et elles présentent les aspects les plus variés. Ce sont, le plus souvent, des colorations diffuses, des rougeurs vagues, ou de petites vésicules semblables à des boutons de miliaire ; quelquefois aussi des pustules, ou même de véritables furoncles ; dans certains points, vous diriez des taches ecchymotiques. Il semble que l'organisme tout entier, pénétré des éléments curatifs des eaux, s'efforce d'éliminer au dehors les principes morbides qui vicient la constitution.

On comprend combien il faut, de la part du médecin, de prudence et d'habitude pour bien diriger ces mouvements critiques, d'où dépend presque toujours le succès de la cure.

Il est probable que c'est à l'iode et au brome qu'elle tient en dissolution que la mutter-laüge doit la plus grande partie de son efficacité. Sous ce rapport, les bains de Kreuznach peuvent, dans la plupart des cas, être remplacés avec avantage par les bains de mer, avec lesquels ils offrent la plus grande analogie.

Kreuznach est un séjour assez agréable : certains sites, dans les environs, méritent d'être visités. Quant à l'établissement thermal, qui m'a paru magnifique, il était autrefois séparé de la ville par une assez longue avenue. Mais cette avenue se borde, chaque année, de nouvelles constructions, qui lui donnent déjà l'aspect d'une rue élégante et semblent indiquer que les eaux minérales ne sont pas moins favorables à la prospérité du pays qu'à la santé des étrangers.

TRANSPORT. — On expédie rarement l'eau minérale elle-même, bien que j'en aie retiré d'excellents effets, surtout dans le traitement du goître : c'est plutôt le résidu de l'évaporation de la mutter-laüge, résidu qu'on désigne dans le commerce sous le nom de *sel de Kreuznach*. Ce sel contient des quantités notables d'iode et de brome, et sert à la préparation des bains artificiels. Employé avec succès contre les affections scrofuleuses.

EMS

(Duché de Nassau).

Itinéraire de Paris à Ems. — Mêmes voies ferrées jusqu'au Rhin que pour Kreuznach (voir page 294). Seulement, au lieu de Binghen, on se rend à Coblentz. De Coblentz à Ems, omnibus.

Ems est aujourd'hui un des établissements le plus en vogue de tous ceux qui bordent le Rhin. La route ou plutôt la promenade qui relie cette station thermale à Coblentz, la jolie vallée qu'elle traverse, le petit fleuve qu'elle côtoie, enfin la double rangée de collines si vertes et si riantes qui l'entourent de chaque côté, tout annonce un délicieux séjour. La ville, presque entièrement bâtie sur la rive droite de la Lahn, se compose de magnifiques hôtels adossés à la montagne qui la protége contre les vents du nord. Sur la rive opposée, s'étendent, par un agréable contraste, des prairies, des potagers et des terres livrées à la culture. L'air qu'on respire à Ems est pur et balsamique ; la température en est douce, et, sauf un peu d'humidité inséparable du voisinage des forêts et de la profondeur de la vallée, elle offre peu de variations.

Quel pays privilégié que ce petit duché de Nassau ! Ses vignobles, et il suffit de citer le Johannisberg, sont connus de toute l'Europe. En quelle autre contrée trouverez-vous, dans un rayon aussi modeste, des sources plus remarquables ? Indépendamment d'Ems, vous avez Schwalbach, Schlangenbad, Wiesbaden, Selster, Geilnau, Weilbach, Soden et Fachingen.

Les sources d'Ems sont nombreuses. Il y en a vingt et une, d'une température de 30° à 54° C. Elles jaillissent au pied de la montagne de Baederberg, à laquelle le Kurhaus est adossé, à travers les fentes d'une grauwacke mêlée de quartz extrêmement dur et traversée en quelques endroits de fortes couches de schiste alumineux.

Trois de ces sources ont été aménagées à part. Ce sont : le Kesselbrunn (*source de la Chaudière*), température, 46° C.; le Kraenchen (*source du Robinet*), température, 29° C. ; le Fürstenbrun (*source des Princes*), température, 33° C. On va les boire au Kurhaus, dans les salles un peu sombres du rez-de-chaussée. La première de ces sources est isolée ; c'est la plus abondante et la plus gazeuse : les deux autres sont réunies dans la même enceinte.

Cette eau a une transparence parfaite. Sa saveur, légèrement lixivielle, est assez prononcée : on dirait un faible bouillon de veau. L'eau du Kraenchen a quelque chose de plus piquant, qu'on a comparé à un petit goût de pomme de reinette.

Les eaux d'Ems appartiennent à la classe des eaux franchement alcalines. Elles renferment, par litre, 2gr,42 de principes fixes, dont :

Gram.

Bicarbonate de soude.	2,06
Chlorure de sodium.	0,15
Sulfate de soude	0,10

Les autres sels sont à base de chaux et de magnésie. D'après
Kastner, le Kraenchen contiendrait, de plus, des traces de carbonate de fer. Ces eaux, par leur composition, se rapprochent
donc beaucoup de celles de Vichy, à l'exception que ces dernières sont bien plus riches en principes alcalins, puisque, pour
une égale quantité d'eau, elles contiennent environ 5 grammes
de bicarbonate de soude.

Les eaux d'Ems se prennent en boisson, en bains et en douches.

En boisson. — On commence en général par deux ou trois verres,
et l'on arrive facilement jusqu'à cinq ou six par jour. Le matin
est l'instant où l'on boit ; c'est aussi celui où l'orchestre, placé
dans le jardin du Kursaal, lance dans l'air ses notes les plus
harmonieuses. Entre quatre et cinq heures, vous rencontrez de
nouveau quelques malades qui se promènent le verre à la main,
dans le voisinage des sources, mais c'est le plus petit nombre.
Cette eau est facilement digérée ; l'estomac la supporte d'autant
mieux qu'elle contient une notable quantité de gaz acide carbonique et d'azote. On trouve toujours au Kurhaus du lait, du
petit-lait et autres liquides adoucissants, pour ajouter, au
besoin, à l'eau minérale.

Le Kraenchen est la source dont on fait le plus usage ; c'est la
plus active des trois. On boit aussi beaucoup du Kesselbrunn,
qui l'est moins. Quant au Fürstenbrunn, c'est à tort que les
malades le dédaignent comme étant une source insignifiante. Il
constitue, au contraire, une préparation très douce, bien que
encore énergique, au Kesselbrunn et au Kraenchen, et cela
dans toutes les affections où les propriétés trop excitantes de ces
deux sources seraient à redouter.

En bains. — L'eau des nombreuses sources d'Ems est recueillie
dans de vastes réservoirs où on la laisse refroidir pendant la
nuit pour l'usage des bains. Il se dépose à sa surface une couche
mince, blanchâtre, crémeuse, laquelle n'est autre chose qu'une
partie des sels, mêlée à un peu de matière organique, qui s'est
précipitée au contact de l'air.

Le temps n'est plus où l'on prenait, à Ems, les bains à une
température brûlante et où l'on y restait plusieurs heures de

suite. Aujourd'hui, les médecins donnent la préférence aux bains tièdes, dont la chaleur ne dépasse pas 26° à 28° R , et il est rare qu'on y reste plus de vingt-cinq à trente minutes. Les baignoires du Kurhaus sont des espèces de bassins de maçonnerie, assez larges pour que l'on puisse y exécuter quelques mouvements de natation. En entrant au bain, on éprouve un sentiment de bien-être tout particulier ; la peau se colore légèrement, et devient onctueuse et lisse comme si l'eau tenait en dissolution un corps savonneux. Sous ce rapport, comme sous quelques autres, Ems n'est pas sans analogie avec Schlangenbad.

En douches. — Les douches sont organisées, à Ems, de même que dans presque tous les établissements du Rhin, de la manière la plus défectueuse. Ainsi, au lieu de tomber d'un réservoir élevé, l'eau est lancée au moyen d'un pompe portative dont le tuyau mobile est introduit dans la pièce où se trouve le malade. C'est pendant le bain que se prend la douche : pour la recevoir, on se tient debout ou assis sur les marches de la baignoire ; puis, la douche finie, on se remet au bain. Ces douches ne doivent heureusement jouer qu'un rôle tout à fait secondaire dans le traitement, car leur action est à peu près nulle.

La douche et les bains se prennent presque toujours conjointement avec la boisson. Voici les phénomènes qui se développent d'habitude pendant la durée de la cure :

Les premiers jours présentent rarement autre chose qu'un surcroît d'appétit, et une augmentation de la sécrétion urinaire et cutanée ; on se sent plus agile, plus fort. Mais bientôt à cette première impression succède un état tout opposé. Les malades deviennent tristes, abattus, moroses : ils ont la bouche pâteuse, des flatuosités, une constipation opiniâtre, de véritables accès fébriles. C'est ce qu'on appelle les symptômes de saturation ; quelques jours de diète et d'interruption des eaux suffisent ordinairement pour les dissiper. Souvent aussi, à cette période, on administre avec avantage une légère purgation qui consiste en quelques grammes de sel de Carlsbad, ou un verre d'eau de Kissingen.

Quelquefois la crise provoquée par les eaux est plus forte :

d'anciennes douleurs se réveillent, celles qui existaient augmentent; des exanthèmes miliaires ou même des furoncles se
manifestent sur diverses parties du corps. Mais ces accidents,
qui peuvent avoir aussi leur degré d'utilité, se dissipent rapidement, et ils sont beaucoup plus rares aujourd'hui qu'à l'époque
où l'on employait les eaux à une température très élevée. D'ail·
leurs, on peut presque toujours les prévenir, en évitant une trop
grande saturation.

Passons maintenant à l'exposé des maladies pour lesquelles
les eaux d'Ems peuvent être le plus utilement employées.

En première ligne se placent les affections de poitrine. Vous
verrez principalement à ces eaux des personnes atteintes de
phthisie pulmonaire, de bronchites et de laryngites chroniques.
Si l'on croyait tout ce qu'on raconte à ce sujet, la source
de Kesselbrunn jouirait d'une sorte de spécificité pour faire
cesser la toux, dissiper l'irritation, éliminer les produits morbides, et même cicatriser les cavités ulcéreuses des poumons.
C'est surtout depuis que l'impératrice de Russie a recouvré la
santé aux eaux d'Ems que la réputation de ces eaux est devenue
en Allemagne l'égale de celle de nos Eaux-Bonnes. Or, que
démontre l'observation?

Elle ne donne que trop de démentis à cette manière empirique
de généraliser les faits. Sans doute les eaux d'Ems ont rendu et
rendent chaque jour de grands services dans le traitement des
tubercules pulmonaires, mais c'est plutôt à titre de médication
préventive. Je m'explique.

On voit des malades devenir en peu de temps, et sans cause
connue, pâles, tristes, languissants; leurs digestions s'entravent.
Il se déclare une toux sèche, à petits accès, qu'on regarde au
début comme simplement nerveuse, et qu'on néglige; puis des
douleurs vagues, sans caractères bien tranchés, traversent par
moments la poitrine, surtout au niveau des régions scapulaires.
L'individu maigrit : cependant l'auscultation ne dénote point
encore la présence des tubercules. Ne seraient-ce point là les
prodromes insidieux d'une phthisie commençante? Vous envoyez ce malade aux eaux d'Ems, et bientôt l'appétit renaît, les

traits se colorent, les forces reparaissent, et tout rentre dans l'ordre.

. C'est dans des cas de cette nature que les eaux d'Ems peuvent rendre d'importants services à la thérapeutique. Elles conviennent également pour les catarrhes bronchiques, l'asthme essentiel et certaines affections du larynx caractérisées par l'enrouement ou même l'aphonie. Le choix de la source et la température de l'eau seront soigneusement surveillés : il faut, dans beaucoup de cas, accorder la préférence au Fürstenbrunn, que nous avons dit être moins chaud et moins gazeux que le Kesselbrunn ; ce n'est que pour les tempéraments lymphatiques et peu irritables qu'on aura recours à cette dernière source.

Vous trouverez également à Ems des jeunes filles dont l'état de langueur et d'anémie paraît tenir tout à la fois de la chlorose et de l'affection tuberculeuse. A cet appauvrissement du sang se joignent souvent des troubles de l'innervation. Dans ces cas de diagnostic douteux, les eaux d'Ems seront souvent une excellente pierre de touche pour juger de la nature même de la maladie, et plus d'une fois elles ont rendu la santé à des personnes qui paraissaient destinées à mourir poitrinaires.

Mais qu'on se garde d'oublier que ces eaux ne doivent point agir, à la manière des Eaux-Bonnes ou du Mont-Dore, en provoquant des crises. Il faut au contraire, dans leur emploi, s'attacher à obtenir une combinaison lente, insensible, de l'eau minérale avec nos fluides et nos tissus, d'où résultera une douce impulsion de tout l'organisme : dès l'instant qu'il surviendrait de l'excitation, ces eaux pourraient devenir rapidement fatales. Aussi, chez les individus pléthoriques, ayant eu des hémoptysies, ou offrant déjà de l'accélération du pouls et de la chaleur à la peau, les eaux de Weilbach devront être préférées à celles d'Ems, à cause de leurs vertus hyposthénisantes.

Quant aux phthisies confirmées, offrant les signes stéthoscopiques et autres d'une lésion pulmonaire, j'ai entendu dire aux médecins d'Ems eux-mêmes que les eaux, en pareil cas, ne sauraient que hâter la catastrophe. M. le docteur d'Ibell, dont l'expérience et l'autorité ont tant de poids en hydrologie, les proscrit formellement.

Les maladies nerveuses sont, avec les maladies de poitrine, celles qui forment la clientèle des eaux d'Ems : aussi les femmes s'y trouvent-elles en majorité. Ce que nous avons dit de l'action sédative des bains explique comment ces eaux peuvent être utiles contre les palpitations, les spasmes, l'hystérie, la chorée, certains tics douloureux ; en un mot, contre la nombreuse classe des névroses.

Remarquons toutefois que les eaux d'Ems, quand on en prolonge quelque temps l'usage, finissent souvent par déterminer, chez la plupart des malades, un état de faiblesse et un sentiment de langueur auxquels il importe de remédier. Or les eaux ferrugineuses de Schwalbach, qui en sont presque voisines, constituent, dans ce cas, le plus efficace de tous les remèdes. Une saison ou seulement une demi-saison passée à ces eaux, au sortir d'Ems, suffit en général pour raviver les forces, en donner de nouvelles et consolider la cure.

Les eaux d'Ems ont été beaucoup vantées contre la stérilité. Ce sont même aujourd'hui les sources le plus en faveur ; car, chose triste à avouer, la mode a fait irruption jusque dans le domaine de nos prescriptions médicales. La source privilégiée d'Ems a reçu le nom de Bubenquelle (*source aux Garçons*), à cause de ses vertus merveilleuses. Voici comment elle est disposée et la manière dont on en fait usage.

Dans une chambre élégamment ornée, s'élève, du fond d'un bassin de marbre, un mince jet d'eau, à la hauteur d'un mètre environ ; au-dessus du jet, est un trépied de bois, percé à son centre d'une large ouverture. La jeune femme s'y assied, et reçoit ainsi, pendant une dizaine de minutes, une douche ascendante sur l'appareil sexuel.

Je ne puis que répéter, à propos d'Ems, ce que j'ai déjà eu l'occasion de dire au sujet de ces prétendues sources fécondantes : tout dépend de la cause même de la stérilité. Il est évident qu'ici la douche d'eau minérale ne pourra favoriser la conception qu'en diminuant l'irritabilité de l'utérus, en dissipant les engorgements du col, et en ramenant l'organe et ses annexes à une vitalité plus normale.

Comme eau alcaline, les sources d'Ems exercent une action remarquable sur les membranes muqueuses et les tissus glanduleux. Elles conviennent dans les dyspepsies avec rapports acides, les flux diarrhéiques par vice de sécrétion, la gravelle rouge et certaines affections catarrhales de la vessie et des reins; elles agissent comme fondants dans l'*obstruction* des viscères abdominaux, principalement du foie et de la rate. Ces eaux rappellent donc assez bien celles de Vichy. Comme elles sont beaucoup moins fortes, on devra les préférer toutes les fois qu'il s'agira en même temps de calmer et d'adoucir : sous ce rapport, leur mode d'action m'a paru se rapprocher davantage des sources de Bilin et d'Evian.

Autrefois les rhumatisants se rendaient en foule aux eaux d'Ems, tandis que c'est à peine si l'on y en rencontre aujourd'hui quelques-uns. D'où vient cet abandon de toute une classe de malades? Ce n'est pas l'eau minérale qui a changé, mais son mode d'administration. On ne prend maintenant à Ems que des bains tempérés : or ces bains n'ont pas contre les affections rhumatismales chroniques l'efficacité dont ils jouissaient quand on les employait à des températures élevées. C'est tout au plus s'ils conviennent pour certaines formes de rhumatismes où prédomine l'élément nerveux, car alors il n'est pas besoin de ramener la maladie à une période aiguë.

Les mêmes remarques sont applicables à la goutte. Si elle est atonique, et qu'il s'agisse par conséquent de stimuler les articulations passivement engorgées, l'action des eaux d'Ems n'est plus assez puissante. Vous les réserverez pour ces gouttes avec éréthisme, qui tiennent un peu de la névralgie, que la moindre excitation exaspère, et qui réclament avant tout un traitement adoucissan.

Les détails dans lesquels je viens d'entrer suffisent pour faire connaître dans quelles circonstances et suivant quelle mesure les eaux d'Ems peuvent être utilement employées, ainsi que l'immense parti que peut en retirer la thérapeutique.

Un mot maintenant sur les établissements thermaux d'Ems (1).

Le Kurhaus est le plus important. Il est situé à l'extrémité de la ville, et représente un assez vaste bâtiment, d'un aspect très irrégulier, dont la façade, disposée en fer à cheval, circonscrit avec le jardin du Kursaal une espèce de cour que traverse la route. C'est là que les sources sont aménagées pour la boisson et les bains; il y a aussi de très beaux logements.

L'établissement des Quatre-Tours est à l'autre extrémité du village, et offre l'aspect d'un petit château gothique. On s'y baigne et l'on y loge également. S'il est moins fréquenté que le Kurhaus, c'est que son éloignement des sources oblige de se servir de tuyaux pour y transporter l'eau minérale, et qu'on craint que celle-ci n'ait perdu, dans ce trajet, quelques-unes de ses propriétés, ce qui n'est pas impossible.

Enfin, on vient de construire, vis-à-vis du jardin du Kurhaus, mais de l'autre côté de la Lahn que l'on traverse sur un joli pont, une très belle maison de bains, munie d'élégants et spacieux cabinets. Tout à côté se trouve une source récemment découverte. Cette source, qui n'a pas encore reçu de nom, a une température de 47° C. ; c'est donc une des plus chaudes d'Ems : c'est en même temps une des plus abondantes et des plus miné-ralisées. Elle alimente les baignoires du nouvel établissement et celles du bâtiment des Quatre-Tours.

Le séjour d'Ems est agréable, la nourriture assez bonne, et l'on parle français dans la plupart des grands hôtels; ressource précieuse, car la ville est essentiellement allemande. Les distrac-tions du jour consistent surtout dans la promenade. Pour les excursions un peu éloignées, on se sert de petits ânes bien soi-gnés, bien coquets, symétriquement rangés le matin en ordre de cavalerie, et dont la selle rouge, à l'anglaise, se marie agréa-blement avec l'uniforme sévère des guides qui les conduisent. C'est à peu de distance d'Ems que se trouvent le château gothique

(1) Consulter, pour plus de renseignements, les travaux de MM. d'Ibell, Kreysig, Doring et Vogler, ainsi que l'opuscule du docteur Fauconneau Dufresne.

de Stolzenfels, qui a été restauré avec tant de goût, et la formidable forteresse d'Ehrenbreitstein, ce Gibraltar du Rhin.

Le soir, on se réunit dans les salons étincelants du Kursaal, où respire un parfum de bonne compagnie qu'on trouve rarement ailleurs au même degré. On ne saurait à cet égard trop applaudir à la sévérité des règlements, qui excluent d'Ems toutes ces prétendues malades qui viennent aux eaux pour des motifs tout autres que pour des motifs de santé, et dont la présence n'est que trop souvent une insulte à la morale publique.

TRANSPORT (*le Kraenchen*) — Cruchons ficelés et goudronnés.

Ces eaux se conservent bien ; cependant le transport m'a paru affaiblir sensiblement leurs vertus thérapeutiques. La dose est de deux verres le matin, tiédis au bain-marie. Utiles dans les irritations chroniques du larynx et des bronches, mais sans spécificité d'action bien appréciable. Je les ai vues réussir contre certaines affections de l'estomac et de la vessie, où les eaux de Vichy auraient été trop excitantes.

GEILNAU, FACHINGEN

(Duché de Nassau).

Les deux sources de Geilnau et de Fachingen jaillissent à peu de distance l'une de l'autre, la première sur la rive droite de la Lahn, la seconde sur la rive gauche. Ce sont des eaux froides, extrêmement gazeuses, rappelant par leur composition et leurs propriétés médicinales la célèbre eau de Seltz dont elles sont voisines. C'est même ce voisinage qui empêche qu'elles ne soient plus connues, car la réputation de celle-ci absorbe et efface jusqu'au nom des autres sources du même genre.

Les eaux de Geilnau et de Fachingen constituent un excellent digestif. Je ne dirai rien de leur action physiologique, les détails dans lesquels je vais entrer sur la source de Seltz leur étant également applicables.

TRANSPORT. -- Cruchons et demi-cruchons goudronnés.

Se conservent très bien. On n'emploie que ces eaux transportées, et il s'en fait en Allemagne une grande consommation.

SELTZ OU SELTERS

(Duché de Nassau).

La source minérale de Seltz est sans contredit la plus connue de toutes les sources de l'Europe. Elle est située à onze lieues de Francfort et à dix de Mayence, dans une gracieuse vallée qu'arrose le ruisseau d'Emsbach. Cette source jaillit avec force et en faisant entendre un grand bruit. Bien que son bassin soit profond d'une douzaine de pieds, l'eau en est si limpide et si pure, qu'on voit les bulles de gaz sortir de terre, monter comme autant de perles, puis venir éclater à la surface du bassin, en simulant une véritable ébullition. La température de cette source est de 16° à 17° C. Quant à l'énorme quantité de gaz acide carbonique dont elle est saturée, elle dépasse d'un quart son volume.

L'eau de Seltz naturelle ressemble très peu aux eaux de Seltz artificielles si en usage sur nos tables. Celles-ci, en effet, ne sont que de simples dissolutions de gaz acide carbonique, tandis que la première contient, par litre, 3^{gr},66 de principes fixes, dont :

	Gram.
Chlorure de sodium.	2,11
Sous-carbonate de soude.	1,03
Sulfate de soude.	0,10

ainsi que des sels de chaux et de magnésie et des traces de fer.

Mais l'eau de Seltz artificielle contient plus de gaz encore que l'eau de Seltz naturelle. Cela est vrai : seulement est-ce là un avantage ? Voyons plutôt comment ces deux eaux se comportent au point de vue physiologique.

L'eau artificielle, avant même de pénétrer dans l'estomac, se dépouille en partie de son principe volatil qui s'échappe par les narines et la bouche ; arrivée dans ce viscère, elle détermine immédiatement des éructations. C'est qu'ici l'acide carbonique n'était maintenu que par compression, de sorte que, suspendu sans être combiné, il s'isole et se dégage dès l'instant où il n'est plus soumis à la force qui l'avait emprisonné. Il n'aide donc que très médiocrement à la digestion.

Au contraire, le gaz naturellement dissous dans l'eau de Seltz véritable s'exhale peu à peu dans l'estomac sans distendre cet organe ni sans se faire jour au dehors. Son action est lente, continue, intime. Il stimule doucement la muqueuse, pénètre ses moindres plicatures, s'imbibe dans les follicules et les villosités, et modifie ainsi de la manière la plus heureuse les sécrétions et la vitalité. C'est donc, à tout égard, un excellent digestif.

Ainsi ces deux espèces d'eaux minérales n'ont de commun que le nom, et l'eau de Seltz artificielle, malgré ses prétentions et sa vogue, n'est pas en réalité de l'eau de Seltz.

TRANSPORT. — Cruchons et demi-cruchons goudronnés.

Ces eaux se conservent parfaitement. Comme il n'y a pas d'établissement thermal près de la source, on ne les boit que transportées. Or il s'en expédie tous les ans plus de deux millions de bouteilles! Quant à leurs propriétés médicinales et hygiéniques, elles sont trop connues pour que j'aie besoin de m'y arrêter. Rappelons seulement que l'eau de Seltz naturelle constitue une boisson des plus précieuses pour les estomacs faibles et les poitrines délicates.

SCHWALBACH

(Duché de Nassau).

Itinéraire de Paris à Schwalbach. — Chemin de fer de Forbach, Ludwigshafen et Mayence jusqu'à Wiesbaden. De Wiesbaden à Schwalbach, omnibus.

Située dans le fond d'une vallée étroite et comme perdue dans la forêt, au milieu d'une nature tout à la fois sauvage et cultivée, la ville de Schwalbach (nommée aussi Langenschwalbach) semble une sorte d'étape placée sur la grande route d'Ems à Wiesbaden. La ville représente une longue rue que bordent des maisons d'un style sévère. Au milieu de l'hémicycle formé par les hôtels qu'habitent les baigneurs, s'élève le Kurhaus, dont l'aspect n'offre rien de monumental, et dont l'aménagement intérieur est presque exclusivement consacré au service des bains et des douches. Aussi ne trouverez-vous à Schwalbach que des distractions paisibles et des récréations champêtres, en rapport avec le genre de vie que réclament les maladies qu'on y traite.

En effet, les personnes qui se rendent à ces eaux y viennent surtout pour réparer leurs forces et en chercher de nouvelles. Ce sont des jeunes filles chez lesquelles la menstruation a de la peine à s'établir ou est irrégulière, et dont la pâleur décèle un état chlorotique. Ce sont des jeunes femmes qu'ont épuisées des couches laborieuses, des hémorrhagies utérines, ou chez lesquelles d'abondantes leucorrhées entretiennent une langueur générale. Ce sont des jeunes hommes que la vie fatigante des grandes villes, des excès de travail, le plus souvent l'abus des veilles et des plaisirs, ont affaiblis avant l'âge, ou peut-être menacent d'une caducité prématurée. Enfin vous y verrez aussi des vieillards chez lesquels des digestions lentes et laborieuses, une somnolence habituelle, des lassitudes insolites, réclament une douce stimulation de l'estomac et des principaux viscères. De quoi serviraient alors, avec un semblable personnel, des réunions bruyantes et des fêtes animées !

Les eaux de Schwalbach sont ferrugineuses et essentiellement gazeuses. Le fer s'y trouve surtout à l'état de carbonate : quant au gaz, c'est de l'acide carbonique, mêlé à peine d'un millième d'azote ; son extrême abondance doit rendre très réservés les buveurs qui auraient quelque disposition aux congestions vers le cerveau.

Ces sources sont au nombre de quatre principales, d'une température d'environ 10° C. Ce sont :

Le Weinbrunn (*source Vineuse*). Cette source, située tout près du Kurhaus, dans une vallée riante qui longe la route de Wiesbaden, est la plus anciennement connue de Schwalbach et la plus ferrugineuse ; elle contient environ 0gr,04 de fer par litre. Mais le goût du métal est presque entièrement masqué par la

saveur aigrelette et piquante de l'acide carbonique qui la
sature.

Le Paulinenbrunn (*source de Pauline*) est situé plus loin que
la précédente, tout à fait au bout de la promenade ; il renferme
moins de fer, mais davantage encore de gaz. D'après Kastner, la
proportion d'acide carbonique, pour une livre allemande, serait
de trente-neuf pouces cubes, quantité supérieure à celle de la
fameuse source de Selters, qui n'en contient que trente. La saveur
du Paulinenbrunn m'a paru des plus agréables.

Tout à côté est la source de Rosenbrunn (*source des Roses*).
Très peu gazeuse, lourde à l'estomac, elle n'est employée qu'en
bains.

Enfin, la quatrième source, le Stahlbrunn (*source Ferrugineuse*) jaillit dans une autre vallée, au sud-ouest de la première,
derrière l'établissement thermal. Cette source, bien que son nom
semble l'indiquer, n'est point la plus ferrugineuse : c'est qu'ici
le gaz acide carbonique n'est pas en assez grande quantité pour
dissimuler complétement, comme dans le Weinbrunn, la saveur
atramentaire ; on s'en est donc rapporté à la sensation, et non à
l'analyse.

J'ai vu en Allemagne des sources où le fer existe en quantité
égale, et même supérieure à celle des eaux de Schwalbach, mais
aucune où il offre plus de fixité. C'est un point essentiel, car,
pour juger du degré de force d'une eau ferrugineuse, il faut
autant calculer la proportion de fer qu'elle renferme que la résistance que ce fer oppose à l'action décomposante de l'air. Sous ce
rapport, les sources de Schwalbach sont des plus favorisées.
Ainsi, d'après le docteur Genth, on a pu constater par l'analyse
que cette eau, après avoir séjourné toute une nuit dans un réservoir, avoir ensuite été chauffée à 30° C., puis enfin avoir servi
en bain pendant une heure, conservait encore plus de la moitié
de l'acide carbonique et du fer qu'elle contenait primitivement.
Or, soumises à de pareilles épreuves, la plupart des sources ferrugineuses connues auraient perdu la presque totalité de leur
fer et de leur gaz.

Les eaux de Schwalbach sont d'une digestion très facile, ce

qu'il faut en partie attribuer à ce que le fer s'y trouve à peu près sans mélange de substances étrangères. Elles sont merveilleusement appropriées aux constitutions faibles et délicates. Aussi les emploie-t-on avec avantage dans certaines asthénies très avancées, alors que les toniques ordinaires ne seraient pas supportés, comme étant trop irritants.

On boit les eaux de Schwalbach le matin, à la dose de trois ou quatre verres, ou même davantage ; quelques malades en boivent encore un ou deux verres dans l'après-midi. Le Weinbrunn est la source qu'on préfère : ses éléments paraissent plus heureusement combinés, et, comme elle contient un peu plus de sels neutres, c'est celle dont l'action sur l'intestin est la moins astringente. Le Stahlbrunn, au contraire, par ses propriétés légèrement styptiques, convient surtout dans les flux abondants, (hémorrhagies passives, diarrhées chroniques, écoulements muqueux). Quant au Paulinenbrunn, que nous savons être plus gazeux, mais contenir moins de fer, il constitue une excellente préparation aux deux sources précédentes. En général, on prescrit aux malades de n'employer qu'une source à la fois; chez quelques-uns on fait couper l'eau minérale avec du lait.

Les eaux de Schwalbach, convenablement administrées, sont, avec celles d'Orezza, de Pyrmont et de Spa, les meilleures eaux ferrugineuses que je connaisse. Sous leur puissante influence, le sang s'oxyde et se colore, l'assimilation devient plus active, la nutrition plus normale, et tous les organes sécréteurs fonctionnent avec plus d'ensemble et d'énergie. L'innervation elle-même est heureusement modifiée : ainsi en même temps qu'un sang plus riche circule dans les vaisseaux, on voit diminuer, puis disparaitre ces accidents nerveux qui accompagnent si souvent les troubles de l'hématose. Sydenham l'a dit : *Sanguis moderator nervorum*.

Ce n'est pas seulement en boisson qu'on fait usage des eaux de Schwalbach. L'eau des diverses sources est conduite dans l'établissement thermal, pour l'usage des bains et des douches. Il y a quarante-sept cabinets vastes et bien aérés : ceux du premier étage surtout sont magnifiques. Comme on se sert, pour chauffer le bain, de la méthode de Schwarz (1), l'eau atteint, en quelques minutes, le degré de température convenable, avant d'avoir pu subir de notables déperditions de gaz.

Les bains forment une partie très importante du traitement. Ils augmentent la tonicité de la peau, en resserrent les pores, et finissent par faire disparaître ces transpirations si fréquentes dans les constitutions affaiblies, et qui deviennent une nouvelle cause d'épuisement. Les gaz en dissolution dans l'eau minérale ne doivent pas agir avec moins d'efficacité que le fer. A mesure que la chaleur les fait se dégager, ils montent à la surface, en glissant sur le corps du malade, et ajoutent ainsi au bain un charme tout particulier. Quant à la douche, au lieu de représenter une chute d'eau d'une certaine hauteur, ce n'est, comme à Ems, qu'un simple jet lancé par une petite pompe. Aussi a-t-elle très peu d'action.

L'allée Saal, avec sa terrasse plantée en avenue et ses frais ombrages, est la promenade favorite. Quand le temps est humide, on se réunit dans la grande galerie couverte qui règne au-dessus de l'élégante façade de l'établissement.

Schwalbach est un but fréquent d'excursions ; on y vient, en partie de plaisir, de la plupart des établissements voisins. C'était autrefois une sorte de lieu de pèlerinage pour les jeunes femmes privées du bonheur d'être mères. Ces sources étaient même réputées si efficaces contre la stérilité, que les bourgeois de Francfort avaient la précaution de stipuler, dans leurs contrats de mariage, que leurs femmes n'iraient pas plus de deux fois en leur vie aux eaux de Schwalbach, de peur qu'elles ne devinssent trop fécondes. Ces craintes sont dissipées aujourd'hui, bien qu'on cite encore des grossesses tout à fait inespérées.

Vers la fin de la saison, il se rend chaque année à Schwalbach un certain nombre de malades pour y achever leur cure commencée à d'autres sources, et se reposer en même temps des fatigues qui, dans les résidences thermales trop bruyantes, compromettent si souvent le succès des eaux.

(1) Voir pour les détails à la page 296.

Transport (*Stahlbrunn* et *Weinbrunn*). — Cruchons goudronnés.

Se conservent bien. Excellentes eaux qui conviennent dans tous les cas où le fer est indiqué, et qu'on peut parfaitement boire au repas.

SCHLANGENBAD
(Duché de Nassau).

Itinéraire de Paris à Schlangenbad. — Chemin de fer de Forbach, Ludwigshafen et Mayence jusqu'à Biebrich. De Biebrich à Schlangenbad, omnibus.

Schlangenbad n'est qu'à une lieue de Schwalbach. Le chemin qui relie ces deux stations thermales serpente au milieu des bois, et les quelques maisons qui composent Schlangenbad sont bâties, à mi-côte, au fond d'une vallée solitaire qu'environnent de toute part des montagnes couvertes de forêts. Quant au village, son aspect est un peu triste.

On compte huit sources d'eau minérale, distinguées entre elles par un numéro d'ordre. Ces huit sources se rendent, par groupes de quatre, dans deux établissements thermaux peu éloignés l'un de l'autre, et désignés, à cause de leur situation sur un plan différent, sous le nom de bâtiment *supérieur* et de bâtiment *inférieur*. Elles servent à alimenter les bains ; l'une d'elles fournit à la buvette qui se trouve sur la place publique, au pied de la terrasse.

L'eau de ces différentes sources est claire, transparente et d'une parfaite limpidité : examinée en masse, elle offre une teinte légèrement bleuâtre. Sa température varie de 27° à 32° C. ; sa saveur est nulle ainsi que son odeur : on dirait de l'eau ordinaire, un peu tiède. Quant à sa composition chimique, elle est complétement insignifiante, puisque, pour un litre d'eau, on ne trouve que :

	Gram.
Carbonate de soude	0,15
Chlorure de sodium	0,13

ainsi que des traces de magnésie, fer et silice, en quantités trop faibles pour être dosées.

Quand on froisse cette eau entre les doigts, on éprouve une sensation douce, veloutée, en quelque sorte savonneuse, qu'on ne sait trop à quel principe attribuer. Comme il faut en tout du merveilleux, on affirme, dans le pays, que l'onctuosité des sources dépend d'une matière animale que viennent y déposer les petits reptiles (*Coluber flavescens*), fort innocents d'ailleurs, qu'on rencontre en quantité dans les vallées et les montagnes environnantes : de là le nom de Schlangenbad (*bain des Serpents*). Je présume que c'est tout simplement une substance argileuse, infiniment divisée, dont l'eau se charge dans son trajet souterrain, et qui lui communique aussi son reflet azuré. Si c'était l'espèce de bitume, ou *schleim*, qu'on observe dans certaines sources minérales, elle laisserait, comme celles-ci, un dépôt limoneux dans les réservoirs ; or on n'en trouve pas de traces.

On comprend combien un bain pris dans de semblables conditions doit apporter de bien-être et même de jouissance. Rien n'a été négligé pour le rendre plus agréable encore. Ainsi les baignoires sont larges et spacieuses : celle dite de l'Électeur est une véritable piscine, toute de marbre, dans laquelle on peut nager facilement. Ce qui ajoute encore aux séductions du bain, c'est que, par une sorte d'effet optique, la teinte bleuâtre de l'eau minérale fait ressortir davantage la blancheur de la peau, à tel point que, chez les personnes déjà favorisées, vous diriez de l'albâtre. N'est-ce pas un peu la fontaine de Jouvence? Malheureusement, quand on sort du bain, une partie du charme s'évanouit.

Les femmes, bien entendu, sont en grande majorité à Schlangenbad. Mais doivent-elles n'y trouver que des satisfactions d'amour-propre, disons le mot, de coquetterie, ou bien au contraire ont-elles la perspective d'y recouvrer la santé?

A ne consulter que les renseignements fournis par l'analyse, il paraît douteux que ces eaux puissent posséder aucune vertu thérapeutique bien sérieuse. Mais nous savons qu'en hydrologie, la chimie est un guide trop souvent infidèle. Si donc, ce qu'il ne faut jamais négliger, on en appelle à l'observation clinique, aux faits eux-mêmes, on se convaincra facilement que ces eaux, bien loin d'être insignifiantes, fournissent à la médecine d'inappréciables ressources. Pour moi, je n'hésite pas à les regarder comme le type des eaux sédatives et adoucissantes. En même temps qu'elles agissent sur la peau à la manière d'un cosmétique onctueux, elles tempèrent la trop grande activité du système circulatoire, calment les nerfs, régularisent les sécrétions, et impriment à la vie végétative un caractère de santé plus prononcé.

Aussi les prescrit-on avec le plus grand succès dans les maladies cutanées produites ou entretenues par l'irritabilité du derme : tels sont spécialement le psoriasis, le pityriasis et l'acné. Elles font quelquefois cesser, comme par enchantement, les palpitations qui proviennent de la surexcitation du cœur ou d'une trop grande activité de la circulation. La plupart des affections liées aux troubles de l'innervation, les migraines opiniâtres, certaines insomnies, les douleurs utérines, surtout aux époques menstruelles, la chorée, l'hystérie ; en un mot, les diverses névroses éprouvent encore d'excellents effets de ces eaux. Sous ce rapport, Schlangenbad me paraît offrir la plus grande analogie avec Pfeffers, Ussat et Néris.

D'après le docteur Bertrand, qui a écrit un très bon traité sur les eaux de Schlangenbad, ces eaux ont plus d'une fois triomphé d'affections goutteuses ou rhumatismales, accompagnées d'éréthisme, que des eaux plus franchement salines auraient exaspérées.

Enfin ces eaux constituent un excellent moyen d'hygiène. C'est d'elles que Hufeland a dit : « Je ne connais aucun bain aussi » capable de prolonger les avantages de la jeunesse et de retarder » l'arrivée de la vieillesse ; ma propre expérience m'a appris qu'un » usage régulier, annuel de cette eau, commencé à un certain » âge, conserve au vieillard sa gaieté, et entretient la souplesse et » la force dans ses membres. »

On emploie les eaux de Schlangenbad presque exclusivement en bains. La durée du bain sera, en moyenne, de vingt à quarante minutes, rarement davantage ; sa température, de 30° à 34° C. Comme la chaleur native des sources est un peu au-dessous de ce chiffre, il faut, pour obtenir un degré convenable, ajouter au bain de l'eau minérale chauffée artificiellement.

Schlangenbad sert assez souvent de traitement complémentaire à Schwalbach et à Wiesbaden, surtout quand l'emploi de ces eaux a produit une certaine surexcitation.

Quelques malades viennent suivre à Schlangenbad une cure de petit-lait : des chèvres, à cet effet, ont été amenées de Suisse, et elles vont, dans la journée, brouter les herbes odorantes jusqu'aux sommets du Taunus. On prend le petit-lait, le matin, sur la jolie terrasse qui domine la vallée. Son action, combinée avec celle des bains d'eau minérale et avec la douceur de l'atmosphère, est utile dans les irritations du larynx et des bronches.

Schlangenbad n'offre d'autres distractions que de ravissantes promenades, où l'on respire un air d'autant plus pur et plus vivifiant, que la forêt vous entoure de toute part. Pour beaucoup de malades, c'est peut-être un genre de vie un peu monotone. Mais il ne faut qu'une heure pour se rendre à Wiesbaden, et la route est si belle !

TRANSPORT. — Ces eaux se conservent très bien en bouteilles. On en expédie d'assez grandes quantités pour l'usage de la toilette, et leur extrême onctuosité les rend préférables à beaucoup de cosmétiques.

WIESBADEN

(Duché de Nassau).

Itinéraire de Paris à Wiesbaden. — Chemin de fer de Forbach, Ludwigshafen et Mayence jusqu'à Wiesbaden, en ligne directe.

Wiesbaden, capitale du duché de Nassau, est situé sur le versant méridional du Taunus, dans une plaine qu'entourent des monticules de l'aspect le plus gracieux. Ce qui frappe le plus en entrant dans cette ville, c'est la blancheur éclatante des maisons, toutes peintes à l'huile, la largeur des rues et leur parfaite régularité. Une double rangée d'arbres encadre la ville et forme autour de son enceinte de magnifiques boulevards ; mais si l'on pénètre au cœur même de la cité, on ne rencontre plus que des rues étroites, tortueuses et mal bâties, véritables constructions du moyen âge. Aussi les malades logent-ils presque exclusivement dans les quartiers modernes, où ils trouvent de l'espace, de l'air et toutes les commodités de la vie.

Les sources minérales de Wiesbaden paraissent être les *Fontes Mattiaci* dont parle Pline (1). Elles sont au nombre de dix-huit et jaillissent dans la partie vieille de la ville, vers la pente méridionale du Taunus, dont la chaîne s'étend dans la région du nord. Toutes ces sources sont thermales ; une seulement mérite une description particulière, car c'est la plus abondante, la plus riche en principes salins, celle dont on boit, et la seule qui soit publique : cette source s'appelle le *Kochbrunn*.

L'eau du Kochbrunn (*source Bouillante*), bien que la plus chaude de toutes, n'atteint cependant pas une température assez élevée pour justifier son titre, car elle ne marque que 67° C. Cette source, située dans une sorte de petit bassin qu'entoure un pavillon découvert, s'échappe d'une double coquille de fonte et bouillonne comme de l'eau en ébullition. C'est de là que partent les divers tuyaux qui conduisent l'eau thermale aux hôtels qui ont des établissements de bains : il se dégage de la source un nuage de vapeur qu'on aperçoit de loin. En face est une petite place, plantée d'acacias, au milieu de laquelle s'élève un groupe allégorique, de marbre de Carrare, dédié à la déesse Hygie.

L'eau de cette source est claire et limpide ; elle répand une légère odeur, comme de la chaux qu'on éteint : sa saveur ne peut être mieux comparée qu'à celle d'un mauvais bouillon fortement salé. Au fond du bassin où elle sourd est un dépôt ocreux, et il se forme à sa surface une pellicule blanchâtre, irisée, qui n'est autre chose qu'un carbonate alcalin précipité par le contact de l'air.

Les autres sources se trouvent dans les hôtels particuliers dont

---

(1) « Sunt et Mattiaci in Germania fontes calidi trans Rhenum, quorum
» haustus triduo fervet ; circa marginem vero pumicem faciunt aquæ. »
(Plinii *Histor. natur.*, lib. xxx.)

elles sont la propriété : les deux principales, le Schutzenhof et
l'Adlerquelle, ne diffèrent du Kochbrunn qu'en ce qu'elles sont
moins chaudes et moins minéralisées.

Les sources de Wiesbaden appartiennent toutes à la classe
des eaux salines muriatiques. Le Kochbrunn contient, par litre,
8gr,100 de principes fixes, dont :

Gram.

Chlorure de sodium.	7,332
Chlorure de magnésium.	0,246
Bromure de sodium.	0,019

Les autres sels sont à base de potasse, chaux, fer et magnésie,
en proportion très faible. Quant à l'acide carbonique, il s'y
trouve en bien moindre quantité que ne semble l'indiquer le
bouillonnement de la source, ce bouillonnement étant produit
en partie par le dégagement de l'air atmosphérique en dissolution dans l'eau minérale.

C'est en analysant ces eaux que M. Walchner a, pour la première fois, constaté la présence de l'arsenic, qu'on a ensuite
reconnu dans la plupart des sources minérales.

On vient surtout à Wiesbaden pour faire usage des bains.
Cependant, vous apercevez le matin, vers sept heures, un certain
nombre de buveurs réunis près du Kochbrunn : ils se servent,
pour éviter de se brûler les mains, de verres à anse. Quelques
personnes, au lieu de l'eau puisée immédiatement à la source, en
prennent dans des bouteilles de grès qui ont été remplies dès la
veille, et qu'on a eu soin de ne pas boucher pour que l'eau se
refroidit plus vite. C'est une méthode très défectueuse, l'eau
minérale perdant ainsi non-seulement ses gaz, mais la plupart
de ses principes salins : mieux vaudrait ajouter à l'eau trop
chaude un peu d'eau minérale froide, que de la laisser ainsi
s'évaporer.

Cette eau, à la dose de trois ou quatre verres, est ordinairement
laxative, bien que chez quelques malades elle produise l'effet
tout opposé. L'estomac la supporte, en général, fort bien ; le

plus souvent, il en résulte une augmentation notable d'appétit et des digestions plus faciles.

Les bains, avons-nous dit, constituent la partie essentielle du traitement. Ils sont extrêmement excitants, bien que leur température dépasse rarement 26° à 27° R., et qu'ils aient perdu beaucoup de leur force par l'obligation où l'on a été de laisser refroidir l'eau minérale, afin de la ramener à un degré convenable. Quelquefois, pourtant, vous voyez des malades être pris, en entrant dans le bain, de maux de tête, d'éblouissements et de vertiges ; d'autres supportent bien la première immersion, puis ils éprouvent une sorte de somnolence qui indique que le cerveau tend à se congestionner : il ne faut pas hésiter, en pareil cas, à quitter le bain, ou du moins à en mitiger l'action, en ajoutant de l'eau ordinaire à l'eau minérale.

Les bains, combinés avec la boisson, déterminent d'habitude, au commencement de-la cure, certains phénomènes de saturation que nous avons déjà mentionnés à propos d'autres sources, et qui se rattachent à la fièvre thermale. Ces phénomènes, dont la durée dépasse rarement trois ou quatre jours, se traduisent par l'insomnie, l'accablement, l'inappétence, le ballonnement du ventre, l'accélération du pouls et même l'oppression : en général, ils se dissipent d'eux-mêmes par le repos. D'autres fois, il est bon de recourir à un léger évacuant, car ce qui prédomine habituellement dans cet ensemble de symptômes, c'est l'état saburral de l'estomac et un sentiment de plénitude.

Il est une autre série de phénomènes qui ne dépendent plus de l'impression produite sur les organes par le premier contact de l'eau thermale, mais qui paraissent être la conséquence du passage dans le sang des principes minéralisateurs, et de leur combinaison intime avec nos humeurs : c'est ce qu'on appelle la *fièvre critique* des bains.

Cette fièvre se déclare rarement avant le deuxième septénaire. Elle s'annonce de même par les phénomènes de saturation et d'accélération du pouls ; mais ce qui la distingue essentiellement, c'est qu'au lieu de se dissiper d'elle-même par degrés et sans secousse, elle provoque presque toujours une véritable crise

qui en est comme l'aboutissant. Ainsi les malades sont pris tout
à coup d'une transpiration excessive, et, en même temps, la peau
se recouvre d'une éruption miliaire. D'autres fois, il survient une
diarrhée abondante dont la couleur, la viscocité et l'odeur offrent
quelque chose de tout à fait spécifique. Dans quelques cas, la crise
se portant sur les reins, les urines deviennent troubles et laissent
déposer un sédiment rouge, épais, ammonical, comme dans le
catarrhe de la vessie. Quel que soit, du reste, le mode de terminaison de ces crises (et les trois formes que je viens d'indiquer
sont les plus fréquentes), on voit la fièvre décroître, puis disparaître à mesure que le principe morbifique qui viciait l'économie
trouve une issue au dehors. Ce sont là, je le sais, des explications
et un langage empruntés à la médecine humorale ; mais qu'importe ! Pour tout esprit qui sait observer, l'étude des maladies
chroniques ne permet pas de méconnaître la part immense qu'il
faut attribuer, dans l'appréciation des lésions, à l'état du sang et
des autres liquides.

Les eaux de Wiesbaden conviennent dans ces nombreuses
affections chroniques qui semblent être du domaine de presque
toutes les eaux minérales, pourvu que celles-ci aient une température élevée ; mais on les recommande plus spécialement contre
la goutte et le rhumatisme. Comme on désigne ainsi, d'habitude,
divers états morbides qui n'ont souvent de commun entre eux que
la douleur et la gêne des mouvements, il importe d'établir à leur
sujet quelques distinctions pratiques.

Et d'abord, pour ce qui est de la goutte, je commence par
déclarer qu'aucune eau minérale, pas plus qu'aucun médicament,
ne jouit du privilége spécial de la guérir. Quelquefois elle revêt
des formes si complexes, que chacune d'elles réclame une médication particulière ou même différente.

Quelle est celle pour laquelle les eaux de Wiesbaden devront
être conseillées ?

Il est évident, d'après l'action de ces eaux, que ce sera surtout
la forme passive ou atonique : nous désignons ainsi cette goutte
vague, mal définie, sans réaction vive, qui s'annonce plutôt par
l'engourdissement que par la douleur, et qui entraîne presque

toujours l'œdème des parties atteintes. La crise ne débute pas franchement par une articulation ; elle se porte de l'une à l'autre, du pied au genou, du bras à l'épaule, passe quelquefois d'un côté du corps au côté opposé, ou même s'attaque aux organes les plus essentiels de la vie : c'est cette extrême mobilité qui en constitue le caractère distinctif. Les eaux de Wiesbaden, employées dans ce cas, auront pour effet de raviver le principe goutteux, d'en réunir les éléments disséminés dans la profondeur des tissus, et, par une sorte de travail éliminatoire, de les diriger au dehors. Une crise surviendra ; mais cette crise, souvent douloureuse, n'aura qu'une durée passagère, et, à mesure qu'elle diminuera, vous verrez les articulations affectées redevenir de plus en plus libres.

Les goutteux qui se rendent à Wiesbaden pour réclamer le bénéfice de ses sources ne doivent donc pas se faire illusion sur la nature même du traitement. Il leur faudra presque toujours passer par la période d'aggravation avant de sentir leur état s'améliorer, et encore cette amélioration n'est-elle pas certaine.

Ce que je viens de dire de la goutte s'applique également bien au rhumatisme : d'ailleurs ces deux affections se confondent quelquefois au point de ne plus sembler en faire qu'une seule.

Il est des malades chez lesquels le rhumatisme s'est tellement identifié avec les tissus fibreux et musculaires, qu'il fait en quelque sorte partie de l'individu lui-même. On dit : « J'ai mes douleurs, » pour indiquer que celles-ci s'exaspèrent. Les souffrances reviennent ainsi à des époques plus ou moins éloignées, sans offrir d'accès proprement dits, de sorte qu'il y a plutôt recrudescence d'un mal continu qu'intermittence véritable. Cette variété du rhumatisme, qui est surtout influencée par les variations atmosphériques, spécialement le froid et l'humidité, succède le plus souvent à un état aigu ; mais quelquefois elle se développe d'emblée avec les caractères chroniques qu'elle ne doit plus quitter. On ne saurait, en pareil cas, recourir trop tôt aux sources de Wiesbaden. Si le rhumatisme n'est pas arrêté dans ses progrès, il envahit successivement un plus grand nombre d'articulations ; les têtes osseuses se déforment et se gonflent, les ligaments s'engorgent, les mouvements deviennent de jour en jour plus difficiles, et il en résulte un état d'endolorissement général qui amène l'immobilité. C'est ce que, dans le langage du monde, on appelle *être perclus*.

La douche aidera puissamment ici à l'action des bains. On comprend combien l'emploi de ces moyens énergiques exige de prudence ; car, si l'on imprimait à la constitution une secousse trop violente, peut-être ensuite ne serait-on plus maître des accidents qu'on aurait imprudemment provoqués.

Il est une autre forme de rhumatisme, qu'on peut appeler rhumatisme *noueux*, pour laquelle on est souvent consulté, et qui se reconnaît aux caractères suivants : Les malades, surtout les femmes, éprouvent, sans cause appréciable, de la douleur dans l'articulation d'une phalange ; puis, au bout d'un certain temps, une autre articulation se prend, et ainsi de suite, jusqu'à ce que toutes les phalanges aient été envahies. La douleur n'est jamais très vive : elle se calme d'elle-même, mais en laissant dans les parties atteintes de la gêne et du gonflement. Bientôt les extrémités osseuses se tuméfient ; les doigts paraissent raccourcis, et la jonction des phalanges se courbe en saillies anguleuses ; enfin, le poignet peut également s'entreprendre, de sorte qu'il arrivera un moment où le malade se trouvera presque entièrement privé de l'usage de ses mains.

Cette variété du rhumatisme, dont la marche est si insidieuse et la nature en apparence si peu grave au début, est une des plus rebelles à l'action des eaux. Celles-ci, quelque persistance qu'on mette dans leur emploi, ne guériront point le mal ; elles pourront tout plus l'atténuer ou en arrêter les progrès.

Si je voulais passer en revue les différentes maladies articulaires pour lesquelles les eaux de Wiesbaden doivent être conseillées, ou, au contraire, défendues, je serais entraîné bien au delà des limites de ce travail. Qu'il me suffise d'avoir indiqué les principaux types. D'ailleurs, souvent les espèces se mêlent et se confondent, chez le même malade, de manière à former un tout complexe dont il est impossible d'isoler ou de définir les éléments.

Les sources de Wiesbaden conviennent encore dans beaucoup d'autres affections où il s'agit de produire une stimulation énergique : sous ce rapport, leur composition et leurs vertus thérapeutiques présentent de notables analogies avec les eaux de Bourbonne. Ainsi, on les emploie contre certaines paralysies des membres, les rétractions musculaires et tendineuses, les entorses, les ankyloses incomplètes, les roideurs consécutives aux anciennes fractures, et les plaies d'armes à feu trop lentes à se cicatriser.

On les conseille également contre certains symptômes de pléthore abdominale qui paraissent se rattacher à des embarras de circulation dans la veine porte, et qu'on appelle *Unterleibsvollblütigkeit*. (Je ne serai plus repris à faire des citations en allemand.) Par la congestion artificielle qu'elles produisent dans les plexus veineux du rectum, ces eaux ont pour effet de dégager les viscères, et de prévenir la stase du sang dans leur parenchyme.

Je n'ai rien de particulier à dire de l'hygiène des baigneurs; elle est à Wiesbaden la même que dans les autres établissements thermaux. Comme la vallée où se trouve la ville est très peu profonde, que le climat est fort doux, et que la chaîne du Taunus forme un rempart contre les vents du nord, on est peu exposé aux variations brusques de l'atmosphère : aussi la saison des eaux se prolonge-t-elle jusqu'au mois d'octobre.

On se baigne dans les hôtels particuliers. Le Kursaal n'est destiné qu'aux fêtes et aux jeux. Ses longues galeries, avec leurs élégantes boutiques, ses salons grandioses et leur splendide ameublement, son parc si frais, si coquet, en font un véritable palais tout à fait digne de la capitale du duché de Nassau et de l'importance de ses sources.

Wiesbaden est un séjour des plus animés, sans toutefois offrir rien de trop bruyant. Il y a beaucoup moins d'étiquette obligée qu'à Baden-Baden ou à Ems. On est toujours sûr d'y rencontrer une société choisie, d'agréables distractions, une existence facile, et, ce qui n'est pas moins attrayant, on a bien des chances d'y recouvrer la santé.

WEILBACH

(Duché de Nassau).

Itinéraire de Paris à Weilbach. — Chemin de fer de Forbach, Mannheim et Francfort jusqu'à la station de Florsheim, sur la ligne de Mayence.
De cette station à Weilbach, omnibus.

Quand on va de Francfort à Mayence par le chemin de fer, on
aperçoit sur la droite, en face de la station de Florsheim, un
édifice entouré de quelques arbres, et isolé de toute habitation :
c'est l'établissement thermal de Weilbach. Là jaillit une source
sulfureuse que nous connaissons à peine de nom en France,
bien que chaque année, en Allemagne, on en expédie plus de
cent mille bouteilles. Cependant il ne faudrait pas juger des
vertus de cette eau par le chiffre seul de son exportation, car on
doit mettre aussi en ligne de compte l'extrême rareté des eaux
sulfureuses dans toute cette partie du Rhin.

Il n'y a qu'une source à Weilbach : elle est renfermée dans un
élégant pavillon, tout près de l'établissement. L'eau s'échappe,
par quatre robinets, d'une sorte d'urne disposée en pyramide,
pour retomber dans un bassin de marbre, d'où elle est transportée par des tuyaux pour l'usage des bains. Autrefois les malades
étaient obligés de loger dans le village, qui est éloigné d'une
demi-lieue : ils trouvent aujourd'hui, près de la source, un bel
établissement thermal, contenant un appareil de bains bien
ordonné, et des appartements tout à fait convenables.

L'eau de Weilbach est claire et limpide comme de l'eau de
roche ; sa saveur est à peine sulfureuse, avec un arrière-goût
salin ; son odeur presque nulle. Comparez cette source avec
celles d'Aix-la-Chapelle, vous n'hésiterez pas à la regarder
comme bien moins sulfureuse, et cependant, au moment où l'on
en fait usage, le contraire existe. C'est que les eaux de Weilbach,
par cela même qu'elles sont tout à fait froides (14°C.) conservent
presque en totalité le principe sulfureux que nous avons dit
être si volatil dans les eaux thermales d'Aix-la-Chapelle.

Le soufre s'y trouve à l'état de gaz acide sulfhydrique libre :

la dose, d'après Kastner, serait de près de trois pouces cubes,
par livre allemande de seize onces. Il y a aussi une notable
portion d'acide carbonique et un peu d'azote.

M. Fontan range la source de Weilbach dans la classe des eaux
sulfureuses accidentelles. Il s'appuie principalement sur ce qu'elle
sort d'un terrain formé de calcaire grossier, alternant avec des
couches d'argile mêlées de lignite et de houille. Remarquons
toutefois que les principaux sels en dissolution dans cette eau
sont à base de soude. En effet, sur 1^{gr},590 de principes fixes que
cette eau renferme par litre, nous trouvons :

Gram.

Carbonate de soude.	0,585
Chlorure de sodium.	0,260
Sulfate de soude.	0,041

et seulement :

Carbonate de chaux.	0,271

Or, d'après M. Fontan, les sels que les eaux sulfureuses accidentelles devraient contenir, seraient à base de chaux.

On prend l'eau de Weilbach en boisson et en bains, mais surtout en boisson. Il est d'usage de la boire à la source même, en
ayant soin de remplir le verre très doucement, dans la crainte
que le gaz, agité par le choc, ne s'évapore. Cette eau, même en
quantité considérable, est très facilement supportée par l'estomac. Elle ne provoque pas de diarrhée; seulement, au bout de
quelques jours, les garderobes deviennent plus libres, et elles
offrent une coloration d'un brun verdâtre.

Quant aux bains, ils méritent à peine qu'on en parle, car il
faut faire chauffer l'eau, et le gaz sulfhydrique, quelque précaution qu'on prenne, s'échappe presque en totalité : au lieu de
bains sulfureux, ce sont donc tout simplement des bains un peu
alcalins.

C'est surtout dans le traitement des affections chroniques de
la poitrine que les eaux de Weilbach sont les plus renommées :
on va même jusqu'à leur accorder une sorte de spécificité contre
les catarrhes pulmonaires et les phthisies commençantes. Nous

avons en France les Eaux-Bonnes, la Raillère et le Mont-Dore, dont la réputation, justifiée par tant de succès, n'a rien à leur envier. Toutefois, je n'ai pas dû passer sous silence les eaux de Weilbach, car nous allons voir qu'il est des cas où elles peuvent être employées avec avantage, quand les nôtres seraient impuissantes ou même dangereuses.

Ainsi, tandis que nos principales sources provoquent d'abord une excitation artificielle, et n'agissent qu'en substituant momentanément un état aigu à un état chronique, les eaux de Weilbach calment d'emblée et sans déterminer aucun phénomène critique. Il n'est même pas rare que, sous leur influence, le pouls diminue, dès les premiers jours, de quinze à vingt pulsations, et, de fébrile qu'il était, tombe au-dessous de son rhythme normal. Notons ce fait : il est capital par les conséquences pratiques qui en découlent.

Cette action sédative des eaux de Weilbach peut même quelquefois devenir tout à fait débilitante. Chez les personnes à tempérament lymphatique, surtout celles dont les cheveux sont blonds, la fibre molle, la peau décolorée, vous ne tarderez pas à voir, sous l'influence de ces eaux, la pâleur augmenter ainsi que la faiblesse. Bientôt des bruits de souffle se feront entendre au cœur et aux carotides : ce sera une véritable chlorose. Cependant l'estomac digère bien, et l'appétit continue d'être excellent. Le médecin de Weilbach, M. Roth, croit pouvoir expliquer cet effet des eaux en disant qu'elles s'attaquent aux globules du sang et les dissolvent.

On commence par boire, le matin, un à deux verres d'eau minérale, mais seulement par demi-verre à la fois; puis on arrive à trois verres, puis à quatre, en prenant toujours l'expectoration pour guide. Celle-ci augmente-t-elle, on diminue la dose; on l'augmente, au contraire, quand l'expectoration diminue : car il est d'observation que, lorsque la sécrétion de la muqueuse devient plus abondante, c'est plutôt par le fait d'une congestion passive que par la surexcitation de la membrane.

Il résulte de ces remarques que l'eau de Weilbach doit être surtout utile aux individus pléthoriques, dont le pouls est habituellement élevé, et dont la constitution offre les attributs du tempérament sanguin. Les hémorrhagies nasales, les congestions actives du poumon, bien loin d'être des motifs de s'abstenir, sont autant d'indications de l'emploi de ces eaux. On a noté aussi que les hommes s'en trouvent mieux que les femmes : ce sont surtout les jeunes gens de dix-huit à vingt-cinq ans, alors, en quelque sorte, que chez eux la séve est dans la plénitude de sa vitalité. Sous ce rapport, je ne connais que les eaux de Penticouse (Espagne), qui jouissent, comme celles de Weilbach, de vertus primitivement sédatives dans le traitement des maladies de l'appareil pulmonaire.

Notons encore cette propriété des eaux de Wielbach de faire disparaître très rapidement les tumeurs hémorrhoïdales, ainsi que les désordres qui parfois les accompagnent. Aussi sont-elles réputées agir d'une manière toute spéciale sur la circulation de la veine porte.

Le séjour de Weilbach n'est rien moins que divertissant. Il y a quelques jolis points de vue, mais peu de promenades et encore moins de visiteurs. Les amateurs de géologie pourraient faire d'intéressantes excursions dans la chaîne du Taunus. Celle-ci offre à considérer trois étages de composition différente : les sommets, dénudés par les âges et les éléments, sont formés par du quartz; les couches moyennes par un schiste particulier appelé *séricite*, et la base par des dépôts tertiaires. La flore de ces contrées est également très variée et très riche.

Quant à l'établissement thermal, on dirait une sorte de monastère qu'entourent les cités les plus bruyantes, mais d'assez loin cependant pour respecter son silence et son recueillement.

TRANSPORT. — Il est à regretter que ces eaux soient si peu connues en France, qu'on ait dû renoncer à en expédier. Elles se conservent très bien en bouteilles, et je ne connais aucune autre eau sulfureuse qui, dans certains cas, puisse les remplacer complétement. Utiles dans les affections catarrhales ou tuberculeuses du poumon et des bronches, qui offrent les caractères spéciaux que j'ai indiqués.

SODEN

(Duché de Nassau).

Itinéraire de Paris à Soden. — Chemin de fer de Forbach, Mannheim et Francfort, jusqu'à la station de Höchst, sur la ligne de Mayence. De cette station à Soden, omnibus.

Soden est un joli village situé, au pied même du Taunus, à trois lieues de Francfort et à six de Wiesbaden. Tout le pays est couvert de fertiles prairies qu'environne une ceinture d'arbres fruitiers parmi lesquels nous citerons la vigne et le châtaignier. Au milieu des élégantes constructions élevées pour les baigneurs, on remarque surtout le Kursaal qui se dresse gracieusement en amphithéâtre et domine le parc : son architecture rappelle les chalets de la Suisse, et son aménagement intérieur offre un ensemble de bains et de logements très confortables.

Les sources, au nombre de vingt-trois, jaillissent du schiste et sont disséminées de distance en distance dans le village et les promenades ; on les désigne chacune par un numéro d'ordre. Comme plusieurs ont le même numéro, une lettre de l'alphabet sert à les distinguer.

Ces sources ont une température qui varie de 12° à 24° C. Elles sont limpides et incolores. Le n° 6ᴬ, qui jaillit au milieu du parc, et est une des sources les plus estimées, a un goût salé et nauséabond, rappelant celui des eaux de Kreuznach ; d'autres sources, au contraire, sont très agréablement sapides, ce qu'elles doivent à la quantité de gaz acide carbonique qui les sature. C'est ainsi que le n° 19 est communément appelé source de Champagne (*Champagnerbrunn*). Il est certain qu'à sa sortie du sol, cette eau mousse et petille comme le liquide dont elle porte le nom ; seulement j'ai trouvé, en y goûtant, l'assimilation quelque peu ambitieuse.

De même que toutes les sources muriatiques, ce sont des eaux très fortement chargées de sel marin et offrant avec celles de Hombourg la plus grande analogie. D'après l'analyse de MM. Figuier et Mialhe, le n° 6ᴬ, qui est une des sources les plus minéralisées, contient, par litre, 15gr,691 de principes fixes, dont :

	Gram.
Chlorure de sodium.	14,327
Carbonate de chaux.	0,792
Carbonate de fer.	0,045

Les sources de Soden ne sont pas toutes employées en médecine. Je vais indiquer les plus usitées, en y joignant le résultat de mes observations, ainsi que les renseignements que voulut bien me communiquer le docteur Thilenius.

Numéro 1. — Température, 24° C. Convient surtout aux poitrinaires : ne purge pas.

Numéro 3. — Température, 21° C. Prescrite de même dans le catarrhe bronchique avec menace de tubercules pulmonaires. N'est pas sans quelque analogie avec les sources d'Ems : un peu plus laxative que la précédente.

Numéro 4. — Température, 19° C. Purge beaucoup. C'est la source la plus minéralisée ; très peu gazeuse. Conseillée principalement dans les embarras de la veine porte et les *obstructions* des viscères abdominaux. Elle agit comme un puissant révulsif dans les congestions de la tête et de la poitrine, surtout quand il est question de rappeler d'anciens flux hémorrhoïdaux.

Numéros 6A, température, 18° C. — 6B, température, 16° C. Mêmes propriétés et mêmes usages que le n° 4. Le 6B surtout est très avantageux pour commencer la cure.

Numéro 7. — Température, 17° C. N'est usitée qu'en bains.

Numéro 18. — Température, 14° C. Un peu moins purgative que les n° 4 et 6 : convient dans les mêmes affections ; quelques malades la supportent mieux, à cause de sa température très basse. On l'a comparée avec quelque raison aux sources de Hombourg et de Kissingen.

Numéro 19. — Température, 14° C. C'est la source dite de Champagne, celle qu'on préfère à cause de sa saveur aigrelette et piquante : par son action tonique, elle restaure l'estomac que fatiguerait à la longue l'emploi des autres sources plus actives.

Enfin, ce sont les n°ˢ 4, 6 et 7 qu'on emploie le plus habituellement pour les bains.

M. Thilenius administre rarement les eaux de Soden à la dose de plus de deux à trois verres, le matin, pures ou coupées avec du petit-lait ou du lait. C'est avec raison qu'il préfère à une purgation véritable un simple effet laxatif dont l'action, plus douce, a des résultats plus durables. Bientôt, sous l'influence de ces eaux, les fonctions digestives s'améliorent, les dyspepsies se dissipent, et les sécrétions muqueuses se régularisent. On arrive insensiblement ainsi à obtenir une nutrition plus vigoureuse et une augmentation de tonicité de tout l'organisme.

Il résulte de ces faits que les eaux de Soden conviennent surtout aux constitutions veineuses et lymphatiques, et que leur emploi est d'autant mieux indiqué, que les forces générales ont plus besoin d'être soutenues et remontées.

Aussi les conseillerez-vous spécialement à ces individus chez lesquels prédomine l'appareil abdominal, qui ont le ventre lourd, saillant, de la tendance à l'obésité, et qui offrent une sorte de congestion passive des principaux viscères. La goutte atonique, l'anémie, l'affection scrofuleuse, certains engorgements de l'utérus et de ses annexes, éprouvent encore d'excellents effets de ces eaux, pourvu que le système nerveux ne soit pas trop impressionnable.

Enfin il se rend, chaque année, à Soden, bon nombre de personnes malades de la poitrine. Sans aucun doute, les conditions atmosphériques n'ont pas ici une influence moindre que l'action des eaux. Quelle disposition plus heureuse que celle du village, adossé à la montagne et protégé contre les vents du nord par le Feldberg et l'Altkonig, les deux cimes les plus élevées de la chaîne du Taunus! Aussi l'air y est-il d'une pureté parfaite et d'une température presque toujours égale. Joignez à ces avantages un genre de vie calme et paisible, des distractions champêtres, de beaux sites, des promenades sans fatigue dans des sentiers ombragés, et vous aurez, mieux que par l'analyse chimique, le secret de l'efficacité de ces eaux contre les affections pulmonaires.

KRONTHAL

(Duché de Nassau).

Itinéraire de Paris à Kronthal. — Même itinéraire que pour Soden (voir page 330), dont Kronthal n'est séparé que d'une lieue.

Sur la lisière du Taunus, et à une petite distance de Soden, se trouvent plusieurs sources ferrugineuses froides. Les deux principales, le Stahlquelle (*source Ferrugineuse*) et le Wilhemsquelle (*source de Guillaume*), jaillissent, à vingt pas l'une de l'autre, au pied de la montagne sur laquelle s'élève la ville de Kronberg, dont le vieux château offre des ruines si pittoresques et en même temps si riches en souvenirs.

Ce sont des eaux excessivement gazeuses. Le fer s'y trouve à l'état de carbonate, environ 0gr,03, par litre. Elles renferment aussi une notable proportion de chlorure de sodium et des sels de magnésie. Sous ce rapport, elles conviennent quelquefois mieux que les eaux de Schwalbach, qui, moins chargées de principes salins, exercent une action plus astringente.

Les eaux de Kronthal sont éminemment toniques et stimulantes; on les emploie, surtout à l'intérieur, dans tous les cas où les eaux ferrugineuses sont indiquées. Le docteur Kuster utilise, comme on le fait à Nauheim, le gaz acide carbonique en douches et en bains contre diverses paralysies.

Kronthal reçoit très peu d'étrangers; cependant ses sources ont une valeur très réelle, et il ne leur manque que la vogue pour qu'elles prennent place aux premiers rangs des eaux ferrugineuses.

HOMBOURG

(Hesse).

Itinéraire de Paris à Hombourg. — Chemin de fer de Forbach et Mannheim jusqu'à Francfort. De Francfort à Hombourg, omnibus.

Les sources de Hombourg sont, parmi les eaux d'Allemagne, celles que célèbrent chaque jour avec le plus de fracas toutes les trompettes de la publicité. Jamais peut-être le prospectus et l'annonce n'ont poussé aussi loin l'abus de la réclame. Qu'en est-il résulté ? C'est qu'on se rend à Hombourg plutôt pour se divertir que pour se soigner, et que la roulette fait une telle concurrence aux sources, qu'on y voit beaucoup plus de joueurs que de malades. Et cependant ces eaux sont également favorisées au point de vue de l'hygiène et de la thérapeutique.

Hombourg, capitale du Landgraviat et résidence du souverain, est une petite ville, presque entièrement neuve, bâtie sur le penchant d'une colline, à l'extrémité orientale de la chaîne du Taunus. Une route magnifique la relie à Francfort, dont elle n'est distante que de trois lieues (1).

Le Kursaal est, sans contredit, un des plus beaux établissements de ce genre : situé au centre de la ville, et séparé de la rue principale par une place encadrée de parterres, son aménagement intérieur répond à l'aspect monumental du péristyle. De vastes salons ornés de colonnes de marbre, un riche ameublement, des peintures à fresque dans le goût de la renaissance, une belle exposition, tout concourt à l'embellissement de ce splendide édifice. Sur la façade qui regarde la forêt, s'étend une large terrasse qui communique avec le jardin de Kursaal : à droite est un kiosque pour les symphonies, et, un peu plus loin, le parc, avec ses ravissants bosquets où jaillissent les sources.

Celles-ci, au nombre de quatre, sont froides : 10° à 11° C. Elles appartiennent à la classe des eaux salines muriatiques et offrent dans leur composition, ainsi que dans leurs propriétés, la plus grande analogie. Les chlorures, surtout le chlorure de sodium, en constituent les éléments essentiels ; elles renferment aussi du fer : toutes sont gazeuses. Un mot maintenant sur chacune.

Source Elisabeth. — C'est la plus fréquentée et celle qui a commencé la réputation de Hombourg. Elle est claire, limpide, et dégage beaucoup d'acide carbonique : sa saveur, franchement

(1) A une demi-lieue de Hombourg, se trouve Friedrischsdorf, petite colonie française qui, réfugiée en Allemagne par la révocation de l'édit de Nantes, a conservé parfaitement intacte, sur la terre étrangère, sa langue, ainsi que tous les caractères de sa nationalité.

salée et piquante, n'a rien de désagréable. Elle contient, par litre, 13gr,300 de principes salins, dont :

	Gram.
Chlorure de sodium.	10,649
Chlorure de magnésium.	1,187
Carbonate de chaux.	1,431
Carbonate de fer.	0,043

Comme c'est la moins minéralisée, c'est par elle, en général, qu'on commence le traitement.

Prise à la dose de trois ou quatre verres, cette eau est légèrement purgative. Lorsque, dans les premiers jours de son emploi, elle provoque de la chaleur et de l'agacement à l'épigastre, on y ajoute un peu de lait, ou simplement de l'eau ordinaire, et bientôt on arrive à pouvoir la prendre pure.

Source Louis. — Même composition à peu près que la source Élisabeth et mêmes usages. Elle est plus gazeuse, et, par suite, elle est quelquefois mieux supportée par l'estomac.

Source de l'Empereur. — La plus purgative de toutes. Elle contient, par litre, 18gr,523 de principes fixes. Sa saveur, astringente et amère, offre un arrière-goût sulfureux qui répugne aux malades et occasionne parfois des vomissements : aussi ne l'emploie-t-on d'habitude que vers la fin de la cure, quand on est déjà accoutumé à l'impression des eaux.

Source ferrugineuse (*Sthalhbrunn*). — C'est une eau qui, par sa composition et son action médicinale, tient le milieu entre les sources muriatiques et les sources ferrugineuses. Elle renferme à peu près la même quantité de sel marin que la source Élisabeth (10gr,623), mais davantage de carbonate de fer : la dose en est de 0gr,102. Il est à regretter qu'elle ait une saveur aussi désagréable, d'autant plus qu'elle a l'avantage sur les eaux purement ferrugineuses d'exercer une action laxative, propriété qu'elle doit surtout à ses sels de magnésie.

Ces diverses sources, qui sont pour la plupart le produit de forages artésiens, sont situées à peu de distance les unes des autres et renfermées chacune dans un bassin de pierre qu'entoure une élégante balustrade : on met sept à huit minutes pour s'y rendre de l'établissement. Rien de plus gracieux ni de mieux tenu que les sentiers qui y conduisent. Près de la source Élisabeth, s'élève l'orangerie, vaste bâtiment qui, lorsque le temps est pluvieux, offre une promenade couverte aux buveurs.

On ne prend pas les eaux de Hombourg en boisson seulement. Des bains et des douches ont été organisés tout près du Kursaal; ils sont alimentés par les sources Louis et de l'Empereur, dont les eaux viennent se déverser dans un réservoir commun, d'où elles sont transportées à l'établissement pour être soumises à un réchauffement préalable. Mais une eau minérale dont il faut élever artificiellement la température ne saurait avoir toutes les vertus thérapeutiques d'une eau chaude naturellement.

Il est d'usage d'ajouter à l'eau du bain, pour la rendre plus active, une dose plus ou moins forte de mutter-laüge, apportée des salines de Nauheim.

Quelles sont les maladies qu'on traite à Hombourg avec le plus de succès? Ce sont les affections abdominales, depuis la simple dyspepsie jusqu'aux troubles fonctionnels les plus profonds. Vous y observerez surtout ces états complexes, si difficiles à définir, que caractérisent des alternatives d'appétit exagéré et d'anorexie, des borborygmes, des flatuosités, un vague sentiment de tension et de plénitude dans tout le ventre, principalement au-dessus des fausses côtes. Tantôt il existe une diarrhée séreuse ; le plus souvent, c'est une constipation opiniâtre ; quelquefois l'une et l'autre se succèdent, sans cause connue, chez le même individu. A ces symptômes se joignent d'habitude des phénomènes congestifs du côté de la vessie, du rectum et des lombes. En vain on essaie de toutes les préparations pharmaceutiques : le mal fuit devant le remède ou même se transforme. Les malades sont-ils abandonnés à eux-mêmes, bientôt des inquiétudes vagues s'emparent de leur esprit, ils deviennent tristes, moroses; la vie leur est à charge : un degré de plus, ce seront des hypochondriaques.

L'hypochondrie n'est donc pas toujours le fait d'une simple aberration cérébrale : le plus souvent elle se lie à des souffrances, exagérées sans doute, mais bien réelles, qui portent tour à tour

sur les principaux viscères de l'abdomen, sans se fixer spécialement sur aucun.

Quelle que soit la nature même de l'hypochondrie, il est d'observation que les eaux salines muriatiques exercent sur elle la
plus heureuse influence : sous ce rapport, celles de Hombourg se
placent en première ligne. Prises le matin, à la dose d'un à
deux verres, ces eaux activent les sécrétions, donnent du ton aux
vaisseaux, plus d'énergie aux glandes, et, sous l'influence d'évacuations alvines modérément répétées, rendent, par une heureuse
réaction, l'esprit plus facile et la tête plus libre. Rarement on les
prescrit à doses purgatives. Si vous déterminez, dès le début, une
crise violente par les selles, l'action en sera trop rapide pour
avoir un effet durable ; elle sera de même trop intense pour pouvoir être longtemps continuée : il vous faudra, par suite, renoncer
à un moyen dont l'emploi convenablement ménagé eût encore été
nécessaire quelque temps pour le complément de la cure.

La terminaison de l'hypochondrie ou des affections abdominales qui s'y rattachent, n'a pas toujours lieu par des sécrétions
intestinales exagérées ; très souvent aussi elle s'opère par le
retour d'évacuations naturelles supprimées, spécialement du
flux hémorrhoïdal.

J'ai peu de choses à dire de ces eaux dans le traitement de la
goutte. Elles m'ont paru être surtout utiles aux goutteux chez
lesquels l'abus de la médication thermale alcaline a déterminé
des phénomènes de prostration et d'appauvrissement du sang.

Enfin les eaux de Hombourg triomphent quelquefois parfaitement de l'anémie et de la chlorose, alors que les sources plus
nettement ferrugineuses de Schwalbach ou de Spa exerceraient
une action trop astringente sur l'intestin ou trop excitante sur la
circulation générale. Les tempéraments auxquels Hombourg est
le mieux appropriés sont les tempéraments lymphatiques ou
scrofuleux.

Que dirai-je maintenant de la beauté des sites, de la variété
des promenades et du charme des réunions ? Hombourg se charge
lui-même chaque année d'exalter ses propres merveilles, et de
publier, dans de pompeux bulletins, les noms et les titres de ses

nobles visiteurs (qui ne sont pas toujours ses malades). Aussi me contenterai-je d'ajouter qu'il en est des distractions et des plaisirs comme des eaux minérales : il faut savoir en user avec réserve.

TRANSPORT (*source Élisabeth*). — Cruchons goudronnés.

Ces eaux se conservent bien. Deux verres pris le matin, à jeun, produisent un effet doucement laxatif, et font disparaître l'état saburral des premières voies. Il est rare aujourd'hui qu'on les prescrive : on leur préfère avec raison les eaux de Kissingen et de Marienbad.

NAUHEIM

(Hesse électorale).

Itinéraire de Paris à Nauheim. — Chemin de fer de Forbach, Mannheim et Francfort jusqu'à la station de Nauheim, sur la ligne de Cassel. L'établissement thermal n'est qu'à cinq minutes de cette station.

L'aspect de Nauheim n'offre point encore ce gracieux ni ce confortable qui donnent un cachet particulier aux localités où existent des établissements thermaux. Devant vous s'allongent, comme de sombres remparts, les bâtiments de graduation dressés pour les salines : la fumée des fourneaux, l'odeur des usines et l'architecture plus que modeste des habitations, vous avertissent que vous entrez dans une ville consacrée surtout à l'industrie. Cependant cette ville renferme des eaux minérales très remarquables au point de vue thérapeutique.

Les sources de Nauheim étaient autrefois très nombreuses, et on les distinguait entre elles par des numéros d'ordre; mais, à la suite de forages artésiens, les anciennes sources ont disparu et de nouvelles ont jailli, qui l'emportent de beaucoup sur les premières par leur volume, leur composition et leurs propriétés médicinales. Ces sources appartiennent toutes à la classe des eaux salines muriatiques, et, par conséquent, le chlorure de sodium en forme le principal élément minéralisateur. On en compte cinq aujourd'hui. Ce sont :

Le Kurbrunn (*source de la Boisson*). Température, 20° C. C'est une eau très claire et très transparente ; elle contient beaucoup de gaz acide carbonique, moins cependant que ne semble l'indiquer son bouillonnement : sa saveur piquante et salée n'a rien de désagréable. On l'emploie seulement en boisson et elle est légèrement laxative.

Le Salzbrunn (*source Salée*). Cette source, d'une température de 21° C., jaillit à cent pas environ de la précédente. Elle s'emploie à peu près dans les mêmes cas, et possède une action laxative un peu plus prononcée.

Le Grosser-Sprudel (*Grande source jaillissante*). Température, 31° C. C'est sans contredit la plus belle source de toute cette contrée du Rhin. Qu'on se représente une volumineuse gerbe d'eau, d'une blancheur éblouissante, qui s'élève, en bouillonnant, à 6 mètres au-dessus du sol, puis retombe dans un bassin de rocaille, où elle se brise en écume. La quantité d'acide carbonique dont elle est saturée la fait ressembler à une pyramide de neige.

Le forage de cette source a offert une particularité assez curieuse. On était arrivé à une profondeur de 491 pieds, sans rien obtenir, et, depuis quatre années, les travaux étaient abandonnées, lorsque tout à coup, dans la nuit du 21 au 22 décembre 1846, au milieu d'un violent ouragan, un craquement souterrain se fit entendre, et en même temps une sorte d'inondation se déclara dans le voisinage du puits artésien : c'est que l'eau venait de jaillir spontanément par son orifice. Depuis cette époque, elle n'a pas cessé de couler limpide et abondante, excepté en 1855, où un mouvement de terrain avait bouché accidentellement son tube d'émission.

Cette source est très purgative ; un seul verre suffit ordinairement : aussi n'en boit-on que dans quelques cas particuliers. Des tuyaux la transportent dans deux bâtiments spéciaux, construits de chaque côté de la source, où elle est employée à sa chaleur native, qui est la même que celle du bain. Elle se renouvelle constamment dans la baignoire, de sorte que le malade se trouve plongé dans un véritable courant d'eau minérale : tel est en effet le volume de cette source, qu'on pourrait donner huit cents bains par jour, et qu'il resterait encore assez d'eau pour l'usage des salines.

Le Kleiner-Sprudel (*Petite source jaillissante*). — Cette source, que j'avais vue intermittente, a maintenant un écoulement régulier. Sa température est la même que celle du Grosser-Sprudel. Elle ne sert que pour les bains et les douches de gaz.

Enfin je mentionnerai la source dite **Alkalischer-Sauerling** (*Alcaline acidule*). — C'est la moins chlorurée et la plus riche en bicarbonate de soude de toutes les sources de Nauheim. Sa température est de 18° C. Découverte seulement depuis 1852, on n'a eu que peu d'occasions d'étudier son action thérapeutique.

Ces diverses sources ont été analysées en France par MM. Mialhe et Figuier, et, plus récemment, en Allemagne par le docteur Bromeis. Il résulte de ces analyses qu'elles renferment les mêmes principes constituants : la différence ne porte que sur la proportion de ces principes, qui n'est pas la même pour toutes. Le Grosser-Sprudel contient, par litre, 31 grammes de substances salines, dont 27 de chlorure de sodium. C'est la source la plus minéralisée de Nauheim ; c'est aussi une des plus gazeuses.

Le Kurbrunn et le Salzbrunn sont, avons-nous dit, les sources dont on fait usage pour la boisson. Ce sont en effet les moins désagréables à boire, et celles dont l'estomac paraît le mieux s'accommoder. Les bains sont exclusivement alimentés par le Grosser-Sprudel, qui fournit, par jour, 90,000 pieds cubes d'eau salée. La plus grande partie de cette eau se rend aux bâtiments de graduation, où elle est soumise, pour l'extraction du sel, aux mêmes manipulations qu'à Kreuznach.

A Nauheim, comme à Kreuznach, la mutter-laüge constitue un puissant auxiliaire de la médication : c'est la même liqueur obtenue par des procédés identiques. Les eaux mères de Nauheim renferment plus de principes salins que celles de Kreuznach, mais elles sont moins riches en bromure. Du reste, ces différences, sensibles à l'analyse, ne le sont plus à l'observation clinique, car l'expérience de chaque jour prouve que ces eaux développent les mêmes phénomènes et jouissent d'une efficacité semblable dans le traitement des affections scrofuleuses. Je ne puis donc, afin d'éviter des répétitions, que renvoyer aux détails dans lesquels je suis entré en parlant de Kreuznach. (Voir page 294.)

Ce qui distingue surtout Nauheim, c'est le parti avantageux qu'on a su tirer de l'acide carbonique. Disons un mot sur la manière dont on recueille ce gaz et sur son emploi.

Le Kleiner-Sprudel jaillit au fond d'une espèce de citerne, et est reçu, à sa sortie du conduit artésien, dans un tonneau d'où part un tube vertical qui communique avec l'air extérieur. L'eau de la source s'écoule par en bas : le gaz, au contraire, monte dans le tube, lequel aboutit à une boîte disposée comme pour les bains de vapeurs ordinaires. Le malade s'assied dans cette boîte, le visage au dehors, de manière à éviter de respirer le gaz. Bien qu'il ait conservé ses vêtements, il éprouve presque aussitôt une chaleur vive, accompagnée d'un prurit général ; c'est du côté des organes génitaux que l'excitation se fait le plus fortement sentir. Si l'on reste ainsi quelque temps plongé dans le gaz, la transpiration ne tarde pas à devenir abondante, ce qu'il faut attribuer autant à l'action chimique du gaz qu'à sa température élevée.

M. le docteur Bodé, qui vient de publier un intéressant travail sur Nauheim, m'a dit avoir obtenu de très bons effets de ces bains gazeux contre certains affaiblissements musculaires ou même certaines paralysies commençantes, pourvu, bien entendu, qu'il n'y ait aucune lésion organique.

A côté de la source où se prennent ces bains, existe un petit bâtiment qui sert pour les douches de même nature. Le gaz est dirigé, au moyen de tubes de caoutchouc, sur toutes les parties du corps et spécialement sur les yeux et les oreilles, de manière à réveiller la vitalité des organes dont le système nerveux est affaibli.

Les sources de Nauheim sont à peine connues, même en Allemagne : comme on s'occupe d'y élever un splendide Kursaal, je crois que le moment n'est pas éloigné où elles pourront rivaliser avantageusement avec celles de Kreuznach. Elles l'emportent sur ces dernières par leur limpidité, leur saveur plus agréable, le gaz qui en rend la digestion plus facile, et dont on a trouvé le moyen de faire d'utiles applications à la thérapeutique ; enfin elles l'emportent également par leur température, qui permet l'emploi immédiat de l'eau minérale, sans réchauffement préalable. Ne sont-ce pas là des conditions de succès et de vogue?

WILHEMSBAD

(Hesse-Cassel).

Itinéraire de Paris à Wilhemsbad. — Chemin de fer de Forbach, Mannheim et Francfort jusqu'à la station de Wilhemsbad, sur la ligne de Würzbourg. L'établissement thermal est voisin de cette station.

Ce Bain est entouré d'un gracieux parc, de belles forêts, et, de plus, il offre l'attrait des jeux de hasard : aussi est-il très fréquenté des habitants de Francfort. La source minérale est une source ferrugineuse froide dont on fait usage en bains et en boisson : employée surtout dans l'anémie, la chlorose, les gastralgies et l'affaiblissement du système musculaire. Ce sont autant des eaux hygiéniques que médicinales.

BADEN - BADEN

(Duché de Bade).

Itinéraire de Paris à Bade. — Chemin de fer de Strasbourg et Kehl jusqu'à Baden-Baden, directement.

Si l'on en jugeait par l'immense concours de personnes qui se rendent tous les ans à Baden-Baden, on pourrait croire que ces eaux minérales sont les plus puissantes et les plus efficaces de toute l'Allemagne. Cependant elles n'ont par elles-mêmes que peu de vertus thérapeutiques, et, sous ce rapport, elles occupent un rang tout à fait secondaire parmi les établissements qui avoisinent le Rhin. C'est que la plupart des étrangers qui affluent à ces sources célèbres y viennent moins leur demander la santé que des distractions et des fêtes.

Qui n'a entendu vanter le séjour de Bade, ses beaux sites, son vieux et imposant château, son doux climat, ses promenades et ses élégants palais? La plume et le crayon ont rivalisé bien des fois pour raconter toutes ces merveilles. Dernièrement encore, un

de nos plus gracieux écrivains, M. Eugène Guinot, en a fait
l'objet d'un livre des plus intéressants (1). Malheureusement
toutes ces descriptions sont à peu près étrangères à notre sujet,
et la seule chose qui nous intéresse réellement, celle qui a trait
à l'action médicinale des sources, forme un bagage des plus
modestes. Voici les quelques détails que je puis donner à cet
égard.

Les sources de Bade sont au nombre de douze, toutes thermales. La plus célèbre, la seule qui mérite une description
particulière, a reçu le nom de *Ursprung* (origine), parce qu'on
la regarde comme le point de départ des autres.

L'Ursprung, dont la température est de 63° C. se trouve tout
près de l'église, sur une hauteur qui domine la ville, et elle est
renfermée dans une espèce de tour circulaire, ouvrage des
Romains : un nuage de vapeur s'en échappe comme d'une chaudière en ébullition. Cette source, que son abondance peut faire
comparer à un ruisseau, s'échappe en bouillonnant à travers un
pavé de marbre blanc, puis elle se rend à un réservoir d'où elle
est conduite, par des tuyaux, de l'autre côté de la vallée, où les
malades vont la boire.

La Trinkale est un élégant édifice situé dans le parc, tout près
de la salle de Conversation. L'eau minérale y est distribuée par
deux robinets disposés au pied d'une colonne qui se dresse au
milieu de la pièce principale, et qu'entoure une petite balustrade ;
sous le péristyle règne une superbe galerie, ornée de peintures à
fresque, qui sert de promenoir aux buveurs.

L'eau de l'Ursprung, de même que celle des autres sources,
est parfaitement claire et limpide ; elle laisse à peine dégager
quelques bulles de gaz. Sa saveur, légèrement salée, n'a rien de
désagréable, et rappelle assez un faible bouillon de viande. Cette
eau est douce au toucher, sans offrir toutefois, à un aussi haut
degré, le caractère onctueux que nous avons noté à Ems et
surtout à Schlangenbad.

Toutes ces sources appartiennent, comme celles de Wiesbaden,

____

(1) *Un été à Bade*, par Eugène Guinot.

à la classe des eaux muriatiques, mais elles sont loin d'être aussi riches en principes minéralisateurs : ainsi, l'Ursprung ne contient, par litre, que 3^{gr},010 de principes fixes, dont :

	Gram.
Chlorure de sodium.	2,080
— de magnésium	0,205
Sulfate de chaux	0,390

L'observation clinique, d'accord ici avec l'analyse, prouve qu'en effet elles agissent plus par leur température que par leur composition. Bues le matin, à la dose de cinq ou six verres, elles stimulent l'appétit, comme la plupart des eaux thermales, sans paraître exercer sur l'économie une action plus directe : aussi sont-elles principalement employées en bains.

Les médecins de Bade se font si peu illusion sur la valeur thérapeutique de leurs eaux, qu'il est rare qu'ils les prescrivent seules. Voyez plutôt comment les choses se passent, le matin, à la Trinkale. Les malades qui s'y rendent peuvent être divisés en trois catégories. Les uns viennent boire l'eau minérale, mais ils y mêlent presque toujours une dose de sels de Carlsbad; d'autres vont, dans une pièce voisine, remplir leurs verres avec du lait de chèvre, auquel ils ajoutent quelquefois l'eau de la buvette; enfin, vous y rencontrez des malades qui ne boivent les eaux de Bade ni pures ni mélangées, et qui suivent une cure d'eaux minérales tout à fait étrangères à celles de la localité. Aussi a-t-on établi à la Trinkale un dépôt très bien approvisionné des principales sources de l'Europe.

Le sel de Carlsbad, dont on a fait un grand usage, est fabriqué tout simplement à Bade : c'est un mélange de sulfate et de carbonate de soude. Employé à la dose de 8 à 10 grammes, il a pour effet de prévenir, par une douce révulsion vers l'intestin, l'action astringente de l'eau minérale.

La plupart des malades prennent en même temps des bains, ce qui rend l'appréciation du traitement tout à fait difficile et compliquée. Voici, par exemple, une personne qui boit les eaux de Vichy, de Plombières ou de Kissingen, et qui se baigne dans

celles de Bade : comment ferez-vous la part de ce qui appartient
à chacune de ces différentes sources ? Même embarras, s'il s'agit
d'une cure de petit-lait combinée avec les bains d'eau minérale.
Vous êtes exposé, dans l'analyse et la répartition des symptômes,
à commettre de fréquentes méprises.

Quoi qu'il en soit, on aurait tort de refuser aux eaux de Bade
toute espèce de propriétés médicales, et de ne les envisager simplement que comme un but de promenade et un motif de
distraction. Leur action est tonique : mal dirigée, elle devien-
drait trop excitante. Aussi un seul bain par jour est-il d'habitude suffisant ; les malades très impressionnables sont même
obligés de n'en prendre que tous les deux jours, et quelquefois
de couper l'eau minérale avec de l'eau ordinaire.

Ces bains sont administrés dans les hôtels où des tuyaux
apportent l'eau de l'Ursprung et des autres sources. L'usage de
se baigner à l'endroit même où on loge est sans doute beaucoup
plus commode pour les malades, mais il a l'inconvénient de
rendre pour le médecin la surveillance plus difficile, et ses
ordonnances moins bien exécutées que quand le bain est pris
dans un établissement spécial.

On fait peu usage des douches, qui, du reste, sont fort mal
organisées, comme presque partout en Allemagne.

Enfin, la température élevée des sources permet de donner des
bains de vapeurs, sans qu'il soit besoin de chauffer artificiellement l'eau minérale.

Quelles sont les maladies contre lesquelles les eaux de Bade
pourront être avantageusement conseillées? Nous avons vu combien, en s'adjoignant les principales sources des autres contrées,
elles agrandissent le cercle de leurs attributions. Réduites à leurs
propres moyens, ces eaux paraissent surtout convenir dans les
cas où il s'agit de redonner du ton aux organes et de stimuler
doucement l'économie : or, que d'affections comprises par ces
désignations un peu vagues ! Et il est difficile de préciser davantage, car on rencontre assez souvent des états maladifs qui
semblent ne se rattacher à la souffrance d'aucune fonction
isolée, mais plutôt dépendre d'une sorte de langueur et d'éner-

vement de la constitution tout entière. Envoyez ces malades à Bade : quelques bains, de l'exercice, l'air vif des forêts, et ils seront promptement rétablis.

Certains rhumatismes pour lesquels les eaux de Wiesbaden auraient été trop actives pourront trouver à Bade du soulagement : de même pour quelques affections goutteuses.

D'autres fois, il ne s'agit plus de provoquer une stimulation même légère, mais, au contraire, d'adoucir sans secousse et d'emblée : telles sont les névralgies et certaines formes de névroses. Ici encore les eaux de Bade seront utiles, à la condition que la température des bains ne dépassera pas 25° à 26° R., et qu'on en prolongera la durée de manière à abattre l'éréthisme nerveux ; ils agiront donc surtout comme bains tempérés.

En résumé, les eaux minérales de Bade m'ont paru, dans quelques cas, être des eaux fort complaisantes, dont les vertus sont un peu ce que l'on désire qu'elles soient (1).

Il y a aussi quelques petites sources ferrugineuses froides, dont les deux principales, le Falkenhald et le Ludwigsbad, sont surtout employées en bains : elles ont peu de valeur thérapeutique.

Bade est l'ancienne *civitas Aurelia* des Romains. Cette ville a eu autrefois, comme aujourd'hui, une certaine importance qu'elle devait également à ses eaux thermales. C'est ainsi qu'en creusant près de l'église, on a trouvé une magnifique piscine, divisée en quatre compartiments, et partout revêtue de marbre, où un grand nombre de personnes pouvaient se baigner en commun et même se livrer à la natation. A quelques pas de l'Ursprung, existe un *vaporarium* construit également par les Romains. Vous y voyez encore les briques creuses, disposées en colonnes, où circulait la vapeur, et les ouvertures habilement ménagées par où celle-ci se répandait dans l'atmosphère de la pièce. C'est le monument de ce genre le mieux conservé et le plus intéressant que j'aie encore rencontré, même en Italie.

(1) Le célèbre Pope demandait un jour à une jeune dame pourquoi elle prenait les eaux ? — *Par pure fantaisie*, dit-elle. — Eh bien ! reprit malicieusement le poëte, vous ont-elles guérie ?

RIPPOLDSAU
(Duché de Bade).

Je mentionnerai seulement le petit village de Rippoldsau à six milles de Strasbourg et à huit de Baden-Baden. Ses sources minérales sont froides et appartiennent à la classe des eaux gazeuses si fréquentes dans cette partie de l'Allemagne. Leurs propriétés rappellent celles de Geilnau et de Fachingen : même usage et même action médicinale.

§ II.

EAUX MINÉRALES ÉLOIGNÉES DU RHIN.

Les eaux minérales de l'Allemagne dont il me reste à parler s'éloignent de plus en plus de la frontière de France. Plusieurs de ces sources, ce sont même les plus importantes, se trouvent jusqu'en Bohême! Heureusement que les distances, aujourd'hui, se calculent moins par les intervalles géographiques que par la rapidité avec laquelle on les franchit, et, sous ce rapport, l'Allemagne est un des pays les mieux dotés en chemins de fer et en navigation à vapeur. Il en résulte que les eaux de ces contrées sont de plus en plus fréquentées par les Français : elles le seraient davantage encore, si leurs propriétés, remarquables à tant de titres, étaient mieux connues. Aussi dois-je entrer à leur égard dans les mêmes développements que pour la description des sources qui avoisinent le Rhin.

PYRMONT
(Westphalie).

Itinéraire de Paris à Pyrmont. — Chemin de fer de Bruxelles, Cologne, Dusseldorf et Hamm jusqu'à la station de Bielefeld. De cette station à Pyrmont, omnibus.

Pyrmont, capitale de la principauté de Waldeck, en Westphalie, possède des sources ferrugineuses extrêmement remarquables, qui ont été bien plus en vogue autrefois qu'elles ne le sont aujourd'hui, bien qu'elles comptent encore chaque année beaucoup de buveurs. Ces sources, au nombre de huit, ont une température de 12° C. La plus employée et la plus célèbre est le Trinkbrunn (*Source à boire*), dont on expédie dans toute l'Europe des quantités si considérables.

Les eaux de Pyrmont sont limpides et excessivement gazeuses. L'une de ces sources, le Brodelbrunn, renferme une telle abondance d'acide carbonique, que le gaz, en s'échappant, produit une véritable explosion qu'on entend à une assez grande distance. Ces eaux contiennent 0gr,07 de carbonate de fer, par litre; proportion supérieure à celle qu'on trouve à Schwalbach, à Spa et à Forges. Ce fer ne pèse nullement à l'estomac, à cause sans doute du gaz qui le tient en dissolution.

L'eau de Pyrmont, bue le matin à la dose de quelques verres, produit, comme toutes les boissons fortement gazeuses, une espèce d'ivresse passagère, et un peu d'accélération du pouls. Elle favorise la sécrétion des urines, est légèrement laxative, et communique aux divers appareils une très grande activité. Aucune eau ferrugineuse ne saurait lui être préférée quand il s'agit de combattre les phénomènes de débilité générale; et, sous ce rapport, ce que nous avons dit des autres sources de la même classe s'applique parfaitement à celles de Pyrmont. Je ne puis donc que renvoyer aux détails dans lesquels je suis entré en parlant de ces sources.

Le séjour de Pyrmont est agréable, la société choisie et le Kursaal magnifique. C'est donc, à tous égards, une station thermale de premier ordre.

DRIBURG

(Westphalie).

Je mentionnerai seulement la source de Driburg. C'est une source ferrugineuse froide dont la composition rappelle celle des eaux de Schwalbach et de Spa. Elle contient, par litre, 0gr,04 de carbonate de fer. Sa réputation, qui n'a pas encore pénétré jusqu'à nous, commence à se répandre en Allemagne, pour le traitement des diverses affections où l'emploi du fer est réclamé.

LIPPSPRINGE
(Westphalie).

On parle également beaucoup, en Allemagne, de la source de Lippspringe, connue plus généralement sous le nom de source d'Arminius, comme produisant d'excellents effets dans le traitement des affections pulmonaires. Cette source jaillit dans une vallée, et est protégée par les montagnes contre les vents du nord. C'est une eau très gazeuse, d'une saveur saline et piquante, dont la température est de 21° C. Elle contient, par litre, 2^{gr},405 de principes fixes, dont :

	Gram.
Sulfate de soude.	0,585
— de chaux.	0,530
— de magnésie.	0,065
Carbonate de chaux.	0,660
— de soude.	0,195

On l'emploie en boisson et en bains. Son action paraît être rafraîchissante et laxative. Vantée surtout contre la phthisie tuberculeuse commençante, même compliquée d'hémoptysie active, chez les individus pléthoriques, irritables et sujets aux congestions pulmonaires.

La source d'Arminius rappelle, par son action thérapeutique, les sources de Soden, de Weilbach et de Penticouse.

KISSINGEN
(Bavière).

Itinéraire de Paris à Kissingen. — Chemin de fer de Forbach, Mannheim, Francfort et Würzbourg, jusqu'à la station de Schweinfurt. De cette station à Kissingen, omnibus.

Kissingen est situé dans la basse Franconie, à une distance à peu près égale de Würzbourg et de Bamberg, et au centre d'une vallée extrêmement fertile que traverse le cours rapide de la Saale.

Des monticules en pentes douces l'entourent de toutes parts ; leur sommet est couvert de bois et de vignobles qui ajoutent à la salubrité de l'atmosphère en même temps qu'ils donnent à la ville un caractère légèrement champêtre.

Kissingen ne serait pas connu, ou même peut-être n'existerait pas, sans ses eaux minérales et ses salines. Celles-ci paraissent avoir été exploitées dès l'antiquité ; du moins quelques érudits pensent que ce sont elles que Tacite désigne dans un passage de ses ANNALES, celui qui a trait au combat des Hermondures et des Khattes (l'an 59 après J.-C.), se disputant, dans cette partie de la Germanie, *des sources très fertiles pour la production du sel.* Quant aux eaux minérales, leur réputation est toute moderne.

Ces sources sont au nombre de trois principales : le Rakoczy, le Pandur et le Maxbrunn (*source de Maximilien*). Leur température n'est que de 10° à 11° C. Ce sont donc des sources tout à fait froides. Les deux premières se trouvent à côté l'une de l'autre, au milieu de la promenade ; le Maxbrunn est situé à une centaine de pas plus loin, vis-à-vis de la façade du Kursaal.

La plus importante de toutes ces sources est le Rakoczy. Elle a été captée dans une espèce de petit puits d'où elle s'échappe en bouillonnant, d'une profondeur de quelques pieds, à travers des cailloux arrondis et des pierres basaltiques. Cette eau a une limpidité parfaite que troublent momentanément, à l'instant où on la puise, les nombreuses bulles de gaz qui s'en échappent : elle n'exhale aucune odeur. Sa saveur, franchement acidule et salée, laisse un arrière-goût un peu amer qui n'a rien de désagréable. Exposée à l'air, elle dépose un sédiment jaune rougeâtre.

Le Rakoczy est une eau très richement minéralisée, qui contient, par litre, 10gr,92 de principes fixes, parmi lesquels nous trouvons :

	Gram.
Chlorure de sodium	8,07
— de magnésium . .	0,85
Carbonate de chaux. . . .	0,46
— de fer.	0,08
Bromure de magnésium. .	0,09

Je vais avoir l'occasion de revenir sur les résultats de cette
analyse, car, contrairement à ce qu'on observe pour la plupart
des eaux minérales, la composition de celles de Kissingen rend
en partie compte de leur action médicinale.

Le Pandur est capté absolument comme le Rakoczy, avec lequel il offre chimiquement la plus grande analogie ; il n'en diffère que par une proportion un peu moindre de sels, $9^{gr},98$, au
lieu de $10^{gr},92$. La différence porte surtout sur le chlorure de
sodium et le carbonate de fer.

Au reste, ces deux sources contiennent l'une et l'autre une
très notable quantité de gaz acide carbonique.

Nous n'avons point en France de sources aussi riches tout à
la fois en sels muriatiques et en sels ferrugineux. Les eaux de
Balaruc et celles de la Motte sont les seules qui s'en rapprochent
un peu ; mais au lieu d'être froides, elles sont thermales. En
Allemagne, au contraire, les sources froides de Hombourg et
de Marienbad offrent, avec celles de Kissingen, la plus grande
analogie.

L'enceinte qui circonscrit le Rakoczy et le Pandur occupe un
plan inférieur à celui du sol. On y accède par plusieurs escaliers,
et elle est surmontée d'un dôme de fer qui joint au fini du travail une extrême élégance.

Quant au Maxbrunn, qui n'est même pas abrité par un simple
toit, on le considère à peine comme une source minérale. Un
litre de cette eau ne contient, en effet, que $3^{gr},92$ de principes
fixes. Ce sont les mêmes sels que pour les sources précédentes,
seulement en proportion bien moindre ; de plus, il n'y a pas de
fer. En revanche, le Maxbrunn est la source la plus gazeuse de
Kissingen.

C'est de grand matin que les malades sont dans l'usage de se
rendre aux sources. Le signal du réveil leur a été donné par une
troupe de musiciens qui, chaque jour, dès cinq heures, parcourt
la ville, faisant retentir l'air de ses bruyantes fanfares. Tandis
que le Maxbrunn reste désert, quelle animation et quel mouvement aux abords du Rakoczy ! La balustrade qui entoure la
source est littéralement assiégée par les buveurs, à tel point que

les gens de service chargés de distribuer l'eau minérale ne savent souvent à qui répondre. La plupart des malades boivent l'eau telle qu'elle est puisée au griffon ; d'autres en font auparavant évaporer une partie du gaz, en plongeant leur verre dans de l'eau bouillante. L'eau minérale bue, chacun va se promener à grands pas dans les allées du parc ou sous les longues et belles galeries du Kursaal, pour revenir, au bout de quinze à vingt minutes, boire un nouveau verre. Ceci dure environ deux heures, pendant lesquelles vous diriez presque, à la diversité des allures et des idiomes, que toutes les nationalités se sont donné rendez-vous à Kissingen ; les Français seuls y sont à peine représentés.

Le soir, de six à huit heures, même affluence ; seulement ce n'est plus le Rakoczy, mais le Pandur qui défraie les buveurs. Si l'on donne, le soir, la préférence à cette dernière source, c'est qu'étant moins forte, elle n'agite pas le sommeil, comme le ferait le Rakoczy. Du reste, quelques malades boivent, le soir également, le Rakoczy sans être incommodés, de même qu'il en est d'autres, surtout parmi les femmes, qui, même le matin, ne boivent que le Pandur, le Rakoczy étant supporté plus difficilement : ce dernier cas est très rare.

La dose à laquelle on boit ces eaux n'a rien de bien fixe : elle est le plus ordinairement de trois à six verres, le matin, et de deux à quatre, le soir ; mais on n'y arrive que graduellement. En règle générale, on ne doit boire que la quantité d'eau minérale que l'estomac digère sans difficulté.

Les eaux de Kissingen, et ceci ne s'applique qu'au Rakoczy et au Pandur, plus spécialement encore au Rakoczy, sont des eaux toniques, laxatives et essentiellement pénétrantes. Leur action, dans les premiers jours, se traduit par une augmentation d'appétit et de force ; mais, à mesure que l'eau minérale est absorbée, à mesure par conséquent que, passant dans le torrent de la circulation, elle se mêle aux divers fluides de l'économie, ses effets tendent à se généraliser. Alors apparaissent tous les phénomènes d'un travail critique et éliminatoire. Ainsi les selles deviennent brunâtres, filantes, bilieuses ; l'urine se trouble et précipite des dépôts rapidement putrescibles; la sécrétion des muqueuses bronchique, génitale et oculaire augmente et s'altère ; de même pour la transpiration cutanée. Il survient également une sorte de prostration physique et morale, contre laquelle les malades luttent d'autant moins qu'ils voient reparaître des maux depuis longtemps oubliés, ou même qu'ils pouvaient croire complétement disparus.

Mais cette crise, qui se développe d'habitude du premier au second septénaire, ne tarde pas à se dissiper et à produire, sinon une guérison absolue de la maladie pour laquelle on a eu recours aux eaux, du moins une amélioration très sensible, que le temps achèvera et consolidera plus tard.

Maintenant que nous connaissons la manière dont les eaux de Kissingen impressionnent l'économie, arrivons à l'étude de leur emploi thérapeutique.

Ces eaux sont souveraines contre les affections abdominales (je n'en connais même aucune qui, à cet égard, leur soient comparables), toutes les fois qu'il existe un état saburral des premières voies, ou qu'il s'agit de combattre l'atonie et la débilité de l'intestin. Vous les prescrirez avec un égal succès contre certaines diarrhées séreuses et contre certaines constipations opiniâtres. Comment une même eau minérale peut-elle convenir dans des circonstances morbides aussi opposées? L'explication me paraît bien simple. En effet, l'inertie qui frappe l'intestin n'affecte pas toujours au même degré les diverses membranes de ce viscère. Tantôt elle s'attaque spécialement à la muqueuse : d'où résulte une sorte de laxité des vaisseaux, et par suite l'augmentation toute passive des sécrétions ; d'autres fois, au contraire, elle se porte plus directement sur la tunique musculaire, dont la contractilité se trouve diminuée ou même suspendue. Dans le premier cas, il y a diarrhée ; dans le second, constipation. Et cependant, malgré la diversité des symptômes, l'un et l'autre état reconnait, comme point de départ, l'atonie du conduit intestinal. C'est en fortifiant ce conduit, et, en même temps, en modifiant sa vitalité, que l'eau de Kissingen rétablit l'équilibre dans ses fonctions, et les régularise.

Rappelons, à ce sujet, que les sources de Kissingen contiennent, à côté des sels muriatiques, une notable quantité d'acide carbonique et de fer. Or la présence de ces principes contrebalance de la manière la plus heureuse l'action toujours un peu énervante des chlorures.

On comprend de même pourquoi ces eaux réussissent quelquefois merveilleusement dans les longues convalescences qu'on observe presque toujours à la suite des affections cholériques ou typhoïdes. Souvent, dans ce cas, les eaux ferrugineuses sont trop fortes et les eaux simplement gazeuses trop faibles ; l'eau de Kissingen, au contraire, est d'autant mieux supportée qu'elle réunit, par sa composition si remarquable, tous les caractères essentiels de ces deux eaux, sans en avoir aucun des inconvénients, privilége qu'il faut en partie attribuer à la présence du chlorure de sodium.

Aussi le docteur Balling dit-il, dans son excellente Notice sur Kissingen, que « le chlorure de sodium est à la digestion ce que » l'oxygène est à la respiration (1). »

Les maladies du foie, surtout les hypertrophies, trouvent aussi dans l'emploi des eaux de Kissingen une médication des plus puissantes qui, par ses bons effets, rappelle à certains égards les sources si justement célèbres de Vichy. Remarquons toutefois que si les eaux de ces deux localités méritent au même titre l'épithète de *fondantes*, cette qualification s'applique beaucoup plus aux résultats obtenus qu'au mode d'action de l'eau minérale. Nous savons en effet que Vichy doit en grande partie sa faculté de résoudre les engorgements à la manière dont il dissocie les matériaux qui en constituent la trame : or Kissingen dissocie également, mais de plus il élimine ces mêmes matériaux, par l'activité plus grande qu'il communique à toutes les sécrétions, et en particulier à la sécrétion intestinale. Je crois donc que ce n'est pas tomber dans les errements d'une médecine trop humorale, que de signaler cette action dépurative des eaux de Kissingen comme devant favoriser beaucoup leur action résolvante.

____

(1) *Kissingen et ses bains*, par le docteur Fr. Balling.

Ce que je dis ici du foie s'applique également aux engorgements de la rate, du pancréas, de l'épiploon et des glandes mésentériques. Il en sera de même pour la matrice et ses annexes; aussi voit-on disparaître comme par enchantement certaines leucorrhées opiniâtres qui minaient sourdement la constitution des malades, et qui se rattachaient à l'atonie de la muqueuse vulvo-utérine. On cite même des cas de guérison de tumeurs de l'ovaire. C'est surtout chez les tempéraments lymphatiques et scrofuleux que les eaux de Kissingen opéreront, dans ce cas, de véritables miracles.

La goutte est encore une de ces affections contre lesquelles les eaux de Kissingen pourront rendre les plus importants services; seulement vous ne les prescrirez pas indifféremment à tous les goutteux. Vous les réserverez pour ces individus chez lesquels le principe arthritique paraît être répercuté sur les viscères abdominaux : d'où résultent un sentiment de plénitude et de tension du bas-ventre, des douleurs sourdes vers les hypochondres, du ballonnement, des flatuosités, du ténesme, tous les signes, en un mot, de cet état si complexe que les Allemands appellent *vénosité*, les gens du monde *obstruction*, et qu'on attribue généralement à des embarras de circulation dans la veine porte. Les eaux de Kissingen, en donnant plus de ressort aux fibres, plus d'activité aux fonctions, et en faisant reparaître certains flux hémorrhoïdaux, allégent peu à peu les organes auxquels elles restitueront bientôt leur jeu physiologique ; seulement il est rare que le mieux ne soit pas acheté au prix de quelques souffrances. Presque toujours la goutte, délogée en quelque sorte par l'action centrifuge des eaux, trahira de nouveau sa présence par des douleurs articulaires, dont le caractère subitement aigu ne laissera pas que d'effrayer les malades. Toutefois qu'ils se rassurent: cette crise ne prendra point la proportion d'une véritable attaque, et, bien loin d'être une complication fâcheuse, elle sera l'indice et le complément de la guérison.

L'action des eaux de Kissingen contre la goutte est donc tout à fait différente de celle des eaux de Vichy : celles-ci agissent surtout chimiquement en neutralisant l'acide urique en excès ;

celles-là, au contraire, s'adressent plutôt à la vitalité, et c'est en déplaçant le principe goutteux qu'elles le modifient.

De même nous avons vu que l'emploi intempestif ou exagéré des eaux de Vichy a quelquefois pour résultat de décomposer la goutte de telle manière qu'à une goutte franche, se traduisant par des accès réguliers et périodiques, on substitue une goutte molle, vague, mal définie, souvent plus fâcheuse que celle qui existait avant l'emploi des eaux. Or les sources de Kissingen, de même que celles de Hombourg, de Carlsbad et de Marienbad, constituent un excellent remède contre cette espèce d'intoxication alcaline. Par le fer, les chlorures et les autres principes qu'elles renferment, elles restituent au sang appauvri sa composition première, et, en même temps qu'elles remédient aux inconvénients de Vichy, elles améliorent l'état général du malade et la goutte elle-même.

Puisque je suis amené à établir une sorte de parallèle entre Kissingen et Vichy, j'ajouterai qu'un certain nombre de goutteux qui fréquentent Vichy devraient aller de temps en temps se retremper aux eaux de Kissingen : de même j'ai vu à Kissingen des goutteux qui auraient eu également besoin de varier par intervalle leur médication en recourant à Vichy. Je regarde donc Vichy et Kissingen, non comme des eaux antagonistes, mais plutôt comme des eaux qui se complètent mutuellement, et qui, par leur diversité d'action, peuvent se prêter l'une et l'autre une profitable assistance.

Telles sont les principales affections pour lesquelles on vient à Kissingen boire le Rakoczy et le Pandur ; mais la plupart des malades font également usage des bains d'eau minérale. Ces bains, qu'on peut prendre soit au Kurhaus, soit dans les divers hôtels, exercent une action des plus fortifiantes qui ne contribue pas peu aux bons effets de la boisson. On les prépare avec l'eau du Pandur et avec celle du Soolensprudel (*source jaillissante salée*).

Cette dernière source, dont je n'ai point encore parlé, jaillit à vingt minutes de Kissingen, tout près de la Saale, dans un terrain de grès bigarré : c'est une source artésienne intermittente, profonde de trois cent onze pieds, qui offre des alternatives de flux et de reflux tout à fait extraordinaires. Ainsi chaque ascension est précédée d'une sorte de mugissement souterrain semblable à celui que produiraient plusieurs coups de canon tirés ensemble, puis on entend le flot minéral monter en bouillonnant. Il s'en dégage à mesure une quantité si énorme de gaz acide carbonique qu'elle suffit pour soulever, à plusieurs pieds de hauteur, l'immense gazomètre, du poids de cinq cents livres, qui emboîte l'orifice du puits. Cependant le flot monte toujours; le voilà : on dirait qu'il va déborder. Après deux heures environ d'une ondulation des plus tumultueuses, il se calme peu à peu, par suite de l'absence de dégagement du gaz, puis il devient immobile; puis enfin son niveau s'abaisse lentement et en silence jusqu'à ce qu'il ait complétement disparu aux regards. La source met moins de temps à descendre qu'elle n'en a mis à monter. Il y a ainsi dans la journée sept ou huit ascensions, dont la durée moyenne est de trois à quatre heures.

Le Soolensprudel a une température de 19° C. C'est une source très fortement minéralisée, qui contient, pour un litre d'eau, 22gr,24 de principes fixes, dont :

	Gram.
Chlorure de sodium.	13,97
— de magnésium	3,18
Sulfate de soude.	3,25
Carbonate de magnésie.	0,84
Sous-carbonate de fer.	0,04

ainsi que des traces de silice, d'alumine, d'iode et de brome.

Il résulte de cette analyse que le Soolensprudel, par sa co m position, tient à la fois de l'eau de mer et de la source du Rakoczy. Quant à sa saveur, on comprend qu'elle doit être amère, piquante et un peu âcre. C'est une eau purgative, dont on ne fait que très peu usage à l'intérieur, si ce n'est mêlée au Rakoczy, et qui est presque exclusivement employée en bains.

Un très bel établissement est élevé sur l'emplacement de cette source. On y trouve tout ce qu'on peut désirer de plus complet comme bains minéraux (ces bains rappellent les bains de mer), douches de toute nature, bains de vapeurs, étuves, salles d'inhalation et appareils hydrothérapiques. L'hydrothérapie se fait ici avec de l'eau salée au lieu d'eau ordinaire, ce qui ajoute beaucoup à son efficacité. Enfin le même établissement renferme toutes les variétés possibles de bains et douches de gaz acide carbonique.

Le Soolensprudel possède donc à lui seul tout un arsenal balnéaire qu'on utilise de la manière la plus heureuse contre les scrofules, les névroses, les paralysies et certaines maladies de la peau, et qui, par son voisinage de Kissingen, ajoute énormément aux richesses de cette station thermale déjà si favorisée. Je ne peux, du reste, donner mieux une idée de l'abondance extraordinaire de cette source qu'en rappelant qu'indépendamment des bains pris sur les lieux mêmes et de ceux pris à Kissingen, elle alimente les bâtiments de graduation des salines.

Tel est Kissingen, ou plutôt telles sont ses admirables sources : en combinant ces sources entre elles, on parvient souvent à triompher d'affections compliquées et opiniâtres qu'une seule eau minérale eût été impuissante à guérir.

Citons encore le Therezienbrunn (*source de Thérèse*) qui jaillit dans le voisinage du Soolensprudel, et dont l'eau, à peine saline, mais fortement gazeuse, rappelle tout à fait la composition et les propriétés du Maxbrunn. Ces deux sources, par leur action diurétique, conviennent dans la plupart des affections des voies urinaires, et, de plus, le gaz dont elles sont saturées, joint à l'absence de fer, les rend très appropriées au traitement des irritations chroniques de la poitrine et des bronches. Il est d'usage, dans ces derniers cas, de les associer au petit-lait. Enfin, ces mêmes sources conviennent parfaitement à l'enfance, pour la résolution des engorgements glanduleux, surtout quand ils se rattachent aux scrofules (1).

(1) Je dois les plus vifs remercîments aux docteurs Ehrard, Balling, Welsch et Diruf, médecins à Kissingen, pour les renseignements qu'ils ont bien voulu me communiquer sur l'action de ces eaux, ainsi que pour ceux qu'ils m'ont mis à même de recueillir.

Kissingen est un endroit agréable. Le Kursaal, exécuté dans le style appelé *néo-germanique*, dont le chevalier de Gaertner est l'inventeur, présente une magnifique colonnade de huit cents pieds de long, qui, par son aile droite, s'étend jusqu'au Rakoczy. Il y a aussi, au centre de l'édifice, une très vaste salle, d'où la roulette a été heureusement bannie, et où l'on donne, plusieurs fois par semaine, de fort jolies fêtes.

Les Français logent, en général, au Kurhaus ou à l'hôtel de Russie, où ils sont sûrs de rencontrer des compatriotes : du reste, il est peu de maisons particulières qui, pendant la saison des bains, ne disposent de quelques logements à l'usage des étrangers. J'ai remarqué avec plaisir qu'à Kissingen, comme à Carlsbad, on ne sert sur les tables d'hôtes que ce-qui est autorisé par la Faculté : ainsi le thé, le vin rouge, la bière, le beurre, le fromage, en un mot tout ce que l'expérience a montré être contraire à l'action des eaux, en est sévèrement banni. Ajoutons qu'à Kissingen la vie est excellente et à très bon marché.

Les environs de Kissingen possèdent de fort jolies promenades : celle qui mène aux salines est la plus fréquentée, surtout aux heures où doit avoir lieu l'ascension de la source, autour de laquelle tout a été parfaitement disposé pour que les visiteurs puissent jouir tout à leur aise de ce merveilleux spectacle. Un phénomène de même nature, mais plus curieux encore, est celui que présente le puits artésien de la source de Schonborn, dont le forage n'est pas encore complétement terminé. Au moment où l'on ôte la sonde (ce qui a lieu une ou deux fois par mois), la source bondit et s'élance d'une profondeur de plus de deux mille pieds à une hauteur de près de quatre-vingts, et là, s'étalant gracieusement comme les feuilles d'un palmier gigantesque, elle forme un des plus magnifiques jets d'eau qu'on puisse imaginer.

TRANSPORT (*Rakoczy* et *Pandur*). — Cruchons et demi-cruchons goudronnés.

Se conservent parfaitement. J'en obtiens chaque jour d'excellents résultats dans le traitement des affections abdominales.

BOCKLET

(Bavière).

Le petit village de Bocklet, qui n'est situé qu'à une heure de Kissingen, renferme plusieurs sources ferrugineuses froides. Ce sont des eaux extrêmement gazeuses, que minéralisent le sulfate de soude, le carbonate de chaux et le chlorure de sodium. Le fer s'y trouve à l'état de carbonate : environ 0gr,05 par litre.

On emploie ces eaux en boisson et en bains. Elles constituent un excellent tonique et sont surtout fréquentées par les malades de K ssingen.

Bocklet est un endroit agréable par sa situation des plus salubres, au milieu d'une nature champêtre, mais le séjour en est un peu monotone. La plus grande partie de la population porte sur sa physionomie le type israélite.

BRUCKENAU

(Bavière).

Une route délicieuse, qui traverse les sites les plus pittoresques, surtout entre les montagnes extrêmement élevées de Kreutzenberg et de Dreystelberg, relie Bruckenau à Kissingen, dont il n'est distant que d'environ cinq heures. Ce n'est pas au village même de Bruckenau que se trouvent les sources de ce nom, mais à une petite lieue, vers le sud.

Ces sources appartiennent à la classe des eaux ferrugineuses froides. Elles contiennent moins de fer que celles de Bocklet, mais elles sont saturées d'une beaucoup plus grande quantité d'acide carbonique. Aussi leur saveur vive et piquante flatte-t-elle très agréablement le palais. La plus importante de ces sources s'appelle le Bruckenauer : on la considère généralement comme la plus pure et la plus gazeuse de toutes les eaux ferrugineuses de l'Europe.

Les sources de Bruckenau sont employées en boisson et en bains, mais surtout en bains. Ceux-ci sont éminemment toniques et fortifiants : ils conviennent dans tous les cas où il s'agit de redonner plus de ton à la peau, plus de vigueur au système musculaire et plus d'activité à l'ensemble des fonctions organiques.

L'ancien souverain de Bavière, le roi Louis, qui avait l'habitude de s'y rendre chaque année, y a fait élever, sur ses propres dessins, un magnifique Kursaal, le plus beau monument de ce genre qui soit en Allemagne. A cette époque, les eaux de Bruckneau étaient fréquentées par une société nombreuse et choisie. Mais depuis que le roi y a cessé ses visites, elles sont en partie délaissées, et elles ont en cela un peu partagé la destinée de leur bienfaiteur.

HEILBRUNN

(Bavière).

Itinéraire de Paris à Heilbrunn. — Chemin de fer de Forbach, Mannheim, Bruchsal, Augsbourg et Munich. De Munich à Heilbrunn, omnibus.

Le village de Heilbrunn, célèbre par sa source minérale, est situé à huit milles de Munich, entre le bourg de Tolz et l'ancien et illustre couvent des Bénédictins. Cette source, désignée généralement sous le nom de source Adélaïde, contient, par litre, 22 milligrammes d'iode, 9 de brome, et environ 6 grammes de sels neutres. Je ne connais que la source de Hall (Autriche) qui soit plus riche en iode et en brome, car elle renferme 32 milligrammes du premier, et 12 du second.

L'eau d'Adélaïde est limpide, claire et fortement gazeuse. Sa saveur rappelle celle d'un bouillon un peu salé ; mais elle laisse un arrière-goût de brome assez désagréable. Bue le matin à la dose de deux ou trois verres, elle excite l'appétit et active la sécrétion urinaire : à dose plus élevée, elle est légèrement laxative, et finirait par irriter.

L'eau d'Adélaïde convient dans tous les cas où les préparations d'iode sont indiquées : ses vertus thérapeutiques sont les mêmes que celles des eaux de Challes et de Wildegg. On peut dire, de plus, que c'est une source *amaigrissante*. Ainsi j'ai vu des personnes dont toute la maladie consistait en un excès d'embonpoint, et qui, sous l'influence de ces eaux, éprouvaient un amaigrissement considérable, sans que leur santé en ressentît la moindre atteinte fâcheuse.

TRANSPORT (*source Adélaïde*). — Bouteilles goudronnées.

Ces eaux se conservent longtemps sans s'altérer. On les emploie aux mêmes doses qu'à la source dans les affections lymphatiques ou scrofuleuses, et certains accidents tertiaires de la syphilis. Utiles surtout contre l'obésité.

WILDBAD

(Wurtemberg.)

Itinéraire de Paris à Wildbad. — Chemin de fer de Strasbourg et Kehl jusqu'à la station de Durlach, près Carlsruhe. De cette station à Wildbad, omnibus. — On peut aussi aller directement de Bade à Wildbad, à travers la forêt Noire, par un chemin des plus pittoresques.

Wildbad est situé dans le royaume de Wurtemberg, à quelques lieues de Stuttgard, au fond d'une des vallées les plus pittoresques de la forêt Noire, que dominent de hautes collines couvertes de sapins. La ville, qui se compose d'une rue unique, peut être divisée en ville haute et en ville basse, offrant chacune un aspect bien différent : d'un côté, des maisons habitées par de pauvres familles ; de l'autre, d'élégantes constructions avec tout le luxe et le confortable de la vie des bains. Au milieu de la vallée coule la rivière d'Enz, dont les bords, plantés d'arbres, constituent la promenade publique.

L'établissement thermal occupe la partie la plus élevée de la ville : il est d'une très belle architecture. Son style sévère, la teinte sombre et rougeâtre de la pierre dont il est bâti, lui donnent un caractère en rapport avec la nature même de la localité. C'est là que logent la plupart des malades; c'est là également que les sources minérales se trouvent réunies, de sorte qu'on peut suivre la cure sans presque sortir de chez soi.

Les sources sont toutes le produit de forages artésiens. Elles jaillissent du granit même; leur nombre aujourd'hui est d'environ cinquante. Il suffit du reste de creuser le sol à une profondeur de 20 à 25 mètres pour en obtenir immédiatement de nouvelles.

Cette extrême facilité de se procurer de l'eau minérale dans une même enceinte a été utilisée de la manière la plus heureuse pour l'aménagement des bains de piscine et des bains de baignoires : ainsi le Kurhaus a été édifié sur le griffon des sources ; chaque piscine en renferme plusieurs, dont le nombre varie suivant la quantité de malades qui peuvent y être admis ; de même dans chaque bain particulier jaillit une source particulière. Dans tous ces bains, un fond de sable fin et léger forme une sorte de tapis moelleux sur lequel les malades peuvent s'asseoir, ou s'étendre. L'eau des sources s'échappe à travers ce sable en bouillonnant ; en même temps des bulles de gaz, dans une agitation continuelle, glissent le long du corps du baigneur et y produisent une légère titillation qui n'est pas sans charme. Aussi le bain forme-t-il un des plus délicieux passe-temps de la journée.

L'établissement renferme six belles piscines, dont trois pour hommes et autant pour femmes, puis une piscine commune aux deux sexes ; seulement on s'y baigne alternativement à des heures séparées. Ce dernier bain, appelé bain des Princes (*Furstenbad*), est le plus élégant ; il représente une jolie rotonde que surmonte un dôme décoré dans le style byzantin. Toutes ces piscines sont munies de douches disposées dans autant de compartiments particuliers, et elles sont précédées de petits salons qui servent de vestiaires pour les baigneurs.

Sans doute cette coutume de se baigner plusieurs ensemble dans le même bassin a toujours quelque chose qui blesse la délicatesse. Toutefois, quand on songe que l'eau se renouvelle sans cesse pendant le bain ; que, dans l'intervalle, chaque piscine est vidée et le sable nettoyé à grande eau ; enfin que tout nouveau baigneur est obligé, avant d'y être admis, d'avoir pris un bain de propreté, on ne tarde pas à faire comme tout le monde. L'exemple est un si puissant argument ! Ajoutons que les compartiments destinés aux hommes occupent un bâtiment tout à fait isolé de celui des femmes.

Cependant on peut prendre aussi des bains particuliers dans les petites piscines groupées autour des bassins communs.

Constatons de plus, à l'honneur de Wildbad, que la même sollicitude s'étend aux bains des pauvres. Ainsi les piscines de l'hôpital ont également leurs sources à part, leur fond de sable et leur eau vierge, sans cesse renouvelée.

Voilà pour les bains. Quant à la buvette, elle représente deux robinets disposés sous le péristyle de l'établissement. C'est le matin surtout que les malades s'y rendent; toutefois la boisson ne constitue qu'un des éléments tout à fait secondaires du traitement.

L'eau minérale de Wildbad a une température de 30 à 37° C.; par conséquent elle est admirablement appropriée à la chaleur la plus convenable du bain, de sorte qu'il n'est besoin ni de la réchauffer ni de la refroidir. Cette eau est remarquable par sa transparence et sa limpidité parfaites : elle n'a aucune odeur; sa saveur est presque nulle. Analysée, elle n'a fourni par litre que 0gr,46 de principes fixes, dont :

Gram.

Chlorure de sodium. 0,19
Carbonate de chaux. 0,11
   Id.   de soude. 0,06

Ce sont donc, chimiquement parlant, des eaux tout à fait insignifiantes; cependant leur action est très réelle, et elle se traduit par une série de phénomènes dont j'ai pu apprécier sur moi-même la gradation. Ainsi, à la première impression du bain, que nous avons dit être délicieuse, succèdent des sensations plus franches, plus nettes, plus vives : on se sent fortement surexcité; des étincelles lumineuses scintillent devant le regard; les tempes battent; il semble qu'un sang plus subtil afflue vers le cerveau; on voudrait rester au bain, et toutefois quelque chose d'insolite et d'étrange vous avertit d'en sortir.

A quelles causes attribuer de semblables phénomènes? Ce ne saurait être à la minéralisation de l'eau, puisque nous venons de voir qu'elle est à peu près nulle; ce n'est pas non plus à sa

température, celle-ci étant plutôt un peu basse que trop élevée ;
enfin ce n'est pas aux gaz qu'elle tient en dissolution, ces gaz
étant presque exclusivement formés par de l'air atmosphérique.
Il y a donc là un principe que l'analyse n'a pas encore pu isoler,
et qui doit être extrêmement fugace ; car si, au lieu d'employer
l'eau minérale à son point d'émergence, on essaye de lui faire
parcourir des tuyaux, ne fût-ce qu'à quelques pas de distance,
son action s'évanouit, et ce n'est plus que de l'eau ordinaire.

Quoi qu'il en soit de la nature même de ce principe, les eaux
de Wildbad exercent sur l'économie une action tonique qui, de
passagère qu'elle était d'abord, ne tarde pas à devenir définitive. Ce n'est donc pas sans quelque raison que le docteur Kerner
a pu dire de ces eaux « qu'elles rajeunissent les vieillards, et
» rendent aux personnes épuisées par le travail et les fatigues, de
» nouvelles forces et une nouvelle jeunesse. »

Mais les eaux de Wildbad ne sont pas seulement des eaux hygiéniques ; elles sont surtout des eaux médicinales. Pour quelles
classes de maladies devront-elles être conseillées ?

Ce qui constitue la spécialité de ces eaux et les range dans
une catégorie à part, c'est l'action quelquefois merveilleuse
qu'elles exercent sur les affections de la moelle épinière. Jetez
un coup d'œil sur le personnel des malades qui les fréquentent :
ce sont presque tous des paraplégiques. Interrogez-les : la plupart sont améliorés ou en voie de guérison. Or la paraplégie est
devenue une maladie tellement fréquente de nos jours, et les
moyens pour la combattre sont si incertains, que je ne saurais
me dispenser d'entrer ici dans quelques développements.

Ce qu'on se propose avant tout à Wildbad dans le traitement
de la paraplégie, c'est que l'excitation minérale pénètre, je dirais presque s'imbibe lentement et par degrés dans les organes,
et que son action se traduise par des effets à peine sensibles,
mais soutenus. On n'emploiera donc d'abord que des bains de
dix à quinze minutes ; puis on en augmentera la durée de manière à arriver à des bains d'une heure, les abrégeant ou même
les suspendant tout à fait dès l'instant où il se manifesterait des
indices de réaction. C'est en général de la première à la seconde

semaine que le mieux commence à se faire sentir. Ainsi la torpeur des extrémités diminue; quelques mouvements reparaissent dans les orteils et dans les membres; les malades accusent des chaleurs inaccoutumées sur le trajet des nerfs paralysés; enfin ils cessent d'éprouver la sensation d'une barre leur serrant douloureusement l'abdomen.

A cette période de la cure, on fait quelquefois intervenir la douche. Celle-ci qui, par son volume et sa chute, ne possède qu'un très faible degré de percussion, vient en aide au traitement, et, par son intervention discrète, ajoute aux bons effets du bain.

On continue ainsi pendant plusieurs semaines, ordinairement cinq ou six, l'emploi de ces moyens, jusqu'à ce que la paralysie ait complétement cédé ou que l'action thermale paraisse épuisée. On a vu guérir ainsi, sans secousses et sans crises, les affections les mieux caractérisées de la moelle épinière, depuis le simple engourdissement des membres jusqu'à la perte la plus absolue de la sensibilité et du mouvement. Toutefois il est rare qu'une seule saison suffise pour un pareil résultat : presque toujours on doit revenir à Wildbad plusieurs années encore, soit pour achever la cure, soit pour la consolider.

Je n'essayerai pas d'expliquer le *modus agendi* des eaux de Wildbad, car il me faudrait quitter le domaine des faits pour celui des hypothèses, c'est-à-dire la réalité pour la fiction. Bien entendu que ces eaux ne peuvent être employées que contre la paraplégie dite essentielle, contre celle par conséquent qui est complétement indépendante d'une affection organique de la moelle épinière ou de ses annexes, et qui dépend d'un simple affaiblissement de l'innervation. Un fait important à noter, c'est que, chez les malades en traitement, le mieux coïncide presque toujours avec la réapparition d'anciennes douleurs goutteuses ou rhumatismales, ou avec le retour à leur ancien siége d'exanthèmes brusquement répercutés. Les eaux agiraient donc tout à la fois comme médication stimulante et comme médication dérivative.

Ce que je viens de dire du traitement de la paraplégie est également applicable aux paralysies partielles des membres et à ces perturbations de la sensibilité connues sons le nom générique de névralgies. J'ai été témoin moi-même de fort belles cures.

En sera-t-il de même de l'hémiplégie? Le professeur Heim, qui a écrit un bon traité sur les eaux de Wildbad, raconte à ce sujet les guérisons les plus remarquables. « Il n'y a, dit-il, aucun » apoplectique qui quitte Wildbad sans que son état se soit con- » sidérablement amélioré : ils reprennent tous plus de liberté » dans la démarche, déposent ordinairement leurs béquilles de » bonne heure, et peuvent, au moyen d'une canne, s'aider dans » leurs mouvements. » Pour quiconque connaît les caractères anatomiques de l'hémiplégie, de semblables assertions ne peuvent être acceptées sans contrôle, et je sais que, pour mon compte, je n'ai rien vu d'aussi positif ni d'aussi concluant.

En résumé, c'est donc seulement contre la paraplégie que les eaux de Wildbad me paraissent jouir d'une incontestable spéci- ficité. Sous ce rapport, elles offrent la plus grande analogie avec celles de Gastein et de Pfeffers, avec cette différence toutefois qu'elles sont moins actives que les premières et plus actives que les secondes. Je ne puis du reste que renvoyer, pour plus de détails, à ce que je dis de ces deux eaux, et tout particulièrement de celles de Gastein.

Wildbad offre peu de distractions de société. Mais la beauté des sites qui l'entourent, ses richesses géologiques, l'air vif et pur qu'on y respire au milieu des bois, sont de puissantes com- pensations. Au lieu de vanter sans cesse, comme on le fait, les douceurs de la vie des champs, ne devrait-on pas plutôt apprendre à les goûter?

LIEBENZELL

(Wurtemberg).

Itinéraire de Paris à Liebenzell. — Même itinéraire que de Paris à Deinach (voir page 308) ; car il faut traverser Deinach pour se rendre de Pforzheim à Liebenzell.

A trois lieues et demie de Wildbad et à une de Hirsau, sur la rive gauche de la [Nagold, se trouvent les bains de Liebenzell. Ces bains, qui avaient autrefois une grande réputation, commencent de nouveau à être fréquentés par de nombreux malades. Il y a deux sources, d'une température de 23° à 24° C. Elles s'échappent sans bruit, et mêlées de bulles de gaz, des fentes du granit. Leur goût est un peu fade : on l'a comparé à un mauvais bouillon de viande. Ces sources contiennent chacune, pour un litre, 0^{gr},595 de principes fixes, dont :

Gram.

Chlorure de sodium. 0,455
Carbonate de soude. 0,048
Id.   de chaux. 0,052

Ce sont donc des eaux un peu plus minéralisées que celles de Wildbad ; leur action cependant est beaucoup plus douce. Aussi conviennent-elles dans beaucoup de cas où celles-ci seraient trop énergiques.

Les eaux de Liebenzell sont employées en boisson et en bains. On les conseille surtout dans les maladies nerveuses (névralgies, chorée, hystérie, spasmes), les affections utérines caractérisées par l'irritabilité, et les divers états morbides dans lesquels il s'agit de calmer et d'adoucir. On y envoie aussi beaucoup de phthisiques ; seulement le bénéfice du traitement doit peut-être autant être attribué dans ce cas aux émanations résineuses que l'on respire dans la forêt qu'à l'action curative de l'eau minérale elle-même.

DEINACH

(Wurtemberg).

Itinéraire de Paris à Deinach. — Chemin de fer de Strasbourg, Kehl et Bruchsal jusqu'à la station de Mühlach (Pforzheim), sur la ligne de Stuttgard. De cette station à Deinach, omnibus.

Petit village situé au cœur de la forêt Noire, dans une vallée sauvage et romantique qui offre beaucoup de ressemblance avec celle de Wildbad, dont elle n'est, du reste, distante que de quatre lieues. Il y a deux sources minérales froides, très riches

en acide carbonique, contenant chacune, pour un litre, 0^{gr},910
de principes fixes, dont :

Gram.

Carbonate de soude.   0,260
   Id.   de chaux.   0,400
Chlorure de soude et de magnésie. 0,0 7

L'une de ces sources contient de plus 0^{gr},010 environ de carbonate de fer.

Ce sont des eaux qui tiennent à la fois des eaux alcalines et
des eaux ferrugineuses. Très utiles dans les gastralgies, la chlorose, l'anémie, toutes les fois, en un mot, qu'il s'agit de remonter les forces de l'organisme.

CANNSTADT

(Wurtemberg).

Itinéraire de Paris à Cannstadt. — Chemin de fer de Strasbourg,
Kehl, Bruchsal et Stuttgard jusqu'à Cannstadt, sur la ligne d'Ulm.

La jolie petite ville de Cannstadt se trouve au milieu d'une
plaine des plus agréables et des plus fertiles, à une heure de
Stuttgard. Il y a plusieurs sources minérales, d'une température de 18 à 20° C. La principale et la plus importante, appelée
Sulzerrainquelle, contient, par litre, 5^{gr},980 de principes fixes,
dont :

Gram.

Chlorure de sodium.   2,145
Sulfate de soude.   0,855
   — de magnésie.   0,456
   — de chaux   0,845
Carbonate de chaux.   0,975
   — de fer.   0,028

ainsi qu'une quantité très notable de gaz acide carbonique.

Les eaux de Cannstadt, qui ont été parfaitement aménagées,
sont des eaux toniques, fondantes et franchement laxatives, qu

ont la plus grande analogie avec le Rakoczy de Kissingen : aussi conviennent-elles pour les mêmes circonstances. Elles devront même être préférées chez les individus à tempérament humoral, alors qu'il s'agit de déterminer une dérivation plus énergique vers l'intestin.

GASTEIN

(Autriche).

Itinéraire de Paris à Gastein. — Chemin de fer de Strasbourg, Kehl, Bruchsal, Stuttgard et Munich. De Munich à Salzbourg, malle-poste. (Le chemin de fer sera bientôt terminé.) De Salzbourg à Gastein, omnibus.

Gastein est situé sur les confins du duché de Salzbourg, de la Styrie et du Tyrol, et comme perdu à l'extrémité d'une des vallées les plus sauvages des Alpes Noriques. Pour quiconque a visité la Suisse et les Pyrénées, il semblerait que les pays de montagnes ne puissent plus offrir de paysages dignes d'exciter l'admiration. J'avoue cependant que les merveilles semées sur la route de Gastein à Salzbourg et que la route elle-même m'ont très vivement impressionné. Ainsi c'est le délicieux château de Hellbrunn, où se plaisait Napoléon ; ce sont les salines de Hallein avec leurs prodigieux travaux souterrains ; c'est le défilé de Pass-Lueg, que précèdent les *Oefen* ou abîmes ; c'est le périlleux passage de la Klamm, avec sa chaussée taillée dans le roc et sa petite chapelle votive ; enfin c'est Gastein, dont les blanches maisons, qu'on aperçoit au loin, sont groupées en amphithéâtre autour de la chute de l'Enz, immense cascade, la plus belle peut-être de toutes celles qui existent en Europe.

Gastein mérite donc, à tous égards, d'être visité par quiconque n'est pas insensible aux beautés d'une nature grandiose et pittoresque. Il mérite surtout, et c'est là pour nous le point essentiel, il mérite surtout de fixer l'attention des médecins à cause de ses sources minérales.

Celles-ci, au nombre de six, ont une température qui varie de 39 à 47° C. Elles jaillissent du granit même, à travers un lit d'ardoises, et paraissent toutes avoir la même composition chimique et la même action médicinale. Aussi admet-on généralement qu'elles proviennent d'un même foyer.

Celle qui occupe le plan le plus élevé est la source dite du Prince. Température, 46° C. Pour arriver à son griffon, il a fallu creuser dans l'épaisseur de la montagne jusqu'à une profondeur de plus de 30 mètres. Le couloir voûté qui y mène m'a rappelé, par l'air étouffant qu'on y respire et le nuage de vapeur qui s'en échappe, les fameuses étuves de Néron, près de Naples.

Cette source, dont les eaux se réunissent à celles de la source du Docteur, fournit aux quatre principaux établissements de bains, qui sont : l'hôtel Straubinger, la Prélature, la Provinciale et la Solitude. L'hôtel Straubinger est de beaucoup le plus important : on peut même le regarder comme le Kursaal de Gastein.

Du milieu de la cascade (1) où elle a été captée, jaillit aussi une source dont on aperçoit la vapeur à travers l'écume du torrent. Température, 39° C. Des tuyaux la transportent à un abreuvoir placé dans le voisinage et qui sert à baigner les chevaux.

Deux autres sources se trouvent à droite de la cascade, mais sur un plan inférieur à la précédente. La principale, appelée la Grande-Source, a une température de 48° C. et est surtout remarquable par son excessive abondance. Elle alimente les deux belles piscines de l'hôpital, de nombreux bains particuliers, et fournit au village de Hof-Gastein, distant d'une lieue et demie, un vaste approvisionnement d'eau minérale que charrient des canaux de bois.

Enfin, au bas de la vallée, se trouve la source du Boulanger, qui se distribue aux deux piscines de l'établissement de ce nom. Sa température est de 39° C.

La réunion de ces diverses sources forme l'étonnant volume de 124,000 pieds cubes d'eau en vingt-quatre heures. Comme cette

---

(1) Une galerie vitrée, jetée hardiment au-dessus de la cascade, offre, sur une longueur de plus de 300 mètres, un magnifique promenoir aux malades. On jouit, de cette galerie, d'un coup d'œil véritablement féerique.

eau serait trop chaude pour être immédiatement employée en bain, on la fait refroidir au degré convenable dans d'immenses réservoirs. Quant à la disposition des bains, elle est la même pour tous les établissements : ce sont de grandes cuves de bois enfoncées dans le sol, et contenant chacune un ou plusieurs siéges sur lesquels on se tient assis, pendant le bain.

L'eau de Gastein sort de terre sans le moindre bruit et sans former de bouillonnement. Elle est brillante et pure comme la plus belle eau de roche. Son odeur est nulle ; elle n'a également aucune saveur, au point qu'elle défierait les palais les plus impressionnables. Recueillie dans un vase et exposée à l'air pendant plusieurs jours, elle ne subit aucune altération et ne dépose aucun sédiment.

La chimie, malgré la délicatesse de ses procédés actuels d'analyse, n'a constaté dans l'eau de Gastein que des traces à peine sensibles des sels alcalins les plus insignifiants. Quelques centigrammes, par litre, de carbonates de soude et de chaux ! Autant dire, par conséquent, qu'elle n'y a rien rencontré. Cette eau ne contient non plus aucun gaz. Aussi Berzelius, qui l'avait analysée, et, après lui, le professeur Wolf, de Salzbourg, déclarentils que, chimiquement parlant, l'eau de Gastein est de l'eau distillée. Et cependant combien elle en diffère au point de vue médical ! Voyons plutôt ce qui se passe pour le bain pris à la température de 26 à 27° R., température qu'on dépasse très rarement.

La première impression a quelque chose de désagréable. Au lieu de s'épanouir, la peau se resserre sur elle-même comme par l'effet d'une légère astriction. Il y a un peu de dyspnée ; les parois abdominales se rapprochent, les testicules remontent vers l'anneau. Bientôt une chaleur insolite, accompagnée de secousses et de tressaillements, se répand dans tous les membres. Le pouls, en même temps qu'il se ralentit, devient dur et vibrant ; le visage se colore ; les oreilles bourdonnent : hâtez-vous de sortir du bain, car il y aurait danger à le prolonger davantage.

Comment expliquer, en l'absence de tout agent chimique appréciable, ce resserrement de la peau et cette excitation générale ?

Paracelse, qui professait avec un éclat de parole extraordinaire la médecine à Salzbourg (1), et qui, à travers ses divagations d'alchimiste, de magicien et d'astrologue, a écrit d'excellentes choses sur les eaux minérales, Paracelse attribue cette action des eaux de Gastein *à la force de l'arsenic qu'elles tiennent en dissolution.* C'est un fait assez singulier que, dès le commencement du seizième siècle, la présence de l'arsenic dans les eaux minérales ait été, empiriquement sans doute, mais enfin ait été annoncée. Tout porte à croire en effet qu'il existe de l'arsenic dans les eaux de Gastein (on s'occupe aujourd'hui d'analyses dans ce sens), car, à peu de distance de ces sources se trouve, dans la vallée de Böckstein, des mines de cuivre, d'or et d'argent fortement arsenicales. Il y a même un lac, le lac Pockart, désigné plus communément dans le pays sous le nom de *Lac empoisonné,* dont les eaux contiennent de l'arsenic en telle abondance, qu'aucun poisson ne peut y vivre, qu'aucune plante ne croît sur ses bords et que les animaux qui s'y désaltèrent meurent en peu d'instants. Enfin ce qui me ferait croire encore que les eaux de Gastein renferment un principe arsenical, c'est que, ingérées dans l'estomac, elles provoquent presque toujours des nausées et des vomissements.

Mais dirons-nous, avec Paracelse, que la présence de l'arsenic dans les eaux de Gastein suffirait pour expliquer leurs propriétés si énergiquement stimulantes? J'avoue que, quelque faveur que cette opinion puisse rencontrer dans beaucoup d'esprits, qui veulent voir l'arsenic partout, elle me satisfait d'autant moins que l'arsenic est un agent hyposthénisant.

Le premier effet de l'eau de Gastein est donc de resserrer la

(1) On montre à Salzbourg sa maison et son tombeau. On y montre également son crâne, dont un des pariétaux, entièrement brisé, rappelle le genre de mort de Paracelse, qui, dans un accès de folie, se tua en se précipitant d'un des étages supérieurs de l'hôpital Saint-Étienne, où on le tenait renfermé. Une nouvelle édition de ses œuvres vient d'être publiée par Rademacher, médecin à Goth, lequel le proclame le véritable inventeur de l'homœopathie, et par suite le premier médecin du monde.

peau à la manière d'une solution d'alun (cette comparaison est encore de Paracelse) et de réveiller les forces de l'organisme. L'usage est d'aller, après le bain, se mettre au lit, et d'y rester trois quarts d'heure à une heure, afin que le calme se rétablisse peu à peu dans l'économie : on ne transpire pas, les pores étant plutôt fermés qu'ouverts. Ces bains constituent même un excellent remède pour les personnes dont la peau est habituellement moite, par la faiblesse et le relâchement de son tissu.

Au bout de quelques bains, l'action stimulante de l'eau minérale tend à se localiser et à se concentrer tout entière sur le système nerveux. Ainsi il semble au malade qu'un surcroît de vitalité s'empare de tout son être; il se sent plus agile et plus fort; à peine les marches les plus longues lui causent-elles un peu de fatigue, que le sommeil a promptement réparée. Mais c'est vers l'appareil génital que cette influence devient le plus manifeste, influence qui, même chez les personnes les plus chastes et les plus réservées, se traduit par des rêves érotiques, des pertes séminales répétées, d'étranges et insolites surexcitations, absolument comme par l'effet des cantharides. Ce sont par conséquent des eaux aphrodisiaques.

Indiquer l'action physiologique d'une eau minérale, c'est presque dire pour quel ordre de maladies cette eau doit être conseillée.

Vous prescrivez Gastein contre ces états morbides que caractérisent la langueur et l'atonie générale, et auxquelles il est impossible d'attribuer d'autre cause qu'un défaut d'innervation. On ne saurait, à cet égard, assez admirer l'espèce de transformation que les eaux de Gastein opèrent dans la *machine humaine*, et c'est avec intention que j'emploie un terme aussi vague, car il est impossible de spécifier de semblables effets. Le célèbre Kopp a raconté lui-même la manière dont ces eaux lui rendirent l'existence. Atteint de souffrances cruelles et continues vers le cerveau, et sentant tout à la fois son intelligence s'affaiblir, sa mémoire s'éteindre et en quelque sorte la vie s'échapper (on avait diagnostiqué un commencement de ramollissement cérébral), il était tombé dans une hypocondrie des plus sombres. Après avoir essayé de tout inutilement, il se rendit à Gastein. La première année lui procura un soulagement notable, et il lui suffit d'une seconde année passée aux mêmes sources pour recouvrer, en même temps que la santé, l'intégrité de ses hautes et belles facultés.

Les paralysies, celles bien entendu qui sont indépendantes d'une lésion organique, trouvent dans les eaux de Gastein une médication dont l'efficacité tient quelquefois du prodige : telles sont surtout les paralysies des membres inférieurs. Sous ce rapport, les eaux de Gastein ne le cèdent en rien à celles de Wildbad ; elles leur sont même supérieures, à cause de leur activité plus grande, toutes les fois qu'il s'agit de frapper un grand coup sur le système nerveux, ou que la paraplégie se complique de l'abolition plus ou moins complète des facultés viriles.

Je n'hésite pas à placer Wildbad et Gastein tout à fait au premier rang des sources utilement conseillées contre la paraplégie. Elles me paraissent même mériter à cet égard l'épithète de *spécifiques*. Remarquons en effet que tandis que Baréges, Luchon, Bourbonne, Balaruc, Gurgitello et les deux Aix, empruntent leur activité à leur forte minéralisation, à leur température élevée ainsi qu'au choc énergique de la douche, au contraire, les eaux de Gastein et de Wildbad ne sont pour ainsi dire point minéralisées, on les emploie à peine tièdes, et il est rare qu'on ait recours à la douche. Il y a donc en elles quelque chose qui agit plus *spécifiquement* sur le système nerveux rachidien, et qu'on ne rencontre pas dans les autres sources.

Quant à la manière d'administrer les eaux de Gastein, ce que j'ai dit en parlant de Wildbad, du nombre et de la durée des bains, de leur degré de température, des phénomènes qu'ils déterminent et des précautions dont il faut user, tout cela leur est également applicable (voir page 365). Ces eaux diffèrent toutefois entre elles par quelques particularités qu'il importe de signaler.

Ainsi, nous avons vu qu'à Wildbad les bains n'ont d'efficacité qu'à la condition qu'ils sont pris à la température native des sources et sur les griffons eux-mêmes : dès l'instant où il y a quelque chose de changé à cet égard, on n'a plus, au lieu d'un bain médicinal, qu'un simple bain domestique. A Gastein, au contraire, non-seulement il faut faire refroidir l'eau minérale avant de s'en servir, mais, de plus, on peut la faire voyager dans des tuyaux, souvent à de grandes distances, Hof-Gastein (1), par exemple, sans que ses propriétés thérapeutiques paraissent en éprouver aucune atteinte. Ceci prouve déjà que le principe actif de ces eaux ne saurait être le même. Enfin, tandis qu'à Wildbad, on prend habituellement l'eau minérale en bain et en boisson, il est rare qu'à Gastein on la prenne autrement qu'en bain.

Un fait assez curieux relativement à l'eau de Gastein, c'est que, d'ordinaire, quand on la boit chaude, elle constipe; si, au contraire, on la boit refroidie, elle relâche.

Ce que nous venons de dire de l'efficacité des eaux de Gastein dans le traitement de la paraplégie, est-il également applicable au traitement de l'hémiplégie? Je me suis déjà expliqué, à propos d'autres sources, sur les prétendus miracles qu'on obtient dans ce cas par l'effet des eaux : j'ajoute que ce que j'ai vu à Gastein n'a fait, à cet égard, qu'accroître mes scrupules. Sans doute les eaux de Gastein ont amélioré des hémiplégies stationnaires, ou hâté la guérison de celles qui étaient déjà en voie de guérir; mais voilà tout. Quant à faire disparaître comme par enchantement des hémiplégies véritables, ayant le caractère pathognomonique *de la paralysie de la jambe et du bras correspondant*, je n'ai rien observé de semblable. Je crois même que les cures annoncées, ici comme ailleurs, n'ont eu souvent d'autre explication raisonnable que des erreurs de diagnostic.

Mais Gastein n'est pas uniquement le refuge des paralysies. Vous y verrez également bon nombre de jeunes hommes dont, au premier abord, vous vous expliquerez difficilement la présence. Ce qu'ils viennent demander à ces eaux, c'est qu'elles leur restituent une partie de cette séve qu'ils ont follement dépensée

______

(1) Hof-Gastein n'est qu'une succursale de Gastein. Il y a des bains dans toutes les maisons, et leurs effets rappellent à peu de choses près ceux qu'on observe aux sources mêmes.

dans des excès de toute nature, et qui, par un châtiment mérité, se trouve maintenant tarie dans sa source. Plus d'une fois, du reste, leur confiance dans les eaux a été couronnée par d'éclatants succès. Sans la réserve que m'impose la délicatesse du sujet, je pourrais citer des faits très nombreux dans lesquels les eaux de Gastein ont triomphé, sur différents âges, de l'impuissance virile même arrivée à sa période la plus extrême.

Mais, pour que cette action des eaux ne soit pas une action éphémère, pour qu'elle devienne bien réellement durable, il est essentiel que le malade ne se hâte pas d'user trop tôt, avant deux ou trois mois, par exemple, du bénéfice du traitement. Une imprudence ou seulement un simple essai de forces pourrait, à cet égard, tout compromettre.

Si les eaux de Gastein exigent les plus grands ménagements dans leur emploi, pendant et après la cure, elles ne réclament pas moins de précautions dans le choix des malades auxquels elles devront être conseillées. Autant, en effet, ces eaux seront utiles aux tempéraments lymphatiques, autant elles deviendraient nuisibles aux constitutions sanguines et irritables. C'est au point que le docteur Proell, un des médecins les plus distingués de Gastein, me disait que, quand il était question d'envoyer une personne à ces eaux, il fallait, avant même de s'enquérir de sa maladie, s'informer de son caractère : est-il colère et emporté, ce sera une contre-indication positive. La durée est également subordonnée à certaines considérations du même genre ; ainsi, pour les organisations impressionnables, quinze ou vingt bains pourront suffire, tandis qu'il en faudra vingt-cinq ou trente pour les individus phlegmatiques. Du reste, les malades ont parfaitement eux-mêmes la conscience du moment où il convient d'interrompre le traitement, la saturation thermale se manifestant presque subitement chez eux, par une répulsion telle pour le bain, que la vue seule de l'eau minérale leur devient odieuse.

Ce que je dis ici de la nécessité, pour le médecin, d'étudier avant tout le caractère des malades, trouve sa confirmation dans la manière dont l'eau impressionne jusqu'aux animaux eux-mêmes. Observons ce qui se passe sur les chevaux qu'on baigne dans l'abreuvoir alimenté par la source de la Cascade, et dont l'eau n'a qu'une température de 18 à 20 degrés. Tant qu'ils travaillent, le bain ne fait que réparer leurs forces et leur en donner de nouvelles. Restent-ils oisifs, au contraire, aussitôt ils offrent tous les signes de la plus vive surexcitation. L'animal déjà difficile, devient inabordable ; celui qui avait un naturel calme et paisible se met, sans motifs excusables, à ruer et à mordre. Il n'y a plus de sommeil chez aucun : plusieurs même sont pris d'une sorte de fureur érotique. Il faut alors ou les faire travailler de nouveau, pour qu'ils puissent dépenser cette exubérance de forces, ou interrompre les bains. Dira-t-on encore, en face de semblables faits, que l'action des eaux minérales est une simple affaire d'imagination ?

J'en ai fini avec ce qui a trait à l'action des eaux de Gastein sur le système nerveux. Un mot seulement encore sur les autres effets thérapeutiques de ces eaux.

M. le docteur Snétiwy voulut bien me faire visiter, à l'hôpital de Gastein, de nombreux malades auxquels il faisait suivre le traitement thermal. Parmi les affections qui me parurent se trouver le mieux de ce traitement, je citerai la goutte atonique, les rhumatismes torpides, les anciennes luxations ou fractures, les fistules, les nécroses, les ulcères variqueux et les affections scorbutiques de la peau ou des muqueuses. C'est à l'action styptique et détersive de l'eau minérale qu'il faut en partie rapporter ici les heureux effets du traitement. La syphilis est encore une de ces maladies pour lesquelles on devra conseiller Gastein : seulement les eaux agiront comme pierre de touche, à la manière de Loëche et des sources sulfureuses, en appelant et fixant au dehors le moindre atome de virus caché dans les tissus.

Tel est Gastein. Si je me suis étendu un peu longuement sur ces eaux, c'est que, malgré l'immense vogue dont elles jouissent en Allemagne, je ne sache pas qu'elles se trouvent décrites dans aucun de nos traités d'hydrologie. C'est que surtout nul médecin français ne les avait visitées depuis le commencement de ce siècle : du moins les registres de la municipalité, où chaque arrivant est obligé d'inscrire son nom, n'en mentionne aucun.

Un dernier renseignement. Pendant le fort de la saison, c'est-à-dire en juillet et août, l'affluence des baigneurs est telle, que tout malade qui voudra se rendre à Gastein (1) devra écrire cinq à six semaines d'avance à M. Straubinger, le principal hôtelier, je pourrais dire le seigneur de l'endroit, ou à l'un des médecins des eaux, pour s'assurer d'un logement. Sans cela on s'expose à ne pas trouver, en arrivant, l'abri même le plus modeste, et par suite à être obligé de s'en retourner soit à Hof-Gastein, soit même à Salzbourg, pour y attendre qu'une place soit devenue vacante par le départ de quelque baigneur.

GLEICHENBERG

(Styrie).

Les eaux de Gleichenberg sont des eaux alcalines presque froides, qui jaillissent à six milles et demi de la ville de Gratz, dans une vallée étroite et extrêmement salubre. La source principale, appelée source de Constantin, a une température de 17° C. Elle contient, pour un litre, 5^{gr},265 de principes fixes, dont :

	Gram.
Bicarbonate de soude.	2,470
— de chaux.	0,325
— de magnésie.	0,390
Chlorure de sodium.	1,120

ainsi qu'une quantité considérable de gaz acide carbonique.

La source de Constantin rappelle, par ses propriétés thérapeutiques, les sources d'Ems : elle convient, comme elles, dans le traitement des affections pulmonaires, spécialement du catarrhe bronchique et de la tuberculisation commençante. On la boit pure ou coupée avec du petit-lait de vache qu'on prépare dans un établissement spécial. On boit également de la source du

(1) Se précautionner de vêtements d'hiver. Gastein est situé à 3,200 pieds au-dessus du niveau de la mer, et par suite les matinées et les soirées y sont très froides.

Stahlquelle. Deux autres sources, celles de Werle et de Romer, sont utilisées pour les bains, mais ceux-ci ne constituent qu'une partie secondaire du traitement.

J'ai eu plusieurs fois l'occasion, en Allemagne, de constater les bons effets de la source de Constantin contre les maladies de poitrine. On en trouve des dépôts dans presque toutes les stations thermales.

ISCHL

(Autriche).

Itinéraire de Paris à Ischl. — Même itinéraire que pour Gastein (voir page 370) jusqu'à Salzbourg. De Salzbourg à Ischl, omnibus.

Il n'est peut-être pas de résidence thermale plus connue qu'Ischl dans le monde politique; par contre, il n'en est peut-être pas non plus qui le soit aussi peu dans le monde médical. Ainsi, tandis que chaque année, au retour de la belle saison, tous les journaux annoncent que l'empereur d'Autriche vient de partir avec sa cour pour les eaux d'Ischl, nous serions très probablement fort embarrassés de dire de quelle nature sont ces eaux, ou seulement quelle est leur position géographique. C'est qu'Ischl ne se trouve mentionné dans aucun livre français d'hydrologie; j'avoue même très humblement que, n'ayant pas encore visité ces eaux lors des premières éditions de mon GUIDE, l'article que je leur avais consacré n'en donnait qu'une idée tout à fait incomplète.

Ischl est situé dans la haute Autriche, au centre de cette partie appelée Salzkammergut (*domaine des Salines*), non loin du Tyrol, de la Styrie et de la frontière de la Bavière. Le chemin qui le relie à Salzbourg traverse plusieurs chaînes de montagnes qui ne sont qu'une suite des Alpes Noriques et longe plusieurs lacs de l'aspect le plus ravissant.

Le village d'Ischl est coquettement bâti sur les bords de la Traun, au milieu des jardins et des bois, dans une vallée qu'entoure un amphithéâtre de montagnes recouvertes de la plus riche végétation. Ces montagnes sont assez élevées pour former, surtout du côté du nord, un rempart naturel contre les vents, qui, dans cette contrée, soufflent quelquefois avec une extrême violence. Ajoutons que les eaux vives qui parcourent la vallée dans tous les sens, servent tout à la fois à renouveler l'air et à y entretenir une continuelle fraîcheur. Grâce à cette situation exceptionnelle à tous égards, Ischl, bien qu'élevé de plus de 1,400 pieds au-dessus du niveau de la mer, jouit d'une aménité de température qui rappelle les climats les plus favorisés.

Si j'insiste sur ces avantages topographiques, c'est que c'est à eux, bien plus qu'à ses eaux minérales, qu'Ischl est redevable de son immense renommée.

Et d'abord, Ischl possède-t-il réellement des eaux minérales? La question pourra paraître au moins singulière, et pourtant nous allons voir qu'elle peut être sérieusement posée et même résolue négativement. En effet, il y a bien une source saline froide, appelée source de Marie, mais elle jaillit à une lieue du village, et elle est maintenant à peine utilisée.

A Ischl, c'est le petit-lait que l'on boit; on se baigne également dans le petit-lait : en cela consiste à peu près tout le traitement. On prend de plus, il est vrai, des bains d'eau salée, mais c'est une eau salée artificielle qu'on obtient par les procédés suivants :

On fait parvenir, au moyen de tuyaux, de l'eau ordinaire dans les galeries de vastes salines, situées dans le voisinage, et on la laisse séjourner dans ces galeries le temps nécessaire pour qu'elle se sature suffisamment de sels : cette eau prend alors le nom de *Soole*. Puis, à l'aide de pompes, on la retire des salines pour la diriger dans d'immenses réservoirs où une partie est destinée aux sauneries et une autre partie aux bains. L'art agit donc ici à peu près par les mêmes procédés que la nature; en effet, les sources salines naturelles paraissent n'avoir d'autre origine que les eaux fluviales ou autres, lesquelles, en pénétrant dans la terre, rencontrent sur leur chemin les mines de sel dont elles dissolvent et entraînent certains principes pour venir ensuite se faire jour en dehors, où elles prennent le nom d'eaux minérales.

La Soole, à son degré ordinaire de concentration, contient environ vingt-cinq parties sur cent de matières fixes, presque entièrement formées de chlorure de sodium; il y a également des traces de fer et de silice, ainsi que de l'iode et du brome. C'est, du reste, la même composition que pour la source de Marie: nouvelle preuve que celle-ci se minéralise de la même manière que l'eau saline artificielle. Si l'on donne la préférence à la Soole, c'est uniquement parce qu'elle est plus riche en principes salins.

On comprend qu'une eau aussi chargée de sels que la Soole ne saurait être employée pour les bains dans son état le plus concentré; aussi l'atténue-t-on avec de l'eau ordinaire dans des proportions qui varient suivant les résultats qu'on veut obtenir. En général, pour un bain de 300 litres, on commence par 10 litres de Soole dont on élève progressivement les doses jusqu'à ce qu'on arrive à 50 litres, quantité qu'on dépasse rarement.

On prescrit ces bains dans les mêmes circonstances que ceux de Kreuznach et de Nauheim, avec lesquels ils offrent la plus grande analogie. C'est surtout dans le traitement des affections scrofuleuses que leur efficacité est des plus remarquables. Ils conviennent spécialement aussi aux personnes d'un tempérament lymphatique, je dirais presque aux populations allemandes, chez lesquelles le sang pèche si souvent par défaut de cruor. Vous voyez, sous leur influence, les chairs reprendre plus de vigueur et de fermeté, les traits plus d'animation et la constitution tout entière fonctionner avec une énergie plus grande.

L'action des bains est puissamment secondée par la boisson de petit-lait. Des trois espèces de petit-lait dont on fait usage à Ischl, savoir, le petit-lait de vache, le petit-lait de chèvre et le petit-lait de brebis, c'est au petit-lait de vache qu'on donne souvent la préférence. Bu le matin à la dose de trois à quatre gobelets, il agit à la manière d'un léger purgatif; les deux autres espèces de petit-lait, et en particulier le petit-lait de brebis, purgent moins franchement.

La saveur de ces divers liquides, si elle diffère par quelques nuances, a cependant pour caractère commun d'être aromatique, un peu sucrée, et tout à fait agréable, surtout quand la végétation est dans sa primeur, parce qu'alors les animaux ont une alimentation plus savoureuse. C'est au point que les petits enfants boivent le petit-lait avec plaisir : ceci s'applique surtout au petit-lait de chèvre et de brebis (1).

Parmi les étrangers qui fréquentent Ischl, les femmes se trouvent en très grande majorité. C'est qu'indépendamment des affections lymphatiques et scrofuleuses, on y traite aussi avec succès la plupart des maladies nerveuses dans lesquelles il est besoin de calmer et d'adoucir, ainsi que certains engorgements utérins que caractérise l'irritabilité du col. Souvent, dans ce cas, on fait alterner les bains salins et les bains de petit-lait; il n'est pas rare non plus qu'on ajoute à ces bains, pour les rendre plus efficaces, une assez forte décoction de feuilles de sapin. La boisson de petit-lait aide notablement aussi à la cure.

Enfin Ischl, de même que certaines contrées de la Suisse, est chaque année le rendez-vous d'un grand nombre de poitrinaires qui viennent demander à son climat, plus qu'à ses agents thérapeutiques, la guérison de leurs maux. On comprend que l'air pur et balsamique au milieu duquel ils se trouvent plongés, la vie champêtre qu'ils mènent et qui contraste si heureusement avec la vie agitée de nos grandes villes, les vapeurs salines qu'ils vont respirer dans les sauneries où se fait la coction des sels, en un mot que tout ce concours de moyens hygiéniques doive contribuer à rétablir le bien-être et le calme dans l'appareil respiratoire. Ajoutons que le petit-lait, surtout le petit-lait de brebis, en même temps qu'il tempère la trop grande activité de la circulation, agit encore par ses principes nutritifs, de sorte qu'il est peu de phthisiques qui ne recouvrent ainsi tout à la fois des forces et de l'embonpoint (voir, aux Eaux de la Suisse, mon chapitre sur la Cure de petit-lait).

Les bains sont pris dans trois établissements principaux qui

(1) Consulter pour plus de détails le *Mémoire sur le petit-lait alpestre* du docteur Mastalier, et la *Notice sur Ischl* du docteur Polak, tous les deux médecins des plus distingués à Ischl.

n'ont de remarquable que leur aménagement intérieur. Quant aûx baignoires, elles sont de marbre pour les bains de petit-lait, et de sapin pour les bains d'eau salée, cette eau ayant l'inconvénient d'attaquer le marbre; il y a également des douches et des bains de vapeur. Enfin, un lac artificiel, alimenté par une source d'eau vive, sert d'école de natation et de gymnastique à l'usage surtout des enfants, dont la constitution a besoin d'être fortifiée.

Le Kurhaus où l'on va boire le petit-lait représente une vaste galerie couverte, qui sert de promenoir quand le temps est mauvais. Chaque malade a son gobelet : ces gobelets sont rangés par ordre de numéros dans une espèce d'hémicycle placé au centre du bâtiment. On y trouve aussi un approvisionnement très complet des principales eaux minérales de l'Allemagne. N'oublions pas non plus de mentionner l'aphorisme qu'un saunier bel esprit fit graver en lettres d'or sur le frontispice de l'édifice :

IN SALE ET IN SOLE OMNIA CONSISTUNT.

Je comprends parfaitement qu'à Ischl on ait eu d'excellentes raisons pour dire que *tout consiste dans le sel et dans le soleil*; mais n'aurait-on pas pu, sans humilier les salines, intervertir un peu l'ordre des mots et concéder le pas au soleil sur le sel?

Il n'y a point à Ischl de Kursaal proprement dit où l'on puisse donner des bals et des fêtes. Ainsi la belle galerie du Kurhaus est uniquement réservée pour les buveurs : de même les deux modestes salons du Casino ne sauraient se prêter à de grandes réceptions. Mais, en revanche, Ischl possède l'hôtel Tallachini, appelé aujourd'hui hôtel Élisabeth (du nom de la nouvelle impératrice), lequel n'a peut-être pas son pareil en Europe, tant par la somptuosité des ameublements que par les vastes proportions de sa distribution intérieure; la salle à manger surtout est quelque chose d'admirable. C'est dans cet hôtel, j'allais dire dans ce palais, que se réunit la meilleure compagnie et que loge l'aristocratie des baigneurs.

On comprend, d'après ce qui précède, que le séjour d'Ischl

doive être un peu sérieux. Sauf quelques équipages qui passent de loin en loin, et les nombreux domestiques en livrée qui sillonnent les rues, rien n'indique que l'empereur habite, pendant l'été, cette résidence, ainsi que sa famille et tous les grands personnages de l'empire. C'est que tous ces grands personnages vivent très simplement, et l'empereur plus simplement que tous les autres.

Vous ne trouverez à Ischl aucun monument ancien, aucune légende, aucun souvenir, sauf ceux qui se rattachent aux salines, sa création, comme station thermale, étant toute moderne. Elle est entièrement l'œuvre du docteur Wirer, dont le buste, supporté par un élégant piédestal, décore la petite place qu'on a construite en son honneur et à laquelle on a donné son nom.

Que dirai-je des environs d'Ischl? C'est réellement au delà de toute description. Un malade qui suit la cure peut varier tous les jours ses promenades, de telle sorte qu'il jouira chaque fois d'un paysage nouveau. Seulement comme il faut que tout à Ischl ait son cachet aristocratique, vous ne trouverez, même pour les excursions les plus éloignées, ni ânes, ni mulets, mais, à leur place, de vigoureux montagnards, au pied ferme, à l'œil sûr, munis d'excellentes chaises à porteurs. Surtout ne vous hâtez pas trop de gémir sur cette nouvelle *exploitation de l'homme par l'homme !* C'est l'homme lui-même qui a voulu être ainsi exploité. En effet, si pendant la saison des eaux, les mulets et les ânes sont, par ordre supérieur, expulsés de la vallée, c'est sur la demande expresse des habitants, qui se sont plaints au gouvernement que ces animaux leur faisaient une concurrence ruineuse, et, pour me servir des termes de la pétition, « qu'ils mangeaient leur pain. »

Nous avons dit que le chemin qui mène de Salzbourg à Ischl est des plus pittoresques. Celui qui mène d'Ischl à Vienne ne le cède en rien au premier, et, comme c'est celui que prennent la plupart des malades qui quittent les eaux (il faut moins de vingt-quatre heures pour aller d'Ischl à Vienne), je vais sommairement en indiquer l'itinéraire.

33

Itinéraire d'Ischl à Paris, en passant par Vienne. — D'Ischl au lac de Traunsée, omnibus. Traversée du lac en bateau à vapeur, jusqu'à Gmunden (1). De Gmunden à Linz, chemin de fer, et de Linz à Nussdorf (à vingt minutes de Vienne), navigation sur le Danube. Enfin de Vienne à Paris, ligne directe de chemin de fer par Prague, Leipsick, Francfort et Forbach.

BADE

(Autriche).

Bade, appelé par les Romains *Aquœ Pannonicœ*, est une charmante petite ville, située à quatre lieues de Vienne, et comme perdue au milieu des bois, dans une vallée des plus pittoresques. Ses eaux minérales réunissent, chaque année, une société nombreuse qui vient autant pour se distraire que pour se traiter. Bade est pour la capitale de l'Autriche ce qu'Enghien est pour Paris ; les eaux de ces deux localités sont également sulfureuses, avec cette différence toutefois que, tandis que les eaux d'Enghien sont froides, celles de Bade ont une température qui varie de 35° à 40° C.

Bade est, de toutes les stations thermales que j'ai visitées, celle qui m'a paru donner l'idée la meilleure des ressources que les eaux, utilisées habilement, peuvent offrir à l'hygiène et à la thérapeutique. En effet, les sources de Bade n'offrent rien de bien remarquable par elles-mêmes : sans doute elles sont franchement sulfureuses, mais nos eaux des Pyrénées le sont bien davantage, et, de plus, elles leur sont infiniment supérieures par leur action médicinale. Cependant les eaux de Bade ont une vogue que nos eaux de France ne sauraient atteindre.

C'est que nous ne savons point, comme en Allemagne, tirer parti de nos richesses balnéaires. A Bade, sur le griffon même des nombreuses sources (il y en a vingt et une) qui s'échappent du sol, s'élèvent de tous côtés des bains publics ou particuliers,

(1) Au lieu de monter directement en chemin de fer à Gmunden, on fera bien de prendre une voiture particulière et de se faire conduire à la chute de la Traun (*Traun fall*). De là on ira rejoindre le convoi à la station de Lambach pour continuer jusqu'à Linz.

véritables édifices dont chacun mériterait une description à part.
Les principaux sont ; le bain Saint-Joseph, le bain Caroline, le
bain des Dames, le bain de Thérèze, le bain de Léopold, le bain
des Anges et le bain d'Antoine : ce dernier bain, dont la construction est toute récente, surpasse tous les autres en magnificence. Quant à la disposition intérieure de ces divers établissements, qu'on se représente de vastes cuviers de sapin, à fond de
bois ou de sable, assez profonds pour que les malades puissent
s'y promener dans tous les sens, ayant de l'eau jusqu'aux épaules,
et garnis intérieurement d'un banc circulaire où ils peuvent
s'asseoir. L'eau y arrive par en bas et s'y renouvelle sans cesse,
ainsi que l'indiquent les nombreuses bulles de gaz qui traversent
le bain en bouillonnant, et viennent éclater à sa surface. C'est,
comme nous allons bientôt le voir, à peu près le même aménagement qu'à Tœplitz.

Comme à Tœplitz aussi, les bains de piscines sont plus généralement usités, et les personnes de la meilleure compagnie
ne font aucune difficulté de prendre ainsi leurs bains en commun. Toutefois, celles qui préfèrent se baigner isolément
trouvent dans la plupart des établissements, aux bains de
Thérèze, par exemple, de petits bassins pour bains particuliers.

Enfin Bade possède une double école de natation, l'une pour
hommes, l'autre pour femmes, qui représente deux magnifiques
lacs, de 10 à 12 pieds de profondeur, exclusivement alimentés
par de l'eau minérale. Je ne crois pas que les Romains aient
jamais construit rien de plus utile ni de plus grandiose. C'est une
véritable naumachie, à ciel ouvert et à fonds de sable, rappelant
par son organisation intérieure (cabinets, tremplins, maîtres
nageurs, exercices gymnastiques, etc.) nos établissements de
bains flottants sur la Seine, à l'exception toutefois qu'au lieu
d'eau simple, c'est de l'eau sulfureuse, et qu'au lieu d'être froide,
elle est tiède. Cette eau, vue en masse, offre une teinte blanchâtre
comme celle de Luchon. Elle exhale une légère odeur d'hydrogène sulfuré, et a une saveur franchement hépatique. Quant à
sa limpidité, elle est extrême, ce qui se comprend d'autant mieux,
qu'indépendamment du courant thermal qui s'y déverse et se

renouvelle sans cesse, les bassins sont vidés entièrement une fois toutes les semaines, puis remplis de nouveau par une eau tout à fait vierge.

L'eau de ces bassins est fournie par l'Urpsung, ou source *d'Origine*, qui jaillit au milieu de la promenade publique, et est aménagée, pour servir de buvette, sous une élégante colonnade. L'abondance de cette source est telle qu'elle donne, par vingt-quatre heures, plus de deux millions de litres d'eau. La dose à laquelle on la boit est de deux à trois verres le matin; comme son action sur l'intestin est un peu astringente, il est d'usage d'ajouter, à chaque verre d'eau minérale, une cuillerée à café de sels de Carlsbad.

Les eaux de Bade rappellent, par leur composition chimique, celles d'Aix-la-Chapelle et d'Aix en Savoie. Elles renferment, par litre, 1^{gr},650 de principes salins à base de chaux et 0^{gr},315 de gaz sulfhydrique.

Quant à leurs propriétés médicinales, je ne puis que renvoyer également à ce que j'ai dit des deux Aix. Ainsi elles conviennent de même dans les paralysies, les rhumatismes chroniques, les maladies de la peau, les engorgements scrofuleux, les plaies, les ulcères et la plupart des affections catarrhales. Mais c'est surtout comme séjour hygiénique, que Bade compte, chaque année, des milliers de baigneurs qui viennent retremper leurs forces à ses sources vivifiantes, et respirer l'air pur de ses forêts.

Si Bade peut, par rapport à ses eaux, être comparé à Enghien, Vienne n'est pas non plus, au point de vue de ses habitants, sans quelque analogie avec Paris (1). Quand arrive le dimanche, les bons bourgeois de l'une et l'autre capitale éprouvent les mêmes besoins de villégiature; ainsi, tandis que les nôtres se dirigent par le chemin de fer vers Enghien ou Montmorency, de nombreux convois transportent ceux de Vienne à Bade ou à Vôslau, où ils trouvent les uns et les autres des divertissements forains et des récréations champêtres.

(1) Les environs de Vienne m'ont rappelé aussi ceux de Paris, surtout pour l'aspect de la campagne.

VÖSLAU

(Autriche).

Vöslau, petite bourgade située à une demi-heure de Bade, n'est point, à vrai dire, une station thermale : en effet, les bains que la jeunesse de Vienne va y prendre dans une magnifique école de natation, n'ont de remarquable que la limpidité et la transparence merveilleuse de l'eau un peu tiède qui les alimente et qui est abondamment fournie par une source artésienne. Si donc je mentionne ces bains, c'est qu'ils forment en quelque sorte une succursale de ceux de Bade, et que, de plus, les appareils de douches dont ils sont pourvus les font ressembler à un vaste établissement hydrothérapique.

CARLSBAD

(Bohême).

Itinéraire de Paris à Carlsbad. — Chemin de fer de Forbach, Francfort, Cassel et Leipsick jusqu'à l'une des trois stations de Zwickau, Plauen ou Hof, sur la ligne de Bamberg. De chacune de ces stations à Carlsbad, omnibus. — On peut aussi se rendre à Carlsbad par la voie de Cologne ou par celle de Wurzbourg.

Carlsbad est situé dans une vallée profonde et entre des roches granitiques que dominent des montagnes couvertes de forêts. Au milieu de la vallée coule la Tèple, petite rivière dont le lit, pendant l'été, est quelquefois à sec. Comme l'emplacement occupé par la ville est très restreint, la plupart des rues sont étroites, et, par suite, les maisons ont peu de développement.

Les sources de Carlsbad sont nombreuses : du reste, leur nombre a varié, quelques-unes ayant paru, puis disparu, pour reparaître de nouveau. Aujourd'hui on en compte dix principales.

La première de toutes, par sa réputation, son abondance et sa haute température, est le Sprudel. Cette source, la reine sans contredit de toutes les eaux minérales de l'Europe, s'élance au-dessus du sol par un large orifice, bondit, bouillonne, puis retombe en écume. Sa température est de 75° C. Un nuage de vapeur l'enveloppe de toutes parts, et, joint au bruit que l'eau fait en jaillissant, annonce au loin sa présence. Cette source, qui a quelque chose de réellement imposant, est placée au centre de la ville, sur la rive droite de la Tèple et à l'extrémité d'un grand pavillon contigu à une galerie couverte, qui sert de promenoir aux malades.

A côté du Sprudel est la source d'Hygie, moins chaude et moins abondante : son griffon est l'ancien orifice d'une éruption du Sprudel, qui eut lieu en 1809.

Les autres sources de Carlsbad se trouvent sur la rive gauche de la Tèple, et dans l'ordre suivant, en descendant la rivière : le Schlossbrunn (*source du Château*), le Marktbrunn (*source du Marché*), le Mühlbrunn (*source du Moulin*), le Neubrunn (*source Nouvelle*), le Bernardbrunn (*source de Bernard*), le Theresienbrunn (*source de Thérèse*), le Felsenbrunn (*source du Rocher*) et le Spitalbrunn (*source de l'Hôpital*) (1). La température de ces sources varie de 50° à 80° C. Elles sont toutes aménagées dans de petits pavillons qui, pour la plupart, ne manquent pas d'une certaine élégance. La source la plus agréablement située est le Theresienbrunn; elle est voisine d'une belle galerie couverte, d'un joli jardin, et, de même que le Sprudel, d'un excellent orchestre.

L'eau de ces diverses sources est limpide, transparente et sans odeur aucune. Sa saveur, un peu alcaline, n'est point désagréable : on l'a comparée à un léger bouillon de poulet.

Toutes les sources de Carlsbad ont une composition identique. Ce sont les mêmes principes salins et les mêmes gaz, dans les mêmes proportions; elles ne diffèrent que par leur température, et cette différence s'explique par la distance à laquelle l'orifice de chacune se trouve du foyer central. On admet, en effet, que ces diverses sources proviennent toutes d'un même réservoir souterrain, dont on est parvenu, à l'aide de la sonde, à traverser

---

(1) Au-dessous du Wiesenthal se trouve une source ferrugineuse qu'on commence à utiliser.

l'enveloppe calcaire, sans en avoir pu encore mesurer l'immense profondeur. Carlsbad serait donc bâti sur une espèce de volcan aquatique, dont les fissures correspondent aux griffons des sources.

Ces eaux ont été analysées par Berzelius. Je vais reproduire dans leurs détails les résultats obtenus par l'illustre chimiste, car son travail a été cité, avec raison, comme un modèle d'analyse.

	Lit.
Acide carbonique.	0,40

	Gram.
Sulfate de soude desséché.	2,58713
Carbonate de soude id.	1,26237
Chlorure de sodium.	1,03852
Carbonate de chaux.	0,30860
— de magnésie.	0,17834
Silice.	0,07515
Carbonate de fer.	0,00362
— de manganèse.	0,00084
— de strontiane	0,00096
Fluate de chaux	0,00320
Phosphate de chaux	0,00022
— d'alumine avec excès de base	0,00032
	5,45927

Ainsi les eaux de Carlsbad renferment, par litre, près de 5 grammes et demi des substances les plus différentes; on y a de plus découvert, depuis le travail de Berzelius, de l'iode, du brome, de l'arsenic, et tout récemment de l'acide borique. Enfin le sédiment des sources paraît contenir du cuivre, du plomb, de l'étain et de l'antimoine.

Ce sont là sans doute des résultats tout à fait remarquables; mais ici encore les analyses, quelque parfaites qu'elles soient, ne jettent que très peu de lumières sur l'action thérapeutique. On comprend bien, d'une manière générale, que, par la multiplicité de leurs principes minéralisateurs, ces eaux doivent convenir dans une foule d'affections différentes ; seulement, quand on arrive aux appréciations cliniques, il est impossible d'établir avec certitude en quoi tel principe doit modifier tel organe plutôt que tel autre.

Les sources de Carlsbad ne diffèrent, avons-nous dit, que par leur température ; cependant elles impressionnent diversement l'économie. Ainsi, tel malade supportera parfaitement le Schloss-brunn, qui serait trop fortement éprouvé par le Sprudel. Or, on ne peut attribuer ces différences d'action à la seule influence d'un peu plus ou d'un peu moins de chaleur, puisqu'en laissant refroidir le Sprudel au même degré que le Schlossbrunn, il continuera d'être plus excitant. C'est que le thermomètre ne saurait nous indiquer quels changements intimes les corps éprouvent dans leur agencement moléculaire, suivant que le calorique y a été accumulé en plus ou moins d'abondance ; ces changements créent souvent des propriétés thérapeutiques nouvelles, imprévues, inexpliquées.

Un fait assez singulier que M. Hochberger, un des médecins les plus distingués de Carlsbad, m'a dit avoir observé fréquemment, c'est que, chez certains malades, il se développe, dans les derniers jours de la cure, un état électrique tout particulier, assez analogue à celui qui existe naturellement chez le chat. Ainsi, en passant la main dans leur chevelure, on tire des étincelles ; si on agit dans l'obscurité, ces étincelles paraissent lumineuses. Serait-ce que ces eaux renferment quelque fluide analogue au fluide électrique, ou plutôt qu'elles ont la propriété de mettre en jeu l'électricité normale de nos corps ?

Les eaux de Carlsbad sont surtout employées en boisson. C'est le matin, de six à huit heures, que les malades se rendent aux sources, où l'eau minérale leur est distribuée par de jeunes filles du maintien le plus modeste. Au Sprudel, dont le bassin est trop large pour qu'on y puise directement, elles tiennent à la main un long bâton dont l'extrémité est disposée de manière que le buveur y dépose son gobelet, qu'elles plongent dans l'eau bouillante, d'où elles le retirent plein pour le lui rendre de la même manière. Il est rare que cette eau puisse être bue de suite au sortir de la source, et l'on est ordinairement obligé de la laisser un peu refroidir.

C'est au Sprudel et surtout au Mühlbrunn que l'affluence des malades est la plus considérable. Par contre, le Neubrunn, qui avait autrefois la vogue (c'est la source dont buvait Berzelius), est presque délaissé.

La dose à laquelle on boit ces eaux n'a rien de déterminé. En général, les malades arrivent très facilement à en prendre le matin sept à huit gobelets, et quelques-uns vont jusqu'à vingt ou même plus, sans aucun inconvénient. L'eau de Carlsbad, surtout le Sprudel, détermine souvent, au moment de son ingestion, un sentiment de constriction vers la tête, des espèces de vertiges et de la pesanteur ; aussi doit-on mettre au moins un quart d'heure entre chaque gobelet et faire de l'exercice dans l'intervalle. Cette règle est, du reste, applicable à toutes les autres sources.

Quelques malades, au lieu de boire directement l'eau minérale, préfèrent l'aspirer avec un tube de verre, dans la crainte, peu fondée d'ailleurs, qu'elle n'attaque l'émail des dents.

L'action de cette eau sur l'intestin est, dans la grande majorité des cas, une action purgative que l'on croit, peut-être à tort, être surtout développée au Mühlbrunn. Les évacuations qui en résultent sont, le plus souvent, d'un noir verdâtre, et semblables à de la poix fondue. Aussi Joseph Frank, étonné de leur caractère spécial, les nomme-t-il *selles Carlsbadoises*. Comme les malades n'auraient pas toujours le temps de regagner leur hôtel, des cabinets spéciaux ont été disposés dans le voisinage des sources ; mais, une heure après qu'on a bu le dernier verre, il n'est pas rare que tout soit à peu près complétement terminé. Quant aux effets diurétiques, qui sont plus prononcés encore, ils persistent d'habitude tout le reste de la journée.

Les eaux de Carlsbad, même prises à forte dose, ne fatiguent presque jamais l'estomac, et elles sont très rapidement absorbées. Leur passage dans la circulation détermine, entre autres phénomènes généraux, de la chaleur vers la peau, de l'accélération et de la plénitude du pouls, parfois même un léger mouvement fébrile, que l'exercice au grand air ne tarde pas à dissiper. Aussi les diverses promenades, surtout celles qui longent les bords si gracieux de la Tèple et qui conduisent aux restaurants champêtres du Posthof et de la Salle de l'Amitié, deviennent-elles, le matin, le rendez-vous de la plupart des buveurs. La marche, jointe à la stimulation produite par l'eau minérale, éveille très vivement l'appétit.

Quant aux bains, peu de malades en font usage; ils pourraient d'ailleurs être mieux organisés : il y a aussi au Sprudel des bains de vapeur. Chose remarquable! On ne prenait autrefois les eaux de Carlsbad qu'en bains; aujourd'hui c'est presque exclusivement en boisson.

Toutes les sources de Carlsbad sont des eaux toniques et éminemment pénétrantes. Sans doute, ainsi que nous l'avons dit, il existe des nuances dans la manière dont elles affectent nos organes; mais il est impossible d'admettre des sources faibles et des sources fortes. *Il n'y a pas à Carlsbad de sources faibles.* J'insiste sur ce point, car beaucoup de médecins partagent l'opinion contraire : or, cette croyance à des différences essentielles dans les effets des sources a été plus d'une fois l'occasion de déplorables erreurs, en ce qu'on a envoyé à Carlsbad, pour y boire de prétendues eaux faibles, des malades auxquels toutes les sources étaient absolument contre-indiquées, comme étant beaucoup trop fortes.

Il importe, pour le succès de la cure, que les eaux ne provoquent qu'à un degré à peine sensible les phénomènes de réaction et les mouvements critiques que nous savons être le caractère de la fièvre thermale. Aussitôt que celle-ci menace de se déclarer, vous devez suspendre ou mitiger le traitement; car l'action de l'eau minérale doit être lente, intime, profonde. Il faut qu'elle pénètre insensiblement l'organisme, jusque dans la trame et les aréoles des tissus, afin de modifier tout à la fois la nutrition, les sécrétions et la vitalité, sans amener de violentes secousses.

Ces détails suffisent pour faire connaître la manière dont les

eaux de Carlsbad agissent sur l'économie, et le mode d'impression que nos organes en reçoivent. Arrivons maintenant à leur
emploi thérapeutique.

L'examen des changements anatomiques qui s'opèrent, sous
l'influence des eaux de Carlsbad, dans les fractures récemment
consolidées, me paraît rendre assez bien compte des effets que
ces eaux doivent produire sur nos organes comme médication
fondante et résolutive. On sait que le cal provisoire n'a pas,
comme le cal définitif, une texture osseuse, mais qu'il consiste
en une espèce de virole formée par la réunion d'éléments tout à
fait divers : or, les eaux de Carlsbad dissocient ces éléments et
favorisent la résorption des sucs qui leur servaient de ciment,
de telle manière que le point fracturé ne tarde pas à se ramollir.
C'est ce que Hufeland a constaté par des observations irrécusables (la même chose a été observée aux eaux de Bourbonne),
et par conséquent ce que le médecin ne doit jamais perdre de
vue quand il s'agit de lésions traumatiques récentes. Eh bien!
Tel paraît être également le mode d'action de ces eaux sur certains engorgements morbides, et même certaines productions
accidentelles. Elles font peu à peu disparaître les matériaux
épanchés, et ramènent graduellement les tissus à leur organisation normale.

Ce sont surtout les hypertrophies du foie qui cèdent à leur puissante influence ; et je ne parle pas ici seulement de ces hypertrophies simples, dont beaucoup d'autres eaux minérales, celles
de Vichy et de Kissingen, par exemple, triomphent assez facilement. Vous verrez guérir par les eaux de Carlsbad des affections d'une tout autre gravité, dont on ne saurait même se faire
une idée d'après ce qu'on observe habituellement en Europe.

Qui n'a entendu parler de l'action si fâcheuse que le climat des
Indes exerce sur la santé des étrangers ? Il arrive tous les ans à
Carlsbad des malades *East Indians* (il en vient également de tous
les autres pays), chez lesquels le foie a atteint un tel développement qu'il peut descendre jusqu'au pubis, remplissant toute la
cavité abdominale, et comprimant les viscères dont il paralyse
le jeu et exalte la sensibilité. L'existence même est menacée :

ainsi, maigreur extrême, teint jaune, regard sans expression, tristesse voisine de l'hébétude; dans quelques cas, infiltrations séreuses et même albuminerie. Administrez l'eau minérale, et vous verrez, sous son influence, la constitution se transformer et la vie renaître : le foie peut diminuer si rapidement de volume, qu'il semblera fuir sous le doigt qui percute, jusqu'à ce qu'il soit rentré dans ses limites ordinaires. Cet effet des eaux tient quelquefois du prodige, puisque cinq ou six semaines auront suffi pour que les malades aient recouvré la plénitude de la santé.

Ce que je dis du foie s'applique également à la rate, au mésentère, à l'épiploon et aux autres viscères de l'abdomen. On a même cité des cas d'atrophie de tumeurs enkystées de l'ovaire.

Les eaux de Carlsbad sont souveraines contre la gravelle, quelle que soit sa composition, et l'on ne saurait, à cet égard, trop vanter leur merveilleuse efficacité. Il n'est pas douteux non plus qu'elles ne puissent dissoudre de véritables calculs, ou du moins leur communiquer une friabilité qui en facilite l'expulsion. Parmi les nombreuses guérisons de ce genre je rappellerai celle du docteur Bigel, de Varsovie, qu'il a relatée lui-même dans un mémoire rempli des faits les plus authentiques et les plus intéressants. Ce médecin, après avoir subi sans succès, à l'âge de soixante-quatre ans, l'opération de la lithotritie, vint à Carlsbad prendre les eaux ; celles-ci ramollirent la pierre, la réduisirent et en expulsèrent jusqu'aux derniers fragments, à tel point qu'il n'en ressentit plus, dans la suite, la plus légère atteinte.

Les calculs biliaires sont également attaqués par l'action de ces eaux, et leur sortie devient plus facile : on a vu des malades en rendre ainsi des quantités considérables par les selles ou par le vomissement. Ces calculs offrent quelquefois une couleur bleuâtre rappelant un peu celle des turquoises.

Peu de saisons se passent à Carlsbad sans qu'on y traite de ces malheureux goutteux dont la vue fait mal. La plupart se font voiturer dans des fauteuils à roulettes, où se traînent péniblement, le dos courbé, les jambes écartées, les pieds tuméfiés, pouvant à peine appuyer sur un bâton leurs mains endolories,

Sydenham se consolait de la goutte, en disant que « c'était la maladie des gens d'esprit et des grands seigneurs. » Ce sont là de ces consolations qu'on ne se décide à accepter qu'à défaut de soulagement véritable. Or, les eaux de Carlsbad, si elles ne guérissent pas la goutte radicalement, ont du moins le privilége d'en modifier les attaques, de les rendre plus rares, plus courtes, moins douloureuses, et de rappeler au dehors le principe goutteux répercuté. Elles favorisent puissamment aussi la fonte et la disparition des tophus, de la même manière qu'elles s'attaquent à la gravelle : c'est ainsi que des articulations presque ankylosées par des dépôts calcaires ont recouvré en partie la liberté de leurs mouvements.

Le diabète peut encore être rangé parmi les maladies qu'on traite avec succès à Carlsbad. Cette affection, qui est du reste beaucoup plus commune qu'on ne le croit généralement, s'observe surtout chez les goutteux. Bien que je ne connaisse aucune eau supérieure à celle de Vichy pour le traitement du diabète, j'ai cru remarquer que Vichy est plutôt propre à faire disparaître le sucre des urines qu'à combattre la débilité générale qui en est si souvent la conséquence : or, cette débilité cède très rapidement à l'action des eaux de Carlsbad, de sorte que je regarde l'emploi de ces eaux comme le complément souvent nécessaire d'une cure commencée à Vichy.

Enfin, vous apercevrez parmi la foule qui se presse, tous les matins, devant le Sprudel et les autres sources, un grand nombre d'hypochondriaques reconnaissables à leur regard triste, à leur attitude morose, et offrant ces transitions caractéristiques de l'espérance à l'abattement, et de la mélancolie à l'exaltation. Nulle part l'hypochondrie ne se présente sous des aspects plus variés ni plus bizarres. Le spleen, cette forme particulière de l'hypochondrie anglaise, laquelle provient si souvent de l'abus des purgatifs mercuriels (*blue pills*), est une de celles qu'on rencontre le plus à Carlsbad. Les eaux, dans ce cas, peuvent être utiles en activant les fonctions digestives et, par suite, en faisant cesser ces constipations opiniâtres qui préoccupaient si péniblement les malades. Mais comment pourront-elles agir quand la maladie ne se rattache point à un état de souffrance des viscères abdominaux et n'est qu'une variété des affections mentales?

Je n'entrerai point dans de plus longs développements sur les vertus médicinales des sources de Carlsbad, car il faudrait, pour épuiser ce qui s'y rattache, parcourir en quelque sorte toutes les divisions du cadre nosologique. Je ne puis à cet égard que renvoyer aux traités des docteurs de Carro et Fleckles, qui ont fait de ces eaux une étude si approfondie et si consciencieuse.

Si les eaux de Carlsbad opèrent parfois de véritables résurrections, par contre leur emploi inopportun pourrait entraîner les conséquences les plus graves pour la santé et même pour la vie des malades. Toute dégénérescence organique (tubercules, squirrhe, induration cancéreuse) marche rapidement vers une décomposition fatale; de même, les accidents cérébraux, les hémorrhagies actives, les maladies du cœur et des gros vaisseaux, les affections scorbutiques ou syphilitiques, constituent autant de contre-indications. Nous avons eu déjà plusieurs fois l'occasion de faire de semblables remarques au sujet d'autres eaux minérales; c'est surtout pour celles de Carlsbad qu'il importe d'en tenir un compte immense.

On ne saurait non plus apporter trop d'attention au régime alimentaire. Les boissons excitantes, surtout le vin de Champagne, sont rigoureusement proscrites comme favorisant les congestions vers le cerveau, que l'eau minérale n'a déjà que trop de tendance à provoquer : on évitera également les glaces, la salade, les fruits acides et le fromage. Jamais, du reste, aucun mets défendu par la Faculté n'est servi sur les tables des hôtels ou des restaurants.

Ces espèces de lois somptuaires, jointes à l'absence des jeux de hasard (1), éloignent tous ces chevaliers d'industrie qui viennent, chaque année, s'abattre sur les établissements de l'Alle-

---

(1) Bien qu'Horace permette aux peintres et aux poëtes de tout oser, on a lieu d'être surpris que, dans la *Dame de Pique*, de M. Scribe, une des principales scènes se passe à *Carlsbad, dans une maison de jeux*, et surtout que Carlsbad soit qualifié, dans le même opéra, de MAISON DE JEUX DE L'EUROPE, alors que jamais des maisons de ce genre n'y ont été tolérées.

magne, surtout au voisinage du Rhin : aussi Carlsbad est-il essentiellement un séjour de malades. Ceux-ci, pour la plupart, logent dans les maisons particulières, où la vie est facile et à bon marché ; il est peu d'habitants qui n'aient ainsi, pendant la saison, un ou plusieurs locataires. Quant aux hôtels, on y trouve aussi des appartements à des prix raisonnables, excepté toutefois dans les beaux quartiers des deux Wieses, où, pendant les mois de juin, juillet et août, tout y est d'un prix exorbitant.

J'ai peu de choses à dire des distractions de Carlsbad. Il y a bien un Kursaal, mais il est loin de répondre à l'importance des eaux ; aussi y donne-t-on rarement des bals et des fêtes. La véritable ou même l'unique distraction est la promenade ; et, à cet égard, les environs de Carlsbad ne laissent rien à désirer, tant par la beauté naturelle des sites que par les embellissements que l'art a su y ajouter : tels sont surtout les délicieux sentiers de la montagne des Trois-Croix et du Saut du Cerf. La musique est également en grande faveur à Carlsbad : c'est ainsi que, jusque dans ces dernières années, tout nouvel arrivant était salué par les joyeuses fanfares de trois trompettes placées en vigie au sommet de la Tour.

TRANSPORT (*toutes les sources, surtout le Sprudel*).

Ces eaux subissent le transport sans s'altérer, et produisent de remarquables effets thérapeutiques : la dose est d'un demi-cruchon, le matin. Il faut les boire, chauffées au bain-marie, avec les mêmes précautions qu'à la source. Très utiles surtout dans les néphrites calculeuses, les calculs biliaires et les engorgements chroniques du foie.

Le *sel de Carlsbad*, dont on fait une exportation considérable, n'est autre que du sulfate de soude, à peu près pur, qu'on retire par évaporation de l'eau du Sprudel. Pour obtenir ce sel, on remplit d'eau minérale un certain nombre de petits vases, puis on les dispose de manière que, par leur partie inférieure, ils plongent dans la source. La température élevée de celle-ci fait rapidement évaporer l'eau contenue dans les vases, et, en même temps, le sel se précipite au fond, où on le recueille.

MARIENBAD

(Bohême).

Itinéraire de Paris à Marienbad. — Même itinéraire que pour Carlsbad (voir page 389), seulement prendre l'omnibus à la station de Plauen ou à celle de Hof, et non à celle de Swickau.

Marienbad n'est qu'à six lieues de Carlsbad. Je ne connais rien de plus gracieux que son aspect au moment où, à un détour du chemin, le village se découvre subitement à vos regards comme par la baguette d'un enchanteur : c'est un véritable parc anglais, avec ses allées sablées, ses bosquets et ses courants d'eau vive, le tout entouré de vastes hôtels d'une extrême magnificence. Comment croire, à la vue de tant de richesses et de luxe, qu'il y a quelques années encore cette vallée n'était qu'un triste marécage où s'élevaient de pauvres et chétives masures?

Les sources de Marienbad sont au nombre de sept. Ce sont toutes des sources froides, dont la composition chimique rappelle exactement celle des eaux de Carlsbad. Aussi donne-t-on quelquefois à Marienbad le nom de *Carlsbad refroidi* que Hufeland lui avait imposé.

Parmi ces sources, deux surtout méritent une description à part : ce sont le Kreutzbrunn (*source de la Croix*) et le Ferdinandsbrunn (*source de Ferdinand*).

Le Kreutzbrunn est la source la plus célèbre de Marienbad, et celle dont on fait le plus usage. Elle jaillit au centre d'une élégante rotonde qu'entoure un triple rang de colonnes, lesquelles communiquent avec une longue galerie couverte qui sert de promenoir aux buveurs. L'eau de cette source est très limpide ; sa saveur aigrelette et piquante laisse un arrière-goût légèrement salé qui n'est point désagréable. Elle contient, par litre, 8gr,603 de principes fixes, dont :

Gram.

Sulfate de soude.	4,716
Carbonate de soude.	1,154
Chlorure de sodium.	1,453
Carbonate de fer.	0,040

ainsi que les autres sels que nous avons dit exister dans les eaux

de Carlsbad. Quant à la quantité d'acide carbonique, elle est
de 1lit,07.

Le Ferdinandsbrunn est situé sur les confins de la vallée, à
un kilomètre environ de Marienbad : le sentier qui y conduit
traverse la fôret dans sa partie la plus agréable, côtoie le restaurant champêtre de Bellevue, puis aboutit à un élégant pavillon
où la source est aménagée. La composition de cette source rappelle parfaitement celle du Kreutzbrunn. Ce sont les mêmes sels,
mais à dose un peu plus considérable : ce qui explique pourquoi
le Ferdinandsbrunn a une action plus puissante. La proportion
d'acide carbonique est également plus forte au Ferdinandsbrunn
qu'au Kreutzbrunn ; notons toutefois qu'à cette dernière source
le gaz offre plus de fixité.

Les autres sources de Marienbad ont une moindre importance.
Ce sont : les sources de Caroline et d'Ambroise. Ces deux sources,
voisines l'une de l'autre, et distantes de deux cents pas seulement
du Kreutzbrunn, sont surtout remarquables par la quantité de
gaz et de fer qu'elles renferment.

Deux autres sources, le Wiesenquelle et le Waldbrunn, tirent
leur nom, l'une de la *prairie* et l'autre de la *forêt* où elles
sourdent. Ce sont les plus riches de Marienbad en carbonates de
magnésie et de chaux.

Enfin, il existe une septième source, la source de Marie. C'est
la moins riche en principes salins, mais elle est tellement gazeuse
que le bassin où elle jaillit avec bruit par plusieurs griffons ressemble à une immense cuve en état de fermentation. On ne boit
pas de cette source ; elle est exclusivement réservée aux usages
externes.

Les sources de Marienbad, et nous désignons particulièrement
ainsi le Kreutzbrunn et le Ferdinandsbrunn, ont à peu près
toutes les mêmes propriétés médicinales : ce sont des eaux résolutives par excellence. Bues le matin, et quelquefois aussi le soir,
à la dose de huit à dix verres, elles purgent doucement, sans provoquer la moindre pesanteur vers l'estomac ni même la moindre
satiété ; elles nettoient les premières voies, dissipent les saburres
et rendent la digestion plus facile et plus prompte. Quelques

34.

malades ajoutent à l'eau minérale un peu de lait ou de petit-lait ; d'autres la font légèrement tiédir avant de la boire : dans ce cas, elle perd un peu de son activité ; par exemple, le Ferdinandsbrunn chauffé est ramené au degré de force du Kreutzbrunn froid.

. L'action de ces eaux, bien que franchement laxative, diffère de celle des purgatifs ordinaires. Ainsi, tandis que ceux-ci agissent le plus souvent comme principes hétérogènes, dont l'éco-nomie cherche à se débarrasser soit en augmentant les sécrétions, soit en accélérant le mouvement péristaltique de l'intestin, les eaux de Marienbad semblent, au contraire, s'associer aux forces curatives de la nature, et venir en aide aux organes en impri-mant à tout le système abdominal une douce et bienfaisante stimulation. Il m'a paru qu'elles sont plus aptes à favoriser la manifestation des crises en voie de se former qu'à en provoquer d'artificielles.

On a recours à ces eaux dans les mêmes circonstances et pour les mêmes affections qu'à Carlsbad. Ce que j'ai dit de celles-ci peut donc également s'appliquer à celles-là : ainsi, elles con-viennent de même dans les maladies chroniques des viscères du bas-ventre, spécialement les engorgements du foie, de la rate et de l'épiploon, les calculs biliaires, la gravelle, la goutte et cer-. taines formes de l'hypochondrie (1).

La seule différence un peu notable qui me paraisse exister entre les eaux de Carlsbad et celles de Marienbad, c'est que les premières, à cause de leur température très élevée, sont beau-coup plus excitantes que les secondes : par contre, celles-ci, qui contiennent près du double de principes salins, purgent davan-tage. Aussi est-ce à Marienbad qu'on devra donner la préférence quand les malades sont facilement excitables, que le sang a de la tendance à se porter au cerveau et que, par suite, il con-vient d'opérer et d'entretenir une révulsion un peu active vers l'intestin.

Les eaux de Marienbad possèdent de plus une propriété spé-

(1) Consulter, pour plus de détails, les traités spéciaux des docteurs Heidler, Frankl, Lucka et Kratzmann.

ciale qu'aucune autre source ne m'a paru avoir au même degré, c'est de congestionner presque instantanément les plexus veineux du rectum. Je connais une dame chez laquelle cet effet était si prononcé que, pendant tout le temps qu'elle prenait ces eaux, les menstrues étaient remplacées, aux époques ordinaires, par un flux hémorrhoïdal. On voit quelles ressources la médecine peut retirer d'une action de ce genre, surtout en Allemagne, où l'usage habituel de la bière parait singulièrement favoriser la production des hémorrhoïdes.

Quant à faire un choix entre le Kreutzbrunn et le Ferdinands-brunn, il faut considérer le tempérament et l'état idiosyncra-sique des malades. Il est rare que le Ferdinandsbrunn puisse être supporté dès le commencement de la cure ; mieux vaut en général s'adresser d'abord au Kreutzbrunn. Pour ce qui regarde les autres sources de Marienbad, on va en boire, en se prome-nant, quelques verres dans la journée : elles constituent une boisson autant hygiénique que médicinale.

Les bains d'eau minérale, dont on fait aussi un fréquent usage à Marienbad, ont été aménagés dans un vaste bâtiment qui avoi-sine l'église, élégant édifice de style byzantin et d'un délicieux effet. Ces bains, qu'alimente la source de Marie, agissent comme auxiliaires fort utiles de la médication interne ; ils sont très bien organisés.

Dans ce même bâtiment se trouvent les bains de boue. On les prépare en délayant dans de l'eau, préalablement chauffée, de la source de Marie une sorte de terreau noirâtre, friable et pul-vérulent, qu'on retire d'une tourbière voisine, et qui paraît être en grande partie formé par des détritus de substances végétales unies à une matière bitumineuse. On y rencontre à peu près les mêmes sels qu'à Franzensbad, et surtout du soufre par morceaux quelquefois de plusieurs livres. Il s'en échappe une odeur empy-reumatique rappelant assez celle du moût de raisin.

Les bains de boue sont très efficaces contre certains engorge-ments profonds des viscères et des glandes de l'abdomen, par la révulsion énergique qu'ils provoquent vers la peau. Ils déter-minent souvent vers cette membrane un mouvement fluxionnaire assez analogue à celui que l'eau minérale, prise en boisson, produit vers l'intestin, et par suite ils constituent un puissant modificateur de l'organisme.

Il en est de même des bains de gaz. Ces bains, qui sont formés par un mélange d'acide carbonique et d'hydrogène sulfuré, ont été disposés dans un petit pavillon, au-dessus du courant gazeux très abondant qui s'échappe à travers les porosités du sol. Le gaz stimule vivement l'enveloppe tégumenteuse à la manière des excitants physiques, et bientôt son action se porte sur le système nerveux : il devra être employé surtout contre les affaiblissements et les roideurs musculaires, les paraplégies commençantes et l'atonie des organes génitaux.

Enfin on administre encore des bains ferrugineux préparés avec l'eau des sources de Caroline et d'Ambroise. Ces bains sont conseillés de préférence vers la fin de la cure, comme étant plus toniques que ceux de la source de Marie ; ils sont établis dans un des pavillons de la Salle de Conversation.

Telles sont les admirables ressources que Marienbad offre à l'hygiène et à la thérapeutique. Il serait facile de les multiplier encore, puisque, dans un rayon de moins de trois lieues, il existe cent vingt-huit sources d'eaux minérales et un nombre de sources gazeuses plus considérable encore.

La réputation de Marienbad a toujours été en croissant depuis quelques années. J'y ai rencontré à peu près les mêmes distractions et la même société qu'à Carlsbad, mais très peu de Français. Du reste, l'abbaye de Tèple, qui est propriétaire de ces sources, justifie pleinement par son intelligente administration tout ce qu'on raconte de l'habileté des ordres religieux à diriger des établissements d'utilité publique, à veiller à leur bonne tenue et à pourvoir au bien-être des étrangers.

TRANSPORT (le *Kreutzbrunn* et le *Ferdinandsbrunn*). — Cruchons et demi-cruchons capsulés.

Ces eaux se conservent très longtemps ; fraîchement puisées et transportées avec les précautions convenables, elles rendent, loin de la source, presque autant de services qu'à la source même.

Elles m'ont paru surtout convenir aux femmes arrivées à l'âge critique : par la dérivation qu'elles provoquent vers le rectum, elles préviennent les engorgements fluxionnaires de l'utérus, ainsi que les hémorrhagies intercurrentes qui en sont si souvent la conséquence. La dose de ces eaux est d'un à deux verres le matin ; l'usage doit en être longtemps continué, si l'on veut obtenir des effets durables. Il est rare qu'elles fatiguent l'estomac, même chez les personnes les plus faciles à irriter.

EGER, FRANZENSBAD

(Bohême).

Itinéraire de Paris à Franzensbad. — L'itinéraire est absolument le même que pour Marienbad (voir page 400) : pour se rendre de Paris à ce dernier bain, on passe par Franzensbad.

Eger est une ville d'une douzaine de mille âmes, située à cinq lieues de Marienbad, et célèbre par les eaux minérales qui portent très improprement son nom ; car celles-ci ne se trouvent pas à Eger même, mais dans le petit village de Franzensbad, qui en est distant d'une lieue. *La ville d'Eger n'a jamais eu de sources minérales.* Et cependant aujourd'hui encore beaucoup de personnes croient que Franzensbad et Eger sont deux stations thermales distinctes, et non la même désignée par deux noms différents.

Franzensbad possède six sources qui, par leur composition chimique et leur action médicinale, tiennent à la fois des eaux salines et des eaux ferrugineuses ; toutes ces sources sont froides, bien que les coulées de lave, ainsi que le voisinage du volcan éteint de Kammerbühl, indiquent que le sol d'où elles jaillissent a été ravagé par les feux souterrains.

L'eau de ces diverses sources, d'une parfaite limpidité, mousse et pétille dans le verre par le dégagement du gaz acide carbonique. Sa saveur piquante et salée laisse un arrière-goût légèrement styptique qui varie suivant le principe minéral prédominant.

La source la plus importante et la plus anciennement connue de Franzensbad est située à l'entrée même du village : c'est le Franzensquelle (*source de François*). Elle s'échappe du sol en bouillonnant. D'après Berzelius, 1 litre de cette eau contient 5^{gr},544 de principes fixes, dont :

	Gram.
Sulfate de soude.	3,234
Chlorure de sodium.	1,198
Carbonate de soude.	0,665
— de fer.	0,030

C'est également une des sources les plus gazeuses que l'on connaisse. Sur le frontispice du petit dôme qui l'abrite, on lit, gravée en chiffres d'or, la date de 1793. Cette date, qui, chez nous, ne réveille que de néfastes souvenirs, rappelle au contraire ici que ce fut à cette époque que l'empereur François dota Franzensbad de priviléges et d'établissements qui ont fait depuis la fortune de ses eaux.

A cinq minutes de distance du Franzensquelle, et à l'extrémité d'une jolie allée, se trouvent le Salzquelle (*source Salée*) et le Wiesensquelle (*source de la Prairie*) : ces deux sources ont été aménagées chacune dans deux vastes pavillons que réunit une longue galerie qui sert de promenoir aux buveurs. La première de ces sources est moins saline que la seconde, et ne contient presque point de fer; celle-ci en contient moins que le Franzensquelle, mais un peu plus de sulfate de soude. Une quatrième source, le Neubrunn (*source Nouvelle*), est surtout remarquable par la quantité de gaz acide carbonique qu'elle renferme. Enfin le Sprudel froid, presque aussi gazeux, complète la liste des sources dont on fait usage en boisson. Par contre :

Le Louisensquelle (*source de Louise*) est exclusivement employé aux bains. C'est dans son spacieux bassin que se réunissent plusieurs sources minérales, très voisines les unes des autres, sur une surface de plusieurs mètres carrés : toutes ensemble elles donnent, dans une minute, l'étonnante quantité de 356 maas autrichiens. Sous le rapport chimique, la source de Louise se

rapproche de la source de François; seulement elle est plus ferrugineuse.

Quant aux vertus médicinales de ces sources, elles diffèrent
suivant la proportion de leurs principes constituants. Un mot, à
cet égard, sur chacune.

Le Franzensquelle exerce une action tonique et dissolvante.
Bue à la dose de plusieurs verres, cette eau augmente l'appétit,
excite les forces digestives, accélère la sécrétion de la muqueuse
intestinale, des appareils glanduleux de l'abdomen et des voies
urinaires. « L'eau de cette source, dit Hufeland, dissout et purifie,
» sans affaiblir; elle accroît la vitalité du sang, sans échauffer;
» elle fortifie et tend les fibres relâchées, sans être trop astrin-
» gente. » Aussi ses bons effets se manifestent-ils particulièrement dans les dérangements chroniques de la digestion, dans
les constipations opiniâtres, dans l'inertie des viscères du bas-
ventre, dans l'anémie générale et la chlorose, et dans les névroses
produites par une débilité profonde et générale.

Le Salzquelle, dont l'action est doucement dissolvante et laxative, convient aux enfants et aux femmes d'un tempérament lymphatique, et est d'une grande utilité dans les catarrhes chroniques du larynx, de la poitrine et des voies urinaires, dans les
scrofules, dans les hypertrophies du foie et de la rate, ainsi que
dans certains engorgements utérins.

Le Wiesensquelle, le Sprudel et le Neubrunn sont plus
laxatifs, et ont en général une plus grande énergie : aussi les
préfère-t-on chez les tempéraments phlegmatiques et moins
irritables.

Les eaux de Franzensbad agissent encore comme moyen hygiénique dans le traitement des convalescences longues et difficiles. Certains malades vont également en faire usage après une
cure suivie à Carlsbad ou à Marienbad, afin de donner plus de
ressort aux systèmes nerveux et musculaire.

Bien que ces eaux soient spécialement employées en boisson,
nous avons dit qu'on les prend aussi sous forme de bains. Ces
bains sont toniques; presque toujours ils marchent de pair avec
la médication interne. Mais là ne se bornent pas toutes les res-

sources hydrologiques de Franzensbad : il y a de plus des bains de gaz et des bains de boue.

Les bains de gaz sont organisés comme à Marienbad ; leur mode d'emploi et leur utilité pratique sont les mêmes. La source qui les alimente se trouve là où était le Polterbrunn, célèbre de tout temps par le bruit qui accompagnait sa sortie du sol, et qui ressemblait de loin au grondement du tonnerre.

Quant aux bains de boue, ce sont peut-être les plus importants de toute l'Allemagne. Le limon minéral (*mineralmoor*), qui sert à les préparer, se distingue par son énorme abondance et sa richesse en substances actives. Ses principales parties constituantes sont les sels de fer, de soude, de chaux et l'argile; il contient en outre l'acide ulmique en grande proportion et diverses autres matières végétales, tant gommeuses que résineuses. Ce limon est luisant et gras au toucher, sa saveur extrêmement styptique : chauffé à la vapeur et délayé dans de l'eau du Louisensquelle, il forme une sorte de bouillie demi-liquide que je ne peux mieux comparer, pour sa consistance et son aspect, qu'à un cataplasme de mie de pain coloré avec l'encre la plus noire. On s'en sert pour bains généraux ou partiels et pour fomentations.

Le docteur Cartellieri m'a dit retirer les meilleurs effets de ces applications dans l'anémie et la chlorose, les vieilles affections rhumatismales, les dépôts goutteux, dans la névralgie sciatique, dans certaines paralysies indépendantes d'une affection matérielle des centres nerveux, dans le rachitisme, les anciennes luxations ou fractures, et dans certaines maladies de la peau. Leur action est fortifiante et résolutive. J'avoue qu'il faut un certain courage pour s'immerger le corps dans un semblable bourbier; il est vrai que, lorsque après être sorti du bain on s'est lavé avec de l'eau chaude minérale, la peau, parfaitement nettoyée, devient onctueuse et lisse.

Le séjour de Franzensbad m'a paru monotone; le pays, qui est un pays de plaine, offre peu d'excursions à mentionner. Cependant on pourra visiter avec intérêt le Kammerbühl, ses énormes masses de scories, et le passage souterrain que le comte

Gaspard de Sternberg fit creuser, sur la demande de Gœthe, dans l'épaisseur même du volcan.

De même vous ne pourrez quitter Eger sans qu'un *cicerone* vous ait conduit au greffe de la mairie, dans une salle qu'on dit être l'ancienne chambre à coucher de Wallenstein, l'adversaire de Gustave-Adolphe dans la guerre de Trente ans. Là, on vous montrera la pertuisane (1) dont Dévreux le frappa, le 25 février 1634, ainsi que deux affreux petits tableaux qui ont la prétention de reproduire le drame immortalisé par Schiller. Croyez-moi, tenez-vous pour satisfait, et n'allez pas jusqu'au Vieux-Château pour y voir la prétendue salle de banquet où les généraux de Wallenstein furent massacrés en une nuit; car de cette salle il ne reste absolument rien, des herbes et des arbustes couvrant l'emplacement où l'on suppose qu'elle existait.

TRANSPORT (le *Franzensquelle*, le *Wiesensquelle* et surtout le *Salzquelle*). — Cruchons capsulés et bouteilles d'hyalithe.

Ces eaux sont remarquables par leur parfaite conservation, ce qu'il faut en partie attribuer au soin particulier avec lequel elles sont mises en bouteille. L'appareil dont on se sert, et qui est dû à un M. Hecht, ancien fermier des eaux, n'a pas seulement pour effet de remplir et de boucher les bouteilles par une même opération ; il prévient de plus l'introduction de l'air extérieur au moyen d'un gazomètre rempli d'acide carbonique qui y a été très ingénieusement adapté. Le gaz injecté dans le goulot de la bouteille, en même temps qu'on enfonce le bouchon, forme au-dessus de l'eau une atmosphère préservatrice.

Les eaux de Franzensbad transportées sont employées dans les mêmes circonstances et aux mêmes doses qu'à la source.

Le gaz produit par le Sprudel froid servait autrefois aussi à fabriquer une boisson livrée au commerce, sur une grande échelle, sous le nom de *champagne mousseux*. Pour obtenir ce

(1) Au château de Dux, près de Tœplitz, on m'a montré également une pertuisane, que l'on affirme être celle dont se servit Dévreux. Laquelle de ces deux reliques est authentique? Y en a-t-il même une des deux qui le soit?

champagne, on prenait un vin de Hongrie léger, de bas prix et de basse qualité, qu'on saturait de gaz acide carbonique, comme pour la fabrication des eaux de Seltz artificielles, puis on l'expédiait en Russie, portant l'étiquette de nos meilleurs crus de France.

TOEPLITZ

(Bohême).

Itinéraire de Paris à Tœplitz. — Chemin de fer de Forbach et Francfort ou de Bruxelles et Cologne, jusqu'à Leipsick, Dresde et la station d'Aussig, sur la ligne de Prague. De cette station à Tœplitz, omnibus.

Tœplitz n'est pas moins célèbre comme ville diplomatique que comme résidence thermale. C'est, en effet, dans ses murs que se tinrent plusieurs congrès, et que fut signée, en 1813, la fameuse coalition contre la France entre la Prusse, l'Autriche et la Russie (1). Ce que nous allons dire des eaux de Tœplitz ne s'applique pas seulement à Tœplitz même, mais bien aussi à Schonau, grand et beau village qui n'en est pour ainsi dire qu'un faubourg, les eaux de ces deux localités étant parfaitement identiques, tant au point de vue chimique qu'au point de vue médicinal.

Il y a onze sources minérales, dont cinq à Tœplitz et six à Schonau, ayant une température qui varie de 26° à 49° C. La plus chaude est la Hauptquelle (*source Principale*); la moins chaude le Gartenquelle (*source du Jardin*) : toutes les deux se trouvent à Tœplitz. Ces diverses sources jaillissent à travers des roches de grès rouge, sorte de porphyre dont l'origine paraît être volcanique.

Limpide et incolore à sa sortie du sol, cette eau prend dans les bassins une couleur légèrement verdâtre. Sa saveur est un peu fade, son odeur nulle. Quant à sa minéralisation, elle est des plus insignifiantes, puisqu'un litre du Hauptquelle, qui est

____

(1) Après la bataille de Dresde, Tœplitz devint le quartier général des alliés. C'est près de la ville que se trouvent les défilés, si tristement célèbres pour nos armes, de Culm et d'Arbesau.

la source la plus saline, ne contient que 0gr,594 de principes
fixes, dont :

Gram.

Carbonate de soude	0,348
— de chaux	0,063
Sulfate de soude	0,071

ainsi que des traces de manganèse, magnésie, silice et fer.

Nouvel exemple de l'impuissance de la chimie pour expliquer
l'action thérapeutique de certaines eaux minérales. Voilà une
eau qui, chimiquement parlant, n'a aucune signification, aucune
valeur, tandis que, sous le rapport médical, elle mérite d'occuper le premier rang !

Les eaux de Tœplitz, qu'on n'employait autrefois qu'en boisson, sont au contraire presque exclusivement employées aujour-
d'hui en bains et en douches. Cependant, au centre d'un jardin
qui sert de promenade publique, et sous un portique soutenu par
d'élégantes colonnes, se trouve la source de Gartenquelle, dont
quelques malades vont boire le matin. Mais la plupart des
buveurs font usage d'eaux minérales étrangères à la localité,
dont il existe un dépôt dans l'établissement qui avoisine cette
source et qui sert de kurhaus.

Les bains et les douches réunissent au luxe et au confortable
une parfaite ordonnance du service. A Schönau se trouvent
les établissements les plus élégants et les plus modernes : qu'il
me suffise de citer le Stephansbad, le Steinbad, le Sandbad et
surtout le Neubad avec son splendide ameublement et sa terrasse
à l'italienne. Tœplitz possède également de très beaux bains; j'ai
particulièrement admiré le Herrenhaus, qui appartient au prince
de Clary, et qui peut être cité à tous égards comme un établissement hors ligne.

On se baigne soit dans des baignoires, soit dans des piscines.
Celles-ci sont construites, comme à Wildbad, sur l'emplacement
même du griffon des sources, de sorte que l'eau qui les alimente
se renouvelle sans cesse pendant toute la durée du bain. Il y a
des piscines qui ne peuvent admettre que quatre à cinq per-

sonnes ; elles servent surtout à des bains dits *de famille* ; d'autres, beaucoup plus spacieuses, contiennent jusqu'à vingt-cinq à trente baigneurs. Plusieurs de ces piscines, même de celles des pauvres, sont à fond de sable.

Les eaux de Tœplitz, à quelque température qu'on les emploie, sont des eaux excitantes dont l'action se porte spécialement sur le système nerveux. Sans doute, pris un peu chauds, ces bains provoqueront une réaction plus vive que s'ils étaient pris frais ou tempérés; mais, en définitive, le résultat sera toujours de remonter les forces de l'organisme. Ces eaux, à cet égard, offrent une analogie marquée avec celles de Wildbad et de Gastein; seulement elles impressionnent moins vivement l'économie, et leur action peut être plus facilement graduée.

La goutte est, de toutes les maladies que l'on traite à Tœplitz, celle qui obtient les meilleurs résultats des eaux : aussi, près du tiers des malades qui fréquentent ces thermes sont-ils des goutteux. Mais, nous le savons, la goutte est une maladie très complexe qui affecte tant de formes différentes que chacune mériterait presque un nom particulier et une médication à part. Or, quelle est la forme la plus appropriée ici au traitement thermal? La forme atonique. Ainsi, vous voyez des malades chez lesquels le principe goutteux, au lieu de se manifester par des accès francs, réguliers, périodiques, paraît être décomposé et en quelque sorte disséminé dans l'économie ; ils accuseront des douleurs vagues dans les articulations, des élancements sur le trajet des tendons et des nerfs, de la cardialgie, de la dyspnée, des flux muqueux, de la pesanteur dans les lombes et surtout une profonde débilité. Envoyez ces malades à Tœplitz! Bientôt les eaux, s'adressant à la vitalité elle-même, vont provoquer un mouvement humoral du centre à la périphérie, mouvement qui aura pour résultat de dégager les organes envahis, en rappelant au dehors la goutte métastatique, sans secousse et sans crise.

Parmi les goutteux qui se rendent à Tœplitz, un grand nombre viennent déjà de suivre une cure à d'autres eaux, par exemple, à Carlsbad, à Marienbad, ou à Hombourg. C'est que ces dernières sources, quand on est obligé d'en prolonger l'usage un peu longtemps dans le but de neutraliser la diathèse goutteuse, deviennent souvent débilitantes par suite des évacuations continues qu'elles ont déterminées. Or, cette débilité cède parfaitement à l'emploi des eaux de Tœplitz : sous ce rapport, Tœplitz convient quelquefois pour les mêmes cas que Franzensbad.

Ce que je dis ici de la goutte est également applicable à certains rhumatismes qu'il n'est pas toujours facile de distinguer de cette affection, et que, pour cela, on appelle rhumatismes goutteux. On traite de même, avec succès, à Tœplitz, les diverses névralgies, et en particulier la névralgie sciatique : toutefois, celle-ci exige presque toujours, pour disparaître, une cure de deux ou trois mois.

Certaines paralysies, indépendantes d'une lésion organique, pourront encore être heureusement modifiées par l'emploi de ces eaux; mais la même remarque s'applique à beaucoup d'autres eaux minérales. Aussi est-ce surtout pour le traitement de la goutte que Tœplitz me paraît mériter plus spécialement une mention à part.

Enfin, la plupart des maladies chirurgicales, et en particulier les accidents consécutifs aux fractures, trouvent dans l'emploi des eaux de Tœplitz une précieuse médication. La Prusse, la Saxe et l'Autriche ont à Schonau de vastes hôpitaux militaires qui, par les affections qu'on y traite, rappellent les établissements que nous avons à Bourbonne et à Baréges (1).

Il résulte de ce qui précède que les eaux de Tœplitz ne le cèdent en rien, pour leur importance, aux autres sources de la Bohême. Comparées entre elles, les sources de cette contrée offrent, à côté de caractères différentiels bien tranchés, certains caractères communs que séparent de simples nuances; de là, quand il s'agit de faire un choix, des difficultés pratiques assez sérieuses; de là aussi la nécessité de se laisser guider quelquefois moins par la nature même de la maladie que par le tempé-

(1) Je dois des remerciments aux docteurs Richter et de Hofmannsthal pour l'obligeance avec laquelle, pendant mon séjour à Tœplitz, ils m'ont communiqué tous les documents dont je pouvais avoir besoin.

rament particulier du malade. Voici comment, à ce dernier point de vue, je résumerais les propriétés respectives des sources de la Bohême :

Carlsbad convient surtout pour les constitutions bilieuses; Marienbad pour les constitutions pléthoriques; vous préférerez Franzensbad si le sang est appauvri; Tœplitz, si c'est le système nerveux.

Bien que situé dans une vallée ravissante que dominent des montagnes boisées et de vieux châteaux en ruine, Tœplitz, qu'on nomme quelquefois le *paradis terrestre de la Bohême*, doit la plus grande partie de sa prospérité à ses eaux minérales. La ville, du reste, ne se montre pas ingrate envers elles : ainsi, le jour qu'on croit être l'anniversaire de la découverte de la principale source par..... une truie est un véritable jour de fête. Afin d'en perpétuer le souvenir, on a placé au-dessus du Hauptquelle, dans le bel établissement du Stadtbad, un bas-relief représentant une scène que l'artiste s'est étudié à rendre attendrissante. On y voit une truie volant au secours de sa jeune famille qui pousse des cris de détresse, échaudée qu'elle est, avant le temps, par une source minérale bouillante dans laquelle elle est inopinément tombée dans la forêt. Pour plus d'authenticité, une inscription latine (*Sues in sylvis pascentes*, etc.) rappelle que cet événement avait lieu le 28 août 762.

BILIN.

Ancienne ville située sur la Bila, à deux lieues au sud de Tœplitz, dans une plaine très fertile en grains et en fruits. Non loin de là se trouve le fameux rocher de Borzen, qui domine toute la contrée, et dont la forme bizarre rappelle le mont Serrat en Espagne.

Bilin est surtout célèbre par la source minérale froide qui coule à une demi-lieue de la ville, et qu'on a renfermée dans un pavillon entouré de plantations. Cette source, la plus alcaline de toutes celles de l'Allemagne, contient, par litre, 5^{gr},025 de principes fixes. Le bicarbonate de soude y entre pour 2^{gr},980 ; ce n'est donc pas sans quelque raison qu'on la désigne quelquefois sous le nom de *Vichy froid*, bien que Vichy soit plus alcalin.

L'eau de cette source est piquante et aigrelette, par suite de l'acide carbonique dont elle est saturée : mêlée avec du vin du Rhin ou d'Autriche, elle forme une boisson rafraîchissante des plus agréables. Son emploi, de même que celui de l'eau de Seltz, est autant hygiénique que médicinal.

TRANSPORT (*source de Joseph*). — Cruchons goudronnés.

Ces eaux, qu'on va très peu boire à la source, se conservent bien en bouteille. On en expédie dans toute l'Allemagne : les baigneurs de Tœplitz en font également une grande consommation.

PULLNA, SAIDSCHUTZ, SEDLITZ.

Ces sources sont placées à peu de distance les unes des autres, sur la route de Tœplitz à Carsaal. Ce sont des eaux tout à fait froides ; elles jaillissent au fond de plusieurs puits disséminés dans de pauvres villages où les étrangers ne trouveraient pas à se loger. Aussi ne les boit-on que transportées.

L'action purgative de ces diverses sources est due surtout à la présence des sels de soude et de magnésie.

La plus riche en principes actifs est l'eau de Pullna. Elle en contient 33^{gr},142 par litre, dont :

	Gram.
Sulfate de soude.	16,302
— de magnésie.	12,276
Chlorure de magnésium.	2,574
Carbonate de magnésie.	0,802

La manière dont l'eau s'assimile ces sels mérite d'autant plus d'être signalée qu'elle donne la clef de quelques-uns des procédés qu'emploie la nature pour minéraliser certaines sources. Ainsi, les puits d'où l'on extrait l'eau de Pullna ne sont pas des puits naturels ; ils sont creusés par les paysans, qui, pour leurs usages domestiques, ne boivent pas d'autre eau que celle qu'ils en tirent, celle-ci n'ayant, dans les premiers jours, ni amertume, ni propriété purgative. Mais, après quelques semaines de séjour dans ces puits, l'eau dissout les principes salins contenus dans la terre environnante, et c'est alors seulement qu'elle acquiert les vertus spéciales qui l'ont rendue si justement célèbre. Or, la nature ne procède pas autrement pour la minéralisation des principales sources qui s'échappent toutes chargées de sel à la surface du sol; la seule différence, c'est que le phénomène s'opère sur une échelle beaucoup plus grande et dans les entrailles mêmes de la terre.

Saidschütz est situé près de Pullna, dans une plaine offrant les mêmes caractères géologiques. C'est une eau moins riche en principes salins que la source précédente, puisque, pour un litre, elle n'en renferme que 23^{gr},562, dont :

	Gram.
Sulfate de magnésie.	11,088
— de soude.	6,138
Nitrate de magnésie.	3,310
Sulfate de chaux.	1,320

Remarquons la présence du nitrate de magnésie, dont nous ne trouvons de traces ni dans l'eau de Sedlitz, ni dans l'eau de Pullna.

Enfin, à une petite distance de Saidschütz se trouve Sedlitz. C'est la moins minéralisée des trois, la quantité de sels contenus dans un litre d'eau étant de 16^{gr},642, dont :

	Gram.
Sulfate de magnésie.	13,728
— de chaux.	1,056
Chlorure de magnésium.	0,396
Carbonate de magnésie.	0,395

L'eau de Sedlitz artificielle, dont on fait un si fréquent usage, ressemble à l'eau naturelle par sa saveur et ses effets, mais elle en diffère essentiellement par sa composition. Ainsi, la première ne contient pas du tout de sulfate de soude, et elle est saturée d'acide carbonique; au contraire, l'eau de Sedlitz naturelle est très sulfatée et à peine gazeuse.

Il est peu de personnes qui n'aient appris à juger par elles-mêmes combien ces eaux sont amères et nauséeuses. Heureusement qu'elles peuvent souvent être remplacées sans désavantage par la limonade au citrate de magnésie ; toutefois celle-ci, même à 50 ou 60 grammes, purge moins franchement, de sorte qu'il n'est pas rare qu'on soit obligé de revenir aux sources de la Bohême.

Transport. — Cruchons d'un litre et demi-cruchons goudronnés.

Ces eaux se conservent parfaitement. La plus active et la plus usitée est l'eau de Pullna ; un demi-cruchon de quatre verres suffit pour purger. Saidschütz est moins fort que Pullna, Sedlitz moins fort que Saidschütz : sous ce rapport, l'observation clinique est d'accord avec les résultats fournis par l'analyse.

On expédie également des *sels naturels de Sedlitz*, provenant de l'évaporation de l'eau des sources. Trente grammes de ces sels dissous dans un verre d'eau ou de bouillon aux herbes, et bus en une fois, représentent à peu près, pour les effets qu'ils produisent, une bouteille d'eau minérale.

FRIEDRICHSHALL (Bitterwasser)
(Grand-duché de Saxe-Weimar).

Une eau purgative que l'on préfère généralement aujourd'hui à celles de la Bohême est l'eau de Friedrichshall (Bitterwasser), laquelle jaillit à quatre lieues de Cobourg, dans le duché de Saxe-Weimar. Cette eau, dont on ne fait usage que transportée, contient, par litre, 25gr,294 de principes fixes, dont :

	Gram.
Sulfate de soude.	6,045
— de magnésie.	5,135
— de chaux	1,310
Chlorure de sodium.	7,940
— de magnésium.	3,900

ainsi que des bromures, du fer et une notable quantité de gaz acide carbonique.

La source de Bitterwasser a l'avantage sur les eaux de la Bohême de purger sous un plus petit volume : un demi-verre, pris le matin, suffit pour provoquer une ou deux garderobes. Un autre avantage plus précieux encore, c'est que cette eau ne laisse pas après elle cette constipation qui succède presque toujours à l'emploi des eaux de Sedlitz ou de Pullna. En résumé, c'est à tous égards un excellent purgatif.

Transport. — Cruchons goudronnés.

Se conserve parfaitement. J'ai eu, depuis quelque temps, assez fréquemment l'occasion de la prescrire : j'en ai obtenu les meilleurs résultats.

SALZBRUNN

(Silésie).

Les eaux minérales de Salzbrunn ont, en Silésie, la même réputation que les eaux d'Ems, dans le duché de Nassau, pour le traitement des affections pulmonaires. Du reste, ce sont aussi des eaux alcalines gazeuses : seulement leur température n'est que de 8° à 9° C.

Il y a deux sources principales, l'Oberbrunn (*source Supérieure*) et le Mühlbrunn (*source du Moulin*). La première de ces sources contient, pour un litre, 2^{gr},210 de principes fixes, dont :

Gram.

Bicarbonate de soude.	1,040
Chlorure de sodium.	0,130
Sulfate de soude.	0,305
Carbonate de magnésie.	0,140

ainsi qu'un peu de carbonate de chaux et des traces de fer.

Le Mühlbrunn a la même composition, à peu près, que la source précédente : sa minéralisation est cependant un peu plus faible; la différence porte surtout sur le bicarbonate de soude, qui ne s'y trouve qu'à la dose de 0^{gr},790. Du reste, ces deux sources sont extrêmement riches l'une et l'autre en gaz acide carbonique. Remarquons que, comme toutes les eaux conseillées dans le traitement des maladies de poitrine, elles contiennent du chlorure de sodium.

On boit ces eaux pures ou mieux avec le petit-lait, six à huit verres, le matin : elles sont un peu laxatives, sans toutefois être débilitantes. Le Mühlbrunn, dont l'action est plus douce que celle de l'Oberbrunn, convient plus particulièrement pour les organisations irritables : on préférera, au contraire, cette dernière source, à cause de ses effets plus franchement purgatifs, chez les individus sujets aux congestions vers la tête ou la poitrine.

Je regrette d'autant plus vivement de n'avoir pu encore aller étudier les eaux de Salzbrunn sur les lieux mêmes, qu'on m'a raconté de magnifiques cures qu'elles avaient opérées dans des affections catarrhales des bronches, même avec sécrétion purulente de la muqueuse, et dans des phthisies sinon confirmées, du moins offrant les prodromes des tubercules.

IWONICZ
(Galicie).

Mon intention n'est point de décrire les eaux minérales de la Galicie : elles sont trop éloignées pour nous offrir un intérêt réellement pratique, et d'ailleurs ce serait m'écarter du programme que je me suis tracé, puisque je ne les ai point visitées. Si donc je fais une exception en faveur de la source d'Iwonicz, c'est que cette eau supporte le transport sans perdre aucune de ses propriétés médicinales, et que par suite on peut l'étudier et en faire usage sans sortir de chez soi.

Iwonicz est situé sur les confins de la Hongrie, au pied des monts Carpathes, près Krosno. L'eau qui porte son nom est froide, d'une teinte légèrement azurée, d'une saveur salsugineuse. Elle contient, par litre, 9^{gr},911 de principes fixes, dont :

	Gram.
Chlorure de sodium.	8,580
Iodure de sodium.	0,049
Bromure de sodium.	0,036

C'est donc une eau fortement muriatique, et en même temps une des plus riches que l'on connaisse en brome et en iode : sa composition et ses propriétés la rapprochent de la source Adélaïde, en Bavière, mais elle est plus active en ce qu'elle renferme une plus forte proportion de chlorure de sodium.

Les eaux d'Iwonicz sont souveraines dans le traitement des accidents consécutifs de la syphilis. Des expériences à ce sujet ont été faites dans les hôpitaux civils et militaires de Vienne, de Lemberg et de Czernowitz, et ont amené les plus heureux résultats : celles que j'ai répétées à Paris, pour des affections semblables, n'ont pas été moins significatives.

Cette eau est également précieuse, comme médication hygiénique, pour les tempéraments lymphatiques ou scrofuleux. La quantité de gaz acide carbonique et d'azote qu'elle renferme la rend très légère à l'estomac. Sa saveur n'a rien non plus de désagréable : c'est au point que les enfants boivent l'eau d'Iwonicz sans trop de difficulté.

Transport. — Bouteilles et demi-bouteilles goudronnées.

Ces eaux se conservent parfaitement. Bues le matin à la dose de deux à trois verres, pures ou coupées avec du lait, elles rendent à peu près les mêmes services qu'à la source.

CURE DE RAISIN.

Je ne puis quitter ce qui a trait aux eaux minérales de l'Allemagne, sans dire un mot d'une médication qu'on emploie quelquefois après elles et qui, dans ce cas, en devient une sorte de complément : je veux parler de la *Cure de raisin*. Cette cure, qui constitue un traitement essentiellement tempérant, a surtout pour résultat d'abattre l'excitabilité générale, de *rafraîchir* le sang, et de modifier les sécrétions, spécialement la sécrétion urinaire. Voici comment d'habitude on procède pour suivre cette cure.

Le malade commence par une livre de raisin le matin et à jeun, sans avaler l'enveloppe ni les pépins ; deux heures après, nouvelle quantité plus forte que la première. On dîne à midi : le menu consiste en viande de bœuf et de mouton, bouillie ou grillée ; pas de légumes, sauf toutefois des pommes de terre ou des carottes. Vers quatre heures, on fait un nouveau repas de raisin, environ deux livres ; enfin, le soir, souper avec un potage ou avec du thé et du pain blanc. Avoir grand soin, entre chacune de ces évolutions, de faire le plus d'exercice possible.

On mange ainsi, en moyenne, de trois à cinq livres de raisin par jour, et même plus. Les personnes qui ne pourraient pas le supporter à jeun doivent commencer par une tasse de café ou de chocolat, et n'essayer du raisin, comme premier repas, que quand l'estomac y est tout à fait accoutumé.

La durée d'une cure de raisin est en général de quatre à six semaines ; cependant on peut la prolonger beaucoup plus longtemps. Le moment le plus opportun pour l'entreprendre est le milieu de septembre.

Le raisin, par le sucre et la gomme qu'il contient, est riche en principes nutritifs. C'est bien à tort qu'on lui attribue une action laxative : du raisin de table, de bon chasselas, non-seulement ne purge pas, mais même souvent il constipe. Quant aux acides organiques qu'il contient, les expériences de Wœhler et de Millon ont parfaitement démontré que ces acides se brûlent et se détruisent dans l'économie, en laissant pour résidu des carbonates alcalins. Aussi, indépendamment des phénomènes de dépuration générale, les urines, dès les premiers jours du traitement, deviennent-elles alcalines, et, par suite, certaines affections de la vessie et des reins se trouvent-elles avantageusement modifiées.

On peut suivre cette cure en France aussi bien qu'en Allemagne : sous ce rapport, aucun endroit n'est peut-être, pour la qualité du raisin, comparable à Fontainebleau.

Enfin on suit quelquefois en Allemagne des *Cures de fraises*, *de pêches* ou d'autres fruits. Ce sont à peu près les mêmes indications, les mêmes règles et les mêmes effets thérapeutiques, que pour la cure de raisin.

— Ici se termine ce que j'avais à dire des sources minérales de l'Allemagne. Ces sources, qui, pour la plupart, exercent une action spéciale sur l'intestin, sont admirablement appropriées aux besoins des contrées où elles sourdent, les affections abdominales jouant, ainsi que nous l'avons vu, un rôle immense dans les théories et dans la pratique des médecins allemands.

Ces sources ne sont pas moins précieuses au point de vue de l'hygiène. Si elles jaillissent presque toutes au milieu des bois, et jusque dans la profondeur des vallées, n'est-ce pas une sorte d'avertissement donné par la nature elle-même, qu'on ne peut recouvrer la santé que loin du souci des affaires(1), du tumulte des passions et du séjour trop bruyant des cités ! *O rus, quando te aspiciam !* s'écriait le poëte. C'est qu'en effet, à mesure qu'on pénètre dans les champs, on se sent allégé, on respire mieux, la vie semble se retremper et déjà l'âme jouit par anticipation de la paix qu'elle espère. Ce qu'il faut avant tout à nos organes, c'est le grand air, le soleil et l'espace. Ne sait-on pas que, de même que les plantes, les animaux qui vivent dans l'obscurité et dans le demi-jour sont étiolés et sans force, tandis que ceux qui vivent sous l'influence solaire sont remarquables par leur beauté et leur éclat? Il en est de même de l'homme : aussi chaleur, lumière et vie sont-ils pour ainsi dire synonymes. Que sera-ce si vous ajoutez à ces bienfaits de l'hygiène l'action régénératrice des eaux minérales !

(1) On lisait à Rome, au-dessus de l'entrée des Thermes d'Antonin :

CURÆ VACUUS HUNC ADEAS LOCUM,
UT MORBORUM VACUUS ABIRE QUEAS ;
NON ENIM HIC CURATUR QUI CURAT.

EAUX MINÉRALES

DE

LA SUISSE ET DE LA SAVOIE.

Nous avons réuni dans un même chapitre la description des eaux minérales de la Suisse et de celles de la Savoie; c'est qu'en effet ces deux pays sont tellement enclavés l'un dans l'autre, que, géographiquement parlant, ils n'en forment qu'un seul, ayant la même population, le même climat et jusqu'aux mêmes accidents géologiques. Il ne saurait entrer dans mon sujet de décrire les merveilles de ces ravissantes contrées : d'autres l'ont fait avant moi, et beaucoup mieux certainement que je ne le ferais moi-même. Cependant quelle étude plus intéressante, et en même temps plus fertile en observations instructives! Ces cascades dont vous admirez la chute et le fracas, ces torrents qui bondissent, pleins d'écume, dans leur ravin rocailleux, ces glaciers, ces avalanches, ces lacs, ne sont pas de simples objets de curiosités destinés seulement à récréer la vue : il y a là un but d'utilité. En effet, l'eau qui provient de la fonte des neiges est désagréable et d'une digestion difficile ; mais, tourmentée sans cesse dans son cours, lancée dans l'atmosphère, brisée par les rochers, puis réunie dans d'immenses bassins naturels, comme dans autant de réservoirs, elle se combine avec l'air et dissout des substances minérales et organiques qui lui font graduellement perdre cette crudité qui la rendait malsaine.

Les phénomènes qui se passent à l'intérieur même du sol

doivent être bien plus importants encore. C'est souvent au milieu des glaciers que jaillissent les eaux les plus chaudes. Il faut donc que la source, alimentée par la neige, pénètre assez profondément dans les entrailles de la terre pour y puiser la température élevée qu'elle présente en sortant; il faut, de plus, qu'elle traverse des stratifications salines qui lui communiquent ses principes minéralisateurs. Or, que de problèmes encore inexpliqués ! Pourquoi, par exemple, les eaux de Brig-Baden, en Valais, qui pendant l'hiver conservent une température fixe de 35° C., en acquièrent-elles tout à coup une de 50°, au moment où la fonte des neiges permet d'arroser les prairies qui dominent la source (1) ?

Nous n'avons point à suivre les eaux minérales dans leur migration souterraine, mais seulement à en indiquer les effets thérapeutiques : arrivons donc de suite à leur étude.

Tout en signalant avec soin la position géographique des sources qui vont nous occuper, je n'ai pas cru devoir en donner un itinéraire détaillé, comme pour les établissements de l'Allemagne, parce que la Suisse ne possède pour ainsi dire pas de chemins de fer, et que, pour se rendre à ces sources, on suit le plus ordinairement des chemins de fantaisie qu'on trouve décrits dans tous les livres de voyages.

AIX EN SAVOIE.

Aix est une assez jolie ville, située, à trois lieues de Chambéry, dans une vallée agréable que borde du sud au nord une double chaîne de montagnes. Son climat est doux, et tellement salubre, que, par un privilége bien rare en Savoie, vous ne rencontrez à Aix ni crétinisme ni goître. La position de cette ville entre la

(1) Ces changements subits dans la température des eaux minérales avaient été déjà observés à une époque fort ancienne, ainsi que le prouve le passage suivant de Pline : « Terræ quoque motus profundunt, sorbunt-» que aquas, sicut circa Phænum Arcadiæ quinquies accidisse constat ; sicut » in Magnesiâ *calidas factas frigidas salis non mutato sapore.*»

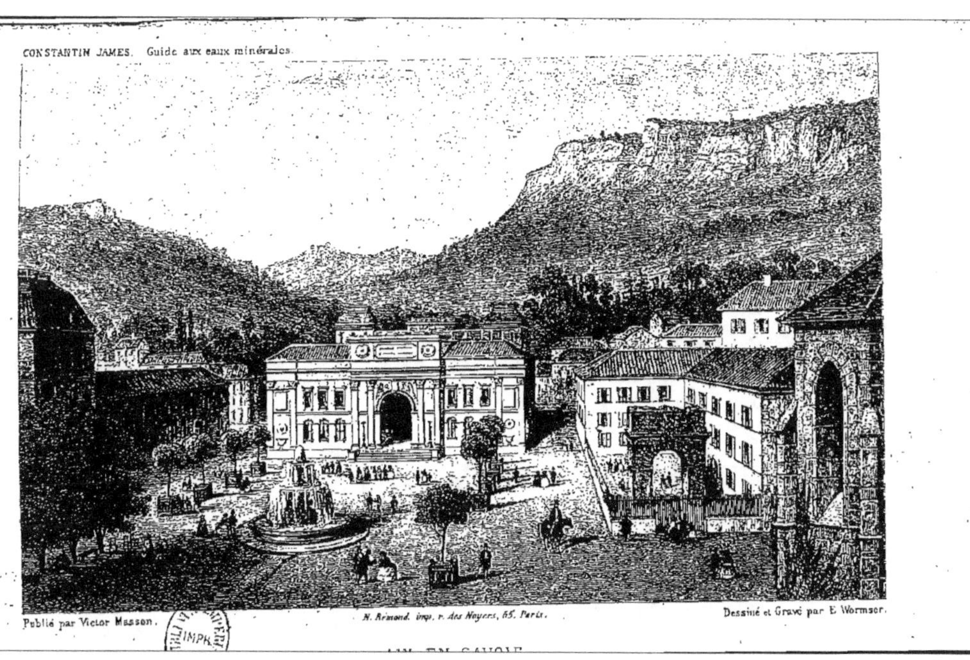
CONSTANTIN JAMES. Guide aux eaux minérales.
Publié par Victor Masson.
N. Rémond, imp. r. des Noyers, 55, Paris.
Dessiné et Gravé par E Wormser.

France, l'Italie et la Suisse, en fait également un rendez-vous commode pour les étrangers de ces divers pays.

Aix remonte à une haute antiquité. On l'appelait *Aquæ Gratianæ*, du nom de l'empereur Gratien, et, à en juger par les monuments qui restent, ses bains avaient, sous la domination romaine, une importance considérable qu'après de nombreuses vicissitudes ils ont en partie recouvrée aujourd'hui. Nulle part vous ne trouverez un service médical plus complet, et, tout récemment encore, on y a construit un Casino qui, par son fastueux ameublement et l'animation de ses fêtes, peut rivaliser avec les plus beaux du Rhin : il est à regretter seulement que la roulette soit venue en même temps y étaler ses séductions et ses scandales.

Les eaux thermales d'Aix forment deux sources principales : l'une dite de *Soufre* et l'autre de *Saint-Paul* ou d'*Alun*. (J'ignore pourquoi ce nom de source d'Alun, car elle ne contient pas un atome de sels d'alumine.) Toutes deux jaillissent à 60 mètres environ l'une de l'autre, avec une abondance telle, qu'indépendamment des bains, elles alimentent deux fontaines publiques. D'après les nouveaux captages qui ont été faits, elles fournissent en vingt-quatre heures 2,895,000 litres d'eau minérale !

L'eau de ces sources est d'une limpidité parfaite ; elle exhale une odeur d'œufs couvis qui est moins prononcée dans l'eau d'Alun. Sa saveur hépatique, douceâtre et un peu nauséabonde, s'accompagne presque toujours de renvois nidoreux. La chaleur moyenne de ces sources est de 45° à 46° C. ; cependant, à certaines époques de l'année, surtout après de longues pluies, elle offre une légère diminution.

La source de Soufre et la source d'Alun contiennent à peu près la même quantité de principes fixes, par litre, environ 0gr,420. Toutes les deux sont sulfureuses, seulement la première l'est beaucoup plus que la seconde : ainsi elle renferme, sur 1,000 grammes d'eau :

Gaz sulfhydrique libre. 0gr,041

tandis que la source d'Alun en offre à peine des traces. On a noté, dans les cavités par où passe la source de Soufre, la formation spontanée d'acide sulfurique. Cette source se distingue encore de celle d'Alun par la présence d'un iodure, et d'une assez grande quantité de sulfuraire sur laquelle M. Bonjean, pharmacien distingué de Chambéry, a fait de curieuses et intéressantes recherches.

C'est à tort que M. Fontan range ces eaux dans la classe des eaux sulfureuses qu'il nomme accidentelles. Ainsi leur température est élevée ; le soufre s'y trouve combiné avec la soude et non avec la chaux ; il n'y a pas de sources salines dans leur voisinage ; la proportion de sulfate de soude y est supérieure à celle du sulfate de chaux, puisqu'il y a 0gr,096 du premier et 0gr,016 du second : tous caractères opposés à ceux que M. Fontan attribue aux sources accidentelles. D'après Anglada, la source d'Alun serait une source sulfureuse dégénérée. Enfin, à peu de distance de ces sources, jaillit une source ferrugineuse que minéralise le crénate de fer.

Les eaux thermales sont administrées à Aix dans deux établissements : l'un, appelé Établissement Royal ou Grand Bâtiment, qui est alimenté par les deux sources ; l'autre, appelé Thermes Berthollet, qui ne reçoit que de l'eau d'Alun.

Établissement Royal. — Cet édifice est adossé à la colline où jaillissent les sources ; il se compose actuellement de trente-six pièces formant quatre divisions, dont la distribution varie suivant les usages auxquels elles sont destinées. Je crois inutile d'en donner la description, car il va être très prochainement l'objet de travaux considérables, confiés à l'habile direction de MM. Jules François et Pellegrini. Jetons seulement un coup d'œil sur les parties les plus importantes du service.

Les bains peuvent se prendre dans des baignoires : chacune d'elles est desservie par trois robinets d'eau de Soufre, d'eau d'Alun et d'eau naturelle ; mais la plupart des malades préfèrent les piscines. Celles-ci, au nombre de deux, une pour les hommes, l'autre pour les femmes, représentent chacune une vaste enceinte destinée aux exercices de gymnastique et de natation. L'eau arrive par le fond et dans la partie centrale ; par suite, sa température se distribue d'une manière plus uniforme ; on la maintient entre 32° et 35° C. Ces piscines sont éclairées par le haut, de sorte que la lumière, en se jouant sur les gradins de faïence qui entourent les bassins, fait mieux ressortir encore la limpidité de l'eau minérale.

Le *vaporarium*, construit sur le modèle de ceux d'Ischia, est une salle circulaire de 15 à 16 pieds de diamètre, couronnée par un dôme vitré. Tout autour sont rangés de petits cabinets formant autant d'étuves isolées.

Il y a deux autres manières d'administrer à Aix les effluves des sources. La première se fait par encaissement; la tête seule, dans ce cas, se trouve hors de l'appareil, tandis que le reste du corps est plongé dans la vapeur; la seconde consiste à diriger la vapeur sur les parties malades, à l'aide de tuyaux qui la rassemblent en une sorte de foyer.

Mais ce qui distingue essentiellement Aix de tous les autres établissements thermaux, c'est la manière si parfaite dont les douches d'eau minérale sont organisées. Il y en a de toutes les directions et de toutes les températures. Vous avez des douches verticales, ascendantes ou obliques; vous en avez de chaudes, froides, mitigées ou écossaises, c'est-à-dire alternativement froides et chaudes : les unes sont générales, les autres partielles. Quant au volume et à la force du choc, on peut obtenir toutes les nuances et toutes les variétés possibles. Lorsque la douche a toute sa force de percussion, elle prend le nom de *grande chute.* Rien non plus ne saurait égaler l'habileté des doucheurs. Ils frictionnent et massent les membres en tous sens : ils leur font exécuter des mouvements d'extension et de plexion, les secouent légèrement; puis ils *pétrissent* l'abdomen, de manière à communiquer une sorte de succussion aux viscères qui y sont contenus. Vous vous croiriez presque en Orient, où du reste les premiers doucheurs d'Aix ont été, dit-on, se former.

On administre d'habitude le bain chaud, qui suit la douche, dans une pièce appelée *les Bouillons*, parce que l'eau, arrivant avec violence par le fond du bassin, paraît bouillonner à sa surface.

Enfin, il existe des cabinets noirs, que leur situation souterraine et leur haute température ont fait nommer *Division d'Enfer* : il y a l'Enfer des hommes et l'Enfer des femmes. Deux jets très forts viennent se briser avec violence contre le sol, en répandant des tourbillons de vapeur qui rendent l'atmosphère étouffante ; pendant que le malade est ainsi plongé dans l'étuve, il reçoit la douche, et ses pieds baignent dans l'eau thermale. On comprend quelle doit être l'activité d'un semblable moyen. Aussi, ayant eu l'imprudence de rester trop longtemps dans la pièce la plus chaude, afin d'achever une expérience que je faisais avec M. Despine, je fus saisi d'une sorte de vertige et l'on me retira à moitié évanoui.

Thermes Berthollet. — Ces thermes, ainsi appelés du nom du savant illustre dont la Savoie a été le berceau, sont alimentés exclusivement par la source d'Alun, et se composent de trois parties distinctes, savoir : 1° d'un vaste cabinet voûté destiné aux douches et aux étuves gratuites ; 2° d'un appartement divisé en plusieurs cabinets secondaires situés au-dessus de la pièce précédente, et spécialement réservés pour les douches locales de vapeur ; 3° d'un grand bassin, qui était autrefois une naumachie, où la jeunesse d'Aix se baignait publiquement et s'exerçait à la natation. Aujourd'hui, ce bassin est divisé en plusieurs compartiments, dont les uns servent aux bains des pauvres et à ceux de l'hôpital, tandis que les autres sont employés à des usages vétérinaires.

Tels sont les deux établissements où les sources de Soufre et d'Alun ont été aménagées avec tant de soin et d'intelligence. Ce qui donne surtout à ces eaux une grande valeur, c'est leur température, qui, se trouvant être la plus convenable pour le bain, permet leur emploi immédiat. Ajoutons aussi que peu d'eaux minérales sont administrées par des médecins aussi capables que MM. Despine, Veyrat et Vidal.

L'action des eaux d'Aix, sur l'homme sain comme sur l'homme malade, est une action excitante : elles accélèrent le pouls, appellent la chaleur à la peau, et déterminent un mouvement fébrile qui se termine d'habitude par des évacuations critiques.

Ce sont principalement les eaux d'Alun qu'on emploie en

boisson, car elles sont moins pesantes à l'estomac et d'une
saveur moins désagréable que celles de Soufre. En général, on
boit peu à Aix ; il est même des personnes qui ne suivent que
la médication externe. Les bains, la douche et les étuves forment
donc la partie essentielle du traitement.

Au sortir des divers exercices de la cure, le malade, dont le
corps ruisselle, est essuyé avec du linge bien chaud, et enveloppé d'un grand peignoir de flanelle, que recouvre une couverture de laine. On lui passe des serviettes autour de la tête et
des pieds, puis ensuite on le dépose dans une chaise à porteurs
qui sert à le reconduire jusqu'à son lit, où il continue de transpirer : c'est le moment de prendre un bouillon, un peu de vin ou
quelques verres d'eau thermale. Bientôt le paroxysme diminue,
l'excitation se calme, et la fatigue du bain fait place à une
sensation de bien-être qui persiste le reste de la journée.

Voici maintenant quelles sont, d'après M. Despine, les principales maladies pour lesquelles les eaux d'Aix doivent être le
plus généralement conseillées.

Rhumatismes. — C'est surtout cette variété qu'on pourrait
appeler rhumatisme *gommeux*, et qui est caractérisée par un
gonflement blanc des articulations, une sorte de tuméfaction
spongieuse qui crépite quelquefois sous la pression, comme de
la gelée épaisse. Cette affection est plus commune en Angleterre
et en Hollande que chez nous : on la traite à Aix par la douche
en arrosoir et les bains de vapeur, combinés avec une compression méthodique et les pommades iodurées.

Maladies de la peau. — On emploie contre la classe si nombreuse et si variée des dermatoses l'eau minérale sous toutes les
formes, en boisson, en étuves, en bains et en douches : les dartres
pustuleuses sont en général celles qui s'en trouvent le mieux.

Anciennes blessures. — J'ai déjà eu plusieurs fois l'occasion de
signaler l'efficacité des eaux sulfureuses dans le traitement des
affections traumatiques, et de ces suppurations intarissables qui
en sont si souvent la conséquence. Sous ce rapport, les sources
d'Aix, tout en étant loin de rivaliser avec celles de Baréges,
rendent d'importants services à la thérapeutique.

Paralysies. — Les paralysies partielles, qui sont complétement indépendantes d'une lésion organique du système nerveux, peuvent être améliorées ou même guéries par les eaux d'Aix, à la condition, bien entendu, qu'il n'existe aucune tendance aux congestions cérébrales.

Affections syphilitiques. — On traite à ces sources un assez grand nombre de *syphilides*, et, sous ce nom, nous désignons les accidents consécutifs, quel que soit leur aspect, dans lesquels le virus vénérien joue un rôle ; c'est surtout contre les formes squammeuses et tuberculeuses que les eaux d'Aix paraissent agir le plus efficacement. Quant au mode d'emploi de ces eaux et aux circonstances qui réclament l'association des préparations mercurielles, je ne puis que renvoyer à mon Traité spécial sur la syphilis (1).

Ces eaux sont appropriées principalement aux constitutions lymphatiques et scrofuleuses. Les bains de natation, dans un milieu aussi stimulant que l'eau des piscines, favorisent l'action musculaire, et, en aidant au développement de la cavité de la poitrine, ils pourront quelquefois prévenir la formation des tubercules pulmonaires, si à redouter dans de semblables tempéraments.

Les exercices un peu fatigants de la cure, ainsi que les pertes considérables que le corps subit par la transpiration, exigent une nourriture tonique et substantielle qui n'exclut pas le concours d'un vin généreux : sous ce dernier rapport, la plupart des malades se montrent d'une parfaite docilité.

Aix est visité par presque toutes les personnes qui font le voyage de Suisse. La ville, à l'exception de ses antiquités romaines, n'offre rien de bien curieux, mais ses environs sont des plus pittoresques. Quel ravissant lac que ce lac du Bourget ! Comment quitter Aix sans avoir fait le pèlerinage de Haute-Combe, cette poétique et solennelle sépulture des rois de Sardaigne ! Les amateurs de souvenirs historiques trouveront également le sujet d'intéressantes excursions ; ainsi il paraîtrait

(1) Voir à la fin de cet ouvrage.

que c'est par le mont du Chat, qui est vis-à-vis d'Aix, qu'Annibal, marchant sur Rome, opéra son premier passage dans le
pays des Allobroges, l'an 220 avant l'ère chrétienne.

Sources de Marlioz. — A quinze minutes d'Aix, sur la route
de Chambéry, se trouve le hameau de Marlioz, où jaillissent deux
sources sulfureuses froides. L'eau de ces sources peut être bue à
la dose de plusieurs verres. On en fait usage depuis trop peu de
temps pour savoir exactement à quoi s'en tenir sur ses vertus
médicinales ; cependant tout semble prouver qu'elle agit comme
médication fondante et diurétique.

CHALLES   ,
(Savoie).

Au mois d'avril 1841, M. le docteur Domenget découvrit, dans
sa propriété de Challes, à 3 kilomètres de Chambéry, une
source minérale froide, s'échappant d'une roche grisâtre, schisteuse, veinée de bandes de chaux carbonatée. Cette eau, analysée
par M. O. Henry, a offert, par litre :

	Gram.
Chlorure de magnésium . . .	1,0100
Iodure de potassium.	0,0099
Bromure de sodium	0,1000
Sulfure de sodium.	0,2950

et quelques sels alcalins. Sa composition, comme eau sulfureuse
et iodurée, est donc des plus remarquables.

Cette eau, au sortir de la roche, est d'une limpidité parfaite.
Son odeur ne rappelle que faiblement d'abord celle du gaz sulfhydrique, et ce n'est que par l'action de l'air qu'elle se développe
avec une intensité progressive : quant à sa saveur, elle est fortement sulfureuse et amère.

L'eau de Challes peut être bue à la dose de plusieurs verres
par jour ; en général, elle est assez bien tolérée par l'estomac.
La proportion de brome et d'iode qu'elle contient, jointe à la
quantité considérable de sulfure de sodium, rend très bien compte

de l'action que cette eau minérale exerce sur l'économie. Elle convient dans la plupart des cas où l'iodure de potassium est indiqué, spécialement dans les affections scrofuleuses et les accidents tertiaires de la syphilis.

TRANSPORT. — Bouteilles d'un demi-litre, capsulées.

L'eau de Challes se conserve très bien; seulement elle paraît être plus irritante transportée qu'à la source. Commencer par un demi-verre le matin, et ne pas dépasser deux verres.

SAINT-GERVAIS

(Savoie).

Situés à la base du mont Blanc, les bains de Saint-Gervais occupent le fond d'une gorge sauvage, resserrée entre de hautes collines qu'ombrage une forêt de hêtres et de sapins. L'établissement thermal occupe toute la largeur du vallon, et est précédé d'une vaste cour à trois corps de logis; le bâtiment du milieu, surmonté d'un élégant clocher, se termine à chaque extrémité par deux tours servant de jonction aux ailes latérales. Derrière l'établissement est une cascade, torrent impétueux appelé le Bonnant, qui répand dans la vallée la fertilité et la fraîcheur. Sur ses bords règnent des promenades, des bosquets et des jardins soigneusement cultivés, de sorte que les bains et leurs dépendances se trouvent encadrés dans une sorte de fer à cheval de l'effet le plus pittoresque.

L'établissement thermal constitue une véritable maison de santé, isolée de toute habitation. Les malades ne pourraient loger commodément ailleurs; car le village est à une assez grande distance, sur une hauteur de plus de 200 mètres, dont l'accès nécessite de nombreux détours.

Aucune tradition ne se rattache aux eaux de Saint-Gervais; leur découverte paraît même ne pas remonter au delà de 1806. Ce fut un nommé Pierre Kiesner, ancien ouvrier des mines de Servoz, qui s'aperçut, en pêchant des truites dans le torrent, que l'eau était, dans certains endroits, tout à fait chaude. Des fouilles furent pratiquées, et bientôt on rencontra les sources thermales.

Ces sources sont au nombre de quatre principales. Trois jaillissent dans une galerie creusée sous la partie la plus reculée de l'établissement. La quatrième, dite *source du Torrent*, est à ciel ouvert, au pied même de la cascade; on l'a aménagée, comme les autres, dans un petit puisard des plus modestes. C'est cette dernière source qu'on boit de préférence, la situation des autres dans une cave humide exposant davantage aux courants d'air et aux refroidissements.

L'eau de ces sources est incolore, d'une parfaite limpidité, douce et onctueuse au toucher; sa saveur, légèrement amère, laisse un arrière-goût styptique, assez désagréable. Elle exhale une odeur très prononcée de gaz hydrogène sulfuré, et dépose dans ses canaux d'écoulement des quantités notables de barégine et de soufre.

Les sources de Saint-Gervais appartiennent à la classe des eaux sulfurées-calcaires. Leur température moyenne est d'environ 40° C. Elles ont par conséquent le rare et précieux privilége de pouvoir être employées d'emblée, tant pour le bain que pour la douche, à leur chaleur native, sans réchauffement ni refroidissement préalable.

Leur composition est à peu près la même pour toutes. Ainsi elles contiennent, par litre, environ 5 grammes de principes fixes, dont le sulfate et le carbonate de chaux constituent la base. Quant au soufre, il s'y trouve à l'état de sulfure calcaire et de gaz sulfhydrique : la source du Torrent en renferme 0,023 du premier et 0,003 du second; c'est la plus sulfureuse des quatre. Parmi ces sources, il en est une qu'on désigne encore sous le nom de *source ferrugineuse*, à cause de la petite quantité d'oxyde de fer qu'elle contient : cette quantité est de 0,006.

Bue, le matin, à la dose de quatre à six verres par jour, l'eau sulfureuse de Saint-Gervais est légèrement laxative. En général, elle est très facilement supportée, même par les sujets les plus irritables; car elle est moins stimulante que les eaux exclusivement sulfureuses, et moins purgative que les eaux exclusivement salines.

Les bains et les douches sont employés conjointement avec la boisson. Ils activent les fonctions de la peau, la rendent douce et halitueuse, et la fortifient contre les impressions de l'atmosphère : propriété d'autant plus importante que, dans les maladies chroniques, la surface cutanée est en général aride et sèche.

Les affections qu'on traite avec le plus de succès à Saint-Gervais sont les maladies de la peau, spécialement les dartres squameuses, la couperose et l'acné, les gastralgies avec caractère bilieux, les scrofules, les menstruations difficiles et surtout l'engorgement des viscères abdominaux. D'après le docteur Payen, elles réussissent merveilleusement contre cette forme latente, larvée, de certains rhumatismes, dans laquelle l'affection, ayant dépouillé ses caractères propres, frappe les viscères et simule des altérations organiques : les eaux, dans ce cas, font reparaître les douleurs à l'extérieur, et par suite restituent à la maladie son véritable caractère. Une autre action, qu'on pourrait dire spéciale aux eaux de Saint-Gervais, est celle qu'elles exercent sur le ver solitaire, dont elles amènent en peu de jours l'expulsion. Enfin j'en ai obtenu les plus grands avantages pour combattre ces constipations habituelles et opiniâtres qui, spécialement à Paris, font le désespoir d'un si grand nombre de femmes et résistent souvent à toutes les médications.

Saint-Gervais, malgré son isolement, est un séjour où l'on se plaît assez, car les malades y mènent une vie d'ensemble qui rappelle, par sa simplicité et le calme de ses distractions, quelque chose de la vie de famille. L'espèce de contrôle qu'on exerce involontairement les uns sur les autres commande à chacun la retenue et la réserve, sans cependant exclure une douce intimité ; du reste, il se passe peu de jours sans que la petite colonie reçoive la visite de quelques nouveaux touristes. C'est que Saint-Gervais, indépendamment de l'attrait de ses sites (1), se trouve tout près du chemin de Chamouny, à sept lieues de Genève et à deux seulement de la délicieuse vallée de Sallanches.

(1) La vallée offre des accidents géologiques fort remarquables, entre autres des blocs erratiques venus du Mont-Blanc.

ÉVIAN

(Savoie).

Évian est une petite ville bâtie en amphithéâtre, sur la rive savoisienne du lac de Genève, qui en baigne les murs, et en face de Lausanne, qu'on aperçoit sur la rive opposée. Cette ville a une apparence assez chétive; mais son climat est doux, son air salubre et sa situation ravissante. On y jouit de la vue la plus magnifique sur le lac, et elle est traversée, dans toute sa longueur, par la route du Simplon. C'est seulement vers la fin du dernier siècle que les eaux minérales d'Évian ont commencé à être utilisées; elles sont encore aujourd'hui si peu connues en France, que nos principaux traités d'hydrologie n'en font même pas mention.

La source minérale, dite *source Cachat*, jaillit dans un petit établissement placé au centre de la ville. Ses divisions, qu'on avait prises à tort pour autant de sources différentes, servent à alimenter les bains et deux buvettes.

L'eau d'Évian est froide : à peine 12° C. Son odeur est nulle, ainsi que sa saveur. Sa limpidité et sa transparence la font ressembler à la plus belle eau de roche. Enfin la chimie n'y dénote que les sels les plus insigniliants, aux doses les plus minimes; ainsi 1000 grammes de cette eau contiennent :

	Gram.
Bicarbonate de soude.	0,137
— de chaux	0,101
— de magnésie.	0,017
	0,255

25 centigrammes par litre! Mais l'eau de la Seine, celle dont nous buvons à nos repas, et qui sert à tous nos usages domestiques, en contient plus de 40 ! Il semblerait donc qu'elle mérite, tout aussi bien que celle d'Évian, la dénomination d'*Eau minérale*, à

moins que nous n'aimions mieux, à l'exemple de M. Diday (1), la refuser à celle-ci. Sans doute cela est vrai, au point de vue de l'analyse ; seulement n'oublions pas que certaines sources qui, chimiquement parlant, paraissent être sans valeur aucune, peuvent, au contraire, en avoir une réelle sous le rapport thérapeutique. Or cette réflexion me paraît applicable à Évian.

L'eau d'Évian est surtout employée en boisson. Elle est très légère et ne détermine aucun renvoi. La dose habituelle en est de sept ou huit verres ; j'ai vu des personnes qui en buvaient jusqu'à quinze à vingt dans la même journée, sans éprouver la moindre fatigue à l'estomac ni la moindre satiété. Indépendamment de l'eau bue à la source, la plupart des malades en prennent aux repas, coupée avec le vin.

Ces eaux agissent surtout comme moyen diurétique. Elles produisent quelquefois d'excellents effets dans le traitement des engorgements de la prostate et des affections catarrhales de la vessie et des reins, par l'espèce d'irrigation qu'elles entretiennent à l'intérieur de ces organes. S'il existe de l'irritabilité vers l'appareil urinaire, les eaux d'Évian, à cause de leurs vertus sédatives, devront être préférées à celles de Vichy et de Contrexeville, qui, en pareil cas, seraient beaucoup trop excitantes.

On emploie encore l'eau d'Évian avec succès contre certaines gastralgies que les eaux acidules ou ferrugineuses ne feraient souvent qu'exagérer. M. le docteur Rieux m'a cité à cet égard de fort belles cures, et j'ai eu moi-même l'occasion d'en constater plusieurs sur des malades que j'avais envoyés à Évian.

On fait également usage de bains et de douches ; mais comme il faut chauffer l'eau, elle se décompose en partie, ainsi que l'attestent les dépôts de bicarbonate de soude qui se forment dans la chaudière, et qu'on a même bien soin de vous montrer comme preuve de la richesse de la source. Il est vrai qu'on prouve en même temps, sans s'en douter, que l'eau minérale, dépouillée ainsi de ses principes salins, n'agit plus qu'à la manière des bains domestiques.

(1) Voir le très spirituel feuilleton de M. Diday, intitulé : ÉVIAN ET SES EAUX... MINÉRALES (*Gazette hebdomadaire*, 3 novembre 1854).

Il existe dans la ville une autre source, dite de Bonne-Vie, qu'on n'emploie qu'en boisson, et qui offre la plus grande analogie avec celle qui vient de nous occuper. C'est la même composition chimique et la même action médicinale; aussi les malades peuvent-ils boire indistinctement de l'une ou de l'autre.

Enfin, à vingt minutes d'Évian et sur les bords du lac, est une source ferrugineuse froide, appelée *fontaine d'Amphion*. Cette eau contient un peu de fer, quelques sels alcalins, et une quantité notable de gaz acide carbonique. On l'ordonne dans la plupart des cas où les eaux ferrugineuses sont indiquées; souvent aussi on l'associe aux eaux d'Évian, principalement vers la fin de la cure. Comme il faut, autant que possible, aller la boire à la source même, elle devient un but de promenade.

Tout près de la source d'Amphion est un pavillon élégant, avec un vaste salon ayant vue sur le lac. C'était autrefois un rendez-vous de plaisir pour les princes de la maison de Savoie. Aujourd'hui sa disposition est changée : les nouveaux bâtiments qu'on vient d'y ajouter l'ont transformé en un vaste Kursaal où les malades trouvent des logements spacieux et commodes, et les joueurs de dangereuses tentations.

Transport. — Bouteilles de litre, goudronnées.

Ces eaux ne s'altèrent pas sensiblement. Comme elles n'ont aucune saveur et qu'elles ne décomposent pas le vin, on peut en boire aux repas pour les mêmes affections qu'à la source.

LAVEY

(Suisse).

Les bains de Lavey, établis seulement depuis peu d'années, sont situés sur le territoire vaudois, tout près de Saint-Maurice et à une heure de Martigny, dans un espace resserré entre le Rhône et le pied de la montagne de Morcles : à une petite distance se trouve la célèbre cascade de Pisse-Vache.

La source de Lavey est légèrement sulfureuse. Elle a été captée dans le lit même du fleuve, à plus de 15 mètres de profondeur, d'où elle est puisée par une pompe; des tuyaux la conduisent ensuite dans l'établissement thermal, situé à 150 toises plus bas.

Cette eau est limpide, un peu gazeuse, sans saveur bien marquée. Elle exhale une faible odeur d'œufs couvis. Les gaz qu'elle renferme sont les suivants :

	Cent. cub.
Gaz acide sulfhydrique	3,51
— carbonique	4,34
Gaz azote	27,80

Quant aux principes fixes, ils s'y trouvent, pour la même quantité d'eau, à la dose de 2^{gr},318. Ce sont surtout des sels à base de potasse, soude, chaux et strontiane.

La source, examinée au griffon, présente une température de 43° C.; mais, dans le trajet du puits à l'établissement, elle perd une portion de sa chaleur et de son gaz sulfhydrique, de sorte qu'il faut la faire chauffer, et qu'arrivée dans la baignoire, elle est à peine sulfureuse. Si donc je mentionne cette source, c'est moins pour elle-même qu'à cause du parti avantageux qu'on a su tirer du voisinage des salines, en utilisant pour les bains le résidu de leur évaporation.

L'eau mère dont on fait usage à Lavey provient des salines de Bex. Un peu moins riche peut-être en brome et en iode que celles de Kreuznach et de Nauheim, elle a les mêmes propriétés physiques, le même mode d'emploi, les mêmes effets thérapeutiques. Elle convient, comme celles-ci, aux tempéraments scrofuleux; et, pour être associée à une eau sulfureuse au lieu d'une eau muriatique, elle n'en est pas moins efficace. M. le docteur Cossy me fit examiner, dans son petit hôpital, des enfants rachitiques qui se trouvaient très bien de l'action combinée de l'eau thermale et de la mutter-laüge.

Lavey est surtout fréquenté par les gens du pays; cependant l'attrait d'un voyage en Suisse devra quelquefois faire préférer ces eaux à celles qui avoisinent le Rhin.

SAXON
(Suisse).

Les eaux minérales de Saxon sont délicieusement situées à deux lieues de Martigny et à quatre de Sion, dans la belle et riche vallée du Rhône, qui s'étend jusqu'au pied du Simplon. Lorsque, il y a quelques années, je visitai ces eaux, elles me parurent fort mal aménagées, et les appareils pour bains et douches par trop rudimentaires; d'ailleurs, aucune analyse rigoureuse n'en avait été faite. Je ne pus donc me défendre d'un certain sentiment d'incrédulité au récit que j'entendais des cures merveilleuses qu'elles auraient opérées, et, privé de moyens, de contrôle, je crus devoir réserver mon opinion. Aussi Saxon ne se trouve-t-il décrit ni même mentionné dans aucune des précédentes éditions de cet ouvrage.

Mais, depuis cette époque, les choses ont bien changé. L'observation clinique est venue sanctionner certains faits que l'observation populaire avait révélés empiriquement, puis, la chimie, par l'organe d'un ses plus habiles interprètes, a confirmé ces mêmes faits et de plus en a donné l'explication. Écoutons, à cet égard, M. Ossian Henry (1).

« L'eau minérale de Saxon présente une thermalité de 23°
» à 24° C. Son abondance est telle qu'on peut la regarder comme
» une petite rivière minérale. Elle est limpide, sans aucune saveur
» désagréable; son odeur, d'abord presque nulle, devient pro-
» gressivement, à l'air, comme aromatique, safranée, analogue aux
» produits bromés et iodés : quelquefois, par un temps humide
» surtout, cette odeur se remarque immédiatement, et l'eau con-
» servée quelques jours en bouteille la manifeste aussi d'une
» manière prononcée.

» Par les réactifs appropriés, la présence de l'iode dans l'eau est
» plus ou moins prompte à se produire. Pour celle du brome, il
» faut quelques opérations subséquentes, mais le résultat n'est

.(1) *Rapport sur les eaux de Saxon*, fait à l'Académie impériale de médecine, par M. Ossian Henry. (Séance du 24 avril 1855.)

» toutefois pas douteux. L'eau de Saxon, puisée par moi-même
» à la source, a fourni, sur 1,000 grammes d'eau :

Gram.

   » Iodure de calcium et magnésium.   0,110
   » Bromure.   0,041

   » Ainsi que divers sels à base de chaux et de magnésie, du fer
» et une matière organique azotée. »

Il résulte de cette analyse de M. Henry, dont je ne publie, du
reste, qu'un extrait, que la source de Saxon est une eau bromo-
iodurée, c'est-à-dire qu'elle appartient à cette classe d'eaux
minérales, si précieuses en thérapeutique, dont nous sommes
malheureusement, en France, à peu près complétement dé-
pourvus. Laissons encore parler M. Henry :

   « L'eau paraît se minéraliser dans un banc de roche calcaire
» dolomitique qui avoisine la source, et qui, à un kilomètre, se
» retrouve encore en affleurement avec ses caractères physiques.
» Ce banc, interposé eutre deux couches schisteuses et quart-
» zeuses, fournit des fragments très volumineux, qui tous exha-
» lent une odeur aromatique assez forte, analogue à celle des
» composés iodo-bromureux.

   « En résumé, tout prouve que l'eau minérale de Saxon est
» une eau remarquable à la fois par sa composition chimique et
» par ses propriétés médicinales ; c'est ce que justifie pleine-
» ment la nature de ses éléments minéralisateurs. De plus, elle
» est facile à transporter au loin et à conserver en bouteilles. On
» connaît sans contredit d'autres eaux chargées de bromures et
» d'iodures, mais aucune ne saurait entrer en comparaison avec
» celle-là ; car, dans les autres, ces principes ne se trouvent
» qu'en très minime proportion. »

Si j'insiste sur ces résultats fournis par l'analyse, c'est qu'ici,
par un privilége bien rare en hydrologie, la chimie jette une vive
lumière sur les faits cliniques.

Ainsi il est de remarque que les eaux de Saxon conviennent
spécialement pour les tempéraments lymphatiques et scrofuleux,
et qu'elles constituent une médication essentiellement dépurative.

Vous les prescrirez avec le plus grand succès contre les engorgements glanduleux, les maladies cutanées, les flux muqueux ou
séreux par atonie des membranes, ainsi que contre les maladies
si diverses du tissu osseux (caries, nécroses, tumeurs blanches).
Ajoutons qu'elles possèdent une spécificité véritable pour le traitement de certains accidents consécutifs de la syphilis, alors que
le mercure doit faire place aux préparations iodurées (1).

Ce qui donne encore à la source de Saxon un avantage très
réel sur les autres eaux iodurées, telles que celles de Challes,
Wildegg et Heilbrunn, c'est que son extrême abondance permet
qu'on l'emploie tout à la fois en boisson et en bains, tandis que
les autres eaux ne peuvent être utilisées qu'en boisson. Comment
avec de pareils éléments de succès, Saxon, qui possède déjà un
arsenal balnéaire des plus complets et un brillant casino, ne se
placerait-il pas bientôt au premier rang des établissements thermaux !

LOECHE
(Suisse).

Les touristes avides de surprises et d'émotions, ceux qui
aiment la nature primitive, les passages escarpés, les ascensions
périlleuses; ceux enfin pour lesquels la conscience du danger
n'est souvent qu'un aiguillon du plaisir, devront se hâter de visiter les quelques contrées de la Suisse où le génie de l'homme
ne s'est point fait sentir encore. Partout, en effet, dans les Alpes
comme dans les Pyrénées, les sites les plus sauvages revêtent
l'aspect de la civilisation. C'est ainsi qu'il y a sept ans, quand
je me rendis aux eaux de Loëche, il me fallut descendre dans la
profondeur de la vallée par un sentier rocailleux et sans direction, puis remonter aussi péniblement aux sommets opposés,
longeant à tout instant les bords d'affreux précipices. Quels
changements aujourd'hui ! Un pont a été jeté, comme celui de
la Caille, au-dessus de l'abîme; de nouvelles routes ont été

(1) Consulter pour plus de détails les travaux sur Saxon, publiés par les
docteurs Reinvillier, Rœssinger, Claivaz et Pignant.

construites, et vous arrivez jusqu'à Loëche en chaise de poste !

Les eaux minérales sourdent vers l'extrémité de la vallée, dans le point où elle s'élargit en forme de bassin, en face de la fameuse chaîne de la Gemmi. Immédiatement au-dessus du village, qui se présente en amphithéâtre, la vallée prend sa direction vers l'orient pour mourir au pied du glacier de Balm.

Les sources de Loëche sont très nombreuses ; elles fournissent une quantité d'eau si considérable, qu'on l'estime à plus de 10 millions de litre par vingt-quatre heures. La source Saint-Laurent est la principale et la plus abondante ; elle sort d'un lit d'ardoises, sur la place même du village, au-dessous d'une petite chapelle. Sa température au griffon, est de 51° C. C'est la source dont on boit ; elle fournit également à la plupart des bains. Je ne puis mieux donner une idée de son volume qu'en disant, avec Collinus, qu'elle suffirait seule pour faire tourner la roue d'un moulin (*ad molam impellendam sufficiens*).

Tout près de celle-ci, dans l'intérieur même du Vieux bain, se trouve la source d'Or, qui n'est qu'un filet de la source Saint-Laurent. Son nom lui vient de la propriété qu'elle a de communiquer aux pièces d'argent une couleur jaune doré, propriété, du reste, commune à toutes les eaux minérales de Loëche (1).

Il existe au-dessus du village, dans une prairie marécageuse, trois autres sources appelées : la source des Bains de pieds, celle des Lépreux et celle des Guérisons. Ces sources, excepté la dernière, qui est amenée par des conduits à l'hôtel des Alpes, ne sont qu'en partie utilisées ; plusieurs autres, également fort abondantes, vont se perdre dans le torrent de la Dala, dont elles grossissent le cours, sans servir à aucun usage.

En résumé, la source Saint-Laurent est celle qui doit spécialement nous intéresser ; aussi est-ce surtout à elle que s'appliquera ce que nous avons à dire des sources de Loëche.

Cette eau est peu gazeuse, sans odeur, et d'une parfaite limpidité. Sa saveur est à peu près nulle ; cependant, bue le matin

---

(1) Ce phénomène de coloration est dû à un peu de l'oxyde de fer en dissolution dans l'eau minérale, lequel se dépose à la surface du métal.

et à jeun, c'est-à-dire à l'instant où le palais est le plus impressionnable, elle m'a paru offrir un petit goût amer très légèrement astringent. Dans les diverses analyses auxquelles la source
Saint-Laurent a été soumise, on y a constaté, sur 1000 grammes,
2gr,025 de principes fixes, dont :

		Gram.
Sulfate de chaux.		1,635
— de magnésie		0,215
— de potasse		0,065

Quant au soufre, on n'en a pas trouvé de traces. Ainsi, le papier
imbibé d'acétate de plomb, même après plusieurs heures de
séjour, soit dans l'eau de la source, soit dans la vapeur du
petit canal d'écoulement, n'éprouve aucune espèce de coloration.
Or, on sait combien ce réactif est sensible à la moindre trace de
principes sulfureux. C'est donc à tort que ces eaux ont été
rangées dans la classe des eaux sulfureuses (1) ; elles ne sont que
salines, et encore très faiblement. Si quelquefois elles dégagent,
dans les piscines, une espèce d'odeur de gaz sulfhydrique, cette
odeur est due à la décomposition d'un peu de sulfate de chaux
par l'action désoxygénante de la matière sébacée et de la transpiration : ce sont, par conséquent, les malades eux-mêmes qui,
par leur long séjour dans le bain, altèrent l'eau minérale et la
sulfurent.

On boit peu les eaux de Loëche, ou du moins la boisson ne
constitue d'habitude qu'une partie tout à fait secondaire du traitement. Il est d'usage d'en prendre un ou deux verres, à la
source, avant de se rendre au bain, puis encore deux ou trois
verres pendant le bain, en puisant l'eau à un robinet spécial qui
s'ouvre dans la piscine.

Les bains sont administrés dans cinq établissements principaux : ce sont le bain Neuf ou bain Werra, le bain Vieux, le bain

______

(1) J'ai eu sous les yeux une ordonnance signée par une de nos sommités
médicales, dans laquelle il était dit : « Le malade ira passer une saison à des
» eaux *très fortement sulfureuses*, telles que Baréges ou *Loëche*. »

de la Promenade, le bain des Zurichois et le bain de l'Hôtel des Alpes. C'est la source Saint-Laurent qui alimente ces divers établissements, à l'exception du bain des Alpes que nous avons dit recevoir la source des Guérisons.

L'habitude, à Loëche, est de se baigner dans des piscines. Celles-ci représentent de grands carrés, d'une profondeur d'environ un mètre, et pouvant contenir de trente à quarante personnes. Il y a en général quatre piscines dans la même pièce, séparées les unes des autres par des cloisons qui empêchent l'eau de passer d'un bassin dans l'autre. Une galerie bordée d'une balustrade de bois traverse l'édifice dans toute sa longueur et permet aux visiteurs de venir, pendant le bain, faire la conversation avec les malades : la toiture est formée d'une charpente grossière dont les poutres tristes et sombres donnent à ces bâtiments l'aspect de vastes hangars. Il existe, à côté de chaque grand carré, un cabinet de douches, beaucoup mieux organisées aujourd'hui qu'à l'époque où je les visitai.

Comme l'eau minérale serait trop chaude pour pouvoir être employée en bains au sortir de la source, on remplit, la veille au soir, les piscines, et pendant la nuit on laisse les fenêtres et les portes tout ouvertes, afin qu'elle soit suffisamment refroidie pour le bain du lendemain. Cette méthode est d'autant plus défectueuse que l'eau, par l'évaporation, perd la presque totalité de ses gaz.

C'est entre quatre et cinq heures du matin qu'on se rend aux piscines. Arrivés au vestiaire, les malades se débarrassent de leurs vêtements, revêtent une longue tunique de laine, puis descendent dans le bassin par une espèce de plan incliné et dans une attitude courbée, de sorte que la tête seule est hors de l'eau. Le bassin se peuple ainsi graduellement de nouveaux arrivants, et bientôt il est rempli : comme on est libre de choisir le carré qui convient le mieux, chacun s'arrange de manière à se trouver réuni avec les personnes de sa société ou de sa connaissance.

Pénétrons maintenant dans le bâtiment des bains au moment où les piscines sont au complet. Quel étrange coup d'œil !

Figurez-vous des jeunes filles, des enfants, des vieillards, des

prêtres, des militaires, des religieuses, que sais-je? enfin, toutes
les conditions et tous les âges assemblés, pêle-mêle, dans le
même bassin. Les uns chantent, les uns lisent, les autres travaillent ou méditent : c'est un feu roulant de plaisanteries et
d'anecdotes. Chaque baigneur a une table flottante, espèce de
nacelle où il dépose son mouchoir, sa tabatière ou son goûter.
Mais que de naufrages sur ce petit océan ! A voir cette multitude
de têtes s'agiter à la surface de l'eau, on dirait presque une
réunion de tritons.

Cette méthode de se baigner en commun existe à Loëche de
temps immémorial ; elle a pour avantage d'entretenir l'esprit
dans une sorte de liberté, de donner aux idées une direction
agréable, et d'abréger, par la distraction, les longues heures du
bain. Seulement, en admettant ainsi dans les mêmes piscines
des personnes de sexe différent, n'a-t-on pas un peu légèrement
passé sur les plus simples règles des convenances et des mœurs?

Du reste, on a la facilité de se baigner seul dans des cabinets
particuliers ; mais on en use peu. Il y a aussi, dans le nouveau
bain de la Promenade et à l'hôtel des Alpes, de petites piscines
pouvant contenir cinq ou six personnes, qui sont très bien
appropriées pour une famille, et qu'on peut louer pour le temps
que l'on veut.

La durée de ces bains est beaucoup moins longue qu'elle ne
l'était autrefois à Loëche, où l'on passait presque toute la journée dans l'eau. Voici comment on procède aujourd'hui :

On commence d'habitude par des bains d'une demi-heure à
une heure, puis on augmente d'une heure par jour jusqu'à ce
qu'on arrive à y rester sept ou huit heures, savoir : cinq ou six
le matin, et deux l'après-midi, avant le dîner. C'est alors ce
qu'on appelle la *haute baignée*. On continue de la sorte pendant
douze à quinze jours ; puis on diminue successivement et dans
la même proportion le nombre des heures, de manière à revenir
au point de départ. Cette période décroissante a reçu le nom de
débaignée. La durée totale du traitement est en moyenne de
vingt-cinq jours ; mais on comprend qu'il n'y a rien de fixe à
cet égard, et que beaucoup de circonstances peuvent obliger le

médecin à la modifier. La plus importante est, sans contredit. la *poussée:* donnons quelques détails sur ce singulier phénomène.

La poussée est l'éruption cutanée produite par les eaux; elle survient habituellement du sixième au douzième jour. Les prodromes en sont quelquefois imperceptibles; mais presque toujours ils se manifestent par des accès fébriles plus ou moins réguliers et par l'état saburral des premières voies. La langue est chargée, la bouche pâteuse, l'appétit diminué : il y a de l'insomnie et un vague sentiment de tristesse et d'inquiétude. Dans cette période, un vomitif produit souvent d'excellents effets. Bientôt une rougeur assez vive, accompagnée de démangeaisons et de chaleur, se montre aux genoux et aux coudes; de là elle se répand sur le trajet des masses musculaires, aux bras, aux avant-bras, au ventre, à la poitrine et surtout au dos : elle envahit ainsi graduellement le corps tout entier, épargnant seulement les mains et le visage.

A cette rougeur succède ordinairement une véritable éruption ; à mesure qu'elle paraît, on voit le mouvement fébrile et les autres symptômes diminuer, quoique la poussée continue de s'étendre.

Celle-ci ne revêt pas toujours le même aspect. Elle se présente, dans quelques cas, sous l'apparence de petites plaques rouges, disparaissant par la pression du doigt et rappelant assez les caractères de l'érythème. A un degré plus fort, elle se rapproche davantage de l'érysipèle; alors, au lieu d'une simple cuisson, les malades accusent une chaleur âcre et mordicante. La peau, dans ces endroits, est tantôt sèche, tantôt recouverte d'un enduit glutineux.

Une forme plus fréquente et moins douloureuse que la précédente est celle dans laquelle l'éruption est constituée par l'agglomération de petites vésicules dont la base est entourée d'une aréole luisante. Au bout de vingt-quatre heures, un point blanc se montre à leur sommet ; il s'ouvre et laisse suinter une liqueur visqueuse et purulente qui se dessèche et tombe en lamelles furfuracées. Quelquefois, au lieu de vésicules, ce sont de petites élevures noueuses et dures, d'apparence pustuleuse. Elles ne forment pas toujours une saillie au dehors; souvent elles se dessinent simplement au-dessous de la peau, qu'elles rendent rugueuse au toucher et comme chagrinée. Cette nature d'éruption, qui provoque plutôt une piqûre incommode qu'une douleur aiguë, met un peu plus de temps que les autres à disparaître.

Il est très rare qu'on voie ces différentes variétés exister simultanément chez le même individu : presque toujours on a l'une ou l'autre. D'un autre côté, il est des malades chez lesquels l'éruption présente des caractères si complexes, qu'on ne sait plus à quelle classe la rattacher : ce qu'on appelle, par exemple, la *poussée blanche* n'est autre chose qu'une augmentation de la sécrétion sébacée des follicules du derme.

Il y a des cas, heureusement fort rares, où la poussée prend de telles proportions, que la peau se distend, se fendille et même se crevasse : les plaies qui en résultent laissent suinter une matière âcre et brûlante, qui la corrode et fait cruellement souffrir les malades, surtout pendant les insomnies de la nuit. Des fomentations avec des compresses imbibées d'eau thermale sont le meilleur calmant; j'ai vu aussi des personnes qui en étaient arrivées au point de ne plus savoir quelle attitude prendre, se faire porter au bain et en éprouver un soulagement immédiat.

Lorsque la poussée est parvenue à son apogée, elle diminue successivement, et alors commence, comme dans les fièvres éruptives ordinaires, la période de desquamation : avec elle commence également la débaignée. Le traitement touche à sa fin.

A quels principes doit-on attribuer le développement de cette éruption ? Est-elle seulement le produit de l'action irritante de l'eau thermale, si innocente pourtant à l'analyse, et de la longue macération que la peau subit par ces bains chauds et prolongés? Nul doute que ces circonstances, surtout cette dernière, n'y contribuent puissamment. Cependant remarquons que l'apparition de la poussée et son intensité ne sont pas toujours en rapport avec la durée et la température du bain : notons surtout, car ceci est tout à fait concluant, qu'*elle s'est quelquefois manifestée chez des malades qui n'avaient pas pris un seul bain et qui s'étaient contentées de boire l'eau minérale.*

Si j'ai insisté sur les caractères de cette éruption, c'est que je la regarde comme un phénomène spécifique, appartenant en propre aux eaux de Loëche et constituant le cachet même de la médication. Vous verrez à Schinznach, à Pfeffers et à quelques autres sources, un exanthème survenir ; mais ce sont plutôt de simples efflorescences de la peau, qui apparaissent vers la fin de la cure et non à son début, et qui se rattachent rarement à ces mouvements critiques indiquant de la part de l'économie un véritable travail d'élimination.

En conclurons-nous que la poussée est indispensable au succès de la cure ? Ce serait aller trop loin. Cependant on ne peut méconnaître que ce soit là spécialement le but qu'on se propose, et que, dans l'immense majorité des cas, l'apparition régulière et la marche bien dirigée de l'éruption. ne coïncident avec les résultats heureux du traitement.

Les détails dans lesquels je viens d'entrer, en même temps qu'ils indiquent le mode d'action de ces sources si justement célèbres, font déjà pressentir dans quelles circonstances on en conseillera l'usage.

On comprend combien elles seront utiles, principalement chez les individus lymphatiques ou scrofuleux, en provoquant vers la peau une puissante dérivation, et en appelant à l'extérieur certaines humeurs, dont la répercussion entretenait la maladie, si même elle n'en avait été le point de départ : aussi les vante-t-on spécialement pour les affections cutanées. Elles agissent, comme moyen perturbateur, en substituant à un état chronique rebelle aux traitements un état aigu facile à guérir, et qui, le plus souvent, disparaîtra de lui-même. Elles réussissent aussi contre les vieilles plaies, les vieux ulcères, surtout quand ils se compliquent d'un état variqueux.

Dans certains engorgements des viscères abdominaux où l'on peut soupçonner quelque diathèse dartreuse, arthritique ou autre, ces eaux produisent encore d'excellents résultats, en dégageant les tissus profonds. Seulement prenez garde si c'est la rate qui est entreprise ; les eaux de Loëche pourraient réveiller les anciennes fièvres intermittentes et leur communiquer une malignité plus grande, ce qui se comprend, puisque la fièvre thermale qu'elles provoquent, débute souvent par de véritables accès. Mais tandis que ces accès disparaissent, pour ne plus revenir, aussitôt que la poussée se montre, il n'en serait pas de même si, peu de temps avant de venir aux eaux, les malades avaient déjà été atteints de fièvres intermittentes.

C'est à tort qu'on a vanté les eaux de Loëche dans le traitement de la gravelle ; elles seraient plutôt nuisibles qu'utiles. De même ces eaux sont fatales aux phthisiques ; elles ne feraient non plus que hâter les progrès de toute altération organique, sous quelque forme et à quelque degré qu'elle se présentât.

Les eaux de Loëche fournissent surtout un précieux et excellent moyen de faire reconnaître les anciennes affections syphilitiques, dont rien ne trahit la présence au sein de l'économie ; je crois même que, à cet égard, je leur accorderais plus de confiance encore qu'aux eaux sulfureuses. Quand il existe, sous ce rapport, le moindre sujet d'inquiétude, je ne saurais trop recommander l'épreuve des eaux de Loëche. Le virus est-il complétement neutralisé, ces eaux ne feront que fortifier l'organisme : si, au contraire, il en reste quelques traces, vous verrez la maladie reparaître aux mêmes endroits et avec les mêmes caractères qu'à l'époque où elle fut contractée. Les eaux, dans ce cas, ne la guériront point, mais, chose immense ! elles la rendront guérissable. Ce sera ensuite aux médicaments spécifiques qu'il faudra s'adresser (1).

Le voile du palais et les amygdales sont les endroits où se manifestent d'habitude les premiers symptômes du retour des accidents.

Il résulte des détails dans lesquels nous venons d'entrer que ces eaux sont à la fois toniques et dépuratives. C'est surtout vers la peau que s'opère la dérivation ; aussi est-ce à elle qu'on s'adresse de préférence quand on veut recourir aux émissions sanguines : de là l'usage si fréquent des ventouses. Celles-ci étaient appliquées, à l'époque où je me trouvais à Loëche (1848),

____

(1) Voir à la fin de cet ouvrage mon *Traité sur la syphilis.*

par un maréchal du village, qui était certainement l'homme le plus habile en ce genre qu'on pût rencontrer.

La vie qu'on mène à Loëche est assez monotone, une grande partie de la journée étant consacrée au traitement. Quand le temps est beau, les personnes qui ont la poussée peuvent sortir comme les autres, sans craindre de la faire répercuter; mais il faut se vêtir chaudement et être de retour de bonne heure, car les soirées sont très froides (1).

L'excursion la plus intéressante et la plus fréquentée est celle qui mène à l'endroit appelé *les Échelles*. On désigne ainsi la voie par laquelle les habitants de la vallée escaladent l'immense rocher à pic de Wandfluh, et qui consiste en huit ou dix mauvaises échelles de bois, appliquées perpendiculairement les unes au-dessus des autres, contre la paroi du précipice.

Lorsque la promenade et les soins de la cure sont terminés, les malades se réunissent le soir dans les salons des divers hôtels, et principalement dans celui de l'Hôtel de France, qui est le plus animé, et où l'on donne les plus jolies fêtes. On fait de la musique, on danse. Le dirai-je? la poussée n'exclut pas du tout la robe de bal, et une peau tigrée par une *belle* éruption devient presque un objet de coquetterie et un motif de compliments.

Je ne saurais passer sous silence le merveilleux coup d'œil qu'offre, par un beau clair de lune, la Gemmi, prodigieux amas de rochers taillés à pic comme une tour gigantesque. Il y a des effets de lumière et des illusions d'optique dont il est impossible de se faire une idée, même affaiblie, quand on n'en a pas été témoin.

Deux routes conduisent à Loëche, l'une par Martigny, Sion et la vallée du Rhône, l'autre par le canton de Berne, Thune et Kandersteg. Comme on est obligé, en arrivant par cette dernière voie, de descendre la Gemmi, ce qu'on ne peut faire qu'à pied ou à mulet, j'engage fortement les personnes sujettes au vertige (j'en sais quelque chose) à prendre le premier chemin, qui est celui dont j'ai parlé au commencement de cet article.

(1) Loëche est situé à 1415 mètres au-dessus du niveau de la mer.

WEISSEMBOURG
(Suisse).

L'attention a été sérieusement appelée dans ces derniers temps sur les eaux minérales de Weissembourg, par le récit de cures remarquables que ces eaux auraient opérées dans des maladies graves de la poitrine. Ces eaux sont situées dans la partie méridionale du canton de Berne, et à vingt kilomètres de Thun, au milieu d'une gorge étroite et profonde, qu'entourent des rochers à pic, couronnés par une forêt de sapins. C'est un des endroits les plus sauvages de la Suisse.

La source minérale s'échappe de l'un des rochers entre lesquels passe le torrent de Buntschibach ; cette eau a une température de 29° C. Elle est parfaitement claire et limpide ; son odeur est nulle et sa saveur à peine marquée. Elle ne contient, par litre, que 1gr,609 de principes fixes, dont :

	Gram.
Sulfate de chaux.	1,048
— de magnésie.	0,346
— de soude.	0,037
Carbonate de chaux.	0,052

ainsi que des traces de silice, de lithine, d'iode et de fer. Ce sont, par conséquent, des eaux très faiblement minéralisées.

Les eaux de Weissembourg s'emploient surtout en boisson, de trois à huit verres dans la matinée, et quelquefois deux le soir ; elles sont un peu purgatives. Quant à l'ensemble de leurs effets généraux, ces eaux ne sont pas sans analogie avec celles de Penticouse ; elles exercent, comme ces dernières, une action hyposthénisante, qui se traduit par le ralentissement du pouls, la diminution de la chaleur de la peau, et une amélioration très sensible du côté de la phlegmasie pulmonaire. Aussi conviennent-elles spécialement aux tempéraments pléthoriques et irritables. On voit, sous leur influence, des catarrhes subaigus des bronches, peut être même des phthisies commençantes, s'amender, puis disparaître.

PFEFFERS

(Suisse).

La plupart des personnes qui font le voyage de la Suisse négligent d'aller jusqu'aux bains de Pfeffers. C'est un tort, car il n'est peut-être pas d'endroit plus curieux à visiter : d'ailleurs, la route est facile, et elle s'écarte à peine des itinéraires habituels. Parti le matin de Zurich, j'étais le même jour, dans la soirée, à Ragaz, après avoir traversé dans toute leur longueur les lacs de Zurich et de Wallenstadt ; or, de Ragaz à Pfeffers, il n'y a plus que pour une demi-heure de chemin.

Le village de Ragaz se trouve dans le canton de Saint-Gall, sur la limite de celui des Grisons. Il n'offre d'important qu'un grand et bel hôtel, ancienne maison de plaisance des religieux de Pfeffers, transformée en établissement thermal. L'eau minérale, qui l'alimente assez abondamment pour suffire à la boisson et aux bains, n'est autre qu'une partie de la source de Pfeffers, qu'on y a conduite en 1840 par des canaux de bois.

De Ragaz aux bains de Pfeffers, la route est magnifique; elle longe le torrent de la Tamina, et présente, dans son exécution, un travail d'une hardiesse très remarquable.

Vous voici arrivé au couvent des Bains, où votre voiture vous dépose. Il s'agit maintenant de pénétrer dans le défilé qui part de ce couvent et mène aux sources de Pfeffers.

On traverse le torrent sur un pont de bois, emporté plusieurs fois par les avalanches et toujours rétabli, puis on arrive à une porte dont le guide a la clef. Vous entrez. Devant vous s'offre une affreuse gorge, étroit passage entre deux montagnes granitiques que sépare une immense crevasse dont les parois, taillées à pic, se dressent parallèlement l'une à l'autre jusqu'à une hauteur énorme, où elles s'inclinent et se touchent incomplétement. Dans le bas, est un ravin dont on ignore la profondeur et où la Tamina roule en mugissant. Le chemin, si toutefois on peut donner ce nom à des planches mal jointes que fixent des crampons de fer enfoncés dans les fissures du rocher, longe le côté

droit du torrent : l'eau, qui suinte de toutes parts, a enduit leur
surface d'une sorte de viscosité. Pour faire de l'érudition, et un
peu pour vous distraire au milieu de l'obscurité qui vous entoure
sur ce sentier glissant, au-dessus d'un abîme contre lequel on
n'est protégé que par une faible rampe à hauteur d'appui, le
guide vous signale avec complaisance les endroits où des voyageurs qu'il dirigeait comme vous ont fait un faux pas et sont
tombés dans le torrent, sans que jamais on en ait retrouvé de
vestiges.

Vers le milieu à peu près du parcours du défilé, les deux montagnes s'écartent l'une de l'autre en éventail, puis leurs sommets
se recourbent et se rejoignent en décrivant une gigantesque
arcade que je comparerais volontiers au vaisseau majestueux
d'une ancienne basilique. C'est ce qu'on appelle le *Pont naturel*
de Pfeffers; son élévation est de 260 pieds. De chaque côté du
pont existent de larges crevasses par où l'on aperçoit des plantes
et des arbustes : la lumière, s'introduisant par ces crevasses,
colore inégalement les rochers qui la reflètent, et forme, avec les
cascades, des arcs-en-ciel de l'effet le plus magique. Pour bien
jouir du coup d'œil, il faut faire cette excursion entre midi et
deux heures, seul instant de la journée où le soleil pénètre dans
cet effrayant couloir. C'est réellement au-dessus de toute description.

Dans certains points où le défilé est le plus resserré, d'immenses blocs de granit, enclavés comme des coins entre les deux
montagnes, semblent menacer la tête du voyageur. Un peu au
delà du Pont naturel, vous apercevez, de l'autre côté du torrent,
la grotte de Sainte-Madeleine : c'est une simple excavation à
laquelle se rattachent de pieuses légendes, et qui était autrefois
un but très fréquenté de pèlerinage.

Enfin, au bout de vingt minutes, vous arrivez aux sources
thermales. L'emplacement où elles jaillissent est fort étroit et à
ciel ouvert : là s'arrête le sentier, mais le défilé se prolonge bien
plus loin.

Cette eau, qui n'a aucune espèce d'odeur ni de saveur, est
d'une limpidité parfaite : exposée à l'air, elle ne forme pas le

plus léger dépôt. Analysée par le professeur Lœwig, elle n'a fourni, sur 1000 grammes, que 0^{gr},325 de principes fixes, formés en grande partie des sels les plus insignifiants, tels que les chlorures et les carbonates de soude et de chaux. On dirait donc presque de l'eau distillée : cependant nous allons voir qu'elle possède une action thérapeutique bien réelle et même des plus énergiques.

Les sources de Pfeffers, au nombre de deux principales, sont placées à côté l'une de l'autre, sur un plan différent : leur température est de 35° à 36° C. La source inférieure va se perdre dans le torrent. La supérieure, beaucoup plus abondante, et la seule employée, fournit par minute environ 1,425 pots de Suisse, dont 855 se rendent aux bains de Pfeffers, et 570 à ceux de Hof Ragaz : on l'appelle la Chaudière.

Ces sources furent découvertes en 1038 par un chasseur de l'abbaye, Charles de Hohenbalken (c'est la même légende pour beaucoup d'autres sources thermales), lequel, voulant dénicher de jeunes corbeaux, aperçut la vapeur s'élever du fond de l'abîme; mais elles ne furent utilisées que vers 1242. Pendant près de quatre siècles, à dater de cette époque, on se servit de cordes et d'échelles pour descendre les malades, du sommet de la montagne dans la gorge même : ceux qui étaient sujets au vertige étaient attachés sur une chaise, et on leur bandait les yeux. L'édifice thermale n'était qu'une simple maisonnette de bois, soutenue au moyen de pieux enfoncés dans le roc, à 150 pieds au-dessus de la Tamina : on voit encore les trous qui lui servaient d'appui. On restait ainsi dans le bain pendant plusieurs jours et plusieurs nuits de suite. On y mangeait, on y dormait (1); puis, la cure finie, vous étiez hissé de nouveau par la même route aérienne. Comme le fracas du torrent et la trop grande distance auraient empêché la voix de se faire entendre, on se servait, en guise de signaux, d'une forte cloche que supportait une tourelle dont on m'a montré les débris.

____

(1) *Mulli dies noclesque thermis non egrediuntur ; sed cibum simul et somnum in his capiunt.* (Fabrice de Hilden.)

. Un incendie détruisit, en 1630, la maison suspendue : .c'est alors que fut construit, à travers le défilé, le fameux passage, et qu'on fit arriver l'eau minérale, au moyen de tuyaux, jusque sur l'emplacement actuel où l'on éleva une abbaye, laquelle, sécularisée en 1838, forme aujourd'hui un très bel établissement.

L'établissement thermal est bâti en amphithéâtre, à cause de l'étroitesse de la vallée, sur les bords mêmes de la Tamina, qui en baigne les fondations : son aspect grave et sombre est celui des anciens monastères. A l'intérieur, ce sont de vastes corridors avec des murailles énormes, sur lesquelles viennent s'ouvrir les chambres élégamment meublées qu'habitent les malades. La salle à manger est l'ancien réfectoire des moines; dans les panneaux sont les portraits des principaux abbés, un peu scandalisés sans doute des gravures modernes qui leur servent de pendants, et qui annoncent, à ne pas s'y tromper, la sécularisation.

Les bains sont établis dans un établissement particulier qui communique avec le principal corps de logis par une galerie couverte. Chaque cabinet contient un petit bassin, construit partie en bois et partie en faïence, dans lequel s'ouvre un robinet qui verse sans cesse une nouvelle eau dans la baignoire. Comme l'écoulement est continu et que le trop-plein s'échappe à mesure, l'eau est aussi limpide quand on sort du bain qu'au moment où l'on y entre; on n'a même pas à en surveiller la température, car la chaleur naturelle de l'eau minérale se trouve être au point le plus convenable.

On se baigne aussi dans des piscines. Celles-ci, au nombre de huit, peuvent contenir chacune une vingtaine de personnes, et l'eau y est constamment renouvelée : il existe une séparation absolue entre les piscines des hommes et celles des femmes.

Il y a des douches ascendantes et descendantes assez bien organisées : malheureusement elles se trouvent dans des cabinets sombres et humides; puis la température de l'eau minérale, si parfaitement appropriée aux bains, paraît un peu froide pour les douches.

C'est à l'extrémité du bâtiment qu'est située la buvette. Elle se compose de quatre petits robinets qui versent l'eau de la source dans une vaste pièce servant de promenoir.

La dose à laquelle on boit ces eaux est variable, et l'on peut l'élever assez haut sans inconvénient. Serait-ce qu'elles agiraient simplement à la manière de l'eau tiède ordinaire? Chacun sait combien l'eau tiède inspire de dégoût et *soulève le cœur*. Comment alors expliquer que la plupart des malades boivent le matin de dix à quinze verres de la source de Pfeffers sans répugnance aucune, et que, bien au contraire, ils ressentent un accroissement d'appétit? Souvent aussi on fait usage aux repas de l'eau minérale, mêlée avec du vin. Comme il a fallu la faire refroidir, elle a perdu la faible quantité d'acide carbonique qu'elle contenait; cependant, ainsi que je l'ai éprouvé sur moi-même, elle détermine, dans les premiers jours, une insomnie assez semblable à celle que produit le café.

L'usage n'est plus de se baigner à Pfeffers pendant des journées entières. Les bains sont aujourd'hui d'une demi-heure à une heure environ, et l'on en prend deux par jour. Aussi l'éruption (*psydracia thermalis*), si fréquente autrefois, est-elle très rare maintenant : du reste, les médecins de l'endroit n'y attachent presque aucune valeur thérapeutique. Quand on veut obtenir une poussée véritable et tout à fait critique, il n'est que les eaux de Loëche.

Ces bains sont extrêmement agréables. Ils calment sans affaiblir, et, comme me disait le docteur Kaiser, *ils vivifient*. On éprouve, en y entrant, un sentiment de bien-être qui se prolonge pendant toute la durée du bain et pendant les premiers jours de la cure. Bientôt, il est vrai, il survient un léger mouvement fébrile, accompagné de quelques symptômes saburraux, mais cette crise, toute passagère, n'est le plus habituellement que le prélude de la guérison.

On traite chaque année à Pfeffers un grand nombre de maladies nerveuses; on y voit spécialement ces affections bizarres qu'on désigne par l'épithète un peu complaisante de névroses. En même temps que, par la boisson, les eaux réveillent doucement l'action de l'encéphale, elles tempèrent par le bain l'excitation générale ou partielle du système nerveux, et ramènent peu à peu les organes à leur jeu physiologique.

Parmi ces maladies nerveuses, il en est plusieurs qui affectent à la fois le mouvement et la sensibilité : tels sont l'hystérie, le tic de la face, la chorée, les contractures spasmodiques, ce qu'on appelle les *inquiétudes* dans les membres, les migraines et ces crampes viscérales qui accompagnent si fréquemment le retour des menstrues ; telles sont surtout la sciatique et les maladies commençantes de la moelle épinière. Je ne saurais à cet égard appeler trop vivement l'attention sur Pfeffers ; car ces eaux, par leur action dynamique, rappellent tout à fait Wildbad et Gastein, à l'exception toutefois qu'elles sont moins excitantes. Aussi devra-t-on les préférer lorsqu'on peut craindre qu'il n'existe encore dans la moelle quelques traces d'un état subinflammatoire.

Les gastralgies sont aussi très heureusement modifiées ; c'est même quelque chose de réellement merveilleux que l'extrême tolérance de l'estomac pour les eaux de Pfeffers, et la rapidité avec laquelle ces eaux régularisent les fonctions digestives, qu'il y ait diarrhée ou constipation, boulimie ou inappétence. Elles sont, dans ce cas, beaucoup mieux supportées que les eaux alcalines ou ferrugineuses.

La faible minéralisation des eaux de Pfeffers les rend encore fort utiles dans le traitement des catarrhes chroniques de la vessie, lors même que les urines sont purulentes et leur émission douloureuse. La rapidité avec laquelle ces eaux sont absorbées, puis ensuite éliminées par les reins, produit une sorte d'irrigation de la muqueuse qui modifie tout à la fois sa sécrétion et sa sensibilité.

Ce que je viens de dire des eaux de Pfeffers s'applique tout aussi bien aux bains de Hof Ragaz, puisque cet établissement est alimenté par la même source. La seule différence, c'est que cette source perd de 1 à 2 degrés de chaleur pendant son trajet dans ses conduits : quant à ses vertus thérapeutiques, elles restent les mêmes, du moins quant à leurs propriétés principales. Hof Ragaz est donc une succursale de Pfeffers, de la même manière que Hof Gastein est une succursale de Gastein.

Comme Ragaz est un séjour plus animé que Pfeffers, beaucoup de personnes préfèrent habiter ce dernier endroit : seulement il n'offre rien de poétique, rien de pittoresque.

Il n'est pas rare qu'après avoir pris ainsi une saison, laquelle se compose de vingt à vingt-cinq bains, on aille compléter sa cure aux eaux de Saint-Maurice : ce sont des eaux ferrugineuses froides, très franchement toniques, qui se trouvent, comme Pfeffers, dans le canton des Grisons.

Disons un mot maintenant sur l'itinéraire de retour. Les malades qui partent des eaux feront bien, au lieu de revenir sur leurs pas, de suivre la vallée du Rhin jusqu'au lac de Constance, qu'ils traverseront : ce lac est certainement un des plus beaux de la Suisse. De là ils iront à Schaffouse admirer cette fameuse Chute du Rhin que tous les voyageurs célèbrent à l'envi comme une merveille. Je reconnais volontiers que c'en est une, et des plus grandioses, puisque les témoignages à cet égard sont unanimes; cependant j'ajouterai, à ma honte, que cette merveille m'a très médiocrement impressionné.

TARASP

(Suisse).

La source alcaline de Tarasp est située sur les bords de l'Inn, dans une des parties les plus intéressantes du canton des Grisons. C'est une eau limpide et mousseuse qui a une température de 9° C.; sa saveur est amère, saline et fortement astringente. D'après M. Loewig, 1000 grammes de cette eau contiennent 12^{gr},843 de principes fixes, dont :

	Gram.
Chlorure de sodium	3,953
Sulfate de soude	2,263
Bicarbonate de soude	4,701
Carbonate de chaux	1,602

ainsi que quelques autres sels à base de baryte, potasse, manganèse et alumine; des traces d'iode et de brome, et une notable quantité de gaz acide carbonique.

Ce sont donc des eaux dont la composition est des plus remarquables. Leur action médicinale ne l'est pas moins; elles purgent sans débiliter, et agissent en même temps à la manière des médications fondantes. Aussi les emploie-t-on avec le plus grand succès contre les engorgements abdominaux, les *obstructions* du foie et de la rate, les affections vermineuses, spécialement le tænia, les embarras de circulation dans la veine porte, et l'état pléthorique produit par la suppression du flux hémorrhoïdal. Elles opèrent aussi de véritables miracles pour la cure de l'asthme : sous ce rapport, elles sont dignes de figurer sur la même ligne que les sources les plus célèbres.

BADE

(Suisse).

Il n'est peut-être pas de ville thermale qui ait fait autant que Bade pour l'aménagement de ses sources, leur emploi facile et le bien-être des étrangers. Les hôtels sont magnifiques, et quelques-uns représentent de véritables palais ; vous y trouvez réuni également tout ce qui se rattache au service des bains et des douches, ainsi que le confortable de la vie matérielle. Malgré ces avantages, quand on parle de Bade, il n'est question ordinairement que de la ville allemande du duché de ce nom : c'est cette fâcheuse homonymie qui laisse dans une sorte d'indifférence et d'oubli les eaux minérales qui vont maintenant nous occuper.

Ces eaux furent connues et fréquentées par les Romains, qui les appelèrent *Thermæ Helveticæ* : des ruines, des médailles, des ustensiles de tout genre attestent leur présence. On a fait une foule de conjectures sur la quantité considérable de dés à jouer qu'on y a également rencontrés. La Baden romaine fut détruite par Pertinax et la légion Rapax.

La ville actuelle, bâtie sur l'emplacement de l'ancienne, se compose de deux parties bien distinctes, l'une supérieure, l'autre inférieure ; c'est dans celle-ci, qui est toute moderne, que se trouvent les sources et les établissements thermaux. Toutes les deux sont situées sur la rive gauche du torrent de la Limmat, à dix minutes de distance l'une de l'autre, et elles communiquent entre elles par une route en pente que bordent des maisons entourées d'élégants jardins. De l'autre côté du torrent existent aussi des bains; ils ne sont fréquentés que par les classes pauvres.

Les eaux minérales proviennent de plusieurs sources, au point d'affaissement le plus profond du bassin, de formation gypseuse, qui traverse la vallée de Bade. Elles jaillissent d'une fissure thermale dont les bords, formés par les couches redressées d'un calcaire liasique compacte, surplombent le gypse, et servent d'appui aux couches des autres étages de la formation jurassique. Ces sources sont très nombreuses et excessivement abondantes : les principaux hôtels ont chacun la leur. L'uniformité de leur température, qui est de 50° C. environ, l'influence qu'elles exercent les unes sur les autres, quand on pratique des forages, et leur égalité de composition, permettent de les envisager comme ayant une origine commune et sortant d'un même bassin.

L'eau de ces sources est limpide et incolore; recueillie dans un verre, elle laisse dégager de nombreuses bulles gazeuses. Sa saveur est douceâtre, avec un arrière-goût salé et légèrement hépatique. Prise immédiatement à la source, cette eau présente une forte odeur d'œuf couvis qui ne tarde pas à disparaître au contact de l'air.

Les couvercles qui closent les bassins des sources, les bassins eux-mêmes, s'incrustent en peu de temps de soufre sublimé et cristallisé. Cependant M. Lœwig n'est point parvenu à constater la présence du principe sulfureux dans l'eau puisée à ces sources, d'où il conclut que ce principe est tellement volatil qu'il se dégage immédiatement au contact de l'atmosphère, et même quelquefois avant que l'eau thermale ait jailli du sol. On pourrait donc se demander, comme pour les sources d'Aix-la-Chapelle, si l'eau de Bade est encore sulfureuse quand elle arrive dans les baignoires : quoi qu'il en soit, ces eaux agissent à la manière des eaux sulfureuses thermales. N'est-ce pas un peu le cas de rappeler ces paroles de Gœthe : « Il est des cir-
» constances où l'homme est par lui-même le plus grand et le
» plus exact appareil de chimie qu'on puisse rencontrer. »

Bues à la dose de quatre ou cinq verres, le matin, les eaux de Bade activent la sécrétion urinaire et stimulent l'appétit, mais elles ont l'inconvénient de constiper ; aussi leur associe-t-on, en général, la source amère de Birmenstorf, qui jaillit dans le voisinage et qui est légèrement purgative.

Les bains forment la partie essentielle de la cure ; combinés avec la boisson et la douche, ils déterminent assez promptement des phénomènes de saturation qui nécessitent un peu de diète ou quelques évacuants. On fait un assez fréquent usage des ventouses scarifiées : celles-ci sont appliquées, comme à Bourbon-l'Archambault, au moyen de cornes de bœuf, dans lesquelles on opère le vide en aspirant fortement l'air avec la bouche. C'est un procédé des plus fatigants ; et autant j'avais été frappé de l'adresse des ventouseurs de Loëche, autant je le fus de la maigreur extrême de ceux de Bade.

Ces eaux sont employées contre un assez grand nombre de maladies (1) ; elles conviennent, comme celles de Saint-Sauveur, dans la plupart des névroses qui affectent le mouvement ou la sensibilité, et qui, parfois, simulent des altérations organiques. Il y a quelques années, elles jouirent à Paris d'une sorte de vogue pour le traitement de la goutte ; mais aujourd'hui cette vogue est un peu tombée, et, sous ce rapport, on parle beaucoup moins de Bade. Nul doute pourtant que ces eaux ne puissent être utiles contre certaines affections goutteuses et rhumatismales, surtout chez les sujets irritables : moi-même je les ai souvent prescrites, dans ce cas, avec un grand succès ; seulement on s'était un peu trop pressé de généraliser quelques faits heureux.

On y soigne peu de maladies de la peau : Quand on veut agir vivement sur l'enveloppe cutanée, on préfère avec raison Schinznach, qui, situé à une très petite distance, renferme beaucoup plus de principes sulfureux.

On vient surtout à Bade pour des affections viscérales, carac-

(1) M. le docteur Minnich, dans son intéressante notice sur Bade, en publie la longue énumération.

térisées par l'atonie et l'engorgement profond des parenchymes. Il n'est pas rare de voir se développer, vers la fin de la cure, une éruption miliaire, dont l'apparition coïncide presque toujours avec un mieux notable : on sait, en effet, quelle sympathie unit le derme et l'appareil abdominal.

Vous trouverez aussi à Bade des malades atteints ou menacés de tubercules pulmonaires, qui suivent ce qu'on appelle la *Cure d'inhalation*. Celle-ci consiste à aller respirer dans les corridors où s'ouvrent les cabinets de bains et de douches les gaz qui émanent de l'eau minérale, surtout l'acide sulfhydrique : c'est un assez puissant calmant. Comme le climat est très doux, un certain nombre de malades continuent ce traitement pendant l'hiver, comme au Vernet et à Amélie-les-Bains.

Le séjour de Bade offre peu de distractions, bien qu'on se réunisse de temps en temps au Stadhof, l'hôtel où logent d'habitude les Français. Parmi les édifices publics dignes d'être visités, nous citerons seulement l'Hôtel-de-Ville, où le prince Eugène et le maréchal de Villars signèrent, en 1714, le traité de paix qui mit fin à la guerre de succession. Quant aux environs de la ville, ils sont pleins d'intérêt, et, grâce au chemin de fer construit récemment, Bade, qui est à quatre lieues de Zurich, en est devenu un faubourg.

BIRMENSTORF

(Suisse).

Les eaux de Birmenstorf sont des eaux amères purgatives, qui, par leur composition et leur action thérapeutique, ont la plus grande analogie avec celles de la Bohême. Ce sont des eaux froides, qui jaillissent à une demi-lieue de Bade; elles renferment, par litre, 20gr,150 de principes fixes, dont :

	Gram.
Sulfate de magnésie	14,30
— de soude	4,55
— de chaux	0,67

Il n'y a pas d'établissement près de la source et l'on n'emploie ces eaux que transportées.

TRANSPORT. — Bouteilles de trois quarts de litre.

Se conservent bien. Un seul verre pris le matin suffit en général pour procurer une garderobe, sans renvoi ni coliques, et cet effet légèrement laxatif, au lieu de cesser brusquement, se reproduit quelquefois le lendemain et même le surlendemain. Sous ce rapport, Birmenstorf a plus d'analogie avec Friedrichshall qu'avec Sedlitz ou Pullna.

SCHINZNACH

(Suisse).

Schinznach n'est qu'à une heure et demie de Bade : la route qui relie ces deux localités offre, sur les divers points de son parcours, des vignobles, des forêts, des prairies, et, dans le lointain, la cime ardue des glaciers. Les bains de Schinznach sont, de même que ceux de Saint-Gervais, isolés de toute habitation, et distants d'une demi-lieue du village. Mais là s'arrête l'analogie ; car, tandis que Saint-Gervais est resserré dans un étroit vallon que circonscrivent de hautes montagnes et que traverse un torrent, Schinznach s'étale gracieusement dans une large vallée, au milieu de laquelle coule l'Aar, un des plus beaux fleuves de la Suisse.

L'établissement thermal de Schinznach est d'un aspect tout à fait grandiose : les nombreux bâtiments dont il est composé, les cours qui les séparent, les ailes qui les réunissent au principal corps de logis, lui donnent la physionomie d'une véritable cité. Nous n'avons rien en France qui en approche, et j'ai vu peu d'établissements à l'Étranger qui puissent rivaliser avec celui-ci en étendue et en magnificence.

Il n'existe qu'une source d'eau minérale ; mais elle est très abondante. Elle jaillit à cinquante pas de l'Aar, dans une citerne bien cuvelée, d'où on la dirige au moyen de pompes aspirantes et foulantes, jusqu'aux bâtiments des bains. Quand ou soulève le couvercle qui ferme la citerne, on voit qu'il est tapissé d'une couche épaisse de soufre sublimé, et, en même temps, il s'échappe de la source une très forte odeur de gaz sulfhydrique : aussi les bâtiments occupés par les malades sont-ils à l'autre extrémité de l'établissement, et, par conséquent, à l'abri de ces désagréables émanations.

Au sortir de la source, l'eau est limpide et incolore; cette eau marque 33° C. environ. Sa saveur, bien franchement hépatique, laisse un arrière-goût amer et un peu salé. Exposée à l'air, elle prend une teinte verdâtre, et sa surface se recouvre promptement d'une mince pellicule formée de sulfate et de carbonate de chaux.

L'eau de Schinznach est la plus sulfureuse de toutes les eaux de la Suisse, de la Savoie et de l'Allemagne rhénane. D'après M. Lœwig, le soufre s'y trouve à l'état de sulfure et de gaz sulfhydrique; mais une nouvelle analyse serait nécessaire pour en préciser exactement les doses.

On fait usage de ces eaux en boisson et en bains; ce sont surtout les bains qui constituent·le traitement. Ceux-ci sont établis dans deux bâtiments différents, l'un fort ancien et l'autre tout à fait neuf, dont les baignoires sont tellement spacieuses que deux ou trois personnes pourraient s'y baigner ensemble très à leur aise. Les cabinets, situés au rez-de-chaussée, forment une double rangée que sépare un corridor dont les extrémités communiquent avec les étages habités par les malades : de cette manière on se rend directement au bain, sans s'exposer à l'air extérieur. Comme l'eau des bains a perdu dans ses conduits quelques degrés de chaleur, on est obligé, pour obtenir une température convenable, d'y ajouter un peu d'eau minérale chauffée artificiellement, ou même de l'eau ordinaire quand on redoute la trop grande activité du bain.

On commence par des bains de quinze à vingt minutes, dont on augmente graduellement la durée, suivant les indications; on en prend d'habitude deux par jour. Leur effet se manifeste tout d'abord par l'accélération du pouls, la coloration des traits et la fréquence plus grande des mouvements respiratoires. À ces symptômes généraux se joint une action intime et tout à fait spécifique de l'eau minérale sur le tissu cutané.

Ainsi, la peau devient de plus en plus rouge pendant le bain. Dans les premiers jours, cette rougeur disparaît assez vite au contact de l'air; mais bientôt elle s'efface plus lentement, puis elle laisse des traces, puis enfin apparaît une véritable éruption. Ce sont de simples taches rosées, bien circonscrites, qui ne tardent pas à prendre une teinte plus fortement écarlate; elles s'étendent, se rapprochent les unes des autres, et finissent par se confondre en une nappe uniforme qui recouvre tout le corps excepté les mains et le visage. A ce degré, la peau est luisante et douloureuse; mais, peu à peu, l'éruption pâlit, l'épiderme se détache, et la desquamation parcourt régulièrement ses périodes jusqu'à ce que cette membrane soit revenue à son état normal.

La poussée de Schinznach, tout en offrant assez d'analogie avec celle de Loëche, en diffère cependant par plusieurs caractères essentiels. Ainsi elle se manifeste d'une manière moins constante, et sa marche est beaucoup moins régulière; la réaction fébrile dont elle s'accompagne est rarement en rapport avec les progrès et l'intensité de l'exanthème; la peau, dans les points les plus rouges, ne présente pas non plus ces vésicules ni ces aspérités pustuleuses si communes à Loëche. Enfin, à quelque dose que vous buviez les eaux de Schinznach, du moment que vous ne les prendrez pas en bains, vous n'obtiendrez jamais d'éruption, le bain seul ayant le privilége de la produire. C'est qu'ici la poussée est bien réellement la conséquence du contact de l'eau minérale sur la peau, et de l'irritation produite à la surface de cette membrane par le gaz sulfhydrique et les autres principes minéralisateurs.

Maintenant que nous connaissons le mode d'action des eaux de Schinznach, et la nature des phénomènes tout à la fois chimiques et physiologiques que ces eaux déterminent, il nous sera facile de nous rendre compte de leur efficacité dans le traitement des maladies cutanées.

Ces maladies, une fois passées à l'état chronique, ne peuvent, on le sait, être heureusement modifiées qu'à la condition qu'on avive la surface malade pour la ramener ensuite à sa vitalité normale. C'est ainsi qu'agit l'azotate d'argent ; c'est ainsi qu'agissent également toutes ces prétendues recettes dans la composition desquelles entrent toujours quelques substances plus ou moins caustiques. Mais prenons garde à un double écueil. Si la stimulation est trop forte, le but est dépassé ; si elle est trop faible, il n'est pas atteint. Dans l'un et l'autre cas, le mal reste stationnaire, ou, après d'inutiles oscillations, il revient au point de départ.

Or, il paraîtrait que les eaux de Schinznach réunissent les conditions les mieux appropriées à ces diverses transformations ; en s'imbibant dans les surfaces malades, elles provoquent un travail interstitiel, qui a pour résultat d'imprimer à la circulation capillaire une sorte d'activité réparatrice. Vous voyez, sous l'influence de ce travail, les ulcères se dégorger, les chairs fongueuses se raffermir, de blafardes qu'elles étaient, prendre une teinte animée, puis marcher rapidement vers la cicatrisation. La lésion est-elle moins profonde, les effets du traitement n'en seront que plus immédiats. Bien qu'on puisse dire, d'une manière générale, que ces eaux conviennent toutes les fois qu'il y a maladie chronique du derme, sans complication de phénomènes inflammatoires, il est cependant d'observation que ce sont les dartres squameuses humides qui s'en trouvent le mieux.

On se rend à Schinznach pour d'autres maladies encore que les maladies de la peau : seulement, comme ces eaux n'offrent plus, dans ce cas, rien de spécifique, elles sont visitées plutôt par des personnes de l'endroit que par des étrangers (1).

Si je n'ai rien dit de la douche, c'est qu'on a très peu occasion d'en faire usage dans le traitement des dermatoses. Quant aux bains de vapeur et de gaz, on les prend en même temps que les bains d'eau minérale, les cabinets se remplissant immédiatement d'émanations sulfureuses, en telle abondance, qu'il en résulte souvent, dans les premiers jours, une ophthalmie légère.

(1) Consulter, pour plus amples renseignements, la Notice publiée par M. Amsler, médecin résidant de Schinznach.

L'établissement thermal est situé sur un terrain un peu bas ; cependant, des appartements occupés par les malades, on jouit d'une vue assez étendue. Les environs sont tout à fait agréables : il y a surtout, près de l'Aar, à côté même de l'établissement, un petit bois dont les allées, bien dessinées, côtoient le lit du fleuve, et offrent de la fraîcheur et de l'ombrage.

A quelque distance de Schinznach se dressent, sur le sommet d'une montagne, les ruines du gothique manoir de Habsbourg, berceau de la maison régnante d'Autriche : les murailles qui restent encore debout ont 3 mètres d'épaisseur. Il est peu de touristes qui aillent visiter ces ruines, si riches en souvenirs, sans venir à la maison des bains, où ils sont accueillis avec d'autant plus d'empressement que leur présence apporte quelque diversité au genre de vie un peu monotone des eaux.

WILDEGG

(Suisse).

L'eau de Wildegg est voisine de Schinznach et s'échappe d'un puits artésien, profond de 110 mètres ; sa température est de 12° C. Elle est limpide, incolore, et exhale une odeur assez prononcée de plantes marines ; sa saveur est très fortement salée et amère. D'après M. Laué, cette eau contient, pour 1000 grammes, 0gr,024 d'iode, et 0gr,010 de brome.

L'eau de Wildegg est employée à l'intérieur, concurremment avec les bains de Schinznach : elle est à ces bains ce qu'est l'eau de Challes à ceux d'Aix en Savoie, et convient principalement aussi aux tempéraments scrofuleux. La dose en est de deux ou trois verres le matin.

CURE DE PETIT-LAIT.

Les bains de lait, simples ou additionnés d'essences, étaient en grande faveur chez les anciens. Cléopâtre, Aspasie, Phryné, en faisaient un fréquent usage, et la célèbre Poppée élevait à cet effet cinq cents ânesses qu'on nourrissait d'herbes aromatiques, et dont elle se faisait suivre pendant ses voyages. Aujourd'hui ces bains sont presque entièrement tombés en désuétude, du moins dans nos contrées.

En Suisse on utilise, comme moyen thérapeutique, et de la même manière à peu près que les eaux minérales, non pas le lait en substance, mais le petit-lait qui provient de la fabrication du fromage : ainsi on l'administre en boisson et en bains dans de nombreux établissements, sous la direction de médecins spéciaux. Je crois donc ne pas trop m'écarter de mon sujet en consacrant quelques lignes à l'appréciation de ce qu'on appelle la *Cure de petit-lait*, dont j'ai du reste déjà dit quelques mots en parlant d'Ischl (voir page 382).

Il n'y a pas plus d'une soixantaine d'années que cette méthode de traitement a pris faveur en Europe. Ce fut au sujet de la guérison d'un haut personnage auquel on avait conseillé, comme dernière ressource, de venir demeurer près du lac de Constance, dont le climat doux et tempéré paraissait convenir pour l'affection pulmonaire dont il était atteint. Son état ne s'étant point amélioré, il voulut essayer d'un air plus vif, et il se rendit à Gais, un des sites les plus élevés des Alpes d'Appenzell ; c'est alors qu'on l'engagea de boire du petit-lait de chèvre, ainsi que le faisaient les pâtres, quand ils étaient enrhumés. Il en but et s'en trouva si bien, qu'il recouvra en peu de temps des forces et de l'embonpoint, et que sa santé redevint florissante. Cette espèce de résurrection eut un tel retentissement, que bientôt Gais devint le rendez-vous des personnes malades de la poitrine.

Gais est l'endroit le plus célèbre pour la cure de petit-lait. C'est le quatrième village, en hauteur, de toute la Suisse, son élévation au-dessus du niveau de la mer étant de 924 mètres. Il y a plusieurs hôtels occupés par les malades : mais, comme ces hôtels seraient insuffisants, on loge aussi dans les maisons particulières. L'air qu'on respire à Gais a des propriétés vivifiantes tout à fait remarquables : il est sec, léger, vif, d'une admirable pureté. Les habitants craignent tellement de le vicier, qu'ils ne labourent pas la terre et la laissent en pâturages, afin d'éviter plus sûrement les émanations miasmatiques ou autres qui résulteraient de la culture.'

On trouve autour de Gais, dans un rayon de quelques lieues, trois établissements renommés également pour la cure de petit-lait; ce sont : Gontein, Heinrichsbad et Weissbad. C'est à ce dernier établissement que se rendent de préférence les malades pour lesquels il faut une atmosphère plus douce et moins vive : en effet, Weissbad, par sa situation dans une vallée étroite et profonde, est de toutes parts abrité par les montagnes.

J'ai visité tout près de Rorschach, à Horn, un très bel établissement du même genre, où le petit-lait est apporté tous les matins des Alpes d'Appenzell : la situation en est admirable, et l'on y jouit d'une magnifique vue sur le lac de Constance.

C'est principalement près de Seealpersee, charmant petit lac situé au milieu des pâturages et des bois, qu'on fabrique le fromage, et par cela même le petit-lait, qui n'en est que le résidu. Les chèvres, pendant la journée, vont jusqu'au sommet des montagnes brouter les herbes qui croissent au pied des glaciers et les petites feuilles résineuses qui tombent des sapins. A six heures, on les ramène au village pour les traire; puis, à minuit, commence la confection du fromage, qu'on obtient de la manière suivante :

On verse le lait dans une grande chaudière suspendue sur l'âtre à une potence mobile, et, quand sa température marque 30° C. environ, on le retire du feu, puis on y ajoute de la présure, en l'agitant en tous sens. Une fois la coagulation obtenue, le *greverand* (celui qui fabrique le fromage) divise le caséum et le brasse à la main ou avec une branche de sapin, afin de le réduire en pulpe; puis on le remet sur le feu pour le brasser de nouveau. Cette manœuvre est répétée plusieurs fois, jusqu'à ce que tout le fromage se soit précipité au fond du vase, ce qui exige environ deux heures : alors on l'enlève avec un tamis, et on le dépose dans des moules où, après en avoir extrait par la pression tout le sérum qu'il contenait, on le sale, pour le soumettre ensuite à d'autres manipulations.

Quant au petit-lait, des porteurs en remplissent des barils

qu'ils chargent sur leurs épaules, et qu'ils transportent bouillant aux divers établissements.

Ce petit-lait offre une teinte verdâtre, et est comme crémeux; sa transparence est légèrement troublée par de petits grumeaux de caséum qui n'ont pas été entièrement séparés pendant l'opé-ration; il a une saveur douce, balsamique, un peu sucrée et tout à fait agréable. Sous ce rapport, le petit-lait qu'on prépare en France ne saurait en donner l'idée, tout l'avantage appartenant aux chèvres d'Appenzell.

La composition chimique du petit-lait consiste en une solution de sucre de lait, d'acide lactique, d'une matière animale extracti-forme qui rappelle jusqu'à un certain point l'osmazôme, et de différents sels. On comprend, d'après cela, qu'il joigne aux pro-priétés des boissons acidules celles des solutions mucilagineuses et salines; il jouit d'un certain degré de puissance nutritive.

C'est le matin, entre six et huit heures, que les malades vont boire le petit-lait d'Appenzell, qu'on prend pur, et qui a conservé une température élevée : la dose habituelle est de sept ou huit verres. On met entre chaque verre un quart d'heure d'in-tervalle, pendant lequel on se promène pour faciliter la digestion et hâter les résultats qui, du reste, ne se font pas longtemps at-tendre : dès le troisième ou le quatrième verre, les malades sont pris d'une diarrhée séreuse, accompagnée de borborygmes, sans coliques ni ténesme, et, une heure après le dernier verre, tout est en général terminé. On mange alors un potage à la farine pour contre-balancer l'action laxative de la boisson. Il est rare que, dans la journée ou dans la nuit, on ait encore des garde-robes.

Lorsqu'au bout de quelques jours la langue devient blanche, la bouche pâteuse, et qu'il y a un peu de tension du ventre, on fait cesser ces phénomènes de saturation en ajoutant au premier verre de petit-lait un mélange, à parties égales, de rhubarbe, sucre et crème de tartre : c'est un laxatif très doux.

Quelques malades prennent aussi des bains de petit-lait, mais c'est du petit-lait de vache, provenant également de la fabrication des fromages. Ces bains, dont il ne faut pas s'exagérer l'importance, agissent surtout comme moyen sédatif dans les cas où la peau est chaude et sèche, le pouls fréquent et le système nerveux irritable.

Le petit-lait, par l'activité plus grande qu'il imprime aux sécrétions et aux excrétions, agit puissamment sur la composition de nos humeurs. C'est surtout chez les enfants scrofuleux qu'on peut le mieux observer ses excellents effets. Si l'on a pu dire avec quelque raison qu'il existe entre le sang des scrofuleux et le sang normal, la même différence qu'entre le colostrum et le lait tout formé, on pourrait presque ajouter que le petit-lait restitue au sang appauvri les globules qui lui manquent : or, on sait que ceux-ci, par l'élévation ou l'abaissement de leur chiffre, marquent la force ou la faiblesse de l'organisme.

Il y a deux genres d'affections pour lesquelles la cure de petit-lait parait le mieux convenir : ce sont les maladies de poitrine et celles du bas-ventre.

La grande majorité des personnes qui se rendent aux établissements d'Appenzell y viennent pour des bronchites, des laryngites chroniques, des catarrhes ou des tubercules pulmonaires. Ces divers états morbides ne tardent pas à être modifiés dans leurs principaux symptômes : ainsi la toux, l'expectoration, la dyspnée, les sueurs diminuent ou même cessent complétement, à moins qu'elles ne se rattachent à une lésion organique trop profonde. On comprend combien il est difficile de distinguer, dans l'appréciation des heureux effets du traitement, ce qui appartient à l'action directe du petit-lait de ce qui dépend des influences atmosphériques. Celles-ci doivent jouer également un rôle immense : en effet, si l'on ne peut respirer sans danger les effluves pestilentiels des marais, on ne saurait non plus, sans un avantage réel pour le poumon et les autres organes, se baigner dans l'air des montagnes, toujours imprégné des émanations les plus suaves, et où ne se mêle pas une molécule qui n'ait une source pure, bienfaisante, réparatrice.

Je serais tenté de faire une plus large part à l'intervention du petit-lait pour les affections du bas-ventre. Le contact immédiat de ce liquide sur la muqueuse de l'intestin, la stimulation légère qu'il y entretient, l'espèce de dépuration journalière qui en est la conséquence, ne peuvent que dégager les viscères, et par suite modifier favorablement leur vitalité.

Quel que soit, du reste, le degré respectif d'influence qu'exercent ces divers modificateurs, un de leurs effets constants est de réveiller l'appétit et de favoriser la nutrition.

Une cure de petit-lait dure en général de trois à quatre semaines; toutefois il est impossible d'établir rien de bien fixe à cet égard, surtout pour les localités où, comme nous l'avons vu, on associe le petit-lait aux eaux minérales.

Quant à choisir l'endroit où l'on devra suivre cette cure, on ne saurait y apporter une trop sérieuse attention. Si d'habitude on préfère la Suisse, c'est que la qualité du petit-lait dépend nécessairement de celle du lait : or le lait ne peut être réellement bon que quand les animaux ont, ainsi que cela se pratique en Suisse, la nourriture et le genre de vie les plus conformes à leur nature. Aussi, tandis que les vaches et les chèvres, captives dans les étables de nos grandes villes, meurent la plupart de la phthisie tuberculeuse, on n'observe rien de semblable chez celles qui vivent en liberté dans les montagnes. Le lait des premières sera donc bien inférieur à celui des secondes, et, à cet égard, le choix ne saurait être douteux.

Ce que je viens de dire des conditions si parfaites de Gais et de ses succursales est également applicable aux autres établissements de la Suisse, tels que ceux du Righi, d'Interlaken, de Kreutz et de Weissenstein. Cependant c'est au petit-lait d'Appenzell que je donne incontestablement la préférence, de même que je préfère le petit-lait d'Ischl à celui de tous les établissements de l'Allemagne.

EAUX MINÉRALES

DE

L'ITALIE.

Nous voici arrivés à la description des eaux minérales de l'Italie. Ces eaux sont remarquables par leur composition et leurs propriétés, surtout celles qui jaillissent près de Naples, dans l'île d'Ischia. Avant d'aborder l'étude de ces dernières sources, je consacrerai quelques lignes à la description de diverses stations thermales qui méritent, chacune à un point de vue différent, d'être visitées par les malades.

ACQUI

(Piémont).

Acqui est une jolie ville agréablement située dans un pays de montagnes, à six lieues d'Alexandrie et à dix de Gênes. Ses eaux minérales sont sulfureuses ; il y en a de froides et de thermales. La plus chaude, connue sous le nom d'Eau Bouillante, jaillit au centre de la ville par deux robinets de bronze, et marque 75° C. Elle est d'une limpidité parfaite, et exhale une faible odeur de gaz sulfhydrique : sa saveur est salée et sulfureuse. Cette eau, à cause de sa haute température, sert, comme celle de Chaudes-Aigues, à une multitude d'usages domestiques, d'autant plus qu'il suffit de la couper avec moitié de son volume d'eau douce, pour qu'elle ne communique plus au pain ni à la viande aucun goût désagréable. Elle offre donc, entre autres avantages, une grande économie de combustible.

Mais les eaux minérales d'Acqui sont beaucoup moins célèbres que les boues. Celles-ci, qui doivent seules nous occuper ici, ne sont pas employées à Acqui même, mais à un quart de lieue de là, dans un vaste établissement qui est relié à la ville par une belle route et un pont magnifique. Elles sont constituées par une sorte d'humus qui renferme à peu près les mêmes principes que les eaux, à savoir, des sels de fer, de chaux et d'alumine, de la silice, du soufre et une matière végétale bitumineuse. Tous les matins on extrait du réservoir de l'établissement la quantité de boue nécessaire pour le service de la journée, et on la délaie au dehors dans trois bassins spéciaux où sourdent plusieurs sources d'une température différente (38° à 45° C.).

On n'administre pas les bains à Acqui comme à Saint-Amand. Ainsi le malade, au lieu d'être plongé dans un puisard, se place dans une baignoire, puis on recouvre les parties affectées d'une couche épaisse de boue, la plus chaude qu'il puisse supporter : il s'en exhale une vapeur abondante qui transforme la pièce en une véritable étuve. Chaque séance dure de trois quarts d'heure à une heure ; puis, la boue enlevée, le malade prend un bain de propreté, qu'on prépare avec l'eau minérale.

Ces applications ont pour résultat de concentrer une vive chaleur, de stimuler fortement la peau et d'activer la circulation capillaire. On en obtient d'excellents effets contre les engorgements torpides des articulations, les tumeurs indolentes, atoniques, dans lesquelles la vie paraît à demi éteinte. Certaines paralysies locales, avec atrophie musculaire, ont plus d'une fois cédé à de semblables moyens ; il en est de même de toutes les affections qui sont liées à la répercussion de quelque principe dartreux, rhumatismal, syphilitique ou autre.

Les gens de service qui vont avec des seaux puiser la boue au milieu des bassins font au commencement un assez rude métier ; mais, après quelques desquamations, leur peau s'habitue à la chaleur, et ils n'y font plus attention.

Le séjour d'Acqui est triste ; il y vient peu d'étrangers, et c'est à peine si, à de rares intervalles, on y rencontre quelques Français.

LUCQUES
(Toscane).

Les bains de Lucques sont situés aux pieds des Apennins occidentaux de la Toscane, sur le penchant d'une colline appelée Corsena, qui aboutit à une gracieuse vallée qu'arrose une petite rivière. Des montagnes recouvertes de vignes et de vigoureux châtaigniers, de frais ombrages, un sol riche et parfaitement cultivé, rendent ce séjour des plus agréables. Une faible distance, quinze milles seulement, sépare les bains de Lucques de la ville de ce nom; enfin Lucques est relié par deux chemins de fer à Florence, Pise et Livourne.

Les établissements thermaux, au nombre de six, sont situés à diverses distances et à différentes hauteurs sur le penchant de la colline d'où ils reçoivent leurs sources. Cinq sont publics; le sixième, fondé par le comte Demidoff, est réservé pour les indigents.

Tous ces établissements sont pourvus de sources abondantes, dont la température varie de 31° à 56° C., et dont la minéralisation est d'environ 2 grammes, par litre. Ce sont des sulfates, des carbonates et des chlorures à base de chaux, alumine et magnésie; le sulfate de magnésie est le sel prédominant: on y trouve également des traces de brome et d'iode. Enfin ces eaux tiennent en suspension des particules d'une matière rougeâtre qui n'est autre chose que du silicate de fer, et qu'on rencontre surtout dans la source de la Douche Basse, ce qui a valu à l'établissement où cette source est exploitée le nom de Douche Rouge. Du reste, on s'occupe dans ce moment de faire une analyse quantitative des principales sources de Lucques.

Ces eaux sont limpides, inodores et ont une saveur douceâtre, légèrement salée. Elles calment le système nerveux, et conviennent aux tempéraments irritables et épuisés qui ont besoin d'une douce stimulation.

On les emploie avec le plus grand succès dans les rhumatismes articulaires et musculaires, alors surtout qu'il existe une grande susceptibilité de la peau. Les leucorrhées, certaines gastralgies, les engorgements abdominaux, les affections catarrhales des voies urinaires en éprouvent aussi d'excellents effets. Dans ce cas, on associe la boisson aux bains et aux douches.

La salubrité du pays, la pureté de l'atmosphère et l'agrément de la température n'attirent pas seulement à Lucques les malades, mais aussi un grand nombre d'étrangers et beaucoup de riches familles italiennes qui trouveraient difficilement ailleurs ces conditions d'hygiène réunies à un aussi haut degré. Lucques est la résidence d'été de la famille régnante. Enfin chacun sait que c'est à ces eaux que Montaigne recouvra la santé.

MONTE-CATINI

(Toscane).

Les eaux minérales de Monte-Catini sourdent, entre Lucques et Pistoia, dans la vallée de la Nievole, l'une des contrées les plus fertiles et les mieux cultivées de la Toscane. S'il faut en croire Jean Villani, historien florentin du quatorzième siècle, Monte-Catini fut appelé autrefois Monte-Catellino, de ce que Catilina, en sortant de Rome, serait venu y camper, peu de temps avant sa défaite par les Romains dans le camp de Picenum. Quoi qu'il en soit de cette étymologie, Monte-Catini n'est plus aujourd'hui qu'un séjour des plus paisibles, visité seulement par les touristes et les baigneurs.

Les sources appartiennent à la classe des eaux muriatiques. Température : 20° à 30° C. Leur composition, qui n'est pas sans analogie avec celle de l'eau de mer, est identique pour toutes, et ne diffère que par la proportion de sels que ces sources renferment. Voici comment on peut les classer, d'après leur ordre de minéralisation : Thermes de Léopold, Torretta, Bagno Regio, Tettuccio et Source de Médicis. Le chlorure de sodium y domine; puis viennent les sulfates et les carbonates de soude, chaux et magnésie; on y trouve également de l'iode. La quantité de sels contenus dans la source dite Thermes de Léopold, que nous savons être la plus riche, est de près de 10 grammes pour 1 litre.

L'eau de ces sources est claire, transparente; sa saveur offre quelque chose de salé et d'onctueux qui n'a rien de désagréable, et qui rappelle le goût de l'eau que contiennent les huîtres.

Ces sources, surtout la Torretta, sont un peu laxatives. Elles purgent doucement, sans aucune espèce de coliques, et ne laissent point après elles ces constipations opiniâtres qui succèdent si souvent à l'emploi des purgatifs ordinaires.

Mais ce qui rend ces eaux remarquables entre toutes, c'est leur action essentiellement fondante. Prises le matin, à la dose de quelques verres, vous verrez peu d'hypertrophies du foie leur résister, et, à cet égard, je n'hésite pas à les mettre sur la même ligne que les sources de Carlsbad, dont nous avons décrit les merveilleux effets. Cette action sur le foie est si instantanée qu'une saison aux eaux de Monte-Catini ne dure pas plus d'une quinzaine de jours.

On en obtient encore les meilleurs résultats dans le traitement des dysentéries chroniques.

En même temps qu'on boit l'eau minérale, on est dans l'usage de se baigner; mais les bains sont bien moins efficaces que la boisson.

Puisque nous faisons venir à grands frais à Paris les eaux de Carlsbad, pourquoi ne ferions-nous pas venir également celles de Monte-Catini? Il y aurait une très grande économie, et ces eaux supporteraient d'autant mieux le transport qu'elles son presque froides et qu'elles renferment très peu de gaz.

LA PORRETTA

(États-Romains).

Le petit village de la Porretta est situé sur la route de Pistoia à Bologne, au pied des Apennins, sur les bords du torrent appelé le Reno. Là jaillissent plusieurs sources sulfureuses, d'une température de 30° à 37° C.

L'eau de ces sources est claire, limpide, onctueuse au toucher et excessivement gazeuse. Son odeur est bitumineuse ; son goût saumâtre et un peu nauséabond. Prise le matin à la dose de plusieurs verres, cinq à six, son action est diurétique et franchement purgative, sans provoquer ni coliques ni ténesme. On fait surtout usage de la source du Lion et de celle dite des *Donzelle*, en prenant alternativement de l'une et de l'autre dans la même séance.

Les eaux de Porretta sont également très usitées en bains. Comme leur température permet leur emploi immédiat, l'eau minérale arrive directement de la source dans la baignoire, qu'elle ne fait ensuite que traverser. De cette manière, le malade se trouve plongé, comme à Ussat et à Pfeffers, dans un courant dont la limpidité reste toujours la même, puisqu'il est sans cesse renouvelé.

Les eaux de la Porretta renferment environ 7 grammes, par litre, de principes fixes. Le soufre y existe à l'état de sulfure et de gaz sulfhydrique : les autres sels sont à base de soude et de chaux ; il y a aussi un peu d'iode. Enfin, on y trouve en grande abondance cette espèce de gélatine végétale appelée barégine ou sulfuraire, dont nous avons signalé l'existence dans les sources les mieux appropriées au traitement des maladies de la peau. Aussi sont-elles très vantées contre ce genre d'affection : c'est même là leur spécialité. Par la dérivation qu'elles provoquent vers l'intestin, elles agissent encore comme moyen fondant et révulsif dans l'engorgement des viscères abdominaux.

Ces eaux, avons-nous dit, contiennent énormément de gaz. Une particularité curieuse, c'est que ce gaz est formé en grande partie d'hydrogène carboné, de sorte que, en approchant un corps en ignition de la source, celle-ci se trouve enveloppée dans une atmosphère lumineuse, par suite de l'inflammation du gaz répandu à sa surface. N'est-ce pas ce qu'on raconte des fameux puits de flammes de la Chine et des Indes !

Le même gaz s'échappe spontanément du sol par de nombreuses fissures : c'est au point qu'on a disposé des réservoirs pour le recueillir, et que des tuyaux le distribuent ensuite dans l'établissement thermal, et même dans la ville, où il sert à l'éclairage. Ce fut un simple cordonnier, nommé Spiga, qui eut, le premier, l'heureuse idée d'utiliser ainsi ce gaz (1). Le réverbère qu'il alluma, en 1834, n'a depuis lors jamais cessé de brûler.

Bien peu de personnes se doutent qu'il existe, au fond des Apennins, une petite ville jouissant du privilége d'avoir ses édifices publics éclairés au moyen d'un gazomètre naturel inépuisable !

EAUX MINÉRALES DE NAPLES.

La ville de Naples possède, dans son enceinte même, deux sources minérales froides dont l'une est sulfureuse et l'autre ferrugineuse : c'est donc à peu près la même disposition que pour Paris, excepté que les eaux de Passy et d'Enghien se trouvent hors des murs de la capitale. Les deux sources de Naples ont encore cela de particulier qu'elles ne sont pas aménagées dans des établissements spéciaux, mais qu'on y puise librement, comme aux fontaines publiques. On fait surtout usage de la source sulfureuse, laquelle jaillit dans le quartier de Sainte-Lucie, près du château de l'Œuf (2). C'est cette eau que les *venditori d'acqua* colportent dans toute la ville ; elle agit comme la plupart des eaux sulfureuses, sans cependant avoir de propriétés médicales bien tranchées.

— A l'orient de Naples, se trouvent plusieurs sources minérales. Ces sources, malgré leur voisinage du Vésuve, sont froides, excepté une seule, l'eau Vésuvienne-Nunziante, dont la tempé-

(1) Dans la salle de Lion on a gravé en son honneur le dystique suivant :

Natura ut dederit morbos dispellere lymphis,
Pellere jam tenebras ars tua *Spiga* parat.

(2) Appelé anciennement Castello Luculliano, du nom de Lucullus, à qui il avait appartenu. C'est contre ce château que, sous Charles VIII, en 1495, on fit le premier usage des bombes.

rature est de 30° C. Elles ont à peu près toutes la même composition, et contiennent une quantité notable de chlorure de sodium, ainsi que des sels de soude, de chaux et de magnésie : ce sont des eaux purgatives. On les emploie particulièrement dans les engorgements des viscères abdominaux, surtout du foie et de l'intestin, les anciens catarrhes de la vessie, certaines gravelles et ces embarras de la circulation de la veine porte que caractérisent des tumeurs hémorrhoïdales ou des épanchements séreux du péritoine. Les Italiens les vantent beaucoup aussi contre ce qu'ils appellent le *spasme cynique*. Elles m'ont paru offrir, dans leur action, quelque analogie avec les eaux de Niederbronn, Soden et Kissingen.

Les sources minérales les plus fréquentées sont : l'eau *Media*, qui est peut-être celle à laquelle Pline a accordé tant d'éloges sous le nom d'eau *Dimidia* ; l'eau du *Muraglione*, la plus saline de toutes ; l'eau *Vésuvienne-Nunziante*, presque oubliée aujourd'hui, après avoir joui d'une grande vogue, et la source ferrugineuse de *Pozzillo*.

L'air qu'on respire dans cette partie du golfe de Naples a été reconnu de tout temps comme tellement salubre que, dans deux épidémies de peste, le roi Ladislas et la reine Giovanna II se réfugièrent à Castellamare : aussi est-il d'usage d'y envoyer les malades dont la poitrine est délicate. Mais il faut prendre garde à la *tramontana*, qui pousse vers la ville les brouillards du Sarno, et à la poussière volcanique que le Vésuve répand quelquefois dans l'atmosphère, où elle provoque une toux des plus fatigantes.

— Les eaux minérales situées à l'occident de Naples ont joui autrefois d'une célébrité bien grande, ainsi que l'attestent encore les thermes dont les ruines couvrent le sol. Les révolutions géologiques ont changé en une solitude de mort cet antique séjour de délices. Comment fréquenter des lieux d'où l'on est obligé d'émigrer le soir pour échapper à une atmosphère qui, pendant l'été, devient pestilentielle ? C'est seulement le matin qu'on peut y aller prendre les bains : encore faut-il, pour revenir à Naples, traverser ce long tunnel qu'on nomme la Grotte de Pausilippe, et que parcourt un air froid. Après le bain, le corps est en sueur ; vous vous exposez, pour éviter la *malaria*, aux dangers d'un refroidissement. Je ne ferai que mentionner ces sources, qui ont beaucoup de propriétés communes avec celles d'Ischia, sur lesquelles je m'étendrai davantage. Ce sont :

Bagnoli : c'est la principale source. Elle jaillit vis-à-vis de l'île de Nisida, qui vit les adieux de Porcie et de Brutus et qui sert aujourd'hui de lazaret. — *Subveni homini :* on l'aperçoit un peu avant d'arriver à Pouzzolles. — *Pisciarelli* : située sur le flanc septentrional du cratère de la Solfatara. — Enfin, l'*Eau du temple de Sérapis*, au milieu des magnifiques ruines de l'édifice de ce nom, dont les colonnes sont percées, à une hauteur de cinq mètres, par des mollusques lithophages, preuve évidente que la mer a fait irruption jusque-là, et ne s'est retirée qu'après y avoir séjourné assez longtemps.

Toutes ces sources sont salines et thermales. Elles sont du reste si mal aménagées que c'est à peine si l'on peut aller y prendre des bains.

SOURCES D'ISCHIA.

Ischia, ancienne Pythécuse des Grecs, est une île de formaion volcanique : aussi toutes ses eaux sont thermales. C'est pour faire allusion aux cataclysmes qui accompagnèrent sa sortie spontanée des ondes, que les légendes païennes l'attribuent à la lutte des géants contre les dieux, et portent que Typhon, foudroyé par Jupiter, fut enseveli sous l'Épomée. Les eaux minérales d'Ischia sont, à juste titre, les plus célèbres de toute l'Italie. M. Chevalley de Rivaz en a publié une très bonne description, que malades et médecins ne sauraient trop consulter.

Gurgitello. — Cette eau est alimentée par plusieurs sources qui jaillissent au fond du vallon d'Ombrasco : tout près s'élève un spacieux édifice portant le nom d'hôpital de la Miséricorde. Les bains pour les particuliers sont disposés en face de l'hôpital, dans une suite de bâtiments tout à fait modestes qui auraient besoin de grandes améliorations.

L'eau de Gurgitello est claire, limpide, un peu onctueuse au toucher, sans odeur bien déterminée, d'une saveur faiblement saline et nauséeuse. Une grande quantité de bulles formées d'acide carbonique viennent éclater à sa surface, et produisent une sorte de gargouillement, d'où son nom de *Gurgitello*. Température : 60° C. Cette source contient, par litre, 10^{gr},419 de principes fixes, dont :

Gram·

Chlorure de sodium.	4,578
Sulfate de soude.	0,997
Bicarbonate de soude.	4,216

Les autres sels sont à base de potasse, soude et magnésie. C'est donc une eau tout à la fois alcaline et muriatique.

Elle est très appropriée aux tempéraments lymphatiques ou scrofuleux. Combien de malades perclus d'un ou de plusieurs membres, par le fait de vieilles affections goutteuses ou rhumatismales, ont dû leur guérison à la source de Gurgitello! On l'emploie surtout en bains et en douches. Son action se porte principalement vers la peau, qui devient le siége d'un travail phlegmasique. Sous son influence, et par l'effet de la fièvre thermale, vous voyez disparaître certaines tumeurs indolentes des tissus parenchymateux, des collections aqueuses ou purulentes, divers flux muqueux qu'entretenait l'atonie des membranes. M. Chevalley de Rivaz vante beaucoup l'efficacité de cette source contre les caries; il cite de nombreux cas de succès, et s'appuie du témoignage de Dupuytren, qui, pendant son séjour à Ischia, eut à constater la guérison de plusieurs affections de ce genre vérifiées par lui auparavant.

Mais c'est surtout dans le traitement des paralysies indépendantes de lésions organiques, que l'eau de Gurgitello peut être regardée comme jouissant quelquefois de propriétés réellement admirables. J'ai vu peu d'eaux minérales qui, sous ce rapport, puissent lui être comparées.

Les malades d'un tempérament nerveux et irritable feront bien de commencer le traitement par une source moins minéralisée et de n'arriver que graduellement à celle de Gurgitello ; ainsi, la plupart prennent d'abord les eaux de San-Montano. Cette dernière source, qui contient une notable quantité d'iode, n'a, malheureusement, pas d'établissement thermal : il faut faire apporter l'eau chez soi.

L'eau de Gurgitello est également administrée en boisson, à la dose de trois ou quatre verres, le matin. On la coupe d'habitude avec le lait de chèvre, qui est délicieux à Ischia.

CITARA. — L'eau de Citara est renommée depuis les temps les plus anciens, comme possédant des vertus héroïques contre la stérilité : on croit même que le nom de *Citara* lui a été donné en l'honneur de la déesse de Cythère, qui avait près de la source un temple somptueux (1). Cette eau n'a rien perdu aujourd'hui de sa célébrité. De jeunes femmes, privées du bonheur d'être mères, viennent chaque année à Citara, d'où la plupart emportent une douce et consolante certitude. Serait-ce qu'il y aurait dans l'action de ces eaux quelque chose de spécifique ? Je ne le pense pas : laissons aux poëtes les fictions.

L'eau de Citara, dont la composition rappelle celle de Gurgitello, si ce n'est qu'elle contient plus de chlorure de sodium et de fer, et moins de sels alcalins, est éminemment tonique et stimulante ; aussi convient-elle surtout à ces jeunes femmes pâles et maladives qui n'usent que de viandes blanches, ne boivent que de l'eau, se baignent sans cesse, se font ôter du sang, et cela, parfois, pour déterminer ou entretenir je ne sais quelle décoloration des traits. Elles sont stériles. C'est qu'il existe chez la plupart d'entre elles d'abondantes leucorrhées produites par l'atonie des organes : très souvent aussi la menstruation est irrégulière. On comprend dès lors quel est le mode d'efficacité des eaux de

(1) Vénus n'était pas la déesse qui, dans les idées païennes, présidait à la conception. Je crois donc que le mot *citara* vient de κυτηρίον, qui signifie *favorable à la grossesse*. Hippocrate donne à un médicament l'épithète d'ακυτηριον, pour désigner qu'il rend stérile.

Citara, et pourquoi elles sont employées de préférence en bains et en douches internes.

J'en ai dit assez pour faire voir dans quelles circonstances principales ces eaux peuvent triompher de la stérilité. En conclurons-nous que toute stérilité devra céder ainsi aux eaux d'Ischia? Evidemment non. A côté de quelques cas heureux, il y a des insuccès. Que peuvent faire les eaux contre un vice de conformation apparent ou caché, des dégénérescences organiques, une inaptitude congénitale à la parturition? Je sais qu'à Ischia les jeunes filles sont pubères de très bonne heure. Je veux bien encore que le séjour au milieu de sites enivrants (1) prédispose l'âme aux sensations affectueuses; que nos corps, enveloppés d'une atmosphère volcanique, reçoivent de l'air et du sol quelque chose de ce feu secret qui se traduit, chez le végétal, en une séve exubérante. Mais prenons garde de trop généraliser : l'enthousiasme mène à la déception.

Si la source de Citara a guéri plus de cas de stérilité que les autres sources de l'île, cela tient peut-être moins à une action particulière qu'à l'affluence des personnes que la vogue y conduit. Toutefois, il n'est pas impossible que ces eaux soient mieux appropriées à l'appareil utéro-vulvaire.

On peut quelquefois confondre la stérilité véritable avec l'impuissance virile. L'observation démontre que la source de Citara, dans cette double circonstance, a une même efficacité, qui s'explique très bien d'ailleurs par l'action tonique de l'eau minérale et les influences climatériques.

______

(1) L'aspect solitaire et mystérieux que présentent certaines parties de l'île rappelle ces vers de l'immortel traducteur de Virgile :

> Era delle Sirene omai solcando
> Giunta agli scogli, perigliosi un tempo
> A' naviganti. Onde di teschi, e d'ossa
> D'umana gente, si vedean da lunge
> Biancheggiar tutti. Or sol di canti in vece
> Se n'ode un roco suon di sassi e d'onde.

Annibal Caro, ENÉIDE, lib. v.

— Je consacrerai une simple mention aux autres sources d'Ischia, lesquelles, à peu de nuances près, ont toutes les mêmes propriétés.

L'eau de *Cappone* était appelée autrefois eau de *l'Estomac*, à cause de son utilité dans les maladies de ce viscère : comme l'eau d'*Olmitello*, on la prescrit contre la gravelle rouge. L'eau de *Bagno-Fresco* est surtout célèbre pour la guérison des affections cutanées. La source de *Santa-Restituta* paraît exercer une action spéciale sur les contractions utérines qu'elle sollicite vivement. Le *Bain de la Fontaine* convient aux gens maigres (*consumptos reparat*); l'eau de *Castiglione* aux personnes surchargées d'embonpoint (*emaciat*). Quant aux sources de la *Rita*, de *San-Montano*, de *François Ier* et de *Nitroli*, je n'ai trouvé rien de particulier à dire sur leur emploi.

Il est d'usage de prendre ces diverses eaux à Casamicciola, petit village situé sur la pente septentrionale de l'Épomée, dans la partie la plus salubre et la plus pittoresque de l'île. C'est sur la colline dite de *la Sentinelle* qu'on trouve la villa Sauvé et le nouveau Casino des Étrangers. J'ai cru ces renseignements utiles, car les naturels attendent l'étranger sur la rive, se le disputent, se l'arrachent comme une proie jetée par les flots, et, s'il ne sait d'avance où porter ses pas, il est exposé à rester la conquête du premier occupant.

INFLUENCE

DES VOLCANS

SUR LES

SOURCES MINÉRALES QUI LES AVOISINENT.

———

Un fait démontré aujourd'hui par des expériences positives, c'est qu'il existe une liaison à peu près constante entre la composition des eaux minérales et celle des volcans qui les avoisinent. Ainsi, les gaz que charrient ces eaux sont de la même nature que ceux que vomit le cratère; les sels et les matériaux nombreux qu'elles tiennent en dissolution sont également pour la plupart de formation volcanique, la montagne en renfermant de vastes dépôts.

Dans plusieurs contrées, surtout près des volcans en activité, on observe des sources thermales qui offrent des éruptions à peu près périodiques, rappelant assez celles de ces volcans. Telles sont, entre autres, les fameuses sources de Geyser, en Islande. On entend d'abord un bruit souterrain formidable, puis tout à coup de volumineuses gerbes d'eau jaillissent par l'ouverture du bassin, jusqu'à une hauteur de plus de 100 mètres; elles lancent avec elles du sable, des cailloux et même des masses granitiques. On a pareillement observé dans quelques eaux minérales de Naples des alternatives de baisse et de hausse, coïncidant avec diverses évolutions des volcans.

Enfin personne n'ignore qu'un grand nombre d'eaux minérales empruntent leur température élevée aux terrains volcaniques qu'elles traversent avant de venir s'échapper à la surface du sol. Ainsi le Vésuve, la Solfatara et l'Epomée peuvent être envisagés comme d'immenses foyers ardents, où les sources de Naples et d'Ischia vont puiser leur calorique.

Puisque les volcans agissent tout à la fois sur la composition, le mode de jaillissement et la température des eaux minérales, il n'est peut-être pas sans utilité de faire suivre l'étude de ces eaux de quelques détails sur ces imposants phénomènes de la nature. Je choisirai, comme sujet de description, le Vésuve. On s'est surtout attaché à dépeindre les grandes éruptions, alors que le cratère se déchire, que des roches incandescentes pleuvent dans l'atmosphère, et qu'une avalanche de feu coule avec une majestueuse lenteur sur les flancs embrasés du volcan. Aussi connaît-on beaucoup moins ce qu'est le Vésuve dans ses moments de repos. Pour nous, acceptant un rôle plus modeste, mais peut-être plus instructif, nous gravirons paisiblement la montagne pendant qu'elle est calme, puis nous descendrons jusqu'au fond du cratère, immense laboratoire où fermentent et bouillonnent les matériaux d'une prochaine éruption.

ASCENSION AU VÉSUVE.

Je fis mon ascension au Vésuve dans la nuit du 28 juillet 1843, par un temps humide et sombre ; le thermomètre marquait 14° C. : j'étais parti de Portici à onze heures et demie du soir. On fait la première moitié de la route monté sur des ânes, le reste à pied. Un guide vous précède, éclairant le chemin avec une grosse torche de résine et de chanvre. Quand il y a plusieurs ascensions dans la même nuit, c'est un curieux spectacle que celui de ces lumières qui serpentent, comme autant de météores, sur le versant occidental du volcan.

Depuis le bas de la montagne jusqu'à l'Ermitage, les substances qui proviennent de la décomposition des cendres vomies par le cratère recouvrent la lave d'un terreau extrèmement fertile. C'est là qu'on récolte le fameux vin de Lacryma-Christi.

41.

Il était une heure quand j'arrivai à l'Ermitage. Je m'attendais à rencontrer là quelqu'un de ces vénérables religieux qui inspirent à la fois l'admiration et le respect : je fus bien désappointé. L'ermite du Vésuve est tout bonnement un cabaretier qui a pris à ferme l'Ermitage, et vend fort cher de très mauvais vin ; il n'a d'un ermite que la robe de bure, le capuchon et le gros trousseau de clefs, auxquelles il manque des serrures à ouvrir.

A partir de l'Ermitage, le chemin cessa bientôt d'être praticable pour nos montures. Nous nous trouvons au milieu d'une nature aride, désolée, morte, sans trace aucune de végétation : le sol, bouleversé affreusement, est partout hérissé de masses volcaniques d'un gris plombé, miroitantes, jetées pêle-mêle les unes à côté des autres, et unies entre elles par un ciment de lave. Il nous faut marcher sur les aspérités des roches, et souvent sauter par-dessus de larges crevasses. A notre gauche est le cratère à demi écroulé de l'ancien volcan, aujourd'hui éteint et appelé *Monte di summa*, lé même qui a enseveli Pompéi et Herculanum (1) ; sur la droite, l'épaisse coulée de la lave de la dernière éruption, celle de 1839 ; en face de nous, le cône de cendre qui nous reste à gravir.

Mon thermomètre indique 19° C. On aperçoit de distance en distance des fumaroles, et l'on commence à entendre les détonations du volcan.

Notre marche devient de plus en plus pénible. La cendre superposée par couches molles et fines constitue un plancher mouvant qui s'affaisse sous les pas, et dans lequel on peut craindre à chaque instant de rester embourbé : nous enfoncions quelquefois jusqu'au-dessus du genou. A mesure qu'on approche de la cime du cône, cette cendre s'échauffe et fume ; j'ai vu le thermomètre, que j'y plongeais, s'élever jusqu'à 55 degrés.

Enfin, nous voici au sommet du volcan, dont la hauteur totale

(1) L'an 79 de notre ère. Parti du cap Misène pour aller étudier de plus près le phénomène de l'éruption, Pline fut étouffé sous les cendres vomies par le volcan. (Voir l'admirable lettre de Pline le Jeune à Tacite, dans laquelle il raconte la mort de son oncle, et les détails de la catastrophe.)

est de 1,207 mètres. Il est trois heures. Mon œil plonge dans le cratère. Quel imposant spectacle !

Représentez-vous un large gouffre, profond de plus de 200 pieds, irrégulièrement circulaire, d'où s'échappe un nuage de fumée suffocante et roussâtre. Enveloppé de ténèbres, il s'illumine par intervalle de jets de lumière, accompagnés d'explosions, qui sont immédiatement suivies d'une chute de pierres sur des surfaces retentissantes. On dirait souvent d'un bouquet d'artifices. Ainsi, au fond de l'abîme, l'éclair a brillé ; une fusée s'élance, s'irradie à une certaine hauteur, retombe verticalement, et ruisselle en filons étincelants sur les facettes sonores d'une pyramide. La base de cette pyramide repose au milieu d'une nappe de feu, semée de fissures en zigzag, qui reflètent inégalement la lueur de l'incendie. Cependant le sol que nous foulons est brûlant : dans certains endroits, la chaleur est si forte qu'elle pénètre la chaussure, l'attaque, et oblige à changer de place fréquemment.

Ce gouffre, ces vapeurs, l'horreur des ténèbres, ces conflagrations constituent un panorama dont aucune expression ne pourrait traduire la terrible harmonie. Aussi le premier sentiment que j'éprouvai fut-il un sentiment de stupeur mêlée de crainte. J'osais à peine circuler autour du cratère ; je sentais la poussière crépiter sous mes pas, et il me fallait prendre garde aux inégalités du terrain.

Le jour paraît. Il éclaire peu à peu l'intérieur du volcan ; les objets se dessinent, et les scènes de la nuit s'expliquent.

Le cratère a la forme d'un immense entonnoir, dont l'orifice évasé couronne la crête de la montagne, et se continue insensiblement avec les parois de l'infundibulum. Ces parois aboutissent à une étroite enceinte, qu'elles circonscrivent : au centre est la bouche du cratère. Celle-ci n'occupe pas la partie la plus déclive de l'excavation, mais, au contraire, le sommet tronqué d'une pyramide, formée par les déjections du volcan, et qui se dresse comme une île au milieu de la lave.

Le sommet de cette pyramide vomit des matières incandescentes. Ces matières retombent les unes perpendiculairement dans la bouche du cratère, les autres sur son pourtour, d'autres enfin roulent jusqu'à la base ou bondissent, en se brisant, sur les aspérités de la pyramide. A mesure qu'elles se refroidissent, elles passent par diverses nuances de coloration, dont on n'apprécie bien la teinte que pendant la nuit.

Ces éruptions se succèdent toutes les huit ou dix secondes. Elles sont précédées d'un murmure profond, et la bouche du volcan paraît embrasée; puis on entend une explosion pareille à un coup de pistolet, à un coup de canon ou même au roulement de la foudre : c'est la lave qui jaillit. La hauteur du jet dépasse rarement 30 ou 40 pieds. Court moment de silence; bientôt un petillement sec, à grains nombreux et gros, indique que la lave retombe en pluie sur la pyramide.

La quantité et le volume des matières lancées ainsi par chaque éruption sont très variables. Tantôt il n'y a que quelques scories de la grosseur du poing; d'autres fois, des fragments de roches fondues en nombre considérable.

La bouche du cratère n'a pas plus de 2 mètres de diamètre. Il arrive très rarement que la lave monte jusque près de ses bords : vous êtes averti, par un rayonnement plus éclatant du foyer, que le niveau s'élève, mais presque toujours l'éruption s'est faite avant que la lave soit à portée de la vue. Cependant je l'ai aperçue très distinctement à trois ou quatre reprises différentes; c'est une lame d'un rouge cerise, à surface inégale et âpre, qui répand une lumière éblouissante, et sur laquelle scintille une lueur comme la flamme d'un punch.

Tels sont les objets que du haut du cratère, comme d'un observatoire, je ne pouvais me lasser de contempler. Le vent était toujours humide et froid. Il nous garantissait de la trop grande chaleur du sol; mais de temps en temps nous nous trouvions enveloppés dans des tourbillons de fumée d'une odeur de soufre et de chlore. Il nous fallait nous cacher le visage dans nos mouchoirs, en restant le plus longtemps possible sans respirer. Pendant ces bourrasques, le thermomètre montait de 8 à 10 degrés.

Je ne suis encore qu'à la moitié de mes explorations. Il s'agit maintenant de descendre dans le cratère.

Il n'y a pas de chemin tracé. Les parois du cratère me rappelaient assez ces grandes falaises qui bordent le rivage de certaines côtes, excepté qu'au lieu d'être taillées à pic, elles représentent un plan incliné dont la surface est inégalement onduleuse. La pente est trop rapide pour qu'on puisse suivre une ligne directe : je marchais donc en biaisant, tantôt à droite, tantôt à gauche, revenant souvent sur mes pas, en un mot obéissant à tous les caprices du terrain. Le guide allait devant moi, sondant avec son bâton les endroits suspects. On ne peut pas se traîner sur les genoux, ni se cramponner avec les mains, car le sol n'est formé que de cendres et de roches brûlantes : ces roches sont de nature sulfureuse ; elles offrent, suivant leur degré plus ou moins avancé de combustion, toutes les nuances possibles de couleur, depuis le jaune safrané jusqu'au jaune paille.

On rencontre à chaque pas des fumaroles : ce sont autant de bouches de vapeur dont les émanations, semblables à celles du soufre qui brûle, provoquent la toux et oppressent. La température de ces fumaroles est d'environ 60 degrés. Quand on plonge le thermomètre dans les points d'où la fumée s'échappe, le mercure monte rapidement jusqu'à 90 et 95 degrés : il faut retirer l'instrument, de peur que le tube n'éclate.

La différence de sonorité des parois du cratère indique que leur épaisseur n'est pas la même partout. Ayant enfoncé mon bâton dans un endroit où le sol était le plus retentissant, il s'échappa un jet de vapeur avec un sifflement aigu, comme si j'eusse ouvert une soupape. Le guide me prévint de ne pas répéter ces expériences, qui auraient pu déterminer un affaissement ou même un éboulement partiel.

J'arrive ainsi, non sans peine, jusqu'au fond du cratère. Il est six heures ; nous avions mis près de quarante minutes à descendre. Pour bien comprendre l'endroit où je pose actuellement le pied, qu'on se figure un cirque, et au milieu de l'arène une pyramide. Il règne un espace libre entre la base de la pyramide et les premiers gradins du cirque : or, c'est dans cet espace que me voici parvenu. La cheminée du cratère représente la pyramide de l'arène, et le pourtour des parois les gradins du cirque.

La largeur de cet espace est d'une dizaine de mètres environ. Son plancher, qu'on me pardonne l'expression, est uni et légèrement granuleux comme l'asphalte d'un trottoir; et, en effet, ce n'est autre chose qu'une couche de lave refroidie. Cette lave a la solidité de la dalle : frappez-la avec le talon de la chaussure ou l'extrémité ferrée d'un bâton, vous ne réussirez pas à l'entamer.

L'épaisseur de la couche refroidie est très peu considérable: je l'évalue à 5 ou 6 centimètres tout au plus. Il est facile de la mesurer par les crevasses, dont l'écorce, d'un gris plombé, tranche sur l'éclat de la lave incandescente. Cette épaisseur n'est pas partout la même; on est averti qu'on arrive sur un plancher plus mince par un petit craquement pareil à celui qu'on produit en marchant sur de la neige qui commence à fondre. La consistance et la malléabilité de la lave en fusion se rapprochent de celles de la terre glaise.

La chaleur de l'atmosphère que je respirais n'était pas aussi forte qu'on pourrait peut-être le supposer : mon thermomètre, tenu à la hauteur de la ceinture, ne marquait que 37 degrés. C'est que la lave, dans les endroits même les plus ardents, est recouverte d'une pellicule solide qui s'oppose au rayonnement direct du calorique. On évite de se tenir sur les crevasses, car il s'en échappe une vapeur brûlante dont l'odeur toutefois est moins sulfureuse que celle des fumaroles du volcan.

Notre plancher étant très mauvais conducteur de la chaleur, sa surface offrait une température supportable; cependant j'avais soin de me tenir debout sur des morceaux de lave refroidie, que la prévoyance des guides a échelonnés de distance en distance.

Le bruit produit par la combustion de la lave est parfaitement celui du brasier d'une forge qu'on active avec le soufflet : c'est un frétillement assourdissant. Il n'y a point d'émission d'étincelles. Je n'ai pas remarqué non plus, même au fond des crevasses, ce dégagement de flammes que je crois avoir vues très distinctement à la bouche du cratère. C'est que la combustion de cette lave n'est plus assez ardente, ou que le phénomène ne devient apparent que la nuit.

Maintenant que nous nous sommes occupés de ce qui est à nos pieds, levons les yeux vers la pyramide du cratère (1).

Cette pyramide ressemble à un énorme tas de coke ; seulement sa couleur est d'un gris plus foncé : ce n'est pourtant pas tout à fait celle du charbon de terre, ni surtout son reflet luisant. Les détritus volcaniques qui la composent sont entassés grossièrement les uns au-dessus des autres, de manière à laisser des creux où l'air pénètre. C'est à cette disposition que la pyramide doit sa sonorité, alors que les matières lancées par le cratère pleuvent à sa surface.

Ces matières arrivaient quelquefois en roulant jusqu'à nous. On les évite aisément ; car, arrêtées en chemin à tout instant par leur viscosité, elles laissent derrière elles une traînée de feu qui en diminue et ralentit la masse. Jamais elles ne sont venues d'emblée de notre côté : pour franchir d'un seul bond la pyramide, il eût fallu qu'elles décrivissent dans l'air une parabole, que leur projection verticale rendait impossible.

La lave lancée par le volcan est plus liquide et a une température plus élevée que celle qui baigne la base de la pyramide. En voici la preuve.

Je m'étais amusé à détacher du fond des crevasses des fragments de lave liquéfiée dans lesquels j'enfonçais avec mon bâton de petites pièces d'argent : la lave, en se refroidissant, acquérait bientôt la dureté de la pierre, et la pièce restait ainsi emprisonnée. Je veux répéter la même expérience sur un morceau de lave que venait de lancer le cratère : la pièce y pénètre par son propre poids ; mais à l'instant même elle fond, brûle et disparaît. Il me fallut, pour prévenir la fusion du métal, laisser s'écouler près d'une demi-minute avant d'introduire d'autres pièces dans la lave.

Chaque éruption du volcan faisait vibrer notre plancher de lave ; au moment des plus fortes détonations, je sentais des os-

____

(1) Il y a quelques années, un Français gravit cette pyramide, et se précipita volontairement dans la bouche du cratère. Il fut rejeté quelques instants après entièrement calciné.

cillations véritables. Il me sembla aussi plusieurs fois, même en l'absence de l'éruption, entendre une sorte de mugissement souterrain. Ayant recouvert de mon mouchoir un endroit refroidi de la lave, j'y appliquai l'oreille : d'abord, il me fut impossible de rien distinguer; j'étais comme assourdi par le frétillement des couches voisines en ébullition. Mais bientôt, concentrant toute mon attention, j'entendis par intervalle, dans la profondeur du volcan, une sorte de clapotement humide, de gargouillement tumultueux, qui indiquait des déplacements de gaz et de matières liquides.

Quel est le principe igné qui produit et entretient ces immenses fournaises? L'opinion généralement admise aujourd'hui que le noyau de la terre est incandescent, et que ses matériaux sont à l'état pâteux ou liquide, permet d'envisager les volcans comme étant en communication avec les feux souterrains. L'orifice de leur cratère ne serait donc qu'une fente, j'ai presque dit qu'une fêlure du globe. Il est probable aussi que la vaporisation des eaux qui affluent au sein de ces montagnes embrasées joue un grand rôle dans le phénomène de l'éruption (1) : remarquons, en effet, que les principaux volcans, tels que l'Etna, le Vésuve, l'Hécla, et toute la *batterie volcanique* des Cordillières, sont situés sur les bords de la mer.

Nous en avons fini avec nos explorations au fond du cratère, dans lequel je restai plus de deux heures. Si l'émission de la lave a continué, la pyramide doit être aujourd'hui beaucoup plus considérable que quand je l'ai visitée, et l'espace qui la circonscrit, rétréci en proportion : dans les grandes éruptions, la physionomie du cratère change quelquefois au point de devenir tout à fait méconnaissable.

Pour obtenir de la lave en fusion, il n'est pas besoin de descendre au fond du cratère. Plongez un bâton dans les crevasses de la montagne, même celles qui avoisinent la cime, vous le retirez tout en flammes et enduit de lave.

Ces masses volcaniques, entretenues dans un état permanent

______

(1) *Aqua ignes alit*, dit Pline en parlant de l'Etna.

d'effervescence, indiquent que le Vésuve jouit encore d'une puissance ignée prodigieuse. Cependant il ne vomit plus maintenant ni obsidienne, ni piperno, ni pierre-ponce, ce qui semblerait dénoter une activité moindre dans les feux souterrains.

Une seule éruption peut répandre autour de ces volcans des matières en quantité si considérable qu'on serait tenté de nier qu'elles résultent d'une seule coulée. En 1794, le Vésuve produisit une lave de 4,200 mètres de longueur sur 300 mètres de largeur et 10 mètres d'épaisseur. L'éruption de 1805 couvrit une surface de 8,000 mètres. Rappellerai-je celle qui a englouti Pompéi et Herculanum ?

On comprend que ces montagnes, minées par de semblables déperditions, puissent s'abîmer tout à coup comme une masure que le temps a rongée.

En 1638, le pic de l'île de Timor, qui se voyait à plus de trente lieues en mer et servait de phare aux matelots, disparut en entier au milieu d'une violente éruption : un lac occupe sa place. En 1698, le volcan de Carguarazo s'écroula, et couvrit de fange dix-huit lieues carrées de pays. Le 11 août 1772, le plus élevé des volcans de Java s'abîma subitement, engloutissant quarante villages : il fut également remplacé par un lac. Enfin j'ai visité dans la campagne de Rome, près d'Albano, un magnifique lac, d'une profondeur énorme, dont le bassin n'est autre chose que le cratère d'un volcan écroulé.

De semblables souvenirs, en pareil endroit, ne laissaient pas que d'offrir un haut intérêt géologique ; toutefois j'avouerai bien franchement que les vibrations du sol, que je sentais onduler sous mes pas, nuisaient un peu au charme du tableau.

Je quittai le Vésuve à neuf heures du matin ; comme la descente de la montagne se fait très rapidement, j'étais de retour à Naples pour midi.

ÉTUVES.

Nous avons eu souvent l'occasion de signaler dans le courant de ce travail combien l'action des eaux minérales est quelquefois secondée par celle des bains de vapeur. Cette observation n'avait point échappé aux anciens, et l'on sait qu'ils établissaient des étuves dans le voisinage des thermes avec une même recherche, une égale magnificence. Ils n'attachaient pas moins de prix, dans les habitudes ordinaires de la vie, aux transitions brusques de température : aussi trouve-t-on à Pompéi, presque dans chaque maison, les appareils de réchauffement et de refroidissement disposés de manière qu'on pût, au sortir d'une atmosphère brûlante, se plonger dans l'eau glacée.

Ces usages, que jusqu'ici les peuples du Nord et des régions tropicales avaient seuls conservés, tendent de plus en plus à s'introduire dans nos mœurs. Mais les bains de vapeur, par cela même que la vogue s'en est emparée, ont eu plutôt des détracteurs et des partisans également exagérés, qu'ils n'ont été étudiés par des hommes de science. Je crois donc le moment opportun pour envisager leur action sous le point de vue scientifique et médical : les étuves naturelles pouvant être assez fidèlement imitées par des procédés artificiels, les résultats que j'indiquerai offriront l'avantage d'une double application.

A Ischia se trouvent les principales étuves ; celle de Castiglione est la plus forte : ainsi, en plaçant le thermomètre dans les crevasses par où s'échappe la vapeur, le mercure monte de 50° à 55° C. On préfère généralement l'usage de celle de San-Lorenzo, dont l'action, beaucoup plus douce, est aussi mieux supportée. La vapeur de ces étuves est humide; elle est, au contraire, sèche à Testaccio. A Pouzzoles sont les étuves de Saint-Germain, incrustées d'efflorescences d'alun, de soufre et d'ammoniaque; dans le golfe de Baïes, les étuves de Néron (1).

Quelquefois la vapeur traverse, pour sortir, une couche de sable au milieu de laquelle les malades restent plongés comme pour un bain : ces étuves portent le nom d'*arènes*. A Ischia, j'ai surtout remarqué l'arène de Santa-Restituta, près de la source de ce nom.

La vapeur des étuves a pour effet constant de provoquer une excitation générale; c'est dire assez dans quelles circonstances elle est utile. En la dirigeant plus spécialement vers telle ou telle partie, on limite à volonté et l'on concentre son action. Il est rare qu'on prescrive les bains de vapeur seuls : le plus souvent ils servent à compléter l'action des eaux minérales.

Dans l'impossibilité de décrire toutes les étuves, et pour éviter de fastidieuses rudites, je parlerai seulement des étuves de Néron, que je visitai, en 1843, avec M. Magendie, pendant le voyage scientifique que nous fîmes ensemble en Italie. Ce sont les plus célèbres, les plus importantes, les mieux conservées; ce sont celles qui se prêteront le mieux à nos observations et à nos expériences.

ÉTUVES DE NÉRON, OU TRITOLI.

A peu de distance de Pouzzoles, non loin du cap Misène et de l'antre de la sibylle de Cumes, se trouvent les Étuves de Néron, appelées anciennement *Posidianæ*, du nom d'un affranchi de Claude. Elles sont renfermées dans une excavation pratiquée sur le versant méridional de la montagne de Baïes, à 15 mètres environ au-dessus du niveau de la mer : on y accède par un sentier taillé dans le roc. Les flots baignent la base de la montagne,

(1) C'est dans le *sinus Baianum*, presque en face des étuves, que vint aborder Agrippine, échappée au naufrage que Néron lui avait préparé.

dont le sommet était autrefois couronné par un palais communiquant avec les étuves au moyen de splendides galeries; il en reste encore plusieurs voûtes et quelques colonnes. C'est un des sites les plus beaux des environs de Naples. Devant vous apparaissent, au milieu de la mer, les débris du pont de Caligula (1), et, si vous promenez vos regards sur le golfe, vous rencontrez à l'horizon Ischia, Caprée, Sorrente et le Vésuve.

L'intérieur de la grotte est divisé en quatre salles disposées les unes à la suite des autres; la lumière y pénètre par des ouvertures qui font face à la mer. Dans chaque salle sont plusieurs tables de lave, creusées de manière à recevoir des matelas, sur lesquels on vient s'étendre pour respirer un air plus frais à la sortie du bain. Autrefois des statues circulairement rangées indiquaient le nom des maladies que ces étuves étaient réputées guérir : nous ne vîmes plus que des niches vides et dégradées.

La salle d'entrée est la pièce la plus spacieuse; elle peut avoir 10 mètres de long sur 5 de large. Dans le fond se trouve une ouverture semblable à la gueule d'un four; il s'en échappe sans cesse un nuage de vapeur humide et brûlante : c'est l'orifice du couloir qui mène à la source où la vapeur se forme.

Le gardien des Étuves (il doit être mort aujourd'hui, 1855) est un petit vieillard dont l'aspect fait mal. Son excessive maigreur, sa peau sèche et racornie, sa respiration sifflante, n'indiquent que trop le pénible métier qu'il exerce journellement. En effet, sa seule industrie est de traverser une atmosphère embrasée pour aller puiser à la source un seau d'eau, dans lequel les visiteurs s'amusent ensuite à plonger des œufs qui deviennent durs en moins de cinq minutes.

Nous étions à peine entrés que le gardien alluma de lui-même une grosse torche de résine pour éclairer sa descente dans l'étuve. Je fus curieux de l'accompagner. Nous quittons nos vêtements,

(1) Le stupide orgueil de cet empereur égalait seul sa férocité : il voulut, pour se créer une promenade triomphale, jeter un pont sur le golfe des Baïes. Ce pont, dont il reste encore treize gros piliers, ne put être achevé.

et après avoir pris, lui sa torche, moi mon thermomètre, nous
pénétrons dans le conduit.

La hauteur du couloir est de 2 mètres, sa largeur de 1 mètre
environ. Température, 40 degrés en haut et 33 seulement en bas :
aussi la chaleur paraît-elle étouffante ou supportable, suivant
qu'on élève la tête ou qu'on la tient baissée. La différence
est due à cette cause toute physique, que la couche la moins
échauffée étant la plus lourde, doit nécessairement occuper
la partie inférieure. Cet air plus chaud et cet air plus froid constituent un double courant dans le sens de la sortie du premier
et de l'entrée du second, de sorte que si vous placez la torche
près de la voûte, la flamme s'incline en dehors, et, près du sol,
en dedans.

Nous faisons quelques pas. Le couloir change brusquement de
direction, puis il décrit des sinuosités. Je marchais accroupi, la
tête courbée le plus possible, tandis que le gardien, vu sa petite
taille et surtout ses habitudes d'incombustibilité, dédaignait ces
précautions. Après avoir parcouru environ 40 mètres, nous arrivons à un point où le chemin se coude à angle presque droit.

Le thermomètre marque 43 degrés en haut et 37 en bas. Déjà
je me sens fort incommodé de la chaleur : mon pouls s'est élevé
de 70 pulsations à 90.

Après une halte de quelques instants, nous avançons. La température augmente ; le couloir se rétrécit, et, au lieu du plan
légèrement incliné, que nous avions suivi, il n'offre plus qu'une
pente très rapide. Le gardien lui-même marche avec une extrême
difficulté. Je continue de le suivre ; mais bientôt, afin de me
maintenir la tête plus élevée, et d'empêcher le sang de s'y porter
par son poids, je m'agenouille ; puis, me retenant par les pieds
et par les mains aux aspérités d'un terrain humide, je me laisse
péniblement glisser à reculons. Mes artères temporales battent
avec force. Ma respiration est plaintive, courte, saccadée, haletante. Mon corps ruisselle. 120 pulsations. A chaque instant je
m'arrête épuisé, pour appliquer ma bouche contre le sol, où
j'aspire avidement la couche d'air la moins brûlante.

Le courant supérieur indique 48 degrés, l'inférieur 45. Nous sommes enveloppés d'une vapeur telle, que la flamme de la torche, d'où s'exhale une fumée fétide, n'apparaît que comme un point brillant au milieu d'un anneau lumineux.

Nous descendons toujours. L'atmosphère est de plus en plus étouffante : il me semble que ma tête va se briser, et qu'autour de moi tout projette un éclat phosphorescent. J'ai à peine la conscience de mes sensations. Au moins, s'il me fallait du secours, ma voix pourrait-elle se faire entendre? J'appelle, puis j'écoute... Rien, que le bruit de nos deux respirations.

Cependant le terrain se redresse. Un léger bouillonnement indique que nous sommes près de la source. La voici. Mais la vapeur est si épaisse, qu'il faut que le gardien promène sa torche au-dessus des objets pour les éclairer. Autant qu'il me fut possible de le reconnnaître, l'eau jaillit dans un petit bassin, dont le fond est percé d'un trou, par où elle s'échappe en tournoyant.

Je me traîne vers la source, tenant mon thermomètre à la main ; mais j'avoue qu'à ce moment les forces me manquèrent. Le mercure indiquait 50 degrés, sans différence entre les couches supérieures et les couches inférieures. Mon pouls battait tellement vite, que je ne pouvais plus en compter les pulsations; il me sembla que, si je venais à me baisser, j'allais probablement tomber asphyxié. Ce fut donc le gardien qui plongea mon thermomètre dans la source : la température de l'eau est de 85° C. Il remplit ensuite le seau dans le bassin.

Mon but était atteint. Je rassemblai toute mon énergie pour sortir de cette épouvantable fournaise, où j'avais regretté plus d'une fois de m'être engagé. Ayant à monter, au lieu de descendre, je ne suis plus forcé de ramper à reculons : aussi fûmes-nous bientôt hors de l'étuve.

Le contact de l'air frais me fit éprouver un saisissement voisin de la syncope. J'y voyais à peine et chancelais comme un homme ivre. Mon front violacé, mes cheveux collés par la vapeur, mes bras, mes jambes, mon visage et toute la partie antérieure du tronc salis par une poussière humide et noire, me donnaient un aspect effrayant; j'avais 150 pulsations. Heureusement le sang me jaillit par le nez. A mesure qu'il coule, je me trouve soulagé : ma respiration est plus libre ; mes idées sont plus nettes.

Nous étions restés près d'un quart d'heure dans l'étuve, dont le parcours total a une longueur de 100 mètres environ. M. Magendie, inquiet de ne pas me voir revenir, m'avait appelé plusieurs fois ; mais, bien que forte et sonore, sa voix, pas plus que la mienne, n'avait pu traverser le couloir.

Le gardien, qui n'avait pas l'habitude d'y séjourner aussi longtemps, n'était pas beaucoup plus vaillant que moi. Ses mouvements respiratoires s'accompagnaient d'un sifflement si bruyant, qu'on l'aurait cru atteint d'un violent accès d'asthme.

L'eau que nous venions de puiser à la source était parfaitement claire, limpide et inodore. Elle n'est point gazeuse : si elle exhalait de l'acide carbonique, on serait asphyxié dès les premiers pas dans l'étuve. Je l'ai fait analyser à Paris, et elle nous a offert des quantités considérables de sels de chaux, soude et magnésie.

Pendant que j'étais occupé à faire disparaître les traces de ma visite souterraine, le guide que nous avions amené de Naples, fatigué sans doute de son rôle de muet observateur, nous raconta qu'un Français était mort, l'année précédente, en huit jours, des suites d'une semblable pérégrination. L'anecdote me parut plus intéressante qu'opportune.

En quittant les Étuves, nous fûmes visiter les Bains de Néron. Abandonnés aujourd'hui, ils sont alimentés par la source des étuves que nous avons dit se perdre dans le bassin, et qui vient ensuite sortir au pied de la montagne.

De retour à Naples, je conservai 100 pulsations pendant toute la soirée. Le lendemain, je ne sentais plus que de la fatigue. M. Magendie remarqua que mes yeux restaient injectés par l'extravasation d'un peu de sang dans la conjonctive : cette injection, qui n'était nullement douloureuse, se dissipa au bout de deux ou trois jours.

— J'en ai fini avec ce que je pourrais appeler la partie descriptive de mon récit. Si quelques détails ont paru minutieux,

qu'on n'oublie pas que souvent, dans la relation d'une expérience, telle particularité, qui n'a d'abord qu'un intérêt médiocre,
peut acquérir de la valeur au point de vue scientifique. J'espère
justifier cette observation par les considérations suivantes, dans
lesquelles je me propose d'envisager l'action physique et physiologique des étuves. J'ai dû, malgré l'importance des questions
qu'elle soulève, ajourner cette étude jusqu'à la fin de mon travail, afin de la rattacher aux sujets qui se prêtent le mieux aux
expériences qu'elle nécessite, et éviter en même temps d'interrompre l'ordre suivi dans nos descriptions.

ACTION PHYSIQUE ET PHYSIOLOGIQUE DES ÉTUVES.

Les étuves, de même que les eaux minérales, agissent tout à la
fois par leur température et leur composition, nos corps absor-
bant avec une égale rapidité le calorique et les fluides aériformes. Cette action des étuves s'exerce particulièrement sur
l'appareil circulatoire.

Il est un premier fait bien constant et bien démontré, c'est que
le sang d'un animal s'échauffe sous l'influence d'une température supérieure à la sienne. Établissons maintenant quel est le
plus haut degré que puisse atteindre la température du sang.

Deux lapins, ayant une température normale de 39° C. (1),
sont placés dans deux étuves différentes, dont l'une marque
100° C., l'autre 60. Le sang du premier animal s'échauffera plus
vite que celui du second, et la mort sera également plus rapide.
Mais, si vous prenez la température de chacun de ces animaux
au moment où ils vont périr, vous trouverez chez tous les deux
44° C. ; par conséquent, une même augmentation de 5° C.

Cette expérience de M. Magendie démontre qu'il existe chez
les animaux de même espèce une même limite à l'accroissement

(1) Ces expériences ont été faites principalement sur des chiens et des
lapins, dont la température normale est d'environ 39° C. J'adopterai ce
chiffre comme constant, afin d'avoir des résultats plus précis.

de température, et que, si cette limite est plus promptement atteinte, selon que l'atmosphère est à un degré plus élevé de chaleur, elle ne peut cependant être dépassée, quelle que soit l'intensité de celle-ci.

La même expérience, répétée sur d'autres lapins et sur des chiens, a conduit à des résultats parfaitement identiques.

En expérimentant sur une autre classe de vertébrés, nous avons pu établir de curieux rapprochements. Par exemple, la température normale du sang des oiseaux est précisément la température extrême que puisse atteindre le sang d'un mammifère, c'est-à-dire 44° C. Mettez un oiseau dans l'étuve : à quel instant meurt-il? Lorsque la température du sang s'est élevée à 49° C. Il en est donc de l'oiseau comme du mammifère : son sang ne peut s'échauffer au delà de 5° C.

Je présume que c'est à cette augmentation de la température qu'on doit de pouvoir impunément, au sortir d'une étuve, se plonger le corps dans un bain glacé. L'excès de calorique du sang neutralise un instant le saisiss›ment du froid.

Supposons des conditions inverses. Vous entrez dans une étuve, après avoir été soumis à un très fort refroidissement, et, pendant quelques instants encore, vous ressentez le même frisson intérieur. C'est qu'un sang à trop basse température continue de circuler dans les vaisseaux : ce ne sera que graduellement qu'il pourra reprendre son degré normal.

Il ne suffit pas de savoir que la chaleur des étuves humides ou sèches influe sur les propriétés physiques du sang; on peut encore se demander par quelle voie s'opère l'élévation de température de ce liquide. Est-ce par la peau? est-ce par le poumon? L'expérience suivante de M. Magendie me semble décider la question.

Il place un lapin, la tête seule dans l'étuve : la température, prise dans le rectum, au bout de quelques instants, n'indique qu'une faible élévation. — Un second lapin est placé dans l'étuve, la tête seule en dehors : au bout du même temps, on prend également la température dans le rectum, et l'on trouve qu'elle s'est beaucoup plus élevée que dans l'expérience précédente.

Ainsi, à en juger par ces résultats, le calorique pénètre dans le sang plutôt par la surface cutanée que par la surface pulmonaire. Arrivons maintenant aux phénomènes d'évaporation.

L'évaporation qui se fait à la surface de la peau et de la membrane muqueuse du poumon n'est autre chose que le passage à l'état gazeux de quelques-uns des matériaux du sang. Pour apprécier quelle quantité de ce liquide a été évaporée, il suffit donc de peser l'animal avant et après son séjour dans l'étuve : la différence indique le chiffre de l'évaporation. Mais ici nous devons établir une distinction importante entre les étuves sèches et les étuves humides. Je parlerai d'abord des remières.

Un animal placé dans une étuve sèche perd de son poids; en d'autres termes, l'action de l'étuve sèche détermine chez lui une évaporation appréciable. Il semblerait au premier aspect que cette évaporation doive être d'autant plus considérable que la température de l'étuve est plus élevée; mais ce qui est vrai pour les corps inorganiques cesse de l'être pour les corps vivants. En effet, il résulte des expériences de M. Magendie que la quantité de poids perdue n'est point en rapport avec le degré de chaleur de l'étuve, mais seulement avec la durée du séjour. Ainsi, un animal placé dans une étuve à 100° C. ne perd pas plus par l'évaporation qu'un animal placé dans une étuve qui n'en a que 50 : si, après dix minutes de séjour, le premier a perdu 5 grammes de son poids, la perte du second ne sera pas autre au bout du même temps.

L'évaporation continue à se faire dans une proportion à peu près constante, pendant tout le temps que l'animal reste vivant dans l'étuve. Deux animaux furent placés dans deux étuves différentes, à température inégale : l'un y resta cinq minutes et l'autre quinze; le second perdit trois fois plus de poids que le premier, comme étant resté trois fois plus de temps.

Tout ceci, je le répète, s'applique aux étuves sèches. S'agit-il, au contraire, d'étuves humides, les résultats sont différents. Dans ce dernier cas, nous n'avons jamais remarqué que l'animal eût perdu de son poids; souvent même il offrait une légère augmentation, ce qu'il faut sans doute attribuer à l'humidité que la vapeur avait déposée à la surface du corps. On ne peut cependant dire d'une manière absolue que, dans ces circonstances, il n'y a pas eu d'évaporation, car il pourrait se faire que le liquide évaporé eût été remplacé par la vapeur absorbée : ce serait une sorte d'endosmose.

Toujours est-il qu'il reste un fait concluant, de quelque manière qu'on l'explique, c'est que l'étuve humide ne détermine aucune déperdition appréciable.

Si la distinction entre les étuves sèches et les étuves humides est importante par rapport aux phénomènes d'évaporation, elle ne l'est pas moins quand on veut apprécier l'intensité de leur action respective. En effet, cette intensité d'action, à température égale, est beaucoup plus forte dans les étuves humides que dans les étuves sèches. Aux étuves de Néron, dont la vapeur est humide, j'étais suffoqué par une température de 50° C., tandis qu'aux étuves de Testaccio, dont la vapeur est sèche, je n'éprouvais, au milieu d'une atmosphère à 80° C., qu'un simple malaise. Enfin, et de nombreuses expériences le démontrent, un animal meurt beaucoup plus vite dans une étuve humide que dans une étuve sèche.

Plusieurs conséquences pratiques découlent de ces observations. Une des plus remarquables, c'est la nécessité, quand vous prescrivez des bains de vapeur, de graduer différemment la température, selon qu'il s'agit d'étuves sèches ou d'étuves humides.

Autre fait bien extraordinaire. Le chien dont le corps seul est plongé dans une étuve, à 100° C., la tête restant en dehors, vit vingt-deux minutes environ. Au contraire, celui dont la tête seule est plongée dans l'étuve, le corps restant en dehors, y vivra près de quarante minutes. — Ces expériences, répétées avec une étuve humide, également à 100° C., conduisent à des résultats du même genre; seulement la mort survient plus vite que dans une étuve sèche, à cause de la plus grande intensité d'action de la vapeur humide.

Ainsi, nous arrivons toujours à ce curieux résultat, savoir :

que le poumon est moins impressionné que la peau par l'action directe du calorique.

Sans nous étendre davantage sur l'interprétation des phénomènes qui se rattachent à l'emploi des étuves, disons quelques mots des symptômes qui précèdent la mort, et des altérations organiques qui la suivent.

Quand ils sont près d'expirer dans une étuve humide ou sèche, les animaux éprouvent de violentes convulsions, et offrent une telle fréquence du pouls et des mouvements respiratoires, qu'on ne peut plus les compter. Les lapins poussent des cris de détresse; ils se taisent, au contraire, quand ils meurent par l'action du froid. Si, à ce moment, vous examinez l'air qui s'échappe de leur poitrine, vous constatez qu'il ne renferme plus de traces d'acide carbonique. Il semblerait donc que l'élévation, de même que l'abaissement (1) de la température de sang, a pour résultat d'empêcher ces combinaisons de l'oxygène et du carbone, auxquelles on a attribué jusqu'ici un si grand rôle dans les phénomènes de calorification.

A l'autopsie, on trouve le poumon, le cœur et les gros vaisseaux vides de sang ; tout ce liquide s'est porté à la périphérie du corps, où il s'est extravasé. Les mêmes remarques ont été notées chez l'homme, et lors de la catastrophe du chemin de fer de Versailles (mai 1842), on n'eut que trop l'occasion de constater sur les victimes cette similitude d'effets du calorique. C'est l'inverse de ce qu'on observe lorsque la mort a été déterminée par un abaissement de température, le froid ayant pour effet de concentrer le sang dans ses grands réservoirs.

Comment la chaleur d'une étuve détermine-t-elle la mort? Ce n'est pas, ainsi que le prétendait Boerhaave, par la coagulation de l'albumine du sang, puisque le sang d'un mammifère ne

(1) Il résulte des expériences les plus récentes de M. Magendie que la quantité d'acide carbonique contenue dans l'air expiré va graduellement en diminuant, à mesure que l'on abaisse la température du sang, jusqu'au moment où cette température étant extrêmement basse, il ne s'en forme plus du tout (Magendie, *Leçons au Collége de France*, 1851).

s'échauffe pas au delà de 44° C., tandis qu'il en faut 70 pour que l'albumine se coagule. Ce n'est pas non plus par la vaporisation de la partie aqueuse du sang. En effet, je lis dans mes notes que, deux animaux ayant été placés dans deux étuves différentes, l'une à 130° C., l'autre à 60, le premier mourut en six minutes, après avoir perdu 8 grammes; l'autre, en vingt-cinq minutes, après en avoir perdu 22. Il est évident que si les 8 grammes de perte du premier avaient produit la mort, le second aurait péri de même dès le huitième gramme : or, à ce moment, il ne manifestait encore aucun malaise.

Quelle a donc été, dans ces expériences, la cause principale de la mort des animaux? Je crois qu'il faut surtout la rapporter aux désordres produits dans les fonctions du système nerveux. Or, comme nous touchons ici à des phénomènes vitaux, et que je n'ai point envisagé sous ce point de vue l'action des étuves, je n'entrerai pas dans de plus longs développements.

BAINS DE GAZ.

Parmi les fluides aériformes qui s'échappent à travers les porosités du sol volcanique de Naples, nous choisirons de préférence, comme sujet d'étude, l'acide carbonique et l'ammoniaque. On désigne généralement sous le nom de *Grottes*, deux emplacements spéciaux où ils ont été aménagés l'un et l'autre : c'est aussi sous ces dénominations que nous allons les décrire.

GROTTE DU CHIEN.

La grotte du Chien est située à Pouzzoles, sur le penchant d'une petite montagne extrêmement fertile, en face et à peu de distance du lac d'Agnano. L'entrée en est fermée par une porte, dont un gardien a la clef. La grotte a l'apparence et la forme

d'un petit cabanon, dont les parois et la voûte seraient grossièrement taillés dans le tuf ; sa largeur est d'environ 1 mètre, sa
profondeur de 3 mètres, sa hauteur de 1 mètre et demi. Il serait
difficile de juger, par son aspect, si elle est l'œuvre de l'homme
ou de la nature. L'aire de la grotte est terreuse, noire, humide,
brûlante ; de petites bulles sourdent dans quelques points de sa
surface, éclatent et laissent échapper un fluide aériforme, qui se
réunit en un nuage blanchâtre au-dessus du sol : ce nuage est
formé de gaz acide carbonique, que colore un peu de vapeur
d'eau. Il me fut aisé de constater la présence de cet acide par les
réactifs ordinaires.

Une torche allumée qu'on plonge dans la couche de gaz s'éteint
immédiatement. On comprend de même pourquoi la poudre ne
prend pas feu. En faisant des expériences avec un pistolet, le
hasard me fournit le résultat suivant :

Plusieurs fois déjà j'avais lâché la détente, et le choc de la
pierre contre l'acier ne faisait pas jaillir d'étincelle. Je tire au-
dessus de la couche d'acide carbonique : le coup part. A l'instant,
la grotte se trouve remplie de fumée ; mais peu à peu cette fumée
retombe, et, s'arrêtant à la surface du gaz, elle s'étale en une
nappe onduleuse qui donne la mesure de la hauteur de la couche.
Voici cette mesure exacte : à l'entrée de la grotte, 20 centimètres ;
au milieu, 35 ; au fond, 60.

Ainsi, la couche d'acide carbonique représente un plan incliné
dont la plus grande hauteur correspond à la partie la plus profonde de la grotte.

Comme préliminaire de la partie physiologique de mes
recherches, je rapporterai quelle est l'expérience que le gardien
montre aux visiteurs.

Il a un chien (1) dont il lie les pattes pour l'empêcher de

______

(1) Ce chien a un instinct fort remarquable. Du plus loin qu'il aperçoit un
étranger, il devient triste, hargneux, aboie sourdement et est tout disposé à
mordre. Quand, au contraire, l'expérience finie, l'étranger s'en retourné, il
l'accompagne avec tous les témoignages de la joie la plus vive et la plus
expansive.

fuir, et qu'il dépose ensuite au milieu de la grotte. L'animal manifeste une vive anxiété, se débat, et paraît bientôt expirant. Son maître alors l'emporte hors de la grotte, et l'expose au grand air, en le débarrassant de ses liens : peu à peu l'animal revient à la vie, puis tout à coup il se lève et se sauve rapidement, comme s'il redoutait une seconde séance. Il y avait plus de trois ans que le même chien faisait le service, et qu'il était ainsi chaque jour asphyxié et désasphyxié plusieurs fois. Sa santé générale me parut excellente, et il semblait se trouver à merveille de ce régime.

Une épreuve aussi incomplète ne pouvait me suffire. J'avais eu soin d'emporter de Naples quelques animaux ; mais, avant de faire des expériences sur eux, j'en voulus tenter quelques-unes sur moi-même.

M'étant mis à genou dans la grotte, je me plongeai la tête au milieu de la couche d'acide carbonique, et gardai cette attitude une quinzaine de secondes, en ayant bien soin de ne point respirer. Je n'éprouvai aucune sensation particulière, à part un peu de picotement dans les yeux.

Après avoir été renouveler la provision d'air de mes poumons, je me remis dans la même posture, et essayai quelques mouvements de déglutition, évitant toujours de respirer. L'acide carbonique me parut agréablement sapide : il me rappelait assez l'eau de Seltz. Je trouvai quelque plaisir, par la chaleur qu'il faisait, à répéter plusieurs fois cette même expérience. Du reste, il n'est pas nécessaire de se maintenir la tête plongée dans la couche ; en se servant de la main comme d'un éventail, on peut s'envoyer au visage de l'acide carbonique, et apprécier parfaitement sa saveur aigrelette et piquante.

Il me restait encore à respirer le gaz. Je fis une forte inspiration : à l'instant je fus saisi d'une sorte d'éblouissement, de vertige, ainsi que d'un resserrement douloureux dans toute la poitrine. Un mouvement instinctif et raisonné m'obligea aussitôt à relever la tête pour respirer un air pur. Au bout de quelques minutes il n'y paraissait plus. Je repris mon attitude horizontale ; puis, procédant avec plus de prudence, je fis une toute petite inspiration. Même saisissement que la première fois ; seulement la suffocation fut moindre. Je ressentais toujours une oppression très forte, ainsi qu'une espèce de bouillonnement vers le front.

Je commençais à en avoir assez de ces expériences. C'était actuellement le tour de mes animaux.

Je pris un lapin que je plaçai dans la grotte, près de la porte d'entrée. L'animal avait à peine respiré une ou deux fois qu'il fut saisi d'une agitation extrême; il levait le nez et le dirigeait dans tous les sens, comme pour chercher un air meilleur. Enfin, obéissant à une sorte d'instinct, il se dressa sur ses pattes de derrière (1) : là il put trouver un air respirable, car nous avons vu que, dans cet endroit de la grotte, la couche d'acide carbonique n'a pas plus de 20 centimètres de hauteur. Quand le lapin était fatigué, il retombait sur ses pattes de devant, puis il se relevait de nouveau, respirait, pour retomber encore. Ce petit manége aurait pu se prolonger assez longtemps avant que l'animal fût asphyxié; aussi, comme je voulais arriver à des résultats sérieux, je le plaçai dans le fond de la grotte.

Entouré de toute part d'une atmosphère d'acide carbonique, le lapin passa par tous les degrés d'une rapide asphyxie : tremblement général et convulsif; respiration courte, saccadée, plaintive. Au bout de dix secondes, il tombe sur le côté, et reste immobile un instant. Tout d'un coup il se relève, s'allonge, pousse des cris de détresse et retombe expirant : j'aperçois encore de petits frémissements dans les pattes, mais bientôt ces derniers vestiges du mouvement disparaissent. Je prends l'animal, je le retourne en tous sens. Aucun signe de vie; les battements du cœur sont insensibles, la respiration nulle : on dirait d'un corps inanimé.

L'animal est dans la grotte depuis soixante-quinze secondes. Je l'en retire et l'expose au grand air : il conserve d'abord l'immobilité du cadavre, et ce n'est qu'au bout de cinq minutes que les mouvements respiratoires reparaissent. Il s'écoula près d'un

(1) On sait que cette attitude verticale est assez familière aux lapins lorsqu'ils entendent du bruit ou qu'ils pressentent un danger.

quart d'heure avant que tous les symptômes de l'asphyxie se fussent dissipés.

Remarquons que, dans les diverses expériences que je répétai, c'était souvent après plusieurs minutes que l'animal donnait les premiers signes de vie. Aussi, dans les cas malheureusement trop fréquents d'asphyxie par la vapeur de charbon, est-il de la plus haute importance de porter des secours et de les continuer long-temps, alors même que la mort paraîtrait certaine; elle peut n'être qu'apparente. Ne sait-on pas, d'ailleurs, qu'on a vu des personnes n'être rappelées à la vie qu'au bout d'un certain nombre d'heures?

J'ajouterai, comme complément de ces expériences, les renseignements suivants, qui me furent fournis par le gardien de la grotte, et dont je ne pus vérifier l'exactitude que sur des lapins et des grenouilles. C'est la liste des animaux qu'il a vu déposer dans la couche d'acide carbonique, ainsi que le temps qu'ils ont mis à y mourir :

Chien.	3 minutes.
Lapin.	2 —
Chat.	4 —
Poule	2 —
Grenouille.	5 —
Couleuvre.	7 —

Au bout de combien de temps un homme succomberait-il? S'il faut en croire la tradition, l'expérience a été faite, il y a trois siècles, par le prince de Tolède. Il fit étendre dans la grotte un criminel dont on avait lié les pieds et les mains de manière qu'il ne pût se soulever au-dessus de la couche d'acide carbonique. On l'y laissa dix minutes; quand on le retira, il était mort.

Je remarquai qu'aucun végétal ne croît dans la grotte : ceux qu'on y dépose meurent promptement. C'est que les plantes, comme les animaux, ont besoin de l'oxygène de l'air pour respirer.

Un mot maintenant sur le mode de production et d'exhalation de ce gaz. C'est une question qui a été jusqu'ici plus féconde en conjectures qu'en recherches expérimentales.

43.

L'aire de la grotte est humide, formée par une terre friable et poreuse ; sa température est notablement élevée. N'oublions pas non plus que le gaz acide carbonique, au moment où il se forme dans la grotte, est chargé de vapeur aqueuse. Il est donc déjà très probable qu'une source d'eau thermale passe au-dessous de l'aire de la grotte, et qu'elle fournit le gaz, d'autant plus que, le sol de Pouzzoles étant essentiellement volcanique, les eaux thermales y abondent. Mais poursuivons.

A quelques pas de la grotte, et à 5 ou 6 mètres au-dessous de son niveau, est le lac d'Agnano, dont nous avons parlé. Ses eaux bouillonnent en deux ou trois endroits dans cette partie voisine du bord qui regarde la grotte. J'y plongeai la main : l'eau était froide comme dans le reste du lac ; le thermomètre n'indiqua pas non plus d'élévation de température. D'où provenait donc ce bouillonnement? J'appris des mariniers que, quand l'eau du lac est transparente (elle contenait alors du chanvre à rouir), on aperçoit au fond des courants qui viennent de la direction de la montagne. Je ne doutai point que ce ne fût la source d'eau thermale gazeuse dont j'avais soupçonné le passage dans la grotte, et qui perdait sa chaleur en se versant dans le lac : le bouillonnement ne devait donc être autre chose que le gaz acide carbonique qui se dégageait de cette source.

Pour m'en assurer, je remplis d'eau une éprouvette, et la pose, renversée, au-dessus d'un endroit bouillonnant. L'eau est peu à peu chassée par le gaz, qui prend sa place. Je plonge dans l'éprouvette une bougie allumée : elle s'éteint. Je charge de nouveau l'éprouvette, et y verse de l'eau de chaux ; cette eau blanchit. C'était donc bien du gaz acide carbonique que sa légèreté spécifique faisait monter à la surface du lac.

De ce qui précède, je conclus qu'une source d'eau thermale gazeuse passe au-dessous de la grotte du Chien, et qu'elle laisse échapper, à travers les porosités du sol, le gaz acide carbonique, qui se renouvelle sans cesse, comme le courant qui l'alimente.

Ce gaz n'est pas utilisé ; cependant il serait facile d'en tirer le même parti qu'à Nauheim, Kronthal et Marienbad, où nous avons vu qu'on l'administre avec avantage en bains et en douches.

GROTTE D'AMMONIAQUE.

A peu de distance de la grotte du Chien, et au pied d'un petit
tertre remarquable par sa riche végétation, se trouve la grotte
d'Ammoniaque. La découverte de cette grotte est due au hasard.
Le prince de Capoue, frère du roi actuel, venait de faire construire près du lac d'Agnano un élégant pavillon pour la chasse
au canard sauvage : des ouvriers étaient occupés à des plantations
d'arbres autour, lorsque tout à coup, en creusant une fosse, ils
se sentirent suffoqués par des émanations gazeuses qui s'échap-
paient du sol. Ce gaz soumis à l'analyse, on reconnut que c'était
de l'ammoniaque.

L'intérieur de la grotte a l'aspect d'une fosse à peu près carrée,
de 1 mètre de profondeur, que recouvre une voûte de maçonnerie, haute de 3 mètres environ. On y pénètre par une petite
porte, que le gardien n'ouvre qu'en exigeant un assez fort péage.
Il a cela de commun avec son collègue de la grotte du Chien et
avec tous les *ciceroni* d'Italie. En entrant, vous ne distinguez
rien qui annonce la présence du gaz : l'atmosphère est partout
transparente; point d'odeur, tant que vous restez debout. Le sol
est sec, brunâtre, pulvérulent, sans aucune trace de végétation.

C'est que le gaz se trouve à la partie inférieure de la grotte;
j'aurais cru, au contraire, qu'en raison de sa légèreté spécifique,
il aurait gagné la partie supérieure. La disposition inverse tient
à quelque combinaison physique ou chimique dont je n'ai pu me
rendre compte, et qui nécessiterait un nouvel examen.

Le papier de tournesol, rougi par un acide, reprend rapidement sa teinte bleue quand on le plonge dans la couche gazeuse.
En débouchant au milieu du gaz un flacon d'acide chlorhy-
drique, il s'en dégage des vapeurs blanches de chlorhydrate d'ammoniaque. Ayant puisé du gaz dans le creux de la main, je le
portai vivement à mon nez et à ma bouche. Il me fit éprouver
une sensation des plus désagréables : c'était bien l'odeur *sui gene-
ris* de l'ammoniaque, ainsi que sa saveur caustique et pénétrante.

On sait que l'ammoniaque, de même que l'acide carbonique, est impropre à la combustion : quand on approche une torche allumée de la surface du gaz, elle fume et s'éteint. Cette expérience me servit à mesurer la hauteur de la couche d'ammoniaque, qui est de 1 mètre environ.

Il n'y a aucun danger à se plonger la tête dans la couche d'ammoniaque, pourvu qu'on ne respire pas, sans quoi on risquerait d'être suffoqué (1). Il est bon également de se tenir les narines bouchées; car le contact du gaz sur la membrane pituitaire déterminerait une chaleur vive et de l'éternument.

Le gardien de la grotte me dit avoir vu guérir bon nombre d'amauroses par des fumigations faites sur les yeux avec ce gaz; il me raconta l'histoire d'un homme entièrement aveugle, qui avait recouvré la vision par le seul fait de ces fumigations. Je ne trouve, dans de pareilles cures, rien de bien extraordinaire. Il y y a longtemps qu'à l'exemple de Scarpa, la médecine emploie avec avantage la vapeur d'ammoniaque pour combattre certaines paralysies de la rétine et de l'iris.

Du reste, ce gardien ne montre aucune expérience. Il n'a pas même de chien; car, vu la rareté des visiteurs, l'animal lui coûterait plus à nourrir qu'il ne lui rapporterait à asphyxier. Heureusement que j'avais apporté des lapins.

J'en plaçai un au fond de la fosse. Il se mit aussitôt à courir dans tous les sens, cherchant une issue pour fuir; puis il tomba sur le côté, se grattant vivement le nez avec ses pattes de devant. Respiration haletante, extrême anxiété : il se relève à moitié, chancelle comme dans un état d'ivresse, retombe. Il pousse ces cris de détresse que nous savons être l'indice d'une mort prochaine, et reste étendu, l'œil ardent, la bouche entr'ouverte, le corps agité d'un tremblement rapide et convulsif. En moins d'une minute il était mort.

Je plaçai un second lapin dans la grotte; il mourut aussi rapidement que le premier et avec les mêmes symptômes. J'en restai

____

(1) L'asphyxie des fosses d'aisances est due en grande partie à l'ammoniaque qui s'en dégage.

là de ces expériences qui, ne m'apprenant plus rien de nouveau, auraient inutilement fait souffrir de pauvres animaux.

Cependant je fus curieux encore de voir comment se comporterait une grenouille au milieu de la couche d'ammoniaque. Elle y était à peine qu'elle se mit à faire des bonds avec une force et une agilité d'élan dont je ne l'aurais jamais crue capable : c'est que sa peau, mal protégée par un épiderme muqueux, était le siége de douloureux picotements. En une minute la grenouille mourut. La rapidité de la mort ne. peut être attribuée seulement à l'action asphyxiante de l'ammoniaque sur l'appareil pulmonaire; il est évident que le gaz, absorbé en même temps par toute la surface de la peau, circulait avec le sang, portant ses ravages dans tous les organes.

Voici maintenant la liste des animaux que le gardien a vu placer dans la grotte d'Ammoniaque, et l'indication de la durée de l'asphyxie. En rapprochant cette liste de celle que j'ai publiée en parlant de la grotte du Chien, on aura un tableau comparatif de l'activité des deux gaz :

Chien.	2 minutes.
Lapin..	1 —
Chat.	3 —
Poule	2 —
Grenouille.	1 —
Couleuvre.	4 —

Ainsi, tous ces animaux ont été beaucoup plus rapidement asphyxiés par l'ammoniaque que par l'acide carbonique.

J'étais tout entier à mes expériences, lorsque je m'aperçus que j'en avais fait en même temps une sur moi-même sans m'en douter. En effet, je ressentais depuis un instant dans les membres inférieurs une chaleur pénétrante, accompagnée de démangeaison et de cuisson vers la peau : j'éprouvais, par conséquent, quelque chose de ce que je venais de faire si cruellement sentir à la grenouille. Mais s'il est aisé de comprendre pourquoi la peau d'un batracien se laisse facilement traverser, on ne voit pas aussi bien comment l'épiderme solide qui revêt la nôtre n'oppose point un obstacle infranchissable. C'est que l'épiderme, ainsi que toute membrane animale, est perméable aux gaz, propriété essentielle, dont l'importance a été rendue plus manifeste encore par les expériences de M. Magendie.

Le célèbre professeur fit revêtir le corps de lapins et autres animaux d'un enduit visqueux, tel qu'une dissolution concentrée de gomme, de gélatine ou de térébenthine. Ces substances, fort innocentes de leur nature, agglutinaient les poils, et, en se desséchant, emprisonnaient l'animal tout entier, moins sa face, dans une coque imperméable. De cette manière les mouvements de la poitrine et le jeu des grands appareils n'éprouvaient point d'entraves : la peau seule ne communiquait plus avec l'atmosphère. Ces animaux moururent en peu d'heures, comme s'ils étaient asphyxiés.

Une circonstance non moins curieuse de ces expériences, c'est que, chez les animaux recouverts de l'enduit imperméable, la température baissa graduellement de 10, 15, 20 degrés. Nous constatâmes plusieurs fois qu'en moins d'une demi-heure cet abaissement allait jusqu'à 25 degrés, c'est-à-dire à plus de la moitié de la température normale du corps.

M. Magendie procéda encore d'une autre manière. Il fit faire de petits costumes, et, qu'on me pardonne l'expression, de véritables dominos d'étoffes imperméables dites de caoutchouc, qui nous servirent à habiller d'autres animaux. Ceux-ci parurent assez mal s'en trouver; ils offrirent de même un abaissement rapide et considérable de température.

Ainsi, tout obstacle apporté à la perspiration cutanée modifie d'une manière très sensible les phénomènes de calorification.

On attribue dans le pays une grande vertu à la grotte d'Ammoniaque pour combattre les douleurs, l'engourdissement et la paralysie des membres. Le gardien et les mariniers me racontèrent des guérisons vraiment surprenantes. A les entendre (ce qui ne m'était pas toujours très facile), il paraîtrait que ce gaz a été surtout utile dans les paraplégies anciennes, dans la roideur et l'engorgement des articulations par suite de vieilles affections

goutteuses et rhumatismales. L'un d'eux me dit aussi avoir été
guéri d'une sciatique rebelle jusqu'alors à tous les traitements :
il m'indiquait parfaitement avec son doigt le trajet du nerf, et,
avec l'expression si animée de ses traits, les élancements de la
douleur propre à la névralgie. Je regrette de ne pouvoir reproduire ici quelques-uns des faits qui me furent racontés; toutefois
je dois dire que plusieurs me semblèrent empreints d'exagération, car, vers la fin, les histoires devinrent de plus en plus
extraordinaires, chaque interlocuteur réclamant ensuite la *buona
mano*, comme si je devais mesurer le salaire du récit aux prodiges de la cure.

Tout incomplets qu'ils sont, ces résultats, dus à l'empirisme,
prouvent que le gaz offre des ressources à la thérapeutique.
J'en conseillerais l'emploi particulièrement dans la paralysie des
membres inférieurs; en effet, j'éprouvais, en sortant de la
grotte, un sentiment prononcé de bien-être, de vigueur et d'agilité dans les jambes qui persista pendant plusieurs heures au
même degré.

J'aurais bien désiré reconnaître par des expériences positives,
ainsi que je l'avais fait pour la grotte du Chien, le mode de
production et d'exhalation du gaz de la grotte d'Ammoniaque.
Y aurait-il là quelque dépôt profond de matières animales en
fermentation? Je pense qu'il faut plutôt chercher la source du
gaz dans la conformation physique et les révolutions du sol. En
effet, non loin de la grotte d'Ammoniaque se trouve la Solfatara
(*forum Vulcani* de Strabon) dont les communications souterraines s'étendent dans un vaste rayon où l'on rencontre à chaque
pas des eaux thermales, des fumaroles et des émanations gazeuses.
Les crevasses du volcan fournissent, entre autres principes, des
sels d'ammoniaque. Tout à côté de la grotte, vous avez les
fameuses étuves de Saint-Germain, incrustées d'efflorescences
ammonicales. Ne devient-il pas dès lors très probable que le gaz
de la grotte n'est qu'une sublimation volcanique?

UN MOT

SUR

LES EAUX MINÉRALES

DE L'ANGLETERRE.

———

Bien que les eaux minérales de l'Angleterre ne figurent point parmi celles que, d'après le titre même de cet ouvrage, je me suis proposé de décrire, il m'a semblé impossible de les passer complétement sous silence. Sans doute elles n'ont pour nous qu'un très médiocre intérêt pratique, puisque nous ne sommes point dans l'usage d'y envoyer des malades, et que les sources du continent leur sont infiniment supérieures : cependant ce n'est point un motif pour leur refuser une simple mention.

Nous diviserons, à l'exemple de M. Edwin Lee, les eaux minérales de l'Angleterre en eaux thermales et en eaux froides.

1° Eaux thermales.

Ces sources sont au nombre de trois principales, savoir : Bath, Buxton et Matlock.

Bath. — Ancienne et élégante cité, à soixante lieues de Londres et à cinq de Bristol. Il s'y trouve trois sources minérales, qui sont : le bain du Roi, le bain de la Croix, et le bain Chaud. Leur température varie de 41 à 46° C. Ce sont les seules eaux d'Angleterre qui donnent au toucher une sensation de chaleur, les autres ayant une température inférieure à celle du corps humain, et n'étant appelées chaudes que par comparaison avec les sources d'eau froide ordinaire.

Ces eaux contiennent du gaz acide carbonique, du muriate de chaux et de magnésie, du sulfate de chaux et de soude, de la silice et un peu d'oxyde de fer. Leur action est tout à la fois tonique et détersive; elles conviennent surtout dans certaines affections goutteuses et rhumatismales qui sont passées à l'état chronique, et que caractérise la débilité des organes.

Buxton. — C'est un village considérable du comté de Derby. Ses eaux minérales, renommées depuis des siècles pour leur efficacité, ont été connues et fréquentées des Romains, ainsi que l'attestent les ruines trouvées près des sources. Elles contiennent à peu près les mêmes principes que celles de Bath, et sont, comme elles, limpides et transparentes.

Les eaux de Buxton s'échappent abondamment par les nombreuses fissures de roches calcaires. Leur température est de 27° C. C'est surtout sous forme de bains qu'on vante leur efficacité. On les emploie contre les mêmes affections que celles de Bath : leur action thérapeutique est semblable, et, dans quelques cas, elle paraît leur être supérieure.

Matlock. — Les eaux de Matlock jaillissent dans une vallée que forment des montagnes calcaires, dans le Derbyshire, à cent quarante-trois milles de Londres. Ce sont des eaux salines, à peine minéralisées : température, 18° C. On les prend principalement en boisson. Elles sont légèrement toniques et diurétiques, et paraissent convenir surtout contre certaines dyspepsies et la gravelle.

2° Eaux froides.

Il y en a trois également qui méritent une mention particulière. Ce sont Harrogate, Tumbridge-Wells et Epsom.

Harrogate. — Village situé dans le comté d'York, à environ quatre-vingts lieues de Londres : tous les districts qui l'entourent abondent en eaux minérales ferrugineuses et sulfureuses. Ces sources traversent, avant de jaillir à la surface du sol, une espèce de tourbe marécageuse reposant sur un lit de craie et de sable. Aussi la faible quantité de gaz sulfhydrique qu'elles renferment provient-elle évidemment de la décomposition des matières végétales. Ce sont des eaux fort actives, qu'on emploie surtout dans le traitement des maladies de la peau.

Tunbridge-Wells. — Situé dans cette partie du comté de Kent qu'on appelle le Weald. Ce sont des eaux ferrugineuses froides qui contiennent de plus un peu de manganèse : leur action est tonique et assez fortement astringente.

Epsom. — A neuf lieues de Londres. On se rend beaucoup plus à Epsom pour les célèbres courses qui y ont lieu chaque année, que pour ses eaux minérales. Celles-ci sont salines, et composées en grande partie de sulfate de magnésie : c'est sous le nom de *sels d'Epsom* qu'on les exporte dans toute l'Europe.

— Ces diverses sources sont beaucoup moins renommées et ont une efficacité bien moindre que la plupart de celles du continent. Les Anglais eux-mêmes ne leur accordent qu'une confiance très médiocre. Une circonstance qui les empêche d'en tirer le parti convenable, c'est l'usage où ils sont de leur associer une foule de préparations pharmaceutiques qui, bien loin d'ajouter à l'action de l'eau minérale, la contrarient ou même la rendent tout à fait nulle. Comme les coutumes britanniques ont un cachet d'originalité que vous retrouverez dans tout et partout, c'est en hiver, et non en été, qu'on suit d'habitude la cure des eaux en Angleterre !

BAINS DE MER.

Les bains de mer, dont l'usage en France ne remonte qu'au commencement de ce siècle, ont aujourd'hui la même réputation et la même vogue que les bains d'eau minérale. Du reste, beaucoup de personnes vont aux bains de mer, moins pour s'y baigner, que pour respirer l'air si pur et si vivifiant qui règne sur la plage. Cet air l'emporte sur celui de nos cités en ce que, renouvelé et rafraîchi par une brise continuelle, il ne renferme aucune de ces émanations insalubres qui s'élèvent des grandes agglomérations d'individus. Mais contient-il, ainsi qu'on l'admet généralement, des molécules salines? On cite, comme preuve de la sublimation du sel marin, cette poussière qui parfois effleurit à la surface de la peau, et cette saveur piquante que perçoit la langue en passant sur les lèvres, lorsqu'on s'est promené quelque temps sur le pont d'un navire ou sur le rivage. Le fait est exact, mais l'explication qu'on en donne me semble chimiquement impossible. Je croirais plus volontiers que ces légers dépôts salins proviennent de particules d'eau de mer qui, soulevées par le sillage et entraînées par les vents, se vaporisent insensiblement à la surface des corps, en y déposant des cristaux de chlorure de sodium.

Quant à l'eau de mer, c'est une véritable eau minérale, dont la composition rappelle assez exactement celle de la plupart des sources muriatiques que nous avons étudiées, avec cette différence toutefois qu'elle est beaucoup plus riche en principes salins. Un litre de l'eau de l'Océan, prise au Havre, à quelques lieues de la côte, a fourni à MM. Mialhe et Figuier, 32^{gr},657 de principes fixes, dont :

Gram.

Chlorure de sodium.	25,704
— de magnésium.	2,905
Sulfate de magnésie.	2,462
— de chaux.	1,210
Bromure de sodium.	0,103

ainsi que des traces d'iode, de fer et de manganèse. Enfin cette eau renferme une matière limoneuse, phosphorescente, grasse au toucher, dont l'analyse n'a pu saisir la nature, mais qui doit être très complexe, à en juger par la quantité prodigieuse d'êtres organisés qui naissent, vivent, meurent et se putréfient dans ce même milieu.

Un fait très remarquable, c'est que le degré de saturation saline de la mer est beaucoup moins grand dans les régions froides et rapprochées des pôles, que dans les régions chaudes et voisines de l'équateur : comme si la nature, dans sa prévoyance admirable, avait doublé la dose de préservatifs dans les parties du globe où la grande chaleur double en quelque sorte les accidents de la putréfaction.

La température de la mer est moins sujette à varier que celle des lacs, des rivières et des fleuves. Elle est toujours beaucoup plus basse au fond qu'à la surface, et le froid est d'autant plus intense que la profondeur est plus considérable : c'est donc l'inverse de ce qui existe pour la terre, la chaleur de celle-ci augmentant d'une manière sensible et régulière à mesure qu'on pénètre plus profondément dans le sol.

L'eau de mer n'a point d'odeur qui lui soit propre ; celle qu'elle dégage doit être attribuée à la présence des fucus et des matières animales en décomposition. Ai-je besoin d'ajouter que sa saveur est amère, saumâtre et nauséabonde ?

Les bains de mer exercent sur les organes une action physiologique et une action médicale, qu'il importe d'étudier isolément pour bien saisir les applications qu'on peut en faire à l'hygiène et à la thérapeutique.

Tout le monde connaît la manière dont on se baigne à la mer, ainsi que les précautions qu'il faut observer pour entrer dans l'eau et pour en sortir. Ce sont de ces détails qu'on apprend mieux sur le rivage que dans les livres ; j'ajouterai que souvent les ordonnances dont les malades sont porteurs, en arrivant aux bains de mer, sont d'une exécution difficile ou même impossible. Ainsi on recommande presque toujours de recevoir la lame. Mais tantôt la mer est houleuse, et, au lieu de simples lames, douées d'une impulsion légère, ce sont de véritables vagues ; d'autres fois, au contraire, la mer est immobile comme un lac. L'espèce de petite ondulation médicinale qu'on appelle la *lame* est ce qu'il y a de plus difficile à rencontrer.

De même on conseille de se baigner plutôt à la mârée montante qu'à la marée descendante. Je n'ai jamais trop compris quel peut en être le grand avantage ; mais, admettons le précepte, reste la difficulté de son application. Sur les côtes de la Manche et de l'Océan, où le flux et le reflux sont si prononcés, le malade, s'il veut être fidèle à sa prescription sera obligé tous les jours de changer l'heure du bain, celle des repas, enfin toutes ses habitudes, le moment de la marée n'étant jamais le même.

Pour moi, je ne connais d'autre précepte, à la mer, que de se baigner comme cela se rencontre, qu'elle monte ou qu'elle descende, qu'il y ait des lames ou qu'il n'y en ait point. La seule chose importante, c'est de trouver assez d'eau, une mer assez calme et une plage assez douce pour que le bain soit facile et agréable.

La même latitude ne sera pas laissée aux malades, quant à ce qui regarde la durée du bain, car celle-ci forme le point capital du traitement. Si la première immersion dans la mer est habituellement un peu pénible, le bien-être qui lui succède est si rapide, la natation si facile, la dépense de forces musculaires si imperceptible, que le baigneur se laisserait facilement entraîner aux charmes d'un pareil exercice. Il faut donc en régler la durée ; or, à cet égard, on sera surtout guidé par la manière dont s'opérera la réaction. Expliquons-nous sur la nature et la valeur de ce dernier phénomène.

44.

La réaction, c'est le réchauffement du corps par ses seules ressources de calorique, après qu'il a été mis en contact avec un liquide froid. La circulation capillaire, qui avait été ralentie, ou même partiellement suspendue par le fait du refroidissement, reprend son cours dès l'instant où la réaction commence : ce qui a lieu quelquefois dans le bain, mais plus souvent quand on en est sorti. La peau se colore : on dirait que le sang y afflue avec d'autant plus d'activité, que son passage y a été momentanément interrompu. Les battements du cœur deviennent plus libres, à mesure que le retour de la chaleur diminue les obstacles apportés par le froid à l'élasticité des vaisseaux et à leur perméabilité.

Il y a, dans la réaction, des phénomènes vitaux qui jouent un rôle plus important encore que les phénomènes physiques. En effet, la force de vitalité qui préside à l'admirable équilibre des fonctions, a pour but et pour résultat de nous protéger contre les causes de destruction qui nous entourent, et de remédier aux atteintes que celles-ci nous auraient déjà fait subir. C'est ainsi qu'elle accroît la force du cœur, répare les pertes du calorique, et que, même en l'absence de tout excitant physique, elle suffit quelquefois pour déterminer seule la réaction.

Une condition pour que la réaction se fasse bien, c'est que l'immersion dans l'eau froide ne dure pas trop longtemps. Je puis citer à l'appui une observation vulgaire. Lorsque, pendant l'hiver, les pieds ont séjourné longtemps dans une chaussure humide, on les réchauffe très difficilement, parce que les tissus se sont refroidis peu à peu, et couche par couche, jusqu'à une certaine profondeur : si, au contraire, vous vous frottez les mains dans la neige, le froid vous saisira plus vivement, mais il n'aura pas le temps de pénétrer. Aussi la réaction, lente dans le premier cas, est rapide dans le second.

Rien de plus aisé maintenant que de faire l'application de ces données physiologiques à la question qui nous occupe. La réaction va nous servir de thermomètre. Est-elle difficile, le bain devra consister simplement dans quelques immersions : quand elle s'opère avec facilité, on peut le prolonger davantage, surtout si le malade sait nager. Il est rare que la durée du bain doive

dépasser dix minutes à un quart d'heure ; on est presque toujours averti par une sensation de froid, ou un commencement d'horripilation, de l'instant où il convient de quitter l'eau.

Il est assez d'usage, au sortir de la mer, de prendre un bain de pieds légèrement chaud. C'est une précaution que ne doivent pas négliger les personnes faibles et délicates, chez lesquelles la réaction aurait de la peine à se faire.

On voit quelques malades être saisis, en sortant de l'eau, d'un frisson violent avec claquement des dents et des mâchoires. Ce peut n'être qu'un simple effet nerveux qui cédera facilement à de légères frictions sur la peau ou à quelques cuillerées de vin généreux. Si cependant, malgré ces moyens, la réaction tardait à se faire, le malade devrait être mis dans un lit soigneusement bassiné, et il boirait quelques tasses d'une infusion aromatique, un peu chaude, de manière à rappeler le sang du centre vers la périphérie.

On reconnaît une bonne réaction à deux caractères essentiels : d'une part, à la promptitude avec laquelle elle s'opère ; d'autre part, à la coloration vive de la peau. Quand l'empreinte du doigt s'efface rapidement, c'est une preuve que la circulation capillaire est active, et que le retour du sang n'est pas uniquement dû aux lois d'équilibre et d'égalité de pression.

La promenade facilite et achève la réaction, d'autant mieux que le cours du sang se trouve stimulé également dans tout l'appareil vasculaire. Qu'on ne soit pas surpris de cette influence des mouvements sur la circulation. Chacun a vu le jet de la saignée s'échapper avec force ou couler avec lenteur, suivant que le malade fait mouvoir les doigts ou les tient immobiles. C'est que les muscles, en se contractant, pressent sur les vaisseaux, et communiquent une impulsion notable aux fluides qu'ils contiennent.

Les bains de mer déterminent, à température égale, une réaction plus vive et plus prompte que les bains d'eau douce ; car les particules salines et le choc des vagues agissent sur la peau à la manière des rubéfiants, au point même de développer quelquefois à sa surface de véritables exanthèmes. Aussi les personnes faibles et délicates supportent-elles en général beaucoup mieux les bains de mer que les bains de rivière.

Quant à la quantité de sels absorbée pendant le bain, elle est difficile à déterminer. Comme le sérum du sang et l'eau de mer ont à peu près la même pesanteur spécifique (1,027—1,029), et que le sérum contient déjà des sels en dissolution, les lois de l'endosmose ne permettent pas de croire qu'il puisse s'opérer un grand transfert de parties entre ces deux liquides pendant un bain de quelques minutes où la peau est resserrée par le froid et les chlorures (1).

D'après ce qui précède, l'immersion dans la mer aura d'abord pour résultat une augmentation de vitalité des organes intérieurs, vers lesquels les liquides se trouvent refoulés momentanément; puis, par le fait de la réaction, le sang reviendra brusquement vers la périphérie, en s'accompagnant de phénomènes d'excitation et de caloricité. Sous l'influence de ce double mouvement, les fonctions organiques et nerveuses s'accompliront avec plus de force, de régularité, de plénitude : de là une nutrition plus active et l'accroissement de l'énergie musculaire.

On voit tout de suite quels sont les cas dans lesquels l'emploi des bains de mer est indiqué. Ils conviennent toutes les fois que l'économie est frappée d'atonie, soit par le défaut d'action de quelque organe important, soit par une sorte de débilité générale qui frappe l'ensemble des fonctions, sans s'attaquer directement à aucune. Ils seront surtout utiles aux tempéraments lymphatiques et scrofuleux, spécialement dans l'âge où apparaissent les troubles propres à la puberté. Les enfants étiolés, rachitiques, dont le ventre est proéminent et les membres émaciés, ou chez lesquels le développement physique paraît éprouver une sorte de temps d'arrêt, se trouvent également bien de l'usage longtemps continué de ces bains. Souvent ceux-ci impriment à la constitu-

______

(1) Je connais une dame qu'un seul bain de mer avait tellement crispée, qu'elle fut obligée de prendre, plusieurs jours de suite, des bains d'eau douce, pour faire cesser l'astriction de la peau, ou, comme elle le disait plaisamment, *pour se déssaler.*

tion tout entière une impulsion forte et progressive, et y produisent une de ces grandes révolutions dont les heureux effets pourront se faire sentir pour le reste de la vie.

Dans la chlorose, l'anémie, les aménorrhées et les dysménorrhées, dans certains flux leucorrhéiques, les bains de mer produisent un excellent effet, en réveillant les organes de l'espèce de torpeur où ils languissaient : c'est ainsi qu'ils ont plus d'une fois fait cesser la stérilité. Il y a longtemps, du reste, qu'on a signalé la fécondité remarquable des femmes qui habitent les bords de la mer.

L'action tonique et astringente de ces bains les rend utiles encore contre les anciennes blennorrhées, les pertes séminales involontaires, les abus de l'onanisme et l'inertie de l'appareil générateur.

Les bains de mer conviennent-ils aux phthisiques? Nous avons vu qu'un grand nombre de malades vont compléter à Biarritz la cure qu'ils ont commencée aux Eaux-Bonnes, et qu'en général ils s'en trouvent bien. Cependant il faut se défier de la brise, toujours un peu fraîche, qui règne sur les bords de la mer : pour les personnes dont la poitrine est facile à irriter, c'est un air trop sec, trop vif, et le séjour des vallées et des bois serait souvent préférable. Au contraire, les affections catarrhales des bronches sont assez rapidement guéries par le voisinage de la mer, surtout quand l'expectoration est abondante, et que la membrane muqueuse paraît être passivement engorgée.

La plupart des affections nerveuses, celles qui paraissent avoir pour siége l'appareil ganglionnaire (hystérie, dyspepsie, hypochondrie), comme celles qui résident dans le système nerveux central ou périphérique (névralgie faciale ou sciatique, chorée, hémicranie, paraplégie), sont heureusement influencées par l'emploi des bains et des affusions d'eau de mer. Si l'on a affaire à ces céphalées rebelles que rien ne peut déraciner, les affusions surtout seront fort utiles : pour cela, le patient s'assied sur le sable, et on lui jette coup sur coup plusieurs seaux d'eau sur la tête, de manière à produire un vif saisissement.

Ces divers moyens agissent surtout par leur température, le

froid étant, en pareil cas, le plus puissant sédatif que l'on connaisse. Mais il faut également faire la part des nouvelles conditions hygiéniques où se trouvent placés les malades, celles-ci ayant pour résultat de fortifier l'organisme, et, par suite, de régulariser, en les modifiant, les anomalies et les perturbations nerveuses.

Indépendamment des bains dits *à la lame*, on peut prendre, dans des baignoires, des bains d'eau de mer chauds, soit purs, soit coupés d'eau ordinaire : on fait également usage de l'eau de mer en lotions, en lavements, en injections vagino-utérines et en douches. C'est, du reste, la même disposition que pour les établissements thermaux.

On prescrit, dans quelques cas, l'eau de mer à l'intérieur. C'est une pratique qui remonte aux premiers temps de la médecine; seulement on avait soin de corriger et d'adoucir l'amertume de l'eau salée par l'addition d'une certaine quantité de miel : de là le nom de *thalassomel*, par lequel on désignait ce breuvage médicamenteux. Prise à la dose de quelques verres, l'eau de mer a une action d'abord notablement purgative; puis l'effet s'arrête, et presque toujours il est remplacé par un état opposé.

Une saison aux bains de mer comporte en général vingt-cinq ou trente bains : toutefois on comprend qu'il ne saurait y avoir rien d'absolu à cet égard.

Je ne m'étendrai pas davantage sur l'action thérapeutique des bains de mer, d'autant plus qu'elle a été parfaitement décrite, il y a quelques années, par M. Gaudet, le savant inspecteur des bains de Dieppe. Je ne dirai rien non plus des divers endroits où l'on va prendre ces bains : c'est au malade de choisir la plage qui est le plus à sa convenance, et, sous ce rapport, je ne vois aucun inconvénient à se laisser un peu guider par la mode. Les habitants de Paris se rendent de préférence sur les côtes de la Normandie où ils trouvent réuni tout ce qui constitue l'agrément des bains et le confortable de la vie matérielle.

DE L'EMPLOI

DES EAUX MINÉRALES

DANS LE TRAITEMENT

DES ACCIDENTS CONSÉCUTIFS DE LA SYPHILIS (1).

———

S'il est une maladie qui exerce de cruels ravages parmi les populations, et qui ait le triste privilége de se transmettre par voie d'hérédité, cette maladie est la syphilis. Visitez nos hôpitaux, nos musées pathologiques, et vous serez épouvantés du spectacle que vous aurez sous les yeux. J'ajouterai même : descendez dans l'intérieur des familles les plus favorisées par la naissance et la fortune, et là encore vous retrouverez souvent sa fatale empreinte. C'est que la syphilis, une fois qu'elle est passée dans le sang, fait en quelque sorte partie constituante de l'organisme. Vous vous croyez guéri parce que les accidents primitifs ont cessé, que les forces et l'embonpoint sont revenus, qu'aucune sensation de malaise ne trahit en vous un vice intérieur ; mais prenez garde. Il en est du virus syphilitique comme du virus de la rage : il peut rester silencieux et inaperçu pendant des mois et même des années, puis, tout à coup, il éclatera quand vous aurez perdu jusqu'au souvenir de ses premières atteintes.

(1) Ce mémoire n'est que la réimpression de celui que j'ai publié, sous le même titre, en AVRIL 1852. Je mentionne avec soin cette date, car il m'a semblé que les idées et les faits qui sont énoncés dans mon travail, ont, depuis cette époque, été reproduits par plusieurs auteurs, sans qu'ils indiquassent la source où ils les avaient puisés.

Telle est l'histoire des accidents secondaires ou tertiaires de la syphilis, histoire d'autant plus affreuse que, pendant sa période d'incubation, la maladie s'est en quelque sorte transformée. On pourra méconnaître ainsi tout à la fois et sa nature et son origine. Que sera-ce s'il s'agit d'un père de famille qui ait, sans le savoir, inoculé aux êtres qui lui sont les plus chers un épouvantable mal !

Je dis qu'il ne le saura pas. C'est qu'en effet les accidents consécutifs de la syphilis ne s'attaquent pas de préférence, comme les primitifs, aux organes génitaux, et ne sont pas, comme eux, inoculables par voie directe et immédiate. Ainsi, une jeune femme dont le mari aura eu autrefois une blennorrhagie ou un chancre pourra jouir d'une santé parfaite tant qu'elle ne sera pas grosse. Mais qu'elle le devienne : des accidents indépendants de son nouvel état vont se manifester; elle donnera le jour à un enfant frêle et maladif, et elle-même ne se rétablira pas complétement. Que s'est-il donc passé? Son mari portait en lui, à son insu, le virus syphilitique qu'on avait à tort cru neutralisé; il l'a transmis au germe qu'il a fécondé, puis le germe, à son tour, l'a transmis à la mère au moyen des communications qui unissent le placenta à l'utérus. Ainsi, voilà deux existences menacées, peut-être même compromises, tandis que celui qui est l'unique cause de tant de maux pourra conserver longtemps encore toutes les apparences d'une santé florissante. Heureux si, fort de ce qu'il appelle le témoignage de sa conscience, il n'élève pas sur la vertu de sa femme d'injustes et odieux soupçons !

C'est aujourd'hui surtout que de semblables accidents sont à redouter, et en voici la raison. On ne veut plus voir en général dans toute blennorrhagie qu'une inflammation simple du canal de l'urètre, et par suite on ne la traite plus par le mercure. Le chancre lui-même, ce type de la vérole, pour peu qu'il ait pu être cautérisé dès les premiers jours de son apparition, n'est regardé non plus que comme une ulcération ordinaire, pouvant guérir également sans l'emploi des préparations mercurielles. Qu'en résulte-t-il? C'est que certaines blennorhagies virulentes passent inaperçues; de même certains chancres, dont on aura cru par la cautérisation avoir modifié la nature, conserveront toute leur malignité : ce seront plus tard des foyers d'infection d'autant plus dangereux que l'existence même du virus sera plus facilement méconnue.

Les anciens, je le sais, abusaient du mercure : ils le donnaient pour trop de cas, et à des doses trop élevées. Mais n'est-il pas à craindre que le défaut contraire, qu'on peut avec quelque raison nous reprocher, soit plus préjudiciable encore? Voyez plutôt les conséquences qui en découlent.

Un jeune homme qui a eu, comme tant d'autres, une jeunesse orageuse, désire se marier. C'est pour lui une affaire de con- science et d'honneur de s'enquérir près du médecin s'il est guéri radicalement. Or, pourrez-vous toujours et avec certitude, à l'aide des moyens d'investigation dont la science dispose, affirmer qu'il ne reste en lui aucun levain syphilitique, surtout si nul traitement mercuriel n'a encore été suivi? Écoutons à cet égard mon confrère et ami, le docteur Ricord.

« *Nous ne possédons pas*, dit-il, *de critérium incontestable* pour distinguer et diagnostiquer à coup sûr les accidents qui résultent de l'empoisonnement général par la vérole. L'antécé- dent bien caractérisé et reconnu, en l'absence de toute autre cause appréciable, la forme dans tous les cas, la marche particu- lière, les concomitants et les résultats de certains traitements, conduisent, le plus ordinairement, à un diagnostic rationnel, *mais bien souvent contestable*, lorsqu'il s'agit de symptômes que des causes autres que la syphilis peuvent produire ou considéra- blement modifier, telles que certaines affections cutanées, glan- dulaires, osseuses, etc. (1) »

Ainsi la médecine, par l'organe d'un de ses plus savants inter- prètes, déclare ne point trouver dans ses seules ressources actuelles le moyen de résoudre ce redoutable problème. Cepen- dant ce moyen existe, moyen sûr, facile, souvent infaillible : il nous est fourni par les eaux minérales.

Certaines eaux, en effet, jouissent de la remarquable propriété

____

(1) *Traité pratique des maladies vénériennes,* par Ph. Ricord, p. 601.

d'appeler au dehors le virus syphilitique caché profondément au sein des tissus, ou bien, quand la présence de ce virus se trahissait déjà par des signes douteux, de rendre le diagnostic plus net et plus certain. Ce n'est pas tout. En même temps qu'elles démasquent, pour ainsi dire, la maladie vénérienne, les eaux contribuent puissamment à la guérir ; enfin, sous leur influence, le mercure pourra être administré sans danger, et même il fera disparaître les lésions que son usage immodéré ou intempestif aurait déjà causées.

Ces faits, lorsque je les annonçai dans mon GUIDE, furent accueillis avec un sentiment de surprise mêlée de quelque incrédulité. On se demanda comment ils avaient pu si longtemps passer inaperçus, où étaient mes preuves, sur quels documents authentiques je les établissais, et si je ne m'étais pas abusé sur leur interprétation ou leur valeur.

La question de la syphilis est une question trop grave, elle intéresse trop directement la santé publique, pour qu'après l'avoir soulevée, je ne me sois pas fait un devoir d'en compléter la démonstration. Aussi ai-je immédiatement fait appel à ceux de nos confrères que leur position près des sources mettait à même de voir les eaux minérales en quelque sorte à l'œuvre, et de suivre une à une toutes les diverses phases du traitement : cet appel a été entendu. Grâce aux nombreux matériaux qui m'ont été adressés de toutes parts avec le plus bienveillant empressement, j'ai pu réunir et comparer les résultats pratiques obtenus à Baréges, à Cauterets, à Luchon, à Aix-la-Chapelle, à Aix en Savoie, à Loëche, en un mot dans les principaux thermes où l'on traite avec le plus de succès les accidents vénériens. Eh bien ! LE TÉMOIGNAGE DES MÉDECINS SPÉCIAUX A ÉTÉ UNANIME. Je crois donc ne pas trop m'avancer, en déclarant que les opinions consignées dans le travail que je publie aujourd'hui, sont les leurs, au même titre qu'elles sont les miennes, puisque, à côté de mes propres remarques, je n'ai fait souvent que transcrire les formules qu'ils avaient bien voulu me communiquer.

Mon travail sera divisé en trois parties. Dans la première, j'envisagerai les eaux minérales comme moyen diagnostique de la syphilis ; dans la seconde, comme moyen curatif de cette affection ; dans la troisième, comme moyen préservatif et auxiliaire du traitement mercuriel.

§ I.

DES EAUX MINÉRALES COMME MOYEN DIAGNOSTIQUE
DE LA SYPHILIS.

Deux cas peuvent se présenter : ou bien il n'existe aucun signe de la présence de la syphilis, ou bien certains signes existent, mais pas assez tranchés pour caractériser cette affection. Dans le premier cas, les eaux développeront de toutes pièces des phénomènes vénériens ; dans le second, ils dessineront en caractères plus nets ceux qui existaient déjà.

La manière dont les eaux agissent ici est facile à analyser et à comprendre. Le principe minéralisateur, en pénétrant dans l'organisme, provoque une excitation générale et profonde, *il heurte à toutes les portes*, met en mouvement toutes les humeurs, remue toutes les fibres, et détermine un travail interstitiel et dépuratif qui aboutit au dehors par une sorte d'ébullition. En même temps, la fièvre thermale éclate. Cette fièvre, qui n'est pas sans quelque analogie avec celle qui appartient aux maladies éruptives, se calmera à mesure que le virus syphilitique se sera fait jour au dehors. D'anciennes blennorrhagies redeviendront fluentes ; des chancres cicatrisés depuis longtemps se rouvriront et fourniront un pus ichoreux ; de même les plaies, les ulcérations, les tumeurs qui étaient indolentes avant l'emploi des eaux deviendront animées et douloureuses. Ainsi vous aurez substitué à un état chronique un état aigu, à une maladie incertaine une maladie des plus significatives.

Ce n'est point au début même de la cure, mais seulement au bout de quelques jours, alors que l'économie se trouve complétement saturée de l'élément minéral, que la crise apparaît.

On comprend que celle-ci n'affecte pas toujours la même marche ni la même manifestation. Tantôt la réaction fébrile sera

légère et le développement des accidents vénériens très limité ;
d'autres fois, au contraire, la fièvre sera des plus violentes, et
vous serez effrayé de la révolution qui s'opérera dans tout l'organisme. Je citerai, à cette occasion, le fait suivant, que M. Barrié,
médecin inspecteur des eaux de Bagnères-de-Luchon, me racon-
tait récemment.

Monsieur X..., âgé aujourd'hui de quarante-huit ans, a eu, il
y a une vingtaine d'années, un chancre pour lequel il fut soigné
par un des premiers médecins de Lyon. On lui fit suivre un traitement mercuriel. Guéri complétement, du moins en apparence,
il se maria. Sa santé, depuis cette époque, avait toujours été
parfaite, lorsque, dans ces derniers temps, elle commença à
s'altérer. Il maigrit, perdit ses forces ; toutes ses fonctions
devinrent languissantes ; puis il survint au cuir chevelu quelques
petits boutons et de légères taches eczémateuses, d'apparence
herpétique. On crut que chez lui les humeurs étaient en mouvement et qu'une médication fortifiante et dépurative était indiquée.
Il fut envoyé à Luchon.

M. Barrié lui fit prendre l'eau sulfureuse en boisson, en bains
et en douches. Rien de particulier ne survint dans les premiers
jours, lorsque tout à coup une crise terrible éclata, accompagnée
d'une fièvre des plus violentes. Des chancres tout à fait caractéristiques se développèrent presque simultanément à l'intérieur
des narines, au voile du palais, dans le pharynx, sur les gencives,
les lèvres, les joues et jusque dans la profondeur du conduit
auditif, au point que le malade devint complétement sourd.
Heureusement ces chancres cédèrent, ainsi que les autres accidents, à l'emploi des médicaments spécifiques et M. X... quitta
les eaux entièrement rétabli.

Arrêtons-nous un instant sur cette observation, car elle me
paraît intéressante à plus d'un titre, et l'on peut en faire de très
utiles applications.

Et d'abord nous voyons se développer, après un laps de vingt
années, des symptômes vénériens chez une personne qui a pris
du mercure.

Il n'est peut-être point, dans la grande majorité des cas, de traitement plus simple, et cependant plus difficile à suivre, que le traitement mercuriel. En effet, des convenances de famille, de position, d'état, le respect de soi-même, la crainte de donner l'éveil, obligent presque toujours le malade à s'écarter du régime que le médecin lui a prescrit. Comment, par exemple, un jeune homme qui fréquente le monde pourra-t-il, pendant tout un hiver, s'abstenir de vin pur, de glaces et de punch ? Pour quel motif ira-t-il refuser de certains mets dont il se montrait la veille encore si friand ? Bien souvent il devra céder pour éviter les soupçons d'un refus. Or le mercure ne pourra déraciner le virus du sein de l'organisme qu'à la condition qu'il sera secondé par une sévère et intelligente hygiène. Ne nous hâtons donc pas de l'accuser d'impuissance, par cela seul que des accidents vénériens se manifesteront plus tard, car c'est souvent au malade que les reproches devront être plus justement adressés.

Chez M. X..., l'éruption du cuir chevelu ressemblait à une simple dartre : elle donnait ainsi le change sur la nature même de l'affection dont elle était le symptôme.

C'est que, en effet, plus la syphilis constitutionnelle séjourne dans nos organes, plus elle tend à se transformer et à revêtir les caractères de l'herpès. Défiez-vous de ces éruptions cutanées (psoriasis, pityriasis, eczéma chronique) que les traitements ordinaires ne peuvent ni guérir, ni même sensiblement modifier. Pour peu qu'il existe quelque antécédent vénérien, vous avez peut-être affaire à une infection générale : c'est alors que l'épreuve des eaux devient une excellente pierre de touche qu'il ne faut pas négliger.

Comment expliquer que chez M. X... l'élément syphilitique, qui, pendant vingt ans, n'avait pas manifesté sa présence, ait tout à coup fait explosion, escorté d'un si formidable entourage?

C'est que l'ancienneté même de la maladie ajoute à sa malignité, de sorte que ce qui n'était qu'une simple diathèse devient une cachexie véritable. L'universalité des tissus s'est graduellement imprégnée du virus, et, par conséquent, il n'y a rien d'étonnant à ce que ce même virus se soit fait jour par toutes les issues. Vous ne devez voir non plus, dans la fièvre thermale, qu'un effort salutaire de la nature. Cette fièvre est tellement indispensable au succès du traitement, que les eaux les plus efficaces sont précisément celles où elle se montre la plus intense, et où les phénomènes éruptifs sont les plus développés. Sous ce rapport, Loëche, surtout à cause de sa poussée, me paraît être la source dépurative par excellence.

Ainsi l'âge de la maladie fournit au médecin d'utiles renseignements. Si l'infection vénérienne a eu lieu depuis longtemps, vous ordonnerez les sources les plus puissantes ; si, au contraire, elle est moins ancienne, vous préférerez des eaux moins actives. Mais qu'on n'oublie pas que les eaux, même les plus douces, seraient nuisibles à une époque trop rapprochée de celle où la maladie a été contractée. De même, en effet, qu'elles ne conviennent jamais dans les accidents primitifs de la syphilis, à cause de l'inflammation qui complique ces accidents, de même aussi faut-il qu'un certain temps se soit écoulé avant qu'on puisse en faire usage. Si l'on employait les eaux alors que la période aiguë serait à peine calmée, on aurait à craindre que la stimulation minérale ne devînt trop vive, et que, par suite, on ne pût ni la diriger, ni même en être maître.

Les considérations que je viens de développer et les conséquences qui en découlent ne s'adressent pas seulement à un fait particulier : elles sont également applicables, mais à des degrés différents, à tous les cas de syphilis constitutionnelle.

J'ai raisonné jusqu'ici dans l'hypothèse où la personne qui est venue réclamer le bénéfice des eaux portait en elle le principe de la syphilis. Supposons maintenant que ce principe avait été complétement neutralisé par les traitements antérieurs. A quels signes devra-t-on reconnaître que le virus était détruit, et qu'aucun accident consécutif n'est plus à redouter ? On le reconnaîtra à l'absence même des symptômes que nous avons dit se développer par l'action des eaux dans les cas d'infection vénérienne. S'il n'est survenu d'autres phénomènes que ceux qui résultent de l'excitation minérale ou de maladies étrangères à la syphilis, on doit regarder l'épreuve comme terminée et la guérison comme définitive.

§ II.

DES EAUX MINÉRALES COMME MOYEN CURATIF
DE LA SYPHILIS.

Voici le terrain déblayé. Il n'est plus question des malades exempts de la syphilis, mais seulement de ceux chez lesquels cette affection existe, soit qu'elle se soit manifestée d'emblée, avant l'emploi des eaux, soit que les eaux en aient révélé l'existence. Comment devra-t-on procéder à leur égard ?

Aussitôt que les accidents ont pris un caractère aigu, il faut avoir soin de diminuer la durée du bain, d'abaisser sa température, ou même de suspendre entièrement l'usage de l'eau minérale, pour ne plus employer que les moyens les plus adoucissants. On ne saurait, à cette période du traitement, procéder avec trop de prudence et de réserve. Lorsque, au bout de quelques jours, l'excitation thermale sera calmée, vous devrez de nouveau avoir recours aux eaux. Mais alors deux circonstances peuvent s'offrir : dans l'une, les phénomènes vont aller graduellement en s'amendant jusqu'à ce qu'ils aient complétement disparu ; dans l'autre, ils resteront stationnaires ou même ils tendront à s'aggraver de nouveau.

C'est que les accidents consécutifs de la syphilis n'ont pas tous la même nature, ni par suite le même degré de gravité. Les uns ne sont, en quelque sorte, que le résidu de la maladie, et ils persistent quand bien même la cause qui les a produits a disparu : ceux-là guériront par la seule action des eaux. Les autres, au contraire, dépendent non plus du passage, mais de la présence actuelle du virus dans l'organisme : dans ce cas, les eaux seront impuissantes à guérir par leur seule vertu intrinsèque, et il faudra leur adjoindre l'emploi des spécifiques. On comprend que c'est là une distinction fondamentale. Afin de rendre ma pensée d'une manière plus sensible encore, je dirai que, dans le premier cas, il s'agit de remédier à un incendie dont le feu est éteint, tandis que, dans le second, il faut à la fois éteindre le feu et remédier à l'incendie.

Parmi les phénomènes qui peuvent n'avoir ainsi de syphilitique que leur origine, je mentionnerai spécialement le suintement urétral connu sous le nom de *goutte militaire*, et une espèce particulière de pharyngite que je n'ai vue, malgré sa fréquence, ni décrite, ni même indiquée nulle part. Un mot sur chacune de ces deux affections.

La goutte militaire ne dépend pas toujours d'un chancre larvé ni d'un rétrécissement de l'urètre. Elle peut être simplement le produit d'une hypersécrétion de la muqueuse, semblable à celle qui persiste quelquefois dans les fosses nasales, à la suite d'un violent coryza : c'est ce que M. Ricord appelle un *rhume du canal.* Or les eaux minérales, surtout les eaux sulfureuses, triomphent presque toutes de ce suintement qui, par sa ténacité aux remèdes, fait le désespoir du malade et du médecin. Sous leur influence, une blennorrhagie artificielle se déclare, offrant les mêmes symptômes, mais avec une intensité bien moindre, que celle qui résulterait de relations impures. Pendant huit ou dix jours, l'écoulement est coloré, abondant, épais ; puis il diminue, puis il finit par disparaître, sans qu'on ait dû recourir à ces moyens pharmaceutiques dont les malades ont déjà fait usage, et dont ils n'ont même que trop souvent abusé.

Quant à la pharyngite qu'on observe si souvent chez les individus qui ont été soumis à un traitement mercuriel pour des affections syphilitiques actuellement guéries, il est plus facile d'en indiquer le diagnostic que d'en préciser la nature. On la reconnaît aux signes suivants :

Tout l'isthme du gosier, le voile du palais, les amygdales, la luette, surtout la paroi postérieure du pharynx, offrent une teinte rouge et luisante, comme dans une violente phlegmasie. De petites granulations soulèvent la muqueuse en différents points ; elles sont surtout bien visibles à la base de la langue. Les malades n'accusent pas une douleur vive, mais ils se plaignent plutôt que leur gorge est desséchée et leur salive visqueuse ; aussi sont-ils obligés de recourir sans cesse à des pastilles fondantes afin de se lubrifier la bouche et de faire cesser, momentanément du moins, l'aridité des membranes. Ces pharyngites se dissipent souvent d'elles-mêmes, puis elles reparaissent spontanément, sans qu'on puisse s'expliquer ni leur absence, ni leur retour.

Ce qui, au point de vue pratique, distingue la pharyngite vénérienne des pharyngites ordinaires, c'est qu'elle résiste à tous les moyens auxquels celles-ci cèdent aisément. Un autre caractère qui les différencie, c'est que les eaux sulfureuses, même les plus puissantes, en triomphent avec une facilité merveilleuse, tandis qu'elles exaspéreraient les pharyngites franchement inflammatoires. Aussi ne craignez pas d'administrer l'eau minérale de toutes les manières : boissons, bains, pédiluves, douches locales, gargarismes. Sous l'influence de ces moyens combinés, la vitalité des tissus se modifie rapidement : la muqueuse pâlit, elle devient plus humide, plus souple ; les glandules se dégorgent et s'affaissent, puis tout rentre dans l'ordre.

Ces éruptions érythémateuses du pharynx ne sont peut-être pas sans quelque analogie avec l'*herpes præputialis* que les mêmes causes développent si fréquemment. Je le croirais d'autant mieux que cet herpès cède facilement aussi à l'emploi des eaux minérales.

Nous venons de parler d'accidents que je pourrais appeler pseudo-vénériens. Passons maintenant à l'étude de ceux qui appartiennent en propre à la syphilis constitutionnelle, non-seulement par leur origine, mais aussi par leur essence. Quel plus affreux tableau ! Le virus s'attaque à tous les systèmes, comme à tous les tissus, et se traduit le plus ordinairement sous l'aspect de douleurs ostéocopes, de tubercules profonds de la peau et des muqueuses, d'exostoses, de caries, de nécroses et de sordides ulcères.

Bordeu disait que « les eaux n'étaient efficaces qu'à la condition que Vénus n'était pas de moitié dans les plaies que Mars aurait produites. » Ceci était vrai pour l'époque où écrivait l'illustre médecin, car on n'associait point, comme on le fait maintenant, le mercure et l'iodure de potassium au traitement

minéral, et par suite les eaux ne faisaient qu'ajouter aux ravages
de la syphilis. Mais aujourd'hui les cas de guérison par ces
moyens combinés sont si nombreux, si authentiques, qu'une
assertion de cette nature serait un véritable anachronisme.

§ III.

DES EAUX MINÉRALES COMME MOYEN AUXILIAIRE ET PRÉSERVATIF DU TRAITEMENT MERCURIEL.

Le mercure, cet admirable antidote de la syphilis, inspire à
beaucoup de personnes une répugnance voisine de la terreur.
Quand vous en proposez l'usage, elles vous opposent que ce métal,
une fois passé dans le corps, n'en sortira plus, et que là il exer-
cera des ravages semblables, sinon supérieurs, à ceux de la vérole
elle-même. Ce sont là heureusement des préventions dont l'expérience de chaque jour démontre le peu de fondement, ou du
moins l'exagération. Toutefois la question est trop grave pour
que nous ne nous y arrêtions pas un instant.

« Pour me prouver, dit M. Ricord, que le mercure peut produire les mauvais effets qu'on lui impute, qu'on me montre un
sujet qui, sous son influence seule et sans antécédents syphilitiques, ait été pris plus tard de tubercules muqueux ou de syphilides lenticulaires. Une telle preuve serait cependant facile à
donner, si ce médicament pouvait être la cause de pareils symptômes ; car tous les jours il est administré, sous toutes les formes,
dans des cas autres que ceux qu'on peut rapporter à la syphilis.
Interrogez, d'un autre côté, la population actuelle qui a passé
l'âge de cinquante ans, et vous serez étonnés du nombre des
personnes qui, sous l'influence des anciennes doctrines exclu-
sives, ont fait des traitements mercuriels sans avoir jamais rien
éprouvé. Ce nombre est vraiment si grand que le chiffre, sans
pouvoir citer les individus pour le vérifier, ne manquerait pas
d'être taxé d'exagération (1). »

(1) *Op. cit.*, p. 607.

M. Ricord reconnaît volontiers que des cas très graves de syphilis s'observent chez des malades qui ont fait usage de mercure; mais questionnez ces malades, et vous aurez la preuve que, chez la plupart, le traitement a été insuffisant ou mal administré. D'ailleurs, qu'y aurait-il d'étonnant à ce que certaines syphilis fussent réfractaires aux préparations mercurielles? Nous voyons bien tous les jours des fièvres intermittentes résister au sulfate de quinine, et cependant personne ne s'avisera de contester les vertus fébrifuges du quinquina. Il me semble donc que la conclusion la plus rationnelle à tirer de ces faits, c'est que le mercure est un médicament des plus précieux et des plus énergiques, dont l'emploi, pour être suivi de succès, réclame de grands ménagements et surtout une main expérimentée.

Je sais que quelques médecins éclairés et consciencieux sont loin de partager ces doctrines; mais ce que je sais aussi, c'est qu'à côté du débat scientifique qu'ils ont soulevé, d'autres sont venus placer l'intérêt du lucre. Ainsi vous rencontrez, parmi les détracteurs les plus ardents du mercure, ces spéculateurs de bas étage qui, bravant toute pudeur, étalent sur nos murs, glissent sous nos portes, insinuent jusque dans nos foyers leurs cyniques et mensongers prospectus. Dès lors il n'y a pas lieu d'être surpris de ce qu'à force de harceler sans cesse l'opinion, ils aient fini par l'égarer.

Quoi qu'il en soit, les eaux minérales, si elles ne décident pas la question, peuvent du moins y intervenir utilement en ce qu'elles possèdent la propriété de faire disparaître les accidents qui suivent quelquefois l'emploi du mercure, soit qu'on reporte ces accidents au métal lui-même, soit qu'il faille les attribuer à son usage intempestif. Telle est du moins l'opinion des médecins qui ont étudié les eaux, non point dans les méditations spéculatives du cabinet, mais dans les faits directs et positifs observés sur les lieux mêmes. Ils ont de plus remarqué que les eaux minérales, quand on les administre en même temps que les mercuriaux, favorisent l'action du médicament et mettent à l'abri de la salivation.

Je citerai à ce sujet M. Constant Despine, médecin aux eaux

d'Aix en Savoie (1) : « Mon père, dit-il, est le premier qui ait
» associé, à Aix, l'usage du mercure à celui des eaux, pour la
» guérison des affections vénériennes, et l'on peut dire que les
» succès ont dépassé ses espérances. Les bains, la boisson des
» eaux, la douche et l'étuve; des préparations mercurielles,
» variées suivant l'âge, les goûts, les habitudes du malade; quel-
» ques pilules altérantes et diaphorétiques, des boissons léni-
» tives, de légers laxatifs constituent toute sa méthode. C'est par
» ces moyens simples, et modifiés d'après les circonstances, qu'il
» est parvenu, après un traitement de cinq à six semaines, à faire
» disparaître les symptômes de la syphilis devenue constitution-
» nelle, et caractérisée par des ulcères rongeants et serpigineux,
» des exostoses, des douleurs nocturnes ostéocopes, des bubons,
» des végétations verruqueuses et autres, la blennorrhagie syphi-
» litique, la carie, l'iritis, etc , symptômes qui avaient jusque-là
» résisté à tous les remèdes auxquels on avait eu recours. Un fait
» très remarquable dans cette médication par les eaux et le mer-
» cure, c'est l'absence presque constante de la salivation, malgré
» les doses souvent énormes de ce métal introduites dans le corps. »

MM. Vidal et Veyrat, médecins aux mêmes thermes, Pagès à
Baréges, Dupré à Cauterets, Barrié, Pégot et Fontan à Luchon, ne
sont pas moins explicites.

Enfin MM. Hartung et Sträter, médecins d'Aix-la-Chapelle,
ont constaté les mêmes phénomènes; mais, de plus, M. Hartung
m'a dit avoir plusieurs fois déjà observé que, chez certains malades qui ont abusé des préparations mercurielles, les eaux, bien
qu'administrées seules, provoquent spontanément, au début de
la cure, une salivation très abondante, et en même temps les
accidents se dissipent, comme si le mercure, à mesure qu'il
s'échappe par cette espèce d'émonctoire, débarrassait d'autant
l'organisme où il se trouvait emprisonné. Je ne puis me dispenser,
vu la singularité du fait, de citer une de ces observations :

Un jeune homme, d'une constitution lymphatique, habitant le
nord de l'Allemagne, fut atteint, pendant l'hiver, d'une ulcé-

(1) *Manuel de l'étranger aux eaux d'Aix en Savoie*, p. 217.

ration vénérienne pour laquelle on lui fit prendre le sublimé à très haute dose. Le mal local disparut; mais, depuis cette époque, la santé resta languissante. Après beaucoup de traitements qui tous échouèrent, le malade fut envoyé, en désespoir de cause, aux eaux d'Aix-la-Chapelle, où il arriva pâle, anémique, émacié, sans appétit comme sans sommeil, et agité d'un tremblement général : on aurait dit d'un vieillard accablé par l'âge et les infirmités. M. Hartung lui prescrivit l'eau minérale sous toutes les formes. Il survint peu de changements dans les premiers jours; puis tout à coup le malade fut saisi d'une salivation excessivement forte, rappelant trait pour trait les caractères de la salivation mercurielle. Or, depuis plus de dix ans, il n'avait pas pris un atome de mercure! Cette salivation amena une détente générale qui fut promptement suivie de la disparition de tous les accidents, à tel point que le malade put bientôt quitter les eaux complétement guéri (1).

Il résulte des témoignages que je viens de reproduire, et qui ont d'autant plus de valeur qu'ils émanent tous de médecins spéciaux, que les eaux minérales, lorsqu'elles sont associées au mercure, ajoutent aux vertus curatives de ce médicament, et que, de plus, elles préviennent les inconvénients qui se rattachent quelquefois à son emploi. Ces inconvénients, nous le savons, sont des plus graves. Ce sont : la stomatite, le ptyalisme, la fétidité de l'haleine, le ramollissement des gencives, la chute des dents, la nécrose des os maxillaires, l'alopécie, des troubles plus ou moins profonds des fonctions digestives, et ce tremblement général qui rappelle parfaitement le *delirium tremens*.

(1) M. Pagès a observé à Baréges deux cas non moins extraordinaires. Il s'agit de deux individus qui avaient autrefois abusé du mercure, mais qui avaient cessé d'en faire usage, l'un depuis dix-huit mois, l'autre depuis quatorze. M. Pagès s'était assuré que, dans cet intervalle, ils avaient été complétement soustraits à tout traitement mercuriel. Or, chez tous deux, la médication sulfureuse détermina, dès les premiers jours de son application, une salivation avec tous les accidents de la stomatite mercurielle diphthéritique, qui fut guérie ensuite très rapidement par l'usage des mêmes eaux qui l'avaient provoquée.

Les mêmes remarques s'appliquent à l'iodure de potassium, qui est aux accidents tertiaires de la syphilis ce que le mercure est aux accidents secondaires. Quand on combine les préparations d'iode avec la médication thermale, leur effet est bien plus puissant, et il est rare qu'elles déterminent vers l'estomac ces pesanteurs et ces pincements dont les malades sont quelquefois si fortement incommodés lorsqu'on les emploie seules.

— J'en resterai là de mon travail, car le but que je m'étais proposé me paraît atteint. Oui, les eaux minérales sont utiles comme moyen diagnostique de la syphilis; elles sont utiles également comme moyen curatif de cette redoutable affection; enfin elles agissent tout à la fois comme agent préservatif et comme agent auxiliaire du traitement mercuriel. La démonstration à cet égard me semble avoir été complète. Si je n'ai pas cru devoir désigner d'une manière spéciale les sources qui conviendraient le mieux pour tel ou tel cas où l'on conseillerait les eaux, c'est que je me suis étendu longuement à ce sujet dans divers passages de mon GUIDE, auxquels, par conséquent, je ne puis que renvoyer.

ÉTUDES

SUR L'HYDROTHÉRAPIE

FAITES EN ALLEMAGNE EN 1845 (1).

———

Il n'était bruit, il y a quelques années, que dès cures merveilleuses opérées en Allemagne par l'hydrothérapie. Déjà la
médecine avait signalé les propriétés thérapeutiques de l'eau
froide, et indiqué les avantages qu'on peut retirer de son emploi:
mais il était réservé à un paysan de la Silésie d'ériger en une
vaste méthode de traitement ce qu'on avait borné, avant lui, à
des applications restreintes. C'est à un accident dont il avait
failli être victime que Priessnitz dut les premières idées et les
premiers essais de sa médication. Blessé grièvement à la figure
d'un coup de pied de cheval, il tombe, et le chariot, passant sur
son corps, lui fracture deux côtes : comme les ressources ordinaires de l'art ne lui laissaient que la perspective d'une guérison
incomplète, il entreprend de se traiter lui-même. C'est alors que,
guidé par je ne sais quelle inspiration que lui suggèrent les

(1) A l'époque où je fis paraître ces Études (1845), l'hydrothérapie était
à peine connue en France. Aujourd'hui elle y est pratiquée sur une grande
échelle ; mais on a tellement modifié les procédés de Priessnitz, que chaque
médecin a, pour ainsi dire, sa méthode particulière. Or il s'en faut de
beaucoup que ces modifications aient toujours été heureuses. C'est même ce
qui m'engage à ne rien changer à mon travail, car il représente fidèlement
ce qu'était l'hydrothérapie dans les mains de son inventeur, et ce qu'elle
est maintenant encore dans les principaux établissements de l'Allemagne.
On pourra, du reste, consulter les divers travaux de MM. Scoutetten,
Schedel, Fleury et Guettet, directeur de l'établissement de Saint-Seine.

habitudes hygiéniques au milieu desquelles il a vécu dans la Silésie, il imagine d'appliquer des serviettes mouillées sur ses côtes
remises en place; il ne boit que de l'eau froide, mange fort peu,
conserve un repos absolu, et bientôt il est en état de reprendre
les rudes travaux de la campagne.

Ce succès eut beaucoup de retentissement, et le nom de Priessnitz devint promptement populaire dans le voisinage. Lui-même,
soit qu'il voulût exploiter sa célébrité de fraîche date, soit qu'il
pressentît déjà l'utilité du nouveau moyen, promena dans les
villages et les bourgs son existence nomade, appliquant l'eau
froide aux hommes, et même aux animaux : il supplée à la science
qui lui manque par les observations de son esprit investigateur.

L'extrême simplicité du remède, l'humble condition de son
auteur, d'incontestables cures, tout cela dut parler à l'imagination. Aussi la mode accueillit et enfla ses succès : sa renommée
s'étendit au loin, et l'on vit la foule enthousiaste accourir vers
Priessnitz, comme, à la fin du siècle dernier, elle se pressait
autour du baquet de Mesmer. L'ancien cabaretier fonda un vaste
établissement où de nombreux malades vinrent chaque année, de
toutes les parties du globe, demander à l'hydrothérapie la guérison que la médecine n'avait pu leur procurer.

Bientôt s'élevèrent des établissements rivaux. Ce furent malheureusement d'audacieux spéculateurs, complétement étrangers
aux moindres notions médicales, qui, les premiers, à l'imitation
de Priessnitz, dont ils ne connaissaient même pas les formules,
entreprirent le traitement par l'eau froide, et de mensongers
prospectus célébrèrent avec fracas des cures impossibles. Il semblait que la condition la plus favorable pour la guérison d'une
maladie fût désormais son incurabilité.

La médecine n'était donc plus un art : elle devenait une industrie, lorsque des hommes instruits et consciencieux se rendirent à Græfenberg pour apprécier par eux-mêmes la nouvelle
médication. S'ils furent témoins de magnifiques cures dues à la
sagacité de Priessnitz, ils furent témoins aussi de graves échecs
dus à l'ignorance du paysan. Ces exemples ne furent pas perdus
pour eux. Ils comprirent les avantages que la thérapeutique

pouvait tirer d'une pareille méthode, appliquée avec mesure, et c'est alors qu'ils fondèrent des établissements spéciaux.

Cependant l'hydrothérapie fut accueillie à Paris avec une extrême défiance. Pour moi, j'avais déjà vu M. Récamier, dans le service duquel j'étais interne à l'Hôtel-Dieu, employer les bains et les affusions d'eau froide avec une justesse de coup d'œil et une hardiesse que souvent le succès couronnait. Je me rappelais aussi avoir entendu M. Magendie, dans ses leçons au Collége de France (1), parler avec éloge de l'hydrothérapie, alors qu'il s'élevait énergiquement contre l'homœopathie, le magnétisme et autres rêveries germaniques. C'étaient des motifs suffisants pour me faire envisager sérieusement cette méthode, et je crus devoir aller l'étudier dans les contrées mêmes où elle avait pris naissance, persuadé que là seulement je la connaîtrais à fond.

Mais où me fixer pour ces études? L'espèce de dédain et d'hostilité que Priessnitz affectait pour les médecins inspirait à ceux-ci fort peu de goût pour le séjour de Græfenberg. Mes incertitudes furent promptement dissipées quand j'eus visité le magnifique établissement de Marienberg, fondé par M. Schmith à Boppart, près Coblentz, dans un des sites les plus délicieux de la vallée du Rhin. En nul autre endroit la méthode de Priessnitz n'est appliquée avec plus de succès et d'intelligence.

Me voilà donc mêlé aux malades, vivant avec eux, assistant à tous leurs exercices, les interrogeant sur les effets du traitement, et cherchant à me rendre compte de leurs sensations.

Mais bientôt je m'aperçus que, si je me contentais du rôle d'observateur, je ne pourrais acquérir que des notions tout à fait incomplètes. Il est si difficile, dans de pareilles études, de se faire une idée exacte de ce qu'on n'a pas éprouvé soi-même! L'esprit ne procède que par conjectures : parfois il s'égare. Qui ne sait que souvent des malades soumis à un même traitement sentent chacun d'une manière différente? Leurs paroles reflètent, à leur insu, leurs dispositions morales, enthousiastes ou injustes, selon

(1) *Leçons de médecine et de physiologie* professées au Collége de France par M. Magendie, rédigées par M. Constantin James. 5 vol. in-8.

qu'ils sont animés par la reconnaissance ou froissés par la déception. Ainsi mon but n'était pas atteint, tant que je m'en tiendrais aux vagues généralités d'impressions étrangères; il me sembla, d'ailleurs, que je serais plus fort de moi-même, et que j'aurais plus d'autorité auprès du lit des malades, lorsque je pourrais invoquer mon expérience personnelle.

Je me décidai donc à me soumettre, sous la direction de M. le docteur Hallmann, aux principales épreuves qui constituent le traitement. Au lieu de m'y préparer par gradation, ainsi qu'on procède à l'égard des personnes dont la constitution est affaiblie par l'âge ou ébranlée par la souffrance, je pus aborder tout d'un coup les moyens les plus énergiques, ne consultant pour leur classification que ma plus grande commodité.

Il me faut maintenant rapporter en quoi consistent ces épreuves, et ce qu'elles m'ont fait ressentir. Simple historien, je vais transcrire mes notes, me réservant d'examiner ensuite les procédés de l'hydrothérapie au triple point de vue de la physiologie, de la thérapeutique et de l'hygiène.

EXPÉRIENCES SUR MOI-MÊME.

Enveloppement humide. — Le 8 septembre 1845, à six heures du matin, un domestique entre dans ma chambre. Je me lève. Il défait mon lit, n'y laissant que le sommier, sur lequel il étend une épaisse couverture de laine, puis, sur celle-ci, un drap de grosse toile, mouillé et fortement tordu. Pendant ces préparatifs, M. Hallmann prend la température de ma bouche avec un petit thermomètre, dont il me place la boule sous la langue : le mercure marque 37° C. Nous notons aussi l'état du pouls : j'ai 62 pulsations par minute.

Je me recouche, tout nu, sur le drap humide, la peau moite encore de la chaleur du lit, puis, étendant les jambes, je m'applique les bras le long du tronc. Je sens du frisson. Je tremble

tout à fait au moment où, ramenant les deux bouts du drap vers
les côtés opposés de mon corps, on les entrecroise au-devant de
la poitrine, du ventre et des membres, de manière à m'envelopper
tout entier, moins la face, comme dans un linceul. Même disposition pour la couverture de laine; on a soin d'en replier le bout
inférieur au-dessus des pieds et des jambes, car ce sont les parties qui s'échauffent le plus difficilement : quant au bout
supérieur, on me l'enroule autour du cou, afin de prévenir
l'introduction de l'air. On pose ensuite sur toute la longueur de
la couverture un édredon que fixe et recouvre une seconde couverture bien bordée de chaque côté, comme la première. Le
tout est fortement serré dans un drap sec, au-dessus duquel est
étendu mon manteau. Ma tête seule reste libre, supportée par
un traversin.

Me voici donc emmaillotté. Il me faut maintenant attendre
patiemment, sur le dos, que la sueur arrive.

Au bout de quelques minutes je ne sens plus le froid ; je finis
même par ne pas m'apercevoir de la fraîcheur du drap. Mais cette
attitude immobile et fixe me cause un extrême agacement : par
cela seul que j'ai les mains prisonnières, je crois sentir partout
des démangeaisons. Une mouche qui voltige près de mon visage
me fatigue et m'obsède, car je n'ai pour la chasser que le mouvement de ma tête et le souffle de mes lèvres.

Il est six heures et demie. J'éprouve un sentiment de chaleur
très prononcé vers l'abdomen et la poitrine, puis vers les membres. A sept heures je suis brûlant : mon visage est coloré : je
me sens un peu d'excitation dans le système nerveux. Vers
sept heures et demie, je commence à transpirer : en même temps
je m'assoupis légèrement. La sueur se développe successivement,
au tronc, aux cuisses, aux jambes et aux mains ; les épaules sont
envahies ensuite, puis le visage, puis enfin les pieds. Ma respiration continue d'être parfaitement libre. Mon pouls est toujours
à 62 : toutefois il me semble qu'il bat plus fort, car, jusqu'ici,
pour en percevoir les pulsations, il me fallait glisser le doigt vers
le pli de l'aine, et interroger l'artère crurale ; maintenant, au
contraire, sans faire de mouvement, j'ai parfaitement la con-

science du choc du cœur et de l'impulsion artérielle. Mais peut-être aussi cette concentration du calorique m'a-t-elle rendu plus impressionnable.

M. Hallmann prend de nouveau la température de ma bouche; elle est restée la même : le mercure ne dépasse point 37° C.

Il est bientôt huit heures. Il me semble que mon corps entre en ébullition ; la sueur coule sur mon front, colle mes cheveux, m'inonde partout : la chaleur est devenue insupportable. A huit heures, on me débarrasse de mes enveloppes en ne me laissant que le drap et la première couverture. On m'assied dans un fauteuil à roulettes, les pieds libres, le cou, la tête et une partie du visage recouverts d'un capuchon de laine, puis on me dirige vers une trappe disposée dans le plancher du corridor. Le poids de mon corps fait jouer une poulie : la trappe s'abaisse, et je descends lentement dans la salle des bains. M'y voici.

Grand bain froid. — On m'ôte la couverture et le drap. Devant moi est un bassin, profond de quatre pieds, large de quinze, rempli jusqu'aux bords, et alimenté par une source à 12° C., d'une limpidité parfaite. Quand je réfléchis qu'il fallait me plonger tout en sueur dans cette eau si froide, je ne fus pas maître d'une certaine émotion. Cependant je me précipite.

La première impression fut moins pénible que je ne m'y étais attendu. Je n'avais pas précisément froid, mais j'éprouvais par toute la surface du corps une sorte de pincement, comme si ma peau, devenue trop étroite, comprimait en se resserrant les tissus plus profonds. Je me donnai beaucoup de mouvement, plus peut-être que ce n'était nécessaire. Tantôt je nage et plonge ; tantôt je me tiens debout en m'arrosant vivement le visage pour empêcher le sang de s'y porter.

Peu à peu je sens le calme renaître : je me mets en rapport avec les personnes et les objets qui m'entourent, je parle, j'entends : ma respiration est plus libre. Ma peau devient souple, chaude, colorée ; mon visage s'anime. C'est que déjà la réaction commence.

Je quitte le bain où j'étais depuis une minute environ. Le contact de l'atmosphère me parut délicieux. Mon corps fumait comme un fer qu'on a plongé brûlant dans l'eau, et qu'on retire incomplétement refroidi. Aussitôt on me jette par-dessus la tête un drap sec, en grosse toile, qui me tombe jusqu'aux pieds, et l'on s'en sert pour me frictionner rudement. Je me frictionne moi-même. Ma peau rougit de plus en plus ; ses papilles se hérissent ; bientôt elle offre une teinte écarlate. La pression du doigt y détermine une empreinte blanchâtre qui disparaît immédiatement dès qu'on cesse d'appuyer. Ce sont tous les signes d'une réaction complète.

Je passai ensuite une robe de chambre, et je montai m'habiller pour sortir. Descendu dans le parc, je parcours à pas rapides ces longues et ravissantes promenades qui font de Marienberg un des plus beaux séjours de l'Allemagne. Je me trouve leste, dispos, plein d'ardeur : je sens dans tous mes membres une énergie nouvelle : ma peau est brûlante, ma tête parfaitement dégagée. Je bois plusieurs verres aux sources d'eau vive qu'on a disposées de distance en distance pour l'usage des malades, puis je rentre à neuf heures pour déjeuner. Ce premier repas ne se compose que de pain bis, de beurre et de lait froid.

Frictions avec le drap mouillé froid. — Je me rends à onze heures dans une des salles de bain, où je me déshabille : mon corps était plutôt en moiteur qu'en transpiration. Le baigneur me jette par derrière, sur la tête, un grand drap imbibé d'eau froide, non tordu, qu'il ramène sur ma poitrine, de manière à m'envelopper instantanément le corps ; ensuite il me frictionne très rudement la peau par-dessus le drap. J'avais d'abord éprouvé un saisissement assez vif, mais la réaction s'établit promptement, et, au bout de cinq minutes, ma peau était rouge et chaude : le drap même s'était échauffé au contact de mon corps.

On m'essuie avec un autre drap bien sec. Je reprends mes vêtements et retourne dans le parc faire de l'exercice.

Douches froides. — A midi je vais à la douche : il y a plusieurs espèces de douches, de force et de destination différentes. La hauteur de la chute d'eau est d'une quinzaine de pieds ; son diamètre varie depuis un simple filet jusqu'à une forte nappe ; sa direction est verticale ou oblique, suivant les parties qu'on veut atteindre. J'expérimentai les deux principales douches; ce sont : la douche en arrosoir, et la grosse douche.

Douche en arrosoir. — J'attends que mon corps ne soit plus en sueur, puis je me place sous la douche, les mains étendues au-dessus de la tête, afin d'amortir le premier choc. De cette manière, l'eau se brise et retombe sur moi en poussière écumeuse. La sensation fut désagréable; elle devint pénible lorsque, sans interposer les mains comme je l'avais fait d'abord, je présentai à la douche le dos et les reins, puis successivement les autres parties du corps. J'essaie aussi de la recevoir sur la tête, mais cela m'étourdit. Au bout de cinq minutes, je passe de la douche en arrosoir à la grosse douche.

Grosse douche. — Celle-ci, je la supporte beaucoup mieux. Si son choc est plus fort, au moins il est plus franc : on n'a qu'une sensation, au lieu de ces milliers de petites impressions tellement divisées et uniformes, qu'on ne sait à laquelle répondre. Cette douche excite très rapidement la peau; j'y reste le même temps que sous la première. Quand je me retirai, j'avais le corps rouge; mes mains et mon visage offraient, au contraire, une teinte légèrement bleuâtre. Le baigneur m'essuie et me frictionne rudement. Ma réaction se fit à merveille : du reste, elle s'opère toujours très vite après la douche.

— Nous nous réunissons à une heure pour dîner. Ces promenades et cette succession continuelle d'exercices différents excitent vivement l'appétit chez tous les malades, et, à plus forte raison, chez une personne bien portante. Aussi vîmes-nous avec plaisir arriver le moment du repas, qui se composa des mêmes aliments dont on fait usage dans les habitudes de la vie : seulement on ne boit que de l'eau.

Bain de siége froid. — Je prends un bain de siége à cinq heures. Voici comment est disposé l'appareil : c'est un bassin, comme pour les bains de siége ordinaires, avec cette différence qu'il est doublé à l'intérieur d'une lame de zinc, percée, dans toute son étendue, d'une multitude de petits trous. Il n'y a point encore d'eau. J'ouvre le robinet : à l'instant un jet s'échappe avec bruissement de chaque pertuis, converge vers le centre du bassin, et frappe la peau comme un petit dard. La réunion et l'entrecroisement de tous ces jets constituent une atmosphère liquide qui vous enveloppe jusqu'aux jarrets et à l'ombilic. Ainsi renouvelée sans cesse, l'eau s'écoule par un trou pratiqué au fond du vase; c'est donc plutôt une irrigation continuelle qu'un bain. Quelques bassins sont, de plus, munis d'une douche ascendante qui, pendant l'arrosage latéral, dirige verticalement un jet plus fort sur le périnée.

L'eau me parut extrêmement froide. Elle n'était cependant, comme pour les autres exercices, qu'à 12° C. Pendant toute la durée du bain, je me frictionne les surfaces en expérience, afin de provoquer la réaction.

Au bout d'un quart d'heure à peu près, je quitte le bain. La peau avait rougi au contact de l'eau, et une zone bien nette indiquait le niveau de l'immersion. Le baigneur me fait les frictions d'usage, puis je retourne dans le parc : j'éprouvais un sentiment de fraîcheur locale qui ne disparut qu'au bout d'une demi-heure d'exercice.

Bain de pieds froid. — Je prends à six heures le bain de pieds qui doit être la dernière épreuve de ma journée. L'eau m'atteignait à peine les chevilles ; comme j'avais très chaud, elle me glace. Je me frotte vivement les pieds l'un contre l'autre : de son côté le baigneur les frictionne alternativement avec les mains. On m'encourage : bientôt, m'assure-t-on, je vais sentir une douce chaleur remplacer peu à peu cet affreux saisissement. Tout ce que je puis dire, c'est qu'après dix minutes j'en suis sorti ayant les pieds presque aussi froids qu'en y entrant. A peine étais-je hors de l'eau que ma réaction commença : quelques tours de promenade l'achevèrent complétement. Toute la soirée j'eus les pieds brûlants.

— Un goûter servi avec la même frugalité que le repas du matin nous réunit à sept heures. A dix heures je me couchai, ne me sentant pas plus fatigué que d'ordinaire, et je dormis profondément.

Enveloppement sec. — Le lendemain matin, dès cinq heures, le domestique vient m'emmaillotter comme la veille ; seulement il n'emploie pas le drap mouillé : mon corps se trouve ainsi mis en contact immédiat avec la couverture de laine. Lequel des deux procédés donne la sensation la moins désagréable? Je ne saurais le dire. Ce frottement de la laine sèche sur la peau entretient un picotement général qui, pour beaucoup de malades, est aussi incommode que la fraîcheur du drap : j'ai vu même des personnes nerveuses en être tellement agacées qu'il fallait les désemmaillotter à l'instant pour leur mettre le drap mouillé. Quant à moi, je n'y trouvai pas une grande différence. Vers six heures et quart je transpirais abondamment.

A ma première séance, on m'avait laissé, pendant la sueur, dans un repos parfait. Voici les modifications qu'on fait aujourd'hui :

On ouvre ma fenêtre : l'entrée de l'air extérieur me produit sur le visage une très agréable impression de fraîcheur. Toutes les dix minutes on me fait boire, avec un verre à biberon, quelques gorgées d'eau froide : même bien-être à l'intérieur; il me semble que l'excès de calorique de mon corps est absorbé par l'eau qui se met en équilibre de température.

Cependant la sueur m'inonde de plus en plus. A sept heures, on me conduit au grand bain : cette fois, je m'y précipite très hardiment. La sensation fut loin de me paraître pénible; je compris même comment les malades s'y habituaient, et, pour la plupart, finissaient par y trouver du charme. Ma réaction se fit très bien, et j'en restai là de mes expériences.

— Telle est la série d'épreuves par lesquelles j'ai passé, et qui constituent la partie la plus active du traitement. Mais je crois devoir rappeler encore qu'on se ferait une fausse idée de l'hydrothérapie, si l'on croyait que les malades sont soumis d'emblée et sans préparation préalable à une médication aussi énergique : dans certains cas, les moyens les plus doux sont ceux qui réussissent le mieux, j'ajouterai, sont les seuls qui conviennent.

Maintenant que nous connaissons les principaux procédés de la méthode, et les sensations qu'ils font éprouver, je dois, pour être fidèle à mon plan, examiner l'hydrothérapie sous un triple aspect, et étudier : 1° son action physiologique ; 2° son utilité thérapeutique ; 3° son influence comme moyen d'hygiène.

§ I.

ACTION PHYSIOLOGIQUE DE L'HYDROTHÉRAPIE.

Un fait qui ressort des expériences de l'hydrothérapie, et qui semble dominer tous les autres, c'est que, dans des cas déterminés, il n'y a aucun péril à se plonger le corps en sueur dans l'eau froide. Ce résultat est d'autant plus important à noter, qu'il est contraire aux idées généralement admises parmi nous. Il a dû paraître moins étrange aux peuples du Nord, qui, de temps immémorial, sont dans l'usage de prendre des bains glacés, ou même de se rouler dans la neige, à la sortie de l'étuve ; encore bien qu'entre ces deux procédés il y ait plutôt analogie que similitude. Voyons maintenant si cette innocuité de l'immersion peut être expliquée jusqu'à un certain point par la nature et la combinaison des principales circonstances que nous avons indiquées.

L'emmaillottement laisse le corps dans un repos parfait ; l'organisme continue son jeu habituel sans secousses, sans violence, et presque avec son rhythme normal. Au moment de la sueur, la peau seule est très vivement stimulée, ce qui explique pourquoi elle est, pour ainsi dire, la seule aussi qu'impressionne l'influence momentanée du froid : il n'y aurait danger que si le séjour dans l'eau se prolongeait assez pour que le refroidissement pénétrât profondément.

Au contraire, le saisissement sera immédiat si, à la suite d'un exercice violent, on se plonge dans l'eau froide : à cet instant, tous les organes se trouvaient dans une sorte d'activité fébrile. La transpiration ne constituait plus le fait prédominant ; elle n'était que l'indice de l'excitation générale. Quand alors vous provoquez un refroidissement subit, qu'y a-t-il d'étonnant à ce que les rouages de l'économie se confondent, s'arrêtent ou se brisent?

Dans le premier cas, la sueur est un phénomène passif, tandis que le phénomène est essentiellement actif dans le second.

Si le refroidissement par l'eau a des effets différents, suivant que la sueur aura été diversement provoquée, le refroidissement par l'air est toujours à redouter, quels qu'aient été les agents de la transpiration. C'est peut-être autant pour le prévenir que pour empêcher une congestion vers les parties supérieures, qu'on recommande aux malades l'immersion immédiate de tout le corps dans le grand bain, ou du moins, s'ils y entrent graduellement, des affusions sur le visage et la poitrine.

Il est sans doute fort difficile de comprendre ces influences contraires de l'air et de l'eau froide. Je me borne donc à constater le fait.

J'ai mis en regard des phénomènes de la sudation hydropathique ceux qui accompagnent l'échauffement produit par l'exercice. L'innocuité des premiers ressort des observations que j'ai décrites en détail. Je pourrais peut-être me dispenser de citer des faits pour prouver le danger des seconds ; car une triste expérience ne nous en offre que trop chaque jour. Mais, pour que l'opposition soit plus complète, et nos déductions physiologiques mieux comprises, je crois utile d'apporter un exemple.

Le plus remarquable que nous offre l'histoire est, sans contredit, celui qui a trait à Alexandre. L'importance du personnage, les circonstances et les phases de l'accident justifient suffisamment mon choix : d'ailleurs, je suis heureux d'avoir à rappeler une des pages les plus honorables des annales de la médecine.

J'emprunte à Quinte-Curce le récit détaillé suivant :

« Ce fut au milieu d'une des journées les plus chaudes d'un été » brûlant qu'Alexandre arriva sur les bords du Cydnus. La » fraîcheur et la limpidité de l'eau invitèrent le roi, couvert de » sueur et de poussière, à prendre un bain ; il se dépouille de, » ses vêtements, et, le corps tout ruisselant, il descend dans le » fleuve. A peine y est-il entré que tous ses membres se roidissent

» par un saisissement subit : la pâleur se répand sur tout son
» corps, et peu à peu la chaleur vitale semble l'abandonner. Ses
» officiers le reçoivent presque expirant dans leurs bras, et le
» transportent sans connaissance dans sa tente. »

Nous trouvons ici la réunion de toutes les conditions les plus
défavorables. Alexandre avait le corps en sueur par suite d'une
marche forcée; il n'attend pas que l'excitation générale se calme;
il se déshabille en plein air, descend dans le fleuve (*descendit in
flumen*) au lieu de s'y jeter, et n'a pas même la ressource de prévenir le saisissement par la natation (1). A l'instant la circulation s'arrête dans les capillaires, et le sang abandonne la peau
(*pallor diffusus est*), pour se concentrer au cœur et dans les gros
vaisseaux, ce qui amena la syncope.

« Au bout de quelque temps le malade commence à respirer
» plus librement; il lève les yeux, et, reprenant peu à peu ses
» esprits, reconnaît ses amis qui l'entourent. Cette légère dé-
» tente ne servit qu'à lui faire comprendre l'immensité du dan-
» ger. En proie à une vive anxiété, il déclare qu'il ne veut ni
» traitement long, ni médecin timide, et qu'il préfère une mort
» prompte à une lente convalescence. C'est alors que Philippe
» promet au roi un breuvage énergique : seulement il ne veut le
» donner que le troisième jour. »

Pourquoi ces retards alors que le danger presse? Philippe
obéissait ici aux préoccupations superstitieuses de la médecine
d'Hippocrate. Une crise seule pouvait sauver le roi; or, le troisième jour étant regardé comme un jour critique beaucoup plus
favorable que le premier et le deuxième, il préfère attendre.

Je néglige ce qui a rapport à la lettre de Parménion, ainsi qu'
l'épisode si connu qui s'y rattache, et je continue.

« Au commencement du troisième jour, Philippe entre dans
» la tente du roi avec la potion qu'il avait préparée. Alexandre,
« se soulevant sur son coude, prend la coupe et la vide... Telle

______

(1) Alexandre ne savait pas nager. Un jour qu'il était séparé de l'ennemi
par un fleuve, qui arrêtait sa marche victorieuse, on rapporte qu'il
s'écria : *O me pessimum qui natare non didicerim!*

» fut la violence du remède que les phénomènes qui suivirent
» parurent justifier l'accusation de Parménion; la respiration
» du roi devint plus embarrassée. Philippe ne négligea rien de
» ce que son expérience lui suggérait. Il entoure le corps du
» malade de fomentations; pour le réveiller de sa stupeur, il lui
» fait respirer l'odeur du vin et des aliments : dès qu'il le voit
» reprendre ses sens, il ne cesse de lui parler de sa sœur, de sa
» mère, et de la victoire éclatante qui l'attend.

» Aussitôt que le médicament fut passé dans les veines, la
» santé parut se répandre peu à peu dans tout son être. L'es-
» prit recouvra son énergie et le corps sa vigueur beaucoup plus
» tôt qu'on ne devait l'espérer, puisque le même jour, le troi-
» sième depuis l'accident, Alexandre put se montrer à son armée. »

La potion prescrite par Philippe ne pouvait être qu'une potion
tonique, puisque avant tout il s'agissait de rappeler la chaleur.
S'il fut heureux dans le choix du remède, il ne fut pas moins
habile dans son application; il comprit que le froid ayant fait
refluer le sang dans la profondeur des tissus, il fallait que l'excitation vînt d'abord de l'intérieur, et qu'elle fût seulement favorisée par les moyens externes. Aussi, avant d'employer les fomentations et autres stimulants, attend-il que la liqueur ait été
ingérée dans l'estomac. Il n'est pas étonnant que le travail de
l'absorption se soit manifesté par l'aggravation apparente des
symptômes; mais à peine le médicament, suivant l'expression
parfaitement juste de l'historien, eut-il passé dans les veines (*se
diffudit in venas*) que la réaction commença.

Remarquons avec quelle sagacité Philippe fait intervenir les
influences morales. Afin de détourner l'attention du malade des
idées d'empoisonnement que les premiers effets du remède pouvaient lui rappeler, il met en jeu ses affections les plus chères et
son impatience de conquérant : d'ailleurs ne fallait-il pas, pour
que la réaction devînt complète, que la surexcitation de l'esprit
fût en rapport avec celle des organes ?

C'est à cette heureuse combinaison des moyens, et aussi à la
force de sa constitution, qu'après deux jours d'une inutile et
dangereuse attente, Alexandre dut de revenir à la vie; il avait

lors de l'accident, toute l'énergie de la jeunesse. Au contraire, l'empereur Barberousse, qui, seize siècles après, succomba pour s'être baigné dans le même fleuve, était âgé de près de soixante-dix ans. Or, il est d'observation que les jeunes gens ont une force de réaction bien supérieure à celle des vieillards.

Les détails dans lesquels je viens d'entrer expliquent, jusqu'à un certain point, comment il se fait que l'immersion dans l'eau froide du corps en sueur, après un exercice violent, soit toujours dangereuse, souvent mortelle, lorsqu'au contraire elle est sans danger et quelquefois salutaire dans la méthode hydropathique. Il resterait sans doute beaucoup à ajouter pour donner complétement la raison physiologique de cette différence de résultats. Espérons que la science comblera bientôt cette lacune, et n'essayons pas de la remplir par des hypothèses, qui, surtout lorsqu'elles sont ingénieuses, ont le grand tort de détourner de la recherche de la vérité, en y substituant de trompeuses illusions.

Maintenant que nous avons analysé les principaux phénomènes que développe le grand bain froid, il nous reste fort peu de choses à dire des autres procédés de l'hydrothérapie. Un mot cependant sur chacun, afin de compléter notre appréciation physiologique.

— Les *frictions avec le drap mouillé,* les *lotions d'eau froide,* constituent le procédé le plus simple et le moins actif : aussi en fait-on usage dans les premiers temps, pour accoutumer l'économie à l'impression du froid. Viennent ensuite les *demi-bains* que l'on prend dans une baignoire ordinaire, n'ayant de l'eau que jusqu'à l'ombilic; on favorise leur action en faisant en même temps des *ablutions* d'eau froide sur la tête et le reste du corps, et en frictionnant la peau avec un drap rude. Ces moyens, par la réaction vive et prompte qu'ils déterminent, paraissent surtout agir comme révulsifs cutanés.

On fait souvent des applications locales de linges humides et froids sur la peau. Ainsi, la plupart des malades portent ce qu'on appelle la *ceinture stimulante :* c'est un bandage de corps, de grosse toile, pouvant faire à peu près trois fois le tour du tronc. On mouille une de ses extrémités dans une longueur suffisante

pour recouvrir l'abdomen ; puis on l'applique sur la peau de
cette région ; on termine en roulant autour du corps le reste du
bandage. De cette manière, le bout mouillé est fixé immédiatement
sur la peau par deux tours de bande sèche.

Il arrive pour la ceinture la même chose que pour le drap
d'emmaillottement : elle s'échauffe. Mais comme on la laisse
beaucoup plus longtemps en place, elle se sèche, se colle à la
peau et alors détermine vers cette membrane une irritation très
marquée, qui souvent amène des éruptions vésiculeuses ou pustuleuses. J'ai vu à Marienberg un malade chez lequel il s'était
développé ainsi un véritable ecthyma. Si la ceinture était renouvelée à mesure qu'elle s'échauffe, elle agirait comme moyen sédatif, et non plus comme topique stimulant : c'est de cette manière qu'en médecine on emploie les compresses mouillées froides,
quand il s'agit de calmer l'excitation d'une partie.

La *douche à vague* ou *Wellenbad* est simplement une grosse
nappe d'eau que verse un aqueduc presque au niveau du sol.
Pour la recevoir, on se couche dans une espèce de baignoire disposée au-dessous, de sorte qu'à la différence de la grosse douche
qui agit par son choc, celle-ci agit par son volume.

Le *bain de siége* produit des effets différents, suivant sa durée
et le degré de température de l'eau. Si le bain ne dure que huit
ou dix minutes, et que l'eau soit très froide, la réaction s'opère
extrêmement vite vers la peau ; mais elle n'est que passagère,
comme serait la rubéfaction par un sinapisme. Quand, au contraire, le bain est à 12 ou 15 degrés, et que le malade y reste une
demi-heure et plus, il se fait un abaissement notable de la température des surfaces en immersion, et aussi des tissus plus profonds. La réaction s'opère alors beaucoup plus lentement, mais
son effet se prolonge davantage.

Le *bain de pieds froid* est un des procédés les plus désagréables
de l'hydrothérapie. Si l'eau est tout à fait froide, on éprouve une
constriction locale tellement vive, qu'elle ébranle tout le système nerveux. Il ne faut prendre ce bain qu'après s'être échauffé
les pieds, soit par la marche, soit par des frictions, sans quoi la
réaction se ferait difficilement.

Comparons l'action du bain de pieds froid à celle du bain de pieds chaud. Quand vous placez vos pieds dans l'eau chaude, le sang s'y porte, et leur température s'élève par l'introduction directe du calorique. Le bain terminé, le sang reflue à l'intérieur, la chaleur diminue, et la peau attendrie, macérée, est devenue plus accessible au refroidissement qu'elle ne l'était auparavant. Au contraire, dans le bain froid, les pieds sont bientôt glacés. Mais, par l'effet de la réaction, le sang y revient avec une grande force de calorique ; la peau est beaucoup plus chaude, son tissu plus ferme, et sa résistance au froid est plus considérable. Il y a donc dans l'un et l'autre bain deux mouvements principaux du sang ; seulement ils se succèdent dans un ordre inverse.

On fait un grand usage d'*injections vagino-utérines* et de *lavements froids* ; leur mode d'emploi n'offre ici rien de spécial.

Il y a bien encore d'autres particularités du traitement, mais ce sont de simples modifications des procédés que je viens de décrire. J'arrive donc à la partie la plus importante de mon travail, l'emploi thérapeutique de l'hydrothérapie.

§ II.

EMPLOI THÉRAPEUTIQUE DE L'HYDROTHÉRAPIE.

Il est fort difficile d'exposer avec méthode le traitement hydrothérapique, et surtout d'établir, au milieu de toutes les exagérations dont il a été l'objet, les circonstances où il peut être nuisible ou avantageux. Je vais essayer d'indiquer les cas où ce traitement m'a paru le mieux réussir, et les dangers que peut offrir son application. Parlons d'abord des maladies aiguës : nous nous occuperons ensuite des maladies chroniques.

1° Maladies aiguës.

Priessnitz et son école n'hésitent pas à employer la méthode hydropathique contre toutes les maladies aiguës. Voici d'après quelles inductions ils règlent leur médication.

La fièvre qui accompagne ces maladies a pour principaux caractères une soif ardente, la chaleur et la sécheresse de la peau : aussi regarde-t-on l'enveloppement dans le drap mouillé comme le plus puissant des antiphlogistiques. S'agit-il d'opérer d'abondantes soustractions de calorique, on remplace le drap, à mesure qu'il s'échauffe, par un autre drap également humide. De temps en temps le malade boit quelques gorgées d'eau froide, afin que le passage dans le sang d'une certaine quantité de principes aqueux favorise la transpiration en rendant la peau plus souple et moins aride. La sueur une fois obtenue, dés lotions fraîches, puis des frictions sèches, sont faites par tout le corps, dans le but de déterminer vers la peau une réaction légère, et de dégager les parties plus profondes. On conseille rarement la douche et les autres procédés énergiques ; car on craint qu'en imprimant plus d'activité à la circulation, ils n'exaspèrent la fièvre.

Tel est l'exposé succinct du traitement hydropathique. Ce n'est pas sans surprise, j'ai presque dit sans effroi, qu'on voit une pareille méthode appliquée aux maladies aiguës. Ainsi, par exemple, comment les hydropathes pur sang procèdent-ils pour la pneumonie ? Le patient est enveloppé dans le drap mouillé froid ; on couvre sa poitrine de compresses humides et froides ; eau froide pour tisane ; lavements froids ; demi-bains froids avec affusions et frictions, etc. Je le demande, y a-t-il à Paris un médecin qui osât faire une pareille prescription ? Y a-t-il un malade qui osât la suivre ?

Que des personnes ainsi traitées aient pu guérir, cela prouve plus peut-être en faveur de leur constitution qu'en faveur du moyen : rien ne démontre, du reste, qu'elles n'auraient pas guéri aussi bien, ou même plus sûrement, par les soins ordinaires de la médecine. Serait-ce donc pour le vain plaisir de faire tout l'opposé de ce qui se fait d'habitude, qu'on irait recourir à des pratiques aussi étranges ? Jusqu'à ce que leur avantage sur les traitements usuels ait été établi par des observations parfaitement authentiques, l'hydrothérapie échouera devant les répugnances très légitimes des médecins et des malades.

Il ne faut pas, d'ailleurs, prendre trop à la lettre la dénomi-

nation des cas pathologiques où les hydropathes disent avoir
réussi. Comme la plupart se sont eux-mêmes improvisés médecins, sans études préalables, ils confondent à tout instant la
pleurodynie avec la pleurésie, la migraine avec la méningite, la
simple diarrhée avec la dysentérie, d'autant plus que de pareilles
méprises tournent à la plus 'grande gloire de la médication.
D'autres fois, au contraire, par une interprétation erronée des
symptômes, ils ne verront qu'un dérangement fonctionnel là où
existe une altération organique des plus graves. Consultez, pour
plus de renseignements, non pas leurs prospectus, car ils ne
mentionnent que des succès, mais le remarquable ouvrage où
M. le docteur Schedel a exposé la pratique de Priessnitz, qu'il a
suivie longtemps à Græfenberg ; vous y verrez, entre autres faits,
l'histoire d'un Américain soumis pendant un mois à des traitements tellement stupides et barbares, qu'ils rappellent les tortures de la question humide.

Est-ce à dire que, dans l'état actuel des choses, cette médication ne doive être employée contre aucune maladie aiguë? Ce
serait aller trop loin. Je vais même indiquer quelques circonstances où le traitement hydropathique m'a paru offrir des
avantages.

Fièvres typhoïdes. — M. Scoutetten et d'autres médecins distingués assurent avoir retiré d'excellents effets de l'hydrothérapie contre les fièvres typhoïdes, surtout quand la peau est
brûlante, la soif ardente, le pouls précipité. A peine le malade
est-il enveloppé dans le drap humide, qu'il éprouve un sentiment général de bien-être : quelques lavements frais, des demi-
bains à peine dégourdis, de l'eau fraîche en boisson, des compresses humides sur le ventre, complètent le traitement. Je crois
d'autant plus facilement à l'efficacité de ces moyens que, bien
avant qu'il fût question d'hydrothérapie, M. Récamier employait
avec avantage l'eau froide, sous toutes les formes, pendant certaines périodes de la fièvre typhoïde. Quant à l'enveloppement
dans le drap mouillé, c'est une très heureuse innovation de
Priessnitz.

Mais prenons garde. Aura-t-on recours aux mêmes procédés

sédatifs lorsque la période inflammatoire sera passée, ou quand, dès le début, la maladie offrira, pour principaux caractères, le refroidissement de la peau, la langueur de la circulation, et l'adynamie de toutes les fonctions? Ce serait une conduite tout à fait déraisonnable, car peut-être, dans ce cas, la vitalité a déjà subi une trop profonde atteinte pour que la réaction puisse se faire : c'est alors que les boissons stimulantes et les toniques de diverses espèces devront être préférés à l'eau froide. Comment, en effet, le même moyen pourrait-il également convenir quand il y a surexcitation ou quand il y a stupeur de l'organisme?

Dans presque tous les cas de fièvres typhoïdes traitées ainsi par l'eau froide, on voit apparaître sur différentes régions du corps des abcès ou des furoncles phlegmoneux qu'on regarde comme des phénomènes critiques. Nous aurons bientôt à nous expliquer sur la valeur de ces crises auxquelles on fait jouer un si grand rôle en hydrothérapie.

Anomalies nerveuses. — Je désigne, par cette dénomination un peu vague, certains états pathologiques qu'on rencontre plus souvent dans la pratique civile que dans les hôpitaux, et qui reconnaissent comme caractères prédominants la chaleur extrême de la peau, la fréquence et la concentration du pouls. Du reste, point de soif vive ni de céphalalgie; appétit parfois conservé; à peine quelques éclairs de douleurs dans les membres : seulement, de l'inquiétude, de l'irritabilité et surtout une grande disposition aux larmes. Cet état peut ne durer que quelques heures, ou se prolonger plusieurs jours; puis insensiblement tout rentre dans l'ordre. Comment localiser de pareils symptômes? Ils ne sont ordinairement précédés ni suivis d'aucun phénomène particulier, de sorte qu'on ne s'explique pas plus leur disparition, qu'on n'est averti de leur retour.

Autant ici la médecine est impuissante, autant les procédés de l'hydrothérapie offrent de ressources, car c'est au calorique en excès qu'il importe surtout de s'attaquer. J'ai vu une malade, dont chaque accès nerveux durait ordinairement plus de quarante-huit heures, être instantanément débarrassée de sa fièvre par quelques enveloppements successifs dans le drap mouillé; mais on est rarement aussi heureux.

On peut alors recourir à la méthode de Giannini, qui n'est qu'une sorte d'hydrothérapie mitigée; elle effraie moins les malades, et, quand on l'applique au début même des crises nerveuses, elle empêche souvent leur développement. Voici comment il faut procéder. On place le malade dans un bain, dont la température, égale à peu près à celle du corps, est abaissée graduellement, sans cependant descendre au-dessous de 12° C. De cette manière, on soustrait le calorique à mesure qu'il tend à se porter vers la peau, le sang est rafraîchi, et son cours devient moins rapide. Le malade reste dans le bain jusqu'à ce qu'il sente que le mouvement fébrile a complétement cessé.

Fièvres éruptives. — Le traitement des fièvres éruptives par l'eau froide est tellement opposé à nos idées et à nos usages, que vouloir, pour tous les cas, le naturaliser parmi nous, me paraîtrait une tentative impossible. Cependant, depuis l'exemple tant de fois cité de Zimmermann, des essais de ce genre ont été faits par Currie, Giannini, et, en France, par M. Récamier. Enfin Priessnitz traitait toutes ces fièvres par l'hydrothérapie; il faisait envelopper, en pleine éruption, dans le drap humide, puis il employait les affusions et même le grand bain froid. Les résultats obtenus à Græfenberg paraissent prouver que nous nous exagérons beaucoup le danger de l'eau froide (je ne dis pas de l'air froid), dans les maladies éruptives. Toutefois je pense que, pour les circonstances ordinaires, il vaut beaucoup mieux éviter ces grandes expérimentations, et tenir le malade bien chaudement dans son lit, en le garantissant de toute impression de froid. C'est seulement dans certains cas extrêmes, alors que la vie est en danger, et la médecine impuissante, que j'accepte l'intervention des procédés hydropathiques.

Ainsi, par exemple, j'ai vu l'emmaillottement appeler à la peau, en quelques heures, l'éruption que les efforts de la nature et les ressources de l'art n'avaient pu provoquer; d'autres fois le malade, en proie aux angoisses de la fièvre, a ressenti un soulagement immédiat de quelques applications humides et fraîches à

la surface du corps. Mais ce sont là des moyens dont il faut être
sobre, et dont l'emploi exige la plus grande circonspection.

J'admets donc que le traitement par l'eau froide peut convenir dans certaines maladies aiguës, spécialement celles que
caractérisent la continuité de la fièvre et la production exagérée
de la chaleur animale. Si l'état fébrile s'accompagnait de frissons
et de tremblements, ainsi qu'on l'observe fréquemment dans la
phlegmasie des organes parenchymateux, il faudrait s'abstenir
d'une pareille médication ; car l'impression de l'eau froide
venant se joindre au refroidissement pathologique, on devrait
craindre que la réaction ne se fît mal.

Ces précautions pourront paraître minutieuses ou exagérées à
ceux qui ont vu que l'on n'en tenait aucun compte dans les établissements hydropathiques. Mais notons qu'il s'agit là de malades chez lesquels le traitement par l'eau froide est devenu une
habitude de chaque jour, de manière qu'en combattant par
l'hydrothérapie l'affection aiguë intercurrente, on ne place point
l'individu dans des conditions nouvelles ; on modifie seulement
celles où il se trouvait déjà. Aussi jamais un médecin prudent
ne s'appuiera sur de pareils exemples pour prescrire d'emblée les
procédés hydropathiques aux malades qui n'ont pas encore fait
l'apprentissage de l'eau froide.

2° Maladies chroniques.

C'est dans le traitement des maladies chroniques que l'hydrothérapie compte ses succès les plus nombreux et les plus incontestables : ajoutons tout de suite que c'est dans le traitement de ces
mêmes maladies que la médecine échoue le plus ordinairement.
Ceci nous explique déjà le profond dédain que Priessnitz affectait pour la médecine. Étant le plus souvent consulté par des
personnes que les ressources de l'art n'avaient pu soulager, et
qui, presque toutes, exhalaient leur dépit en récriminations
amères, il avait dû en conclure que l'art est toujours et partout
impuissant : de là le ridicule anathème qu'il lançait contre toute
la pratique médicale. Comment, en effet, croire à des guérisons

qu'on n'a pas vues, et ne pas être influencé par les échecs dont
on est témoin ? Priessnitz avait aussi des motifs tout personnels
pour être exclusif. Le gouvernement lui fit défendre d'employer
autre chose que l'eau froide ; car il y aurait eu danger à ce qu'il
pût se servir de médicaments dont il ignorait les propriétés,
l'usage et les doses. Or, que s'avisa de faire Priessnitz ? Il défendit à
son tour ce dont il ne lui était pas permis d'user. L'eau froide était
forcément son remède unique : il la déclara le remède universel.

Ce n'est pas ici le moment de faire ressortir tout ce qu'une
pareille prétention a d'exagéré, pour ne rien dire de plus. Occu-
pons-nous d'abord d'établir quels sont les avantages de l'hydrothérapie contre les maladies chroniques.

On ne se propose pas, comme dans le traitement des maladies
aiguës, de diminuer la vitalité des tissus malades : on veut, au
contraire, l'accroître et provoquer une excitation temporaire,
qu'on saura ensuite utiliser. Il faut employer de préférence le
grand bain, la douche, les frictions générales, les longues promenades, les exercices manuels, en un mot les procédés les plus
puissants. Si la constitution paraît viciée par quelques cachexies,
le malade sera soumis à d'abondantes transpirations, et on lui
fera boire beaucoup d'eau, comme s'il s'agissait de renouveler la
masse de ses liquides. Mais ce que veut surtout l'hydrothérapie,
par ces moyens perturbateurs, c'est de développer quelques-uns
des phénomènes connus sous le nom de *crises*, et d'obtenir de la
sorte l'expulsion des principes délétères auxquels on attribue les
maladies chroniques. Quelques mots donc sur ces crises.

Les éruptions cutanées et les évacuations de toute espèce constituent la forme critique la plus habituelle. On attache particulièrement une extrême importance au développement des
furoncles. J'en ai vu qui avaient l'aspect de petites pustules semblables à celles que détermine la pommade d'Authenrieth :
d'autres fois ils acquièrent un volume considérable, et, par leur
réunion, forment de véritables anthrax qui sont d'autant plus
douloureux, qu'on attend qu'ils s'ouvrent seuls, en se contentant
de les couvrir de compresses humides. L'apparition des crises est
souvent précédée d'insomnie, d'agitation, de tristesse, de malaise,

et de l'aggravation apparente de la maladie primitive. Ces symptômes se dissipent d'eux-mêmes au bout de quelques jours. Bien loin de s'en inquiéter, on s'en félicite, car on n'y voit qu'une sorte de lutte intérieure entre la force médicatrice de la nature et le principe morbide qui doit être éliminé.

Ces explications rappellent un peu trop les anciennes théories humorales. Sans doute il ne répugne pas à une saine physiologie d'admettre que, dans quelques cas, la nature se débarrasse ainsi des principes étrangers ou nuisibles à l'organisme. Qui ne sait que, pendant le cours de certaines maladies, il survient quelquefois vers les membranes muqueuses, les reins ou la peau, des phénomènes insolites qui coïncident avec une notable amélioration des symptômes? J'admets donc volontiers l'intervention des crises, seulement l'hydrothérapie me paraît se méprendre fréquemment sur leur nature et la cause qui les produit. Ces frictions répétées à tout instant suffisent pour irriter le tissu cellulaire sous-cutané, et pour développer des éruptions, que, par conséquent, on aurait tort d'attribuer toujours à l'influence d'humeurs délétères : d'ailleurs les crises, tout en étant souvent avantageuses, ne sont pas indispensables pour la guérison.

Voyons maintenant quelles sont les maladies chroniques auxquelles l'hydrothérapie paraît le mieux convenir.

Rhumatisme et goutte. — Il est peu de rhumatismes chroniques que l'hydrothérapie ne guérisse ou n'améliore d'une manière très notable : trop d'exemples déposent en faveur de ce résultat pour qu'on puisse le contester. Les rhumatismes dont l'hydrothérapie triomphe le plus sûrement sont ceux qui s'accompagnent de la roideur et de l'engorgement des articulations. On fait grand usage de la douche, car il s'agit de stimuler vivement la peau, et d'appeler à sa surface l'irritation des parties profondes. Le malade présente spécialement à son choc les articulations entreprises : en même temps il leur imprime des mouvements de flexion et d'extension, afin de favoriser le glissement des surfaces synoviales, et de réveiller l'élasticité des ligaments. La durée de la douche ne sera que de quelques minutes, de peur que, trop prolongée, elle n'entraîne une trop grande perte de calorique

On se sert beaucoup aussi du grand bain, précédé de l'emmaillottement : si la peau est habituellement chaude et sèche, la sudation sera de préférence provoquée dans le drap mouillé. Après le bain, on frictionne le malade aussi rudement que le permet la sensibilité des tissus, car la réaction est plus lente à se faire qu'après la douche.

La ceinture abdominale n'est utile que quand le rhumatisme a de la tendance à se porter sur les entrailles.

Lorsque la douleur se fixe sur quelque point, on conseille de recouvrir la surface qui y correspond de compresses stimulantes, c'est-à-dire de compresses qu'on a fortement tordues pour en exprimer l'eau, et qu'on recouvre à leur tour de compresses sèches ; elles irritent la peau à la manière d'un révulsif. Si les compresses étaient trop mouillées, elles se réchaufferaient difficilement, et le froid, entretenu par leur contact, pourrait accroître le mal au lieu de le calmer.

La douleur a-t-elle résisté à ces applications, il convient de l'attaquer par de petits vésicatoires qu'on saupoudre avec la morphine, ce qui n'empêche pas de continuer les moyens hydropathiques, lesquels, nous l'avons dit, ont spécialement pour but d'appeler le travail morbide à la périphérie. Les sudorifiques, dont la médecine fait si grand usage, exercent une action bien moins certaine ; par l'excitation fébrile qu'ils provoquent vers la peau, ils énervent cette membrane et la rendent encore plus impressionnable au froid. Au contraire, un des grands avantages de l'hydrothérapie, c'est de fortifier toute l'enveloppe cutanée contre les variations de l'atmosphère : aussi voyez-vous, au bout de peu de temps, les malades quitter sans danger et même sans inconvénient les gilets de flanelle que souvent ils portaient depuis leur enfance.

Ce que je viens de dire du traitement du rhumatisme est également applicable à celui de la goutte. Pour la goutte, on insistera davantage sur les transpirations et les boissons abondantes. La combinaison de ces deux moyens a pour effet, d'une part, d'activer la sécrétion de la peau, qui est souvent d'une sécheresse remarquable, d'autre part, de favoriser, par l'absorption de prin-

cipes aqueux, la dissolution de l'acide urique dont l'économie
est saturée, ainsi que l'indiquent les graviers rouges que charrient
les urines, et les concrétions tophacées qui entourent les articulations.

Je n'oserais affirmer que l'hydrothérapie guérisse réellement
la goutte. Cependant, je connais des personnes qui se trouvent
si bien de son usage, alors que toutes les autres médications
avaient échoué, que je n'hésite pas à la mettre au moins sur la
même ligne que les eaux minérales les plus renommées pour le
traitement de cette désespérante affection.

Paralysies et Névroses. — Il est fort rare que, par les procédés hydropathiques, on puisse obtenir la guérison d'une hémiplégie, celle-ci étant presque toujours liée à une altération
organique de l'encéphale. On obtient, au contraire, de très
notables succès dans le traitement de la paralysie des membres
inférieurs, car cette paralysie est bien plus rarement produite
par des lésions du tissu nerveux. Le grand bain et la douche
sont les procédés les plus efficaces. On évitera de faire précéder
le grand bain de fortes transpirations, de peur d'appeler trop
vivement le sang au cerveau : quant à la douche, elle sera surtout appliquée aux membres paralysés ; en faisant arriver directement son choc sur la colonne vertébrale, il y aurait à craindre,
à moins qu'on ne se servît du Wellenbad, de causer un ébranlement fâcheux de la moelle épinière.

Le bain de siége, fréquemment répété, est encore un puissant
auxiliaire du traitement. La réaction qu'il détermine vers le
bassin amène presque toujours l'apparition d'un flux hémorrhoïdal qu'on regarde comme un phénomène critique, destiné à
produire, au moyen des anastomoses, la déplétion mécanique
des plexus veineux intra-rachidiens. On en a conclu que certaines
paraplégies étaient dues à l'engorgement des veines qui entourent
la moelle, ce qui expliquerait l'amendement des symptômes
lorsque les hémorrhoïdes commencent à fluer.

Il faut beaucoup de persévérance de la part des malades ; car
la guérison par l'hydrothérapie est toujours lente à s'opérer.
Ne pourrait-on pas compléter et même abréger le traitement à

l'aide de quelques applications électro-galvaniques (1)? J'en ai retiré de trop bons effets, en les employant seules contre la paraplégie, pour ne pas croire qu'elles doivent, dans certains cas, concourir efficacement à stimuler l'influence nerveuse et la contractilité musculaire.

Les paralysies qui ne dépendent d'aucune altération appréciable de la pulpe cérébro-spinale constituent de simples névroses. Toutefois on désigne plus spécialement par *névroses*, certaines perversions du mouvement ou de la sensibilité dont la cause et le siége précis sont inconnus, qui s'attaquent le plus souvent à l'ensemble de nos fonctions, et affectent une sorte de régularité dans leur retour ou leur manifestation. Qui n'a vu les épouvantables convulsions de l'épilepsie, les mouvements automatiques de la chorée, et les scènes si bizarres et si variées de l'accès hystérique?

L'hydrothérapie, pas plus que la médecine, ne guérit l'épilepsie; elle parvient tout au plus quelquefois à en modérer les attaques, ou à les rendre moins fréquentes.

L'utilité des bains et des affusions froides contre la chorée a été, de tout temps, reconnue et mise à profit : aussi la méthode de Priessnitz compte-t-elle de très nombreux succès ; elle emploie surtout l'enveloppement dans le drap humide, les affusions et le grand bain.

L'hystérie est moins une maladie qu'un désordre accidentel de l'innervation. Vous voyez souvent, pendant le même accès, les malades rire, pleurer, pousser des cris, éprouver des convulsions ou offrir une immobilité extatique, jusqu'à ce qu'ils tombent d'épuisement dans un sommeil comateux qui rendra peu à peu le calme à l'organisme. L'eau froide est employée ici avec avantage sous toutes les formes. Si la matrice paraît être pour quelque chose dans ces accidents, on insistera spécialement sur le bain de siége, les lavements, les injections vagino-utérines et la ceinture abdominale.

(1) Voir mon Mémoire sur l'*Emploi de l'électricité galvanique dans le traitement de la paralysie des membres inférieurs.*

48.

Affections abdominales. — L'hydrothérapie emploie les mêmes moyens de traitement dans la plupart des affections chroniques des viscères abdominaux : seulement elle les modifie suivant les indications spéciales.

C'est surtout pour la guérison des maladies du tube digestif qu'elle jouit d'une juste célébrité. Pour bien comprendre comment, en pareil cas, agissent les procédés hydropathiques, il faut se rappeler quelle solidarité unit la surface cutanée et la muqueuse intestinale, solidarité telle que la vitalité de l'une retentit sur la vitalité de l'autre et l'affecte profondément : ainsi, quand les fonctions digestives s'exécutent mal, la peau est âcre, sèche, aride, impressionnable aux moindres variations de l'atmosphère. J'ai donné des soins à un malade qui, tout à coup, au milieu de la santé la plus florissante, fut pris d'un volvulus, pour être resté quelque temps le corps exposé à un courant d'air froid. Qui ne connaît les dangers du bain pendant le travail de la digestion ? Ces exemples, qu'il me serait facile de multiplier, expliquent pourquoi, dans les affections chroniques de l'intestin, l'hydrothérapie dirige simultanément ses procédés sur la peau et la membrane muqueuse, afin de modifier l'une par l'autre, et de rétablir entre ces deux surfaces l'équilibre physiologique que la maladie a presque toujours interrompu ou perverti. Là est la clef de la médication.

J'ai déjà fait remarquer qu'un des effets les plus constants du traitement, c'est d'exciter vivement l'appétit, et de donner aux facultés digestives une extrême activité. Aussi est-il peu de dyspepsies, d'embarras et de pesanteurs d'estomac, qui ne cèdent à l'emploi intérieur et extérieur de l'eau froide.

J'ai vu bon nombre de malades qui avaient trouvé dans le traitement hydropathique la guérison de diarrhées extrêmement rebelles. Mais, avant de rien entreprendre, il faut bien poser le diagnostic. Quand il y a douleur et ballonnement du ventre, fréquence du pouls, soif, on insistera sur les bains de siége prolongés, les compresses abdominales souvent renouvelées, et les boissons aqueuses, jusqu'à ce qu'on ait obtenu la sédation : si, au contraire, la diarrhée provient du relâchement et de l'inertie des fonctions digestives, comme il importe surtout alors de fortifier l'organe, l'eau sera employée à une température plus basse, et peu de temps chaque fois. Parmi les divers procédés, on donnera la préférence aux lavements froids et à la ceinture stimulante. Je me hâte d'ajouter que, quel que soit le principe même du dérangement intestinal, il convient toujours d'associer aux moyens locaux les lotions, le grand bain, la douche et les frictions générales, afin de développer et d'entretenir vers la peau une puissante diversion.

Dans les hypertrophies du foie et de la rate, les mêmes procédés, dirigés convenablement, conduisent souvent à d'heureux résultats.

L'hydrothérapie est encore utile dans le traitement des hémorrhoïdes. Il y a des personnes chez lesquelles leur suppression, provoquée ou accidentelle, paraît avoir amené ces étouffements, ces pesanteurs de tête, et ces menaces de congestion qu'elles n'avaient jamais éprouvées auparavant. Les purgatifs et les sangsues à l'anus ne procurent qu'un soulagement momentané : bientôt les mêmes phénomènes se reproduisent; tandis que, si vous avez recours aux procédés hydropathiques, le flux hémorrhoïdal ne tarde pas à reparaître, et en même temps le calme renaît dans l'organisme.

Leucorrhée. — Quand la leucorrhée est symptomatique d'une lésion de l'utérus, son traitement doit rentrer dans celui de la maladie principale. Mais elle résulte bien plus souvent de l'atonie de la membrane muqueuse, et des modifications qu'amènent dans la vitalité des organes la mollesse du genre de vie et des habitudes trop sédentaires : aussi est-ce dans les grandes villes que les femmes y sont le plus sujettes. L'eau froide, administrée en lavements, injections, et surtout en bains de siége, est un puissant tonique de l'appareil vulvo-utérin. Il est peu de leucorrhées, parmi celles qui dépendent du relâchement de la membrane muqueuse, qui ne cèdent à ces moyens, pourvu que, par les frictions et les bains froids ménagés convenablement, on donne à la peau plus de vigueur et à ses fonctions plus d'activité.

Syphilis. — L'hydrothérapie a la prétention de guérir la

syphilis récente ou ancienne, sans le secours d'aucun médicament, et, à ce sujet, elle reproduit contre le mercure les décla-
mations intéressées de ces industriels qui prostituent leur titre
de médecin par des annonces aussi mensongères qu'immorales.
Ainsi le mercure est coupable de tous les accidents attribués
généralement à la syphilis. Priessnitz n'affirmait-il pas avoir
vu et *recueilli* des globules de mercure qui, pendant la sudation,
étaient venus sourdre à travers la peau des malades? Voici,
à cet égard, quelle me paraît être l'influence réelle de la médication hydropathique contre ces maladies.

Il y a des personnes dont la constitution est tellement détério-
rée par les excès, la maladie et les médicaments, qu'on ne peut
plus, au milieu d'un tout morbide, faire la part de l'élément
syphilitique : c'est dans ces cas désespérés que l'hydrothérapie
a obtenu quelquefois d'admirables succès. Sous l'influence de
l'espèce de dépuration produite par les sueurs et les boissons
abondantes, les liquides de l'économie ont repris leur composition, les organes leur jeu, et les malades sont revenus à la vie,
alors que déjà ils présentaient les hideux stigmates d'une fin
prématurée. De pareilles cures, tout extraordinaires qu'elles
paraissent, doivent peu nous surprendre. La médecine avait
depuis longtemps constaté les avantages des sudorifiques dans
le traitement de la syphilis; si elle n'a pas été aussi heureuse
dans leur emploi, c'est qu'elle avait recours, pour obtenir la
transpiration, à des procédés moins puissants et souvent
infidèles.

L'hydrothérapie aurait-elle réellement le privilége de s'attaquer au principe syphilitique même? Je ne le pense pas. Dans les
cures dont j'ai parlé, le virus avait dû être détruit par les médications antérieures, et ses ravages seuls persistaient. Tant que le
virus est présent dans l'économie, on peut, il est vrai, amender
les symptômes, mais non obtenir une guérison radicale, ainsi
que je l'ai démontré dans mon Mémoire sur la Syphilis. L'hydrothérapie, de même que les eaux minérales, n'est donc qu'un
moyen accessoire, fort utile dans certaines limites, mais dont on
a singulièrement exagéré la valeur et les applications.

Ici se terminera la partie thérapeutique de mon travail. On a pu voir, par cet exposé succinct, que l'hydrothérapie ne saurait être une méthode générale et absolue, et qu'il serait absurde de vouloir restreindre à ses formules l'art médical tout entier. Priessnitz, comme tous les novateurs, s'est laissé entraîner par la passion ou l'enthousiasme; il a cru que ses idées ne pourraient triompher qu'à condition qu'elles s'élèveraient sur les ruines de celles qui avaient régné jusqu'alors, et, injuste envers la médecine, la médecine à son tour fut injuste envers lui. Ce sont ces exagérations qui nuisent le plus aux progrès des sciences : bien loin de s'exclure, celles-ci ne peuvent avancer qu'en se prêtant un mutuel concours et un appui réciproque.

Dans tout ce que je viens de dire de l'emploi thérapeutique de l'eau froide, j'ai supposé que les malades se faisaient traiter dans un établissement spécial. Mais ici se présente une question du plus haut intérêt. Peut-on suivre chez soi le traitement hydropathique? Sans nul doute cela est possible dans beaucoup de cas, puisqu'il n'est pas besoin d'appareils particuliers pour la sudation, les lotions, les affusions, le bain de siége, et qu'une simple baignoire suffit souvent pour remplacer le grand bassin. Ainsi, je soigne à Paris des personnes qui se font emmaillotter, le matin, par leur domestique, prennent leur bain dans leur chambre, puis vont faire leur réaction en se rendant à pied à leurs affaires : on peut également aller, avant le dîner, recevoir la douche froide dans une maison de bains. Cependant, lors même qu'on peut concilier les exigences d'une vie occupée avec les pratiques de la médication, il est encore préférable de se faire soigner dans un établissement hydropathique, où, entre autres avantages, on a celui d'être moins exposé à des irrégularités de régime.

§ III.

INFLUENCE HYGIÉNIQUE DE L'HYDROTHÉRAPIE.

L'eau froide était autrefois considérée comme un puissant moyen d'hygiène, à tel point que les premiers législateurs firent de son emploi l'objet d'une prescription spéciale. Mais peu à peu le temps a modifié nos usages comme nos mœurs ; une certaine mollesse a remplacé l'espèce d'austérité des anciennes habitudes, et l'on est arrivé insensiblement à quitter les pratiques les plus salutaires à la santé, par cela seul qu'elles effrayaient la délicatesse. C'est ainsi que maintenant, bien loin d'être la base d'un régime hygiénique, l'eau froide entre à peine pour quelque chose dans le soin de notre corps. L'abandon a été général, et si l'Arabe est resté fidèle à ses ablutions de chaque jour, tout prouve qu'il suit moins un conseil d'hygiène qu'il n'obéit à la prescription rigoureuse du Coran.

L'efficacité de l'eau froide, qu'attestent tous les souvenirs de l'antiquité, a été de nouveau mise en relief par l'hydrothérapie : seulement celle-ci est allée beaucoup trop loin. Vouloir, en effet, imprimer une marche rétrograde aux goûts et aux habitudes de son époque, est une téméraire et folle prétention. D'ailleurs, quelle est donc la nécessité de proscrire, dans tous les cas et pour toutes personnes, les diverses boissons dont on use généralement, et de tout ramener à un breuvage unique, l'eau froide? Laissons au confrère immortalisé par Lesage cette doctrine extravagante. Pourquoi faudrait-il davantage renoncer entièrement aux bains tièdes, dans lesquels le corps, après une fatigue pénible ou une insomnie agitée, retrouve le calme, le repos et un délicieux bien-être, pour les remplacer par l'immersion dans l'eau glacée? Ces rudes pratiques peuvent convenir aux peuples du Nord, obligés de lutter sans cesse contre l'inclémence de l'atmosphère; mais, dans nos climats tempérés, elles provoqueront toujours de justes et invincibles répugnances.

Il ne faut pas oublier non plus que c'est surtout en traitant des paysans que Priessnitz a posé les principes sévères de sa méthode. Or il existe de profondes différences entre l'homme que, dès le jeune âge, les privations ont préparé à de rudes labeurs, et celui qui, né dans l'opulence, voit sa vie s'écouler dans d'élégants et faciles loisirs : ce qui convient au premier serait peut-être trop énergique pour le second. C'est que, si la naissance et la fortune créent des inégalités sociales, souvent aussi l'éducation influe sur nos organes, et amène dans leurs fonctions une véritable disparité.

Il faut donc, pour que l'hydrothérapie prenne faveur parmi nous, qu'elle modifie et adoucisse ceux de ses procédés qui rappellent un peu trop les mœurs primitives de la Silésie. Essayons maintenant d'établir dans quelles conditions et jusqu'à quelles limites elle peut être utile à l'entretien de la santé.

On voit des femmes du monde qui passent leur vie dans la tiède atmosphère de leurs appartements : leur système nerveux est tellement impressionnable qu'elles tressaillent au moindre bruit, et s'émeuvent pour le plus léger prétexte. Ce n'est qu'après s'être informées de la température extérieure qu'elles osent hasarder de courtes promenades, rarement à pied, le plus souvent étendues sur les moelleux coussins d'une voiture bien douce. Mais si la gêne a ses inconvénients, le bien-être a quelquefois ses dangers. Pour se garantir de l'impression du froid, on se couvre de vêtements trop chauds : ceux-ci entretiennent autour du corps une sorte de bain de vapeur continuel qui relâche la peau et l'attendrit ; la susceptibilité augmente de plus en plus, au point que, chez certaines femmes, elle constitue une prédisposition maladive que le moindre refroidissement exaspère. C'est en vain qu'on redoublera de précautions. Plus on accorde aux exigences physiques, plus elles deviennent impérieuses et difficiles à contenter. Que faire alors ?

Il faut s'attaquer à la peau même. L'hydrothérapie, en rendant cette membrane moins impressionnable, lui restituera peu à peu, sans altérer sa finesse, la tonicité qui lui manque pour réagir contre les influences fâcheuses de l'atmosphère. C'est ainsi que l'acier acquiert plus de résistance quand on le plonge incandescent dans l'eau froide.

Je sais bien que les procédés hydrothérapiques effraient tout d'abord : aussi commencera-t-on par des affusions d'eau à peine dégourdie, ou des frictions avec le drap mouillé. On s'accoutume bien vite à ces sensations toutes nouvelles ; et le sentiment de vigueur qu'elles communiquent à l'économie encourage à tel point les malades, que c'est au médecin à calmer leur impatience et à réprimer leur ardeur. J'ai vu dans les établissements hydrothérapiques des femmes dont l'extrême susceptibilité au froid avait complétement disparu, au point qu'elles allaient, très légèrement vêtues, à leurs promenades journalières, sans tenir aucun compte de la température, ni de l'état hygrométrique de l'atmosphère; elles n'avaient même plus à redouter un simple rhume.

C'est qu'en hygiène, comme en médecine, le grand art consiste à saisir les indications, et, au besoin, à ne pas reculer devant une détermination énergique. Comment traitez-vous certaines gastralgies consécutives à une alimentation débilitante? Vous changez totalement le régime. Souvent alors les malades digéreront facilement du bouillon de bœuf et des viandes rôties, tandis que le laitage et les légumes eussent été rejetés par le vomissement. De même pour la peau: une chaleur trop uniforme l'énervait, un froid subit la fortifie.

Les habitudes sédentaires d'une vie inoccupée ont encore l'inconvénient de prédisposer à un embonpoint excessif; cela se comprend. Par l'alimentation, l'économie reçoit les matériaux destinés à réparer ses pertes, de sorte que le maintien de l'équilibre entre la réparation et les pertes constitue l'état normal. Mais si vous condamnez vos organes à un repos absolu, qu'arrive-t-il? Les sécrétions se font mal; certains principes, au lieu d'être éliminés, restent dans la circulation, qu'ils rendent de plus en plus languissante; le sang tend à obéir aux lois de la pesanteur, ainsi que l'indique le gonflement œdémateux des extrémités. Il y a prostration, plénitude, et les tissus, devenus plus spongieux, paraissent abreuvés d'une séve maladive et exubérante. Essaye-t-on de faire de l'exercice, on ne le peut plus; les muscles sont restés grêles au milieu d'un embonpoint factice, et la moindre promenade est bientôt interrompue par une pénible lassitude.

Ici encore l'hygiène hydropathique nous offre de précieux avantages. Au moyen de sudations abondantes et fréquemment répétées, vous dégorgez les tissus : la peau, que resserre le contact de l'eau froide, tend à revenir sur elle-même, et à chasser les liquides sous-jacents.

Mais ces évacuations, en même temps qu'elles débarrassent le

corps du superflu des humeurs, finiraient elles-mêmes par exté-
nuer les forces et appauvrir la constitution : aussi prescrirez-vous
une nourriture fortifiante. On fera usage d'aliments riches en
principes fibrineux, afin que, sous un petit volume, ils fournissent des matériaux substantiels, et que la nutrition se porte
spécialement sur les muscles.

Rappelons, à propos du régime hydropathique, les curieux
résultats qu'on obtient, en Angleterre, sur les coureurs et les
jockeys par les procédés de l'*entraînement*. L'homme qu'on entraîne diminue de 2 kilogrammes en deux jours, et de 12 en cinq
jours : on sait ainsi à peu près quelle sera, jour par jour, la perte
de son poids. Quant aux pratiques fondamentales de l'entraînement, elles consistent d'abord dans l'emploi bien dirigé des purgations, des sueurs et de la diète; puis, l'amaigrissement obtenu,
on répare les forces par un système convenable d'alimentation.

L'hydrothérapie se sert de moyens beaucoup plus doux, et,
comme il ne s'agit pas d'obtenir des effets aussi extraordinaires,
elle suffit à merveille aux indications du traitement.

Les médecins sont souvent consultés par des personnes qui se
plaignent d'avoir habituellement le front brûlant et les pieds
glacés, sans qu'aucun moyen puisse y rappeler la chaleur. Essayez
de pédiluves froids suivis d'exercice : par la réaction vive qu'ils
déterminent, le sang afflue vers les extrémités inférieures, et, en
même temps que les pieds se réchauffent, le cerveau se dégage.
J'ai rarement vu ce résultat manquer.

La constipation, même la plus opiniâtre, du moment qu'elle
résulte d'un simple trouble fonctionnel de l'intestin, cède quelquefois assez facilement à l'hydrothérapie. Il n'est pas besoin
de recourir aux grands procédés : de l'eau froide bue pendant et
entre les repas, l'enveloppement dans le drap mouillé, quelques
lavements frais, la ceinture abdominale, de l'exercice, tel est à
peu près tout le traitement.

On a vanté beaucoup l'utilité de l'hydrothérapie contre la
dysménorrhée et l'aménorrhée. Il est vrai que le bain de siége
froid, pourvu qu'il soit très court, provoque, à l'extérieur du
bassin, une vive réaction qui a plus d'une fois amené l'appari-

tion du flux menstruel; mais c'est un moyen qui réclame de grands ménagements, et qu'on doit suspendre aussitôt que son action est produite.

Par quel oubli des précautions les plus élémentaires de l'hygiène Priessnitz pouvait-il faire continuer les immersions dans l'eau froide pendant l'époque même de l'écoulement des menstrues? Heureusement aucun hydropathe n'a encore osé répéter ces expériences dont l'audace épouvante.

C'est souvent aussi à l'exagération apportée par les malades eux-mêmes dans l'emploi des procédés hydropathiques qu'il faut attribuer certains accidents qu'il eût été facile d'éviter. Ainsi, tantôt on reste trop longtemps dans· le grand bain ou sous la douche, et la réaction a beaucoup de peine à se faire; d'autres fois la digestion est laborieuse, parce qu'on a plutôt consulté l'extrème appétit que les forces de l'estomac; ou bien encore on est pris de tremblements, de syncopes, pour avoir bu de l'eau avec excès dans l'idée de dissoudre les humeurs, de purifier le sang ou d'adoucir les nerfs. Tout malade se façonne de la sorte une petite théorie dont il est nécessairement très satisfait, et qu'il veut d'habitude imposer au médecin.

L'été est évidemment la saison la plus favorable pour la médication par l'eau froide. Aussi voit-on à cette époque les malades se rendre aux établissements hydrothérapiques d'Allemagne (1), comme aux eaux minérales; ils y trouvent la même société, les mêmes délassements, des sites non moins délicieux. La journée est remplie tout entière par les pratiques du traitement et les promenades de la réaction; mais, comme il importe également de fortifier les membres supérieurs, on fait scier et fendre du bois aux malades. C'est un piquant spectacle que celui de jeunes femmes qui manient bravement la scie, la hache et le chevalet, elles qui n'avaient connu jusqu'alors que l'inaction ou les douces occupations du boudoir.

La danse et la musique forment les principales distractions de

(1) Nous possédons également en France, aux portes mêmes de Paris, de nombreux établissements d'hydrothérapie.

la soirée : une sage prévoyance a empêché les jeux publics de pénétrer dans ces établissements. Enfin arrive l'instant du repos. On se sépare habituellement de très bonne heure, car il faudra être réveillé de grand matin, et c'est par un sommeil calme et profond qu'on se prépare aux exercices de la journée. Quel contraste entre la simplicité de ces coutumes hygiéniques et les fatigues de la vie parisienne! On comprend que, par le fait seul d'un changement aussi complet de régime, la santé générale éprouve une très notable amélioration, sans qu'il soit toujours nécessaire de recourir à des moyens plus puissants.

Restons-en là de ces détails. Il ne peut entrer dans mon plan de mentionner toutes les circonstances particulières où l'hydrothérapie offre des ressources à l'hygiène : une pareille énumération serait nécessairement incomplète, et d'ailleurs, j'ai voulu seulement poser quelques préceptes généraux.

— Il résulte des faits exposés dans ce travail que les procédés de l'hydrothérapie sont quelquefois accessibles à nos explications physiologiques, et que leur emploi peut être doublement utile, soit pour combattre la maladie, soit pour la prévenir. Mais on ne saurait trop se tenir en garde contre le désir d'ajouter de l'éclat au traitement par des tentatives audacieuses, et malheureusement beaucoup d'hydropathes s'autorisent de l'exemple de Priessnitz pour négliger les lois les plus simples de la prudence. On expose ainsi la vie des malades, et en même temps on compromet gravement sa propre responsabilité; car ce que le monde eût appelé heureuse hardiesse, en cas de réussite, deviendra promptement, s'il y a revers, imprudence coupable. Rappelons-nous souvent, et surtout sachons appliquer ces belles et sages paroles de l'illustre chancelier Bacon : « En médecine, c'est avec des ailes » de plomb que l'imagination doit s'élever. »

EAUX MINÉRALES ARTIFICIELLES.

Si je n'ai point parlé, dans ce travail, des eaux minérales artificielles, c'est qu'au point de vue de l'analyse chimique et de l'action médicinale, ces eaux, même les mieux fabriquées, ne sont qu'une contrefaçon infidèle et grossière des sources naturelles dont elles ont usurpé le nom. Bordeu les appelait avec raison des *Nymphes bâtardes*. Les eaux artificielles ont le double inconvénient de ne remplir en aucune manière le but du médecin qui les prescrit, et, par suite, de jeter une sorte de défaveur sur les eaux naturelles. En effet, quand vous voulez envoyer un malade prendre ces eaux à la source elle-même, souvent il vous objecte qu'il a déjà fait usage des eaux factices, et qu'il n'en a retiré aucun bénéfice : vous-même vous partagez souvent ses hésitations et ses doutes. Comme s'il existait la moindre analogie, la moindre comparaison entre les eaux soi-disant minérales, qui sortent de nos officines, et celles que la nature elle-même fait jaillir de ses merveilleux laboratoires !

Quand la science essaie d'analyser les œuvres du Créateur, souvent elle échoue; mais veut-elle créer à son tour, c'est alors surtout qu'elle est impuissante.

Le chimiste n'ira pas sérieusement donner le nom de *vin* à un mélange de sa composition, parce qu'il y aura fait entrer les quantités d'alcool, de crème de tartre et de sels terreux qui constituent normalement ce liquide. Or par quel abus de langage irez-vous appeler *eau minérale* le produit de vos manipulations ! D'ailleurs, nous savons combien il s'en faut que l'analyse chimique soit encore parvenue à dévoiler la composition exacte et complète des eaux minérales. Il est donc impossible d'imiter avec rigueur ce qu'on ne connaît qu'imparfaitement.

Si je mets les eaux minérales naturelles, même les eaux transportées, bien au-dessus des eaux artificielles, je ne prétends pas cependant nier les importants services que celles-ci rendent parfois à la thérapeutique; seulement il faut bien savoir qu'elles agissent alors, non pas comme les sources que nous venons de décrire, mais comme de simples dissolutions salines ou gazeuses. Or ceci s'applique surtout aux eaux purgatives. Tous les jours nous prescrivons avec le plus grand avantage les eaux de Sedlitz artificielles, dont nous graduons la force de minéralisation (32-45 grammes) suivant les effets que nous voulons obtenir : leur emploi est même devenu d'un usage en quelque sorte populaire. C'est au point que beaucoup de médecins les préfèrent aux eaux de Sedlitz naturelles.

Je me suis déjà expliqué (page 415 et suivantes) sur la valeur des sources naturelles purgatives, et en particulier, sur celles de Pullna, Saidschutz, Sedlitz et Friedrichshall. Relativement à cette dernière source, je crois devoir entrer dans quelques nouveaux développements, car elle me paraît appelée à remplacer en France, comme elle l'a déjà fait en Allemague, la plupart des autres sources de la même classe.

Et d'abord, voici le jugement qu'en porte un illustre chimiste, M. Liebig : « L'eau de Friedrichshall appartient, par sa richesse » en chlorure de sodium, en chlorure et en bromure de magné- » sium, aux plus efficaces de l'Europe. La possession de cette » source est un vrai trésor, dont la valeur sera appréciée par » quiconque aura connu, par sa propre expérience, les effets » admirables qu'elle produit. » Ce jugement est également celui que j'ai entendu porter par divers médecins allemands que j'ai consultés à cet égard. Enfin j'ai vu, même en Bohême, cette terre classique des eaux purgatives, l'eau de Friedrichshall conseillée presque à l'exclusion de toutes les autres.

Cette eau, d'après les études particulières qu'en a faites le docteur Eisenmann, de Wurzbourg, possède l'action physiologique suivante : Elle stimule l'ensemble de l'appareil abdominal, spécialement des organes sécréteurs, dissipe les flatuosités, rend la résorption plus active, et par suite favorise l'assimilation. Les évacuations alvines qu'elle produit sont essentiellement bilieuses. Elle détermine aussi de notables modifications dans la quantité des urines : par son action diurétique, elle s'attaque à la substance même des calculs qn'elle entraîne ou qu'elle dissout. Enfin elle n'est pas sans exercer une influence avantageuse sur les fonctions de l'appareil respiratoire et sur l'hématose.

L'eau de Friedrichshall, d'après le même médecin, jouit de propriétés médicinales parfaitement en rapport avec son action physiologique. On la conseillera surtout contre l'anorexie et certaines gastralgies saburrales; les constipations opiniâtres alternant avec des flux bilieux, certaines hypertrophies du foie et de la rate, l'ascite, la gravelle et même l'albuminurie. Elle convient surtout aux personnes pléthoriques, chez lesquelles le sang a de la tendance à se porter vers la tête ou la poitrine. Le docteur Bartenslein dit l'avoir employée avec le plus grand succès contre les hémorrhagies intestinales passives, en en faisant prendre une cuillerée toutes les trois heures. Enfin elle est d'un usage très répandu, comme moyen adjuvant, dans les principales stations thermales de l'Allemagne, spécialement à Wiesbaden, Baden-Baden, Wildbad, Gastein, Ischl, Carlsbad et Warmbrunn.

Voilà trop peu de temps que je connais et que je prescris cette eau pour être dès maintenant en mesure de faire intervenir ici mon témoignage personnel. Tout ce que je puis dire, c'est qu'elle m'a paru constituer un laxatif très fidèle et très précieux que je n'hésite pas à placer au-dessus de nos meilleures eaux purgatives artificielles. Ainsi un verre à Bordeaux de cette eau suffit pour procurer une ou deux garderobes.

Je m'arrête, cette digression m'ayant entraîné beaucoup plus loin que je ne l'avais pensé. La conséquence qu'il faut déduire de ces faits; conséquence à laquelle je me trouve sans cesse ramené pour toutes ces questions d'hydrologie, c'est que l'art, même dans ses plus heureuses imitations, ne saurait reproduire la nature, et que, par suite, nous ne devons réclamer son intervention que quand celle-ci nous refuse son assistance.

FIN.

TABLE ANALYTIQUE

DES

MATIÈRES CONTENUES DANS CET OUVRAGE.

AVANT-PROPOS. 1
CONSIDÉRATIONS GÉNÉRALES............................ 13
Du bain chez les anciens et les modernes 14
De l'action thérapeutique des eaux minérales............ 18
De l'analyse des eaux minérales......................... 26
Eaux minérales arsénifères. 29
Classification des eaux minérales........................ 31
   1re classe. *Eaux sulfureuses*........................ 32
   2e classe. *Eaux ferrugineuses*...................... 34
   3e classe. *Eaux alcalines*.......................... 35
   4e classe. *Eaux gazeuses*.......................... 36
   5e classe. *Eaux salines*........................... 37
   6a classe. *Eaux bromo-iodurées*.................... 38
Appréciation de la classification précédente.............. ib.
Ordre suivi dans la description des sources.............. 41
MALADIES POUR LESQUELLES ON SE REND AUX EAUX MINÉRALES ET
  SOURCES APPROPRIÉES A LEUR TRAITEMENT................ 43
  Maladies du système nerveux........................ ib.
  Maladies de la poitrine............................. 46
  Maladies de l'abdomen............................. 48
  Maladies générales................................. 50
  Maladies chirurgicales.............................. 54
EAUX MINÉRALES DE LA FRANCE. 56
  § I. EAUX MINÉRALES DES PYRÉNÉES.................... 58
  Eaux-Bonnes..................................... 63

Eaux-Chaudes 73
Penticouse (Espagne) 77
Saint-Christau. 81
Gazost . . . . *ib.*
Cadéac 82
Cauterets . . . . *ib.*
Saint-Sauveur. 91
Baréges 95
Visos 105
Bagnères-de-Luchon. . . . . *ib.*
Ax. 114
Vernet 116
Amélie-les-Bains. 117
Olette. 119
Escaldas. 120
Molitg . . . . *ib.*
Vinca. . . . . *ib.*
La Preste . . . . *ib.*
Audinac. 121
Aulus . . . . *ib.*
Capvern . . . . *ib.*
Sainte-Marie. . . . . *ib.*
Siradan 122
Encausse . . . . *ib.*
Barbazan . . . . *ib.*
Ussat. . . . . *ib.*
Bagnères-de-Bigorre. 125
Labassère 130
§ II. Eaux minérales du centre de la France. 131
Mont-Dore 132
La Bourboule. 142
Saint-Nectaire. 143
Royat 144
Saint-Allyre 145
Châteauneuf. . . . . *ib.*
Chateldon. 146

Chaudes-Aigues   146
Vic-sur-Cère   147
Vichy   148
Hauterive   164
Néris   165
Saint-Pardoux   169
Bourbon-l'Archambault . . . .   ib.
Jonas   172
Bourbon-Lancy   174
Saint-Honoré   176
Pougues   179
§ III. Eaux minérales de l'est de la France   181
Bourbonne   182
Plombières   189
Luxeuil   197
Bains   199
Bussang   202
Contrexeville   203
Vittel   208
§ IV. Eaux minérales diverses de la France   210
Barbotan . . . .   ib.
Castéra-Verduzan . . . .   ib.
Rennes   212
Campagne   213
Cauvalat   215
Balaruc . . . .   ib.
Avène   220
Ricumajou . . . .   ib.
Lamalou   221
Sylvanès . . . .   ib.
Cransac   222
Bagnols   223
Vals   224
Neyrac . . . .   ib.
Aix en Provence   225
Gréoulx . . . .   ib.

Euzet 227
Uriage... ib.
Allevard 231
La Motte.. ib.
Guillon... 232
Saint-Galmier... 233
Saint-Alban... .... ib.
Charbonnière.. 231
Niederbronn... ib.
Soultzmatt.. 237
Chatenois... 238
Sermaize.. ib.
Saint-Amand. 239
Provins... 242
Forges.. ib.
Passy 246
Auteuil... 247
Enghien 248
Pierrefonds... 253
Bagnoles 254
§ V. Eaux minérales de la Corse....................... 255
Pietrapola.. 257
Puzzichello... 261
Guitera 265
Caldaniccia... 267
Guagno.. 268
Orezza 272

EAUX MINÉRALES DE LA BELGIQUE......................... 277
Chaufontaine .... ib.
Spa .... ib.

EAUX MINÉRALES DE L'ALLEMAGNE......................... 283
§ I. Eaux minérales voisines du Rhin. 285
Aix-la-Chapelle....................................... 286
Borcette.. 292
Kreuznach... 294

Ems... 299
Geilnau.. 308
Fachingen.. *ib.*
Seltz ou Selters....................................... 309
Schwalbach... 310
Schlangenbad... 315
Wiesbaden.. 318
Weilbach... 326
Soden.. 330
Kronthal... 333
Hombourg... *ib.*
Nauheim.. 339
Wilhemsbad... 342
Baden-Baden.. *ib.*
Rippoldsau... 347
§ II. Eaux minérales éloignées du Rhin................. *ib.*
Pyrmont.. *ib.*
Driburg.. 348
Lippspringe.. 349
Kissingen.. *ib.*
Bocklet.. 360
Bruckenau.. *ib.*
Heilbrunn.. 361
Wildbad.. 362
Liebenzell... 367
Deinach.. 368
Cannstadt.. 369
Gastein.. 370
Gleichenberg... 379
Ischl.. 380
Bade (Autriche).. 386
Vöslau... 389
Carlsbad... *ib.*
Marienbad.. 400
Eger, Franzensbad...................................... 405
Tœplitz.. 410

Bilin.. 414

Pullna.. 415

Saidschütz... 416

Sedlitz... *ib.*

Friedrichshall (Bitterwasser)........................... 417

Salzbrunn.. 418

Iwonicz.. 419

CURE DE RAISIN.. 420

EAUX MINÉRALES DE LA SUISSE ET DE LA SAVOIE...... 423

Aix en Savoie....................................... 424

Marlioz... 431

Challes... *ib.*

Saint-Gervais....................................... 432

Évian... 435

Lavey... 437

Saxon... 439

Loëche.. *ib.*

Weissembourg....................................... 449

Pfeffers.. 450

Saint-Maurice....................................... 456

Tarasp.. *ib.*

Bade.. 457

Birmenstorf... 460

Schinznach.. 461

Wildegg... 465

CURE DE PETIT-LAIT.................................. *ib.*

Gais.. 467

Gonten.. *ib.*

Heinrichsbad.. *ib.*

Weïssbad.. *ib.*

Horn.. *ib.*

Righi... 470

Interlaken.. *ib.*

Kreutz.. *ib.*

Weissenstein.. *ib.*

EAUX MINÉRALES DE L'ITALIE...................................   471

    Acqui...   *ib.*

    Lucques..   473

    Montecatini..   474

    La Porretta..   475

  Eaux minérales de Naples (ville)..........................   477

  Eaux minérales a l'orient de Naples.......................   *ib.*

  Eaux minérales a l'occident de Naples.....................   478

  Eaux minérales d'Ischia...................................   479

INFLUENCE DES VOLCANS SUR LES EAUX MINÉRALES...   484

  Ascension au Vésuve.......................................   485

ÉTUVES..   494

  Étuves de Néron ou Tritoli................................   495

    Action physique et physiologique des étuves............   500

BAINS DE GAZ..   505

    Grotte du Chien..   *ib.*

    Grotte d'Ammoniaque....................................   511

UN MOT SUR LES EAUX MINÉRALES DE L'ANGLETERRE.   516

    Bath...   *ib.*

    Buxton...   517

    Matlock..   *ib.*

    Harrogate..   *ib.*

    Tumbridge-Wells..   518

    Epsom..   *ib.*

BAINS DE MER..   519

    Leur action physiologique..............................   521

    Leur action médicinale.................................   524

DE L'EMPLOI DES EAUX MINÉRALES CONTRE LA SYPHILIS.   527

  § 1. De leur emploi comme moyen diagnostique............   531

  § 2. De leur emploi comme moyen curatif.................   535

  § 3. De leur emploi combiné avec le mercure.............   538

ÉTUDES SUR L'HYDROTHÉRAPIE....................................   543

  Expériences faites sur moi-même...........................   546

§ 1. Action physiologique de l'hydrothérapie.............. 553
    Épisode relatif à Alexandre le Grand................... 554
    Appréciation des procédés hydrothérapiques............ 557
§ 2. Emploi thérapeutique de l'hydrothérapie............. 559
    Maladies aiguës....................................... *ib.*
    Maladies chroniques................................... 564
§ 3. Influence hygiénique de l'hydrothérapie............. 573

EAUX MINÉRALES ARTIFICIELLES....................... 580

TABLE ALPHABÉTIQUE

DES

SOURCES MINÉRALES CONTENUES DANS CET OUVRAGE.

A.

Acqui. 471
Aix en Provence. 225
Aix en Savoie. 424
Aix-la-Chapelle. 286
Allevard. 231
Amélie-les-Bains 117
Ammoniaque (grotte d'). . 541
Audinac. 121
Aulus. . . . . *ib.*
Auteuil 247
Avène. 220
Ax 114

B.

Bade (Autriche). 386
Bade (Suisse). 457
Baden-Baden 342
Bagnères-de-Bigorre. . . . 125
Bagnères-de-Luchon. . . . 105
Bagnoles 254
Bagnols. 223
Bains. 199
Bains de gaz. 505
Bains de mer. 519
Balaruc. 215

Barbazan 122
Barbotan 210
Baréges. 95
Bath. 516
Bilin. 414
Birmenstorf. 460
Bocklet 360
Bonnes 65
Borcette. 292
Bourbon-Lancy. 174
Bourbon-l'Archambault. . . 169
Bourbonne 182
Bourboule (la) 142
Bruckenau 360
Bussang. 202
Buxton 517

C.

Cadéac 82
Caldaniccia 267
Campagne. 243
Cannstadt. 369
Capvern. 121
Carlsbad 389
Castéra-Verduzan. 210
Cauterets 82
Cauvalat. 215

Challes 431
Charbonnière 234
Châteauneuf. 145
Chateldon. 146
Chatenois 288
Chaudes-Aigues. . . . . . . ib.
Chaufontaine 277
Chien (grotte du). 505
Contrexeville 203
Cransac. 222
Cure de petit-lait. 465
Cure de raisin. 420

D.

Deinach. 368
Driburg. 348

E.

Eaux-Bonnes 65
Eaux-Chaudes. 73
Eger. 405
Ems. 299
Encausse 122
Enghien. 248
Epsom 518
Escaldas. 120
Étuves. 494
Étuves de Néron. 495
Euzet 227
Evian. 435

F.

Fachingen. 308
Forges 242
Franzensbad 405
Friedrichshall. 417

G.

Gais. 467
Gastein 370
Gazost. 81
Geilnau. 308
Gleichenberg 379
Gonten 467
Gréoulx. 225
Grotte d'Ammoniaque. . . 511
Grotte du Chien. 505
Guagno. 268
Guillon. 232
Guitera 265

H.

Harrogate. 517
Hauterive. 464
Heilbrunn. 364
Heinrichsbad 467
Hombourg 333
Horn 467
Hydrothérapie 543

I.

Interlaken 470
Ischia. 479
Ischl 380
Iwonicz. 449

J.

Jonas. 172

K.

Kissingen 349
Kreutz. 470
Kreuznach 294
Kronthal 333

L.

Labassère. 130
Lamalou 221
La Motte. 231
Lavey. 437
Liebenzell. 367
Lippspringe. 349
Loëche 439
Lucques 473
Luxeuil. 197

M.

Marienbad 400
Marlioz. 431
Matlock. 517
Mer (bains de). 519
Molitg. 120
Mont-Dore 132
Monte-Catini. 474

N.

Naples (ville) 477
Naples (orient de). . . . . . *ib.*
Naples (occident de). 478
Nauheim. 338
Néris. 165
Neyrac 224
Niederbronn. 234

O.

Olette. 119
Orezza 272

P.

Passy. 246
Penticouse. 77
Pfeffers. 450

Pierrefonds. 253
Pietrapola. 257
Plombières. 489
Porretta (la). 475
Pougues. 479
Preste (la). 120
Provins. 242
Pullna. 415
Puzzichello. 261
Pyrmont 347

R.

Rennes. 212
Rieumajou. 220
Righi. 470
Rippoldsau. 347
Royat. 144

S.

Saidschütz. 416
Saint-Alban. 233
Saint-Allyre. 145
Saint-Amand 239
Saint-Christau. 81
Saint-Galmier. 233
Saint-Gervais 432
Saint-Honoré 176
Sainte-Marie. 121
Saint-Maurice. 456
Saint-Nectaire. 143
Saint-Pardoux. 469
Saint-Sauveur. 91
Salzbrunn. 448
Saxon. 439
Schinznach 461
Schlangenbad. 315
Schwalbach. 310
Sedlitz. 416
Seltz ou Selters. 309

Sermaize 238
Siradan. 122
Soden. 330
Soultzmatt. 237
Spa. 277
Sylvanès 221

T.

Tarasp 456
Tœplitz. 410
Tumbridge-Wells. 518

U.

Uriage 227
Ussat. 122

V.

Vals. 224
Vernet. 116

Vésuve (ascension au). . . . 485
Vichy. 148
Vic-sur-Cère. 147
Vinça. 120
Visos 105
Vittel. 208
Vöslau. 389

W.

Weilbach. 326
Weïssbad 467
Weissembourg 449
Weissenstein 470
Wiesbaden 318
Wildbad. 362
Wildegg 465
Williemsbad. 342

TABLE RÉCAPITULATIVE

DES

EAUX MINÉRALES TRANSPORTÉES

DÉCRITES DANS CET OUVRAGE

ET INDICATION DE LEUR PRIX DE VENTE A PARIS (1).

	fr.	c.		fr.	c.
Auteuil.	»	50	Iwonicz.	1	50
Balaruc.	1	50	Kissingen.	1	50
Baréges.	1	25	Labassère.	»	90
Birmenstorf.	1	50	Marienbad	2	50
Bonnes.	1	»	Mont-Dore	1	50
Bourbonne.	1	50	Passy.	1	»
Bussang	»	90	Pierrefonds.	«	90
Carlsbad.	2	»	Plombières.	1	50
Cauterets.	»	90	Pougues.	1	»
Challes.	1	30	Pullna	1	50
Chateldon	1	»	Saidschütz	2	»
Contrexeville.	1	»	Saint-Alban.	»	75
Cransac	1	25	Saint-Galmier.	»	75
Cusset	»	70	Schwalbach.	»	80
Ems	1	25	Sedlitz.	2	»
Enghien	»	90	Seltz	1	»
Évian.	1	50	Soultzmatt.	»	60
Fachingen	1	25	Spa.	1	50
Forges.	1	»	Vals	1	10
Friedrichshall.	2	»	Vichy.	»	90
Hauterive.	»	90	Vittel.	1	»
Hombourg	1	50	Weilbach.	1	10

(1) J'ai consulté, pour ces prix, le catalogue de la maison Eseboek-Guitel, de la rue J.-J. Rousseau, qui m'a paru être une des mieux approvisionnées.

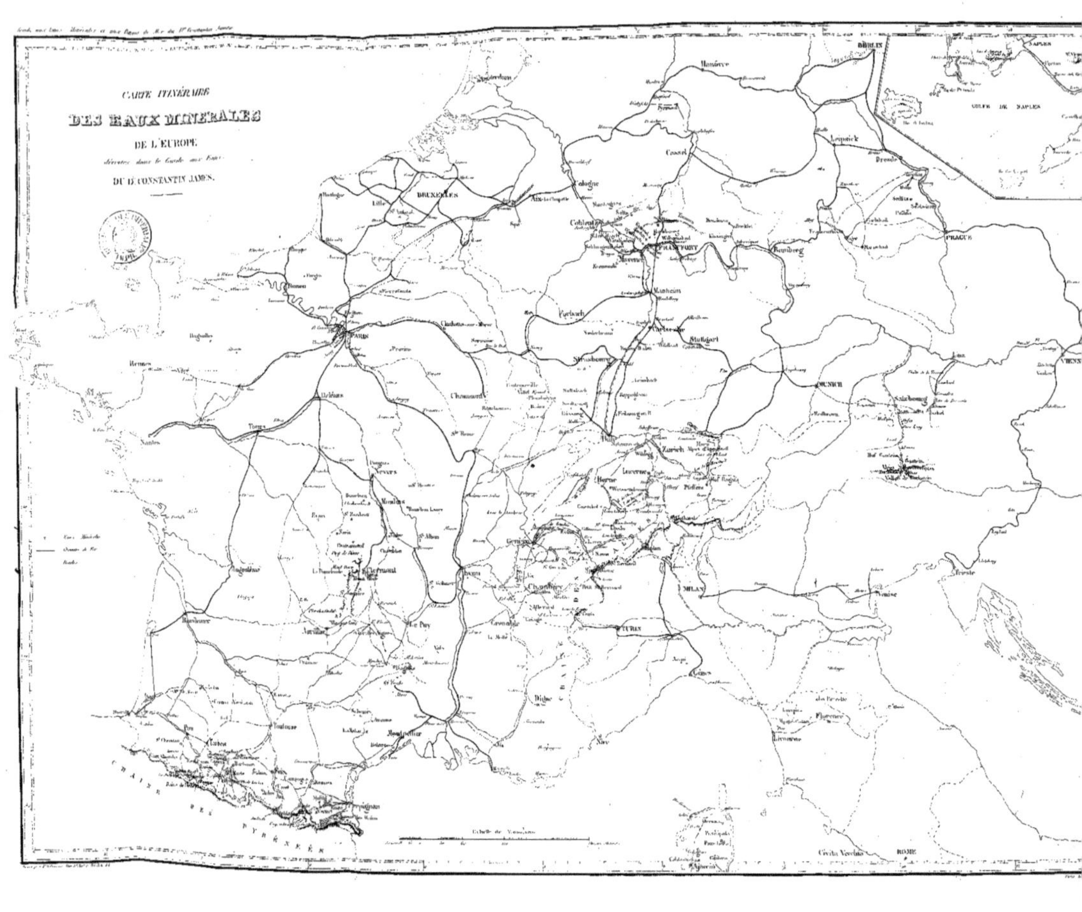

CARTE ITINÉRAIRE
DES EAUX MINÉRALES
DE L'EUROPE
décrites dans le Guide aux Eaux
DU Dr CONSTANTIN JAMES.